LLYFR

RHAGAIR GAN
ANGELA RIPPON

Gweithgareddau i'r Cof

**PROSIECTAU YMARFEROL
I HELPU GYDA
CHOLLI COF A DEMENTIA**

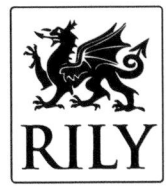

RILY

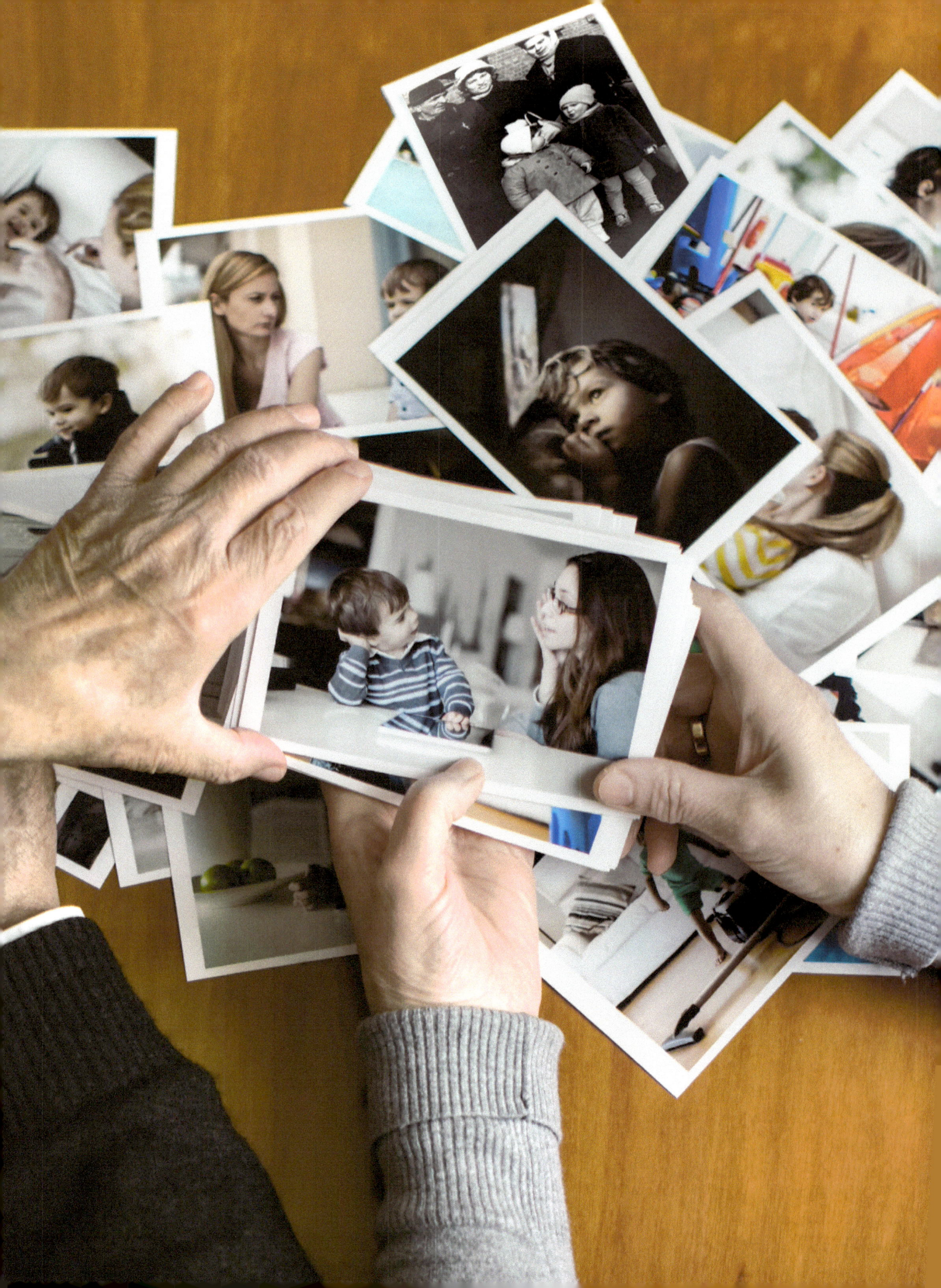

LLYFR
RHAGAIR GAN
ANGELA RIPPON

Gweithgareddau i'r Cof

PROSIECTAU YMARFEROL
I HELPU GYDA
CHOLLI COF A DEMENTIA

Helen Lambert

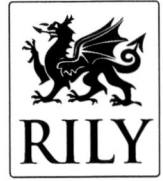

RILY

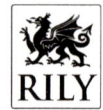
RILY

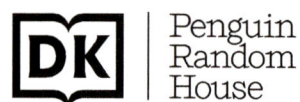
DK | Penguin Random House

DK UK

Golygydd celf y prosiect Francis Wong
Golygyddion y prosiect Annelise Evans, Miezan van Zyl
Uwch-ddylunydd Sharon Spencer
Uwch-olygydd Helen Fewster
Prawf-ddarllenydd Ruth O'Rourke Jones
Mynegeiydd Vanessa Bird
Rheolwr datblygu dyluniad y clawr Sophia MTT
Golygydd y clawr Claire Gell
Cynhyrchydd, cyn-cynhyrchu Andy Hilliard
Uwch-gynhyrchydd Alex Bell
Rheolwr-olygydd Angeles Gavira Guerrero
Rheolwr-olygydd celf Michael Duffy
Cyfarwyddwr cyhoeddi cyswllt Liz Wheeler
Cyfarwyddwr celf Karen Self
Cyfarwyddwr dylunio Phil Ormerod
Cyfarwyddwr cyhoeddi Jonathan Metcalf

I Nana
Awdur Helen Lambert
Cofio Dementia Training

DK INDIA

Uwch-ddylunwyr Mahua Mandal, Vaibhav Rastogi
Golygyddion Arpita Dasgupta, Priyanjali Narain
Golygyddion celf cynorthwyol Rabia Ahmad, Simar Dhamija
Dylunydd clawr Tanya Mehrotra
Cydlynydd golygyddol cloriau Priyanka Sharma
Rheolwr-olygydd cloriau Saloni Singh
Dylunydd DTP Ashok Kumar, Syed Md Farhan
Uwch-ddylunydd DTP Harish Aggarwal, Vishal Bhatia
Ymchwilydd Lluniau Cynorthwyol Vishal Ghavri
Rheolwr-ymchwilydd Lluniau Taiyaba Khatoon
Uwch-olygydd rheoli Rohan Sinha
Rheolwr-olygydd celf Sudakshina Basu
Rheolwr cyn-cynhyrchu Balwant Singh
Rheolwr cynhyrchu Pankaj Sharma

Cyhoeddwyd gyntaf ym Mhrydain yn 2018 gan Dorling Kindersley Limited
20 Vauxhall Bridge Road, London, SW1V 2SA

Hawlfraint © 2018 Dorling Kindersley Limited
Cwmni Penguin Random House

Cyhoeddwyd gyntaf yn y Gymraeg yn 2024 gan
Rily Publications Ltd, Blwch Post 257, Caerffili CF83 9FL

Hawlfraint yr addasiad © 2024 Rily Publications Ltd

Mae'r cyhoeddwyr yn cydnabod cefnogaeth ariannol Cyngor Llyfrau Cymru

Mae cofnod catalog CIP ar gyfer y llyfr hwn ar gael o'r Llyfrgell Brydeinig.
ISBN: 978-1-80416-409-9

Argraffwyd a rhwymwyd gan Ashford Colour Press Ltd, Gosport, Hampshire, PO13 0FW

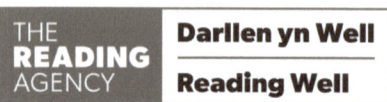
THE READING AGENCY | Darllen yn Well / Reading Well

SYLWER

Mae'r awgrymiadau ar gyfer gweithgareddau yn y llyfr hwn yn seiliedig ar ymchwil gan y cyhoeddwr, ond ni all y cyhoeddwr roi cyngor personol i ddarllenwyr unigol mewn perthynas â materion meddygol neu faterion eraill. Dylai pob darllenydd fod yn ymwybodol bod y gallu i ymgymryd â gweithgareddau (neu i ba raddau y gellir gwneud gweithgareddau) yn lleihau dros amser i bobl sy'n byw gyda dementia, ac felly dylid ailasesu galluoedd a gweithgareddau o bryd i'w gilydd. Dylai darllenwyr ystyried ystod eu galluoedd cyn mabwysiadu unrhyw awgrym yn y llyfr hwn. Cyn gwneud unrhyw ymarfer corff, cynghorir darllenwyr i ofyn am gyngor eu meddyg. Ni all y cyhoeddwr dderbyn unrhyw atebolrwydd am unrhyw golled, anaf neu niwed i ddarllenwyr o ganlyniad i fabwysiadu unrhyw awgrymiadau neu ddefnyddio'r wybodaeth yn y llyfr hwn.

Cynnwys

Rhagair

Pan gafodd fy niweddar fam, Edna, ddiagnosis o ddementia yn ôl yn 2004, doedd gen i ddim syniad sut i'w helpu. Roeddwn i'n gwybod y nesa peth i ddim am y clefyd ei hun, a llai fyth am sut i wneud pob diwrnod yn un arbennig; pob eiliad o gof clir yn fuddugoliaeth i ni'n dwy yn wyneb y colli cof anochel. Yn raddol, dysgais drwy brofi a methu, a chyngor amhrisiadwy ffrindiau a chydweithwyr yr Alzheimer's Society, nad oedd ots beth oedden ni'n ei wneud gyda'n gilydd – pleser y foment oedd yn bwysig. Yfory fyddai ganddi ddim cof o'n taith gerdded a'n picnic ar Dartmoor, ein taith siopa, na'r prynhawn gyda'n gilydd yn gwylio'r teledu. Ond doedd hynny ddim yn bwysig. Oherwydd roedd hi wedi mwynhau'r foment, pan oedd yn digwydd. Ac yfory, byddai cyfle i rannu profiad arall.

Daeth hyn oll yng nghyfnodau olaf ei salwch. Yn ystod y misoedd a'r blynyddoedd cyn hynny, roeddwn i'n gwybod yn reddfol pa mor bwysig oedd ei chadw hi'n ffit yn gorfforol a herio'i meddwl. Arafu'r dirywiad anochel a chadw'r atgofion o'i bywyd hir a hapus yn fyw cyhyd ag y bo modd. Unwaith eto, hap a damwain oedd hi. Cymryd un dydd ar y tro. Mae pethau wedi newid cymaint erbyn hyn. Byddai'n dda gen i petai'r llyfr hwn wedi bod

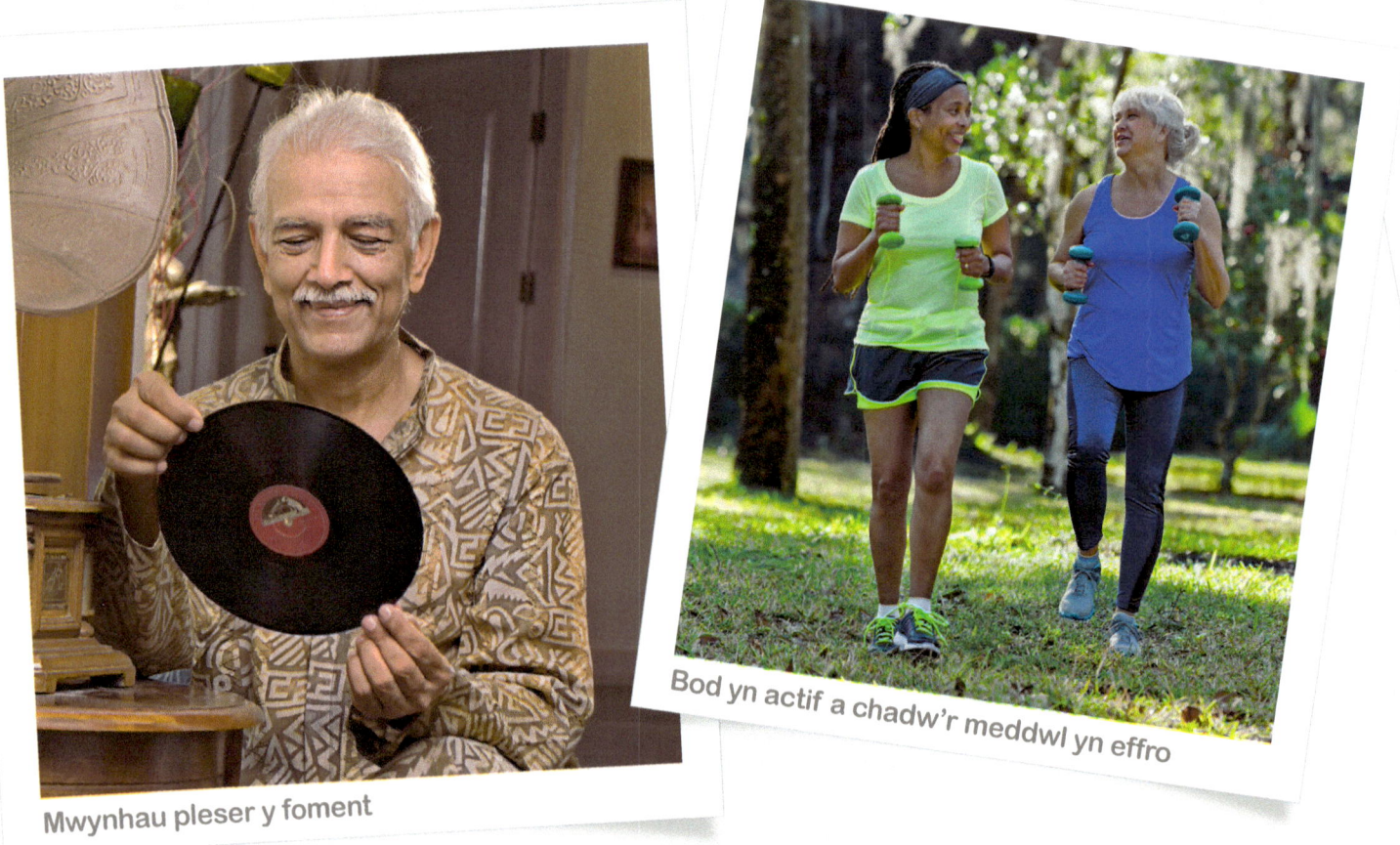

Mwynhau pleser y foment

Bod yn actif a chadw'r meddwl yn effro

gen i i'm helpu.

Rydyn ni'n gwybod cymaint mwy bellach am sut i gynorthwyo ac ennyn diddordeb pobl sydd â'r clefyd creulon hwn. Sut i gadw atgofion yn fyw. Herio'r ymennydd i gadw ein "celloedd llwyd bychain" yn brysur. Brwydro yn erbyn teimladau o fod yn unig ac yn ynysig ymhlith pobl â dementia, a'u gofalwyr, a sicrhau eu bod yn parhau i fod yn aelodau bywiog a gwerthfawr o gymdeithas. Mae'r cyfan yma. Mae'n disgrifio'n fedrus ac yn sensitif sut i gefnogi'ch anwylyd a herio'r clefyd. Mae'r cyfuniad o arloesedd, cyngor ymarferol, a synnwyr cyffredin yn cynnig arweiniad ar sut i hyrwyddo ymarfer ar gyfer y corff a'r meddwl.

Dysgu sgiliau newydd a pharhau i arfer yr hen rai. Darganfod grym cerddoriaeth, a'r celfyddydau creadigol. A llawer mwy. Gall diagnosis o ddementia fod yn ofidus ac yn her i'r unigolyn o dan sylw yn ogystal â'i deulu cyfan a'i gylch o ffrindiau. Ond gyda chymorth y llyfr hwn, gobeithio y bydd yr her honno gryn dipyn yn llai brawychus.

Angela Rippon, CBE

Llysgennad Alzheimer's Society, awdur, newyddiadurwr a chyflwynydd teledu

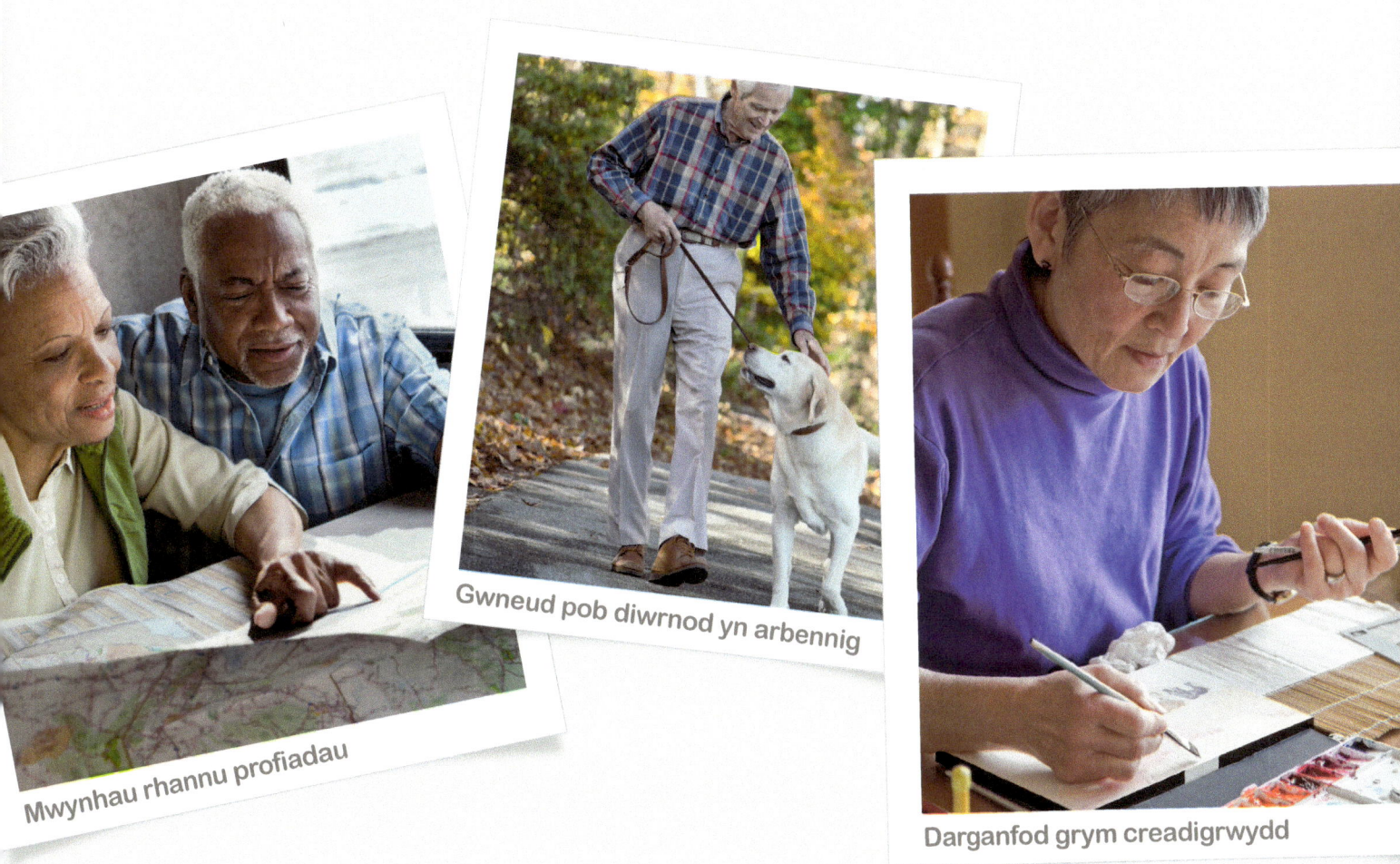

Mwynhau rhannu profiadau

Gwneud pob diwrnod yn arbennig

Darganfod grym creadigrwydd

CYFLWYNIAD

Sut mae'r cof yn gweithio

Mae'r cof dynol yn gymhleth a dydyn ni ddim yn ei ddeall yn llawn. I gofio rhywbeth, mae'r ymennydd cyfan yn cymryd rhan mewn cyfres o dasgau penodol fel y gallwn gofio digwyddiadau sydd wedi llunio pwy ydyn ni.

Cof tymor byr

Mae gennym ni sawl math o gof sy'n gwneud pethau gwahanol. Mae ein cof disymwth yn anymwybodol ac yn cymryd gwybodaeth o'r synhwyrau – gweld, clywed, teimlo, arogli, a blasu – mewn eiliadau. Yna mae'n cyfuno gwybodaeth berthnasol yn gof tymor byr.

Mae'r cof tymor byr, neu weithredol, yn dal gafael ar wybodaeth am 30–60 eiliad. Mae hyn yn ddigon hir i adio swm yn eich pen neu nodi rhif ffôn ar bapur. Credir hefyd ei fod yn didoli manylion nad oes angen i ni eu cofio. Fodd bynnag, dim ond pump i wyth darn o wybodaeth y gall cof tymor byr ddal gafael arnyn nhw ar y tro, felly os nad ydych chi'n canolbwyntio'n llwyr, byddwch chi'n anghofio'r wybodaeth honno'n hawdd.

Cof tymor hir

Yn y cortecs cerebrol, mae cof tymor hir yn cael ei amgodio a'i storio trwy feithrin cysylltiadau rhwng celloedd yr ymennydd. Mae'r cysylltiadau hyn a'r cof yn gryfach os ydyn ni'n ymarfer yr wybodaeth neu os oes yna emosiwn ynghlwm wrth y cof.

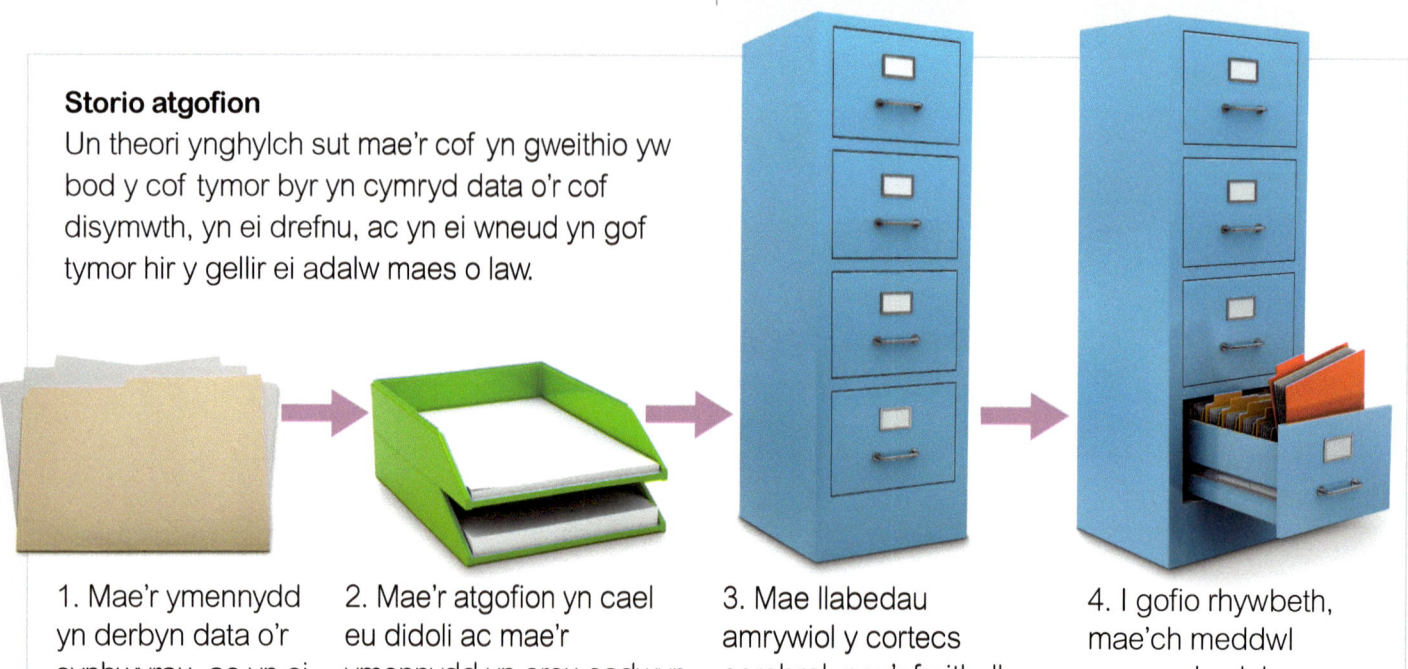

Storio atgofion
Un theori ynghylch sut mae'r cof yn gweithio yw bod y cof tymor byr yn cymryd data o'r cof disymwth, yn ei drefnu, ac yn ei wneud yn gof tymor hir y gellir ei adalw maes o law.

1. Mae'r ymennydd yn derbyn data o'r synhwyrau, ac yn ei drefnu i wneud cofion tymor byr.

2. Mae'r atgofion yn cael eu didoli ac mae'r ymennydd yn creu cadwyn o gysylltiadau trydanol a chemegol rhwng celloedd yr ymennydd.

3. Mae llabedau amrywiol y cortecs cerebrol, neu'r freithell, yn yr ymennydd yn storio sawl math gwahanol o gofion wedi'u hamgodio.

4. I gofio rhywbeth, mae'ch meddwl anymwybodol yn chwilio am atgof wedi'i amgodio, perthnasol ac yn ei alw i gof.

Mathau o gof tymor hir

Mae gennym sawl math o gof tymor hir i gofio gwahanol fathau o ddigwyddiadau, gwybodaeth neu deimladau.

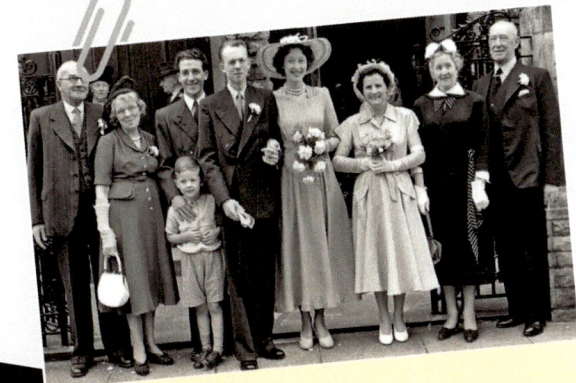

Cof cyfnodol

Rydyn ni'n defnyddio ein cof am ddigwyddiadau neu gyfnodau yn ein bywydau i gofio ein diwrnod priodas, genedigaeth plentyn, athro ysgol, neu ein bod wedi cael wyau i frecwast.

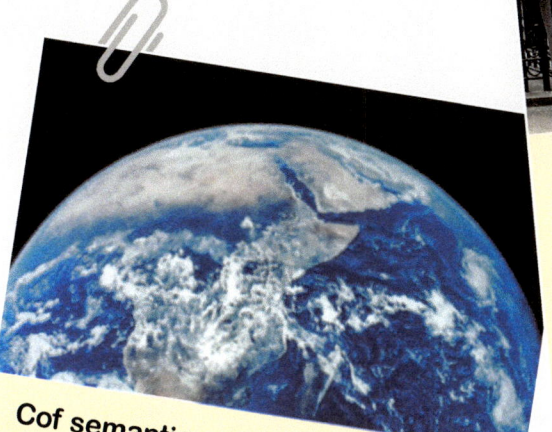

Cof semantig

Mae hwn yn cadw ein gwybodaeth gyffredinol, gwybodaeth rydyn ni wedi'i dysgu dros y blynyddoedd a'r pethau rydyn ni'n gwybod sy'n wir. Er enghraifft, mae'n dweud wrthym ni fod y byd yn grwn.

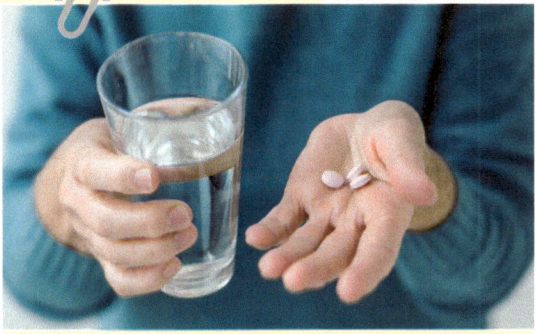

Darpar gof

Mae darpar gof yn ein galluogi i gofio gwneud rhywbeth yn y dyfodol, fel mynd i apwyntiad neu gymryd meddyginiaeth.

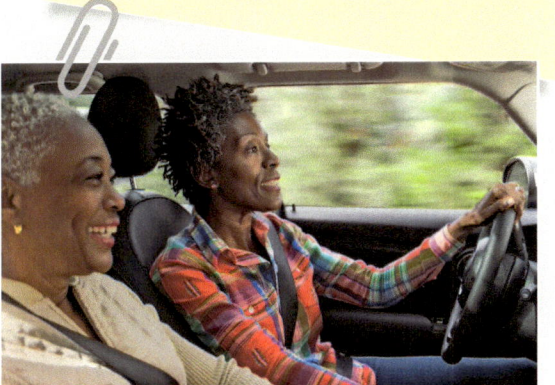

Cof trefniadol

Mae hwn yn ein galluogi i gyflawni tasgau a ddysgwyd, fel gyrru car neu wneud paned o de. Dydyn ni ddim yn meddwl am lawer o bethau rydyn ni'n eu gwneud bob dydd - yn syml, rydyn ni'n gwybod sut i'w gwneud nhw.

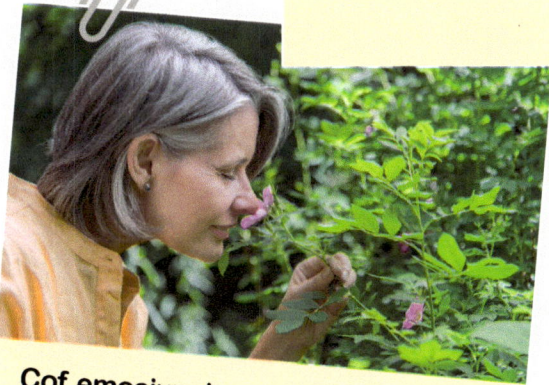

Cof emosiynol

Gall cof emosiynol, o deimladau cadarnhaol neu negyddol, gael ei sbarduno pan fyddwn yn gweld, clywed, teimlo, arogli neu flasu rhywbeth sy'n ein hatgoffa o gyfnod penodol yn ein bywyd.

Beth yw dementia?

Mae dementia yn derm cyffredinol a ddefnyddir i ddisgrifio'r symptomau sy'n cael eu hachosi gan wahanol glefydau a chyflyrau sy'n effeithio ar weithrediad yr ymennydd. Gyda phob math o ddementia, mae'r ymennydd yn cael ei niweidio'n raddol ac mae'r symptomau'n gwaethygu dros amser.

Symptomau dementia

Mae symptomau dementia yn amrywio o un person i'r llall ac mae'n amhosib rhagweld pa effaith y bydd dementia yn ei chael ar eich bywyd. Yn y cyfnod cychwynnol, dydy'r newidiadau ddim yn amlwg iawn. Efallai y byddwch yn sylwi bod eich cof yn llai dibynadwy a byddwch yn beio'ch oedran, ond gall ddod yn fwy amlwg dros amser. Mae symptomau eraill yn cynnwys:

■ Mynd ar goll mewn mannau a oedd unwaith yn gyfarwydd i chi neu ei chael hi'n anodd adnabod pobl.

■ Cael trafferth rheoli arian.

■ Anghofio lle'r ydych chi'n rhoi pethau.

■ Ailadrodd eich hun yn aml.

■ Newidiadau yn eich golwg.

■ Anawsterau cyfathrebu.

■ Newid mewn sgiliau gwybyddol, gyda thasgau bob dydd yn dod yn fwy heriol.

■ Dod yn llai cadarn ar eich traed.

■ Newidiadau amlwg yn eich hwyliau, fel teimlo'n isel neu'n orbryderus, neu yn eich ymddygiad.

Mathau cyffredin o ddementia

Clefyd Alzheimer a dementia fasgwlaidd yw'r mwyaf cyffredin, ond mae'n debyg bod mwy na chant o wahanol fathau.

■ Mae **clefyd Alzheimer** yn effeithio ar yr ymennydd cyfan dros gyfnod o flynyddoedd, gyda dirywiad graddol yn y ffordd mae'n gweithio. Mae'r ymennydd yn crebachu wrth i gelloedd yr ymennydd farw, gan effeithio ar yr hipocampws (lle mae'r cof tymor byr), felly mae amhariad ar y cof yn aml yn un o'r symptomau cyntaf.

■ Mae **dementia fasgwlaidd** yn cael ei achosi gan amhariad ar gyflenwad gwaed yr ymennydd. Yn wahanol i glefyd Alzheimer, dim ond rhai rhannau o'r ymennydd sy'n cael eu niweidio gan ddementia fasgwlaidd, gyda rhai rhannau heb eu heffeithio.

■ **Dementia cymysg** yw pan fydd clefyd Alzheimer yn digwydd gyda math arall o ddementia, dementia fasgwlaidd fel arfer.

■ Mae **dementia gyda chyrff Lewy** yn cyfuno rhywfaint o ddirywiad gwybyddol sy'n gysylltiedig â chlefyd Alzheimer a symptomau sy'n debyg i glefyd Parkinson. Mae'r symptomau hyn yn cynnwys anawsterau symudedd, stiffrwydd a chryndod. Mae gweld pethau yn symptom cyffredin hefyd.

■ Mae **dementia blaenarleisiol** yn deillio o niwed i ran flaen yr ymennydd i ddechrau, gan achosi i bobl ymddwyn "yn rhyfedd". Efallai na fyddan nhw'n sensro eu meddyliau a'u teimladau fel y bydden nhw, gan ddweud pethau cas, rhegi, neu ymddwyn yn ddi-hid. Mae anawsterau cyfathrebu yn gyffredin.

Y rhannau o'r ymennydd yr effeithir arnynt

Mae'r ymennydd yn organ hynod gymhleth ac arbenigol. Mae niwed i wahanol rannau o'r ymennydd yn effeithio ar rywun â dementia mewn gwahanol ffyrdd.

■ Mae'r **hipocampws** yn hanfodol i dderbyn gwybodaeth o'r cof tymor byr a gwreiddio cof tymor hir newydd. Mae hefyd yn ein helpu i fapio lle mae un peth mewn perthynas ag un arall a sut rydyn ni'n mynd o A i B.

■ **Y llabed flaen** yw'r rhan o'r ymennydd sy'n ein galluogi i resymu; gwneud penderfyniadau; pwyso a mesur risgiau; cychwyn, trefnu a chwblhau tasgau; rheoli meddyliau ac ymatebion; a sensro ymddygiad.

■ Mae'r **llabed barwydol** yn dehongli gwybodaeth o'r synhwyrau, gan ein galluogi i ddarllen, defnyddio rhifau, ac adnabod poen.

■ Mae **llabed yr arlais** yn ymwneud â storio'r cof a sgiliau iaith, clywed, ac emosiwn.

■ Mae **llabed yr ocsipwt** yn ymwneud yn bennaf â dehongli'r hyn y mae'r llygaid yn ei weld.

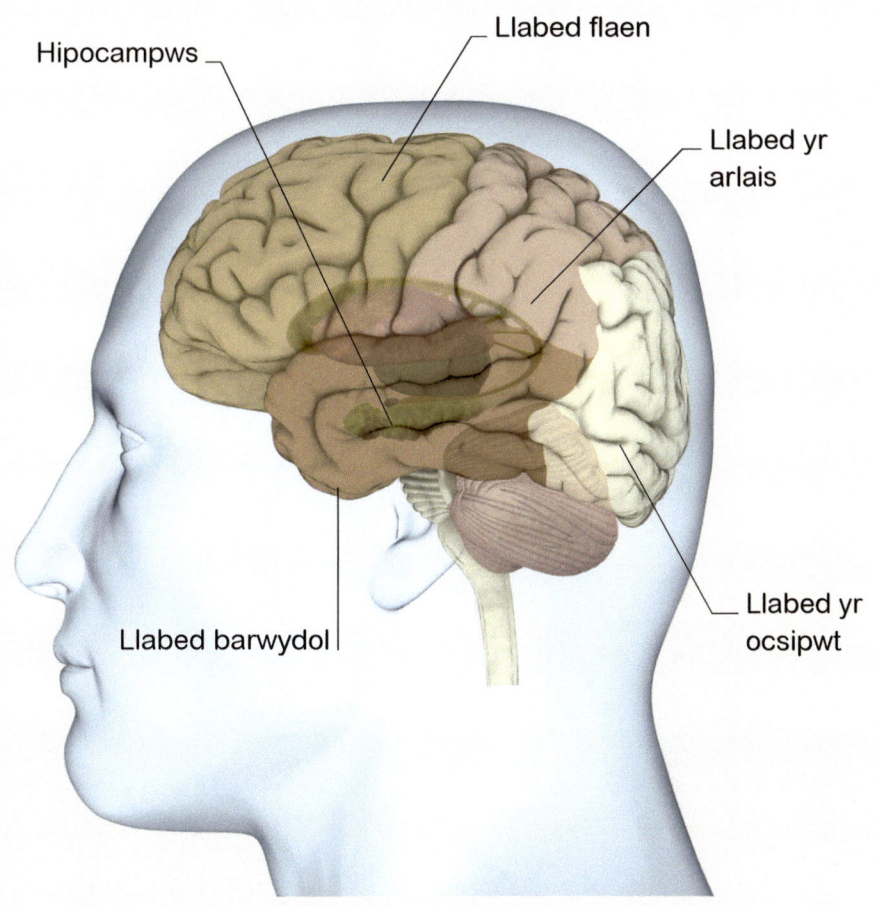

Hipocampws

Llabed flaen

Llabed yr arlais

Llabed barwydol

Llabed yr ocsipwt

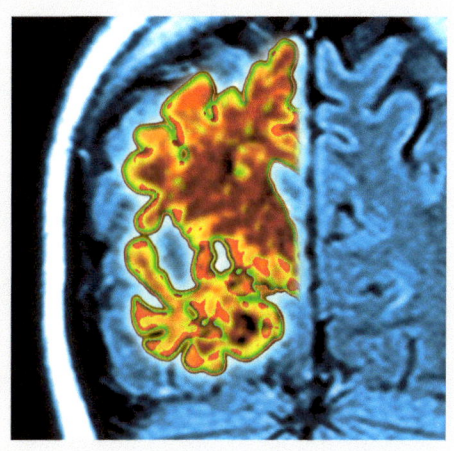

▲ Sgan o'r ymennydd yn dangos hanner ymennydd (mewn oren) person â chlefyd Alzheimer, wedi'i osod ar ben sgan o ymennydd iach. Mae'n amlwg faint mae'r ymennydd sydd wedi'i niweidio wedi crebachu.

◄ Mae biliynau o gelloedd yr ymennydd yn rheoli popeth rydyn ni'n ei feddwl, ei deimlo a'i wneud. Mae symptomau dementia yn amrywio yn ôl lle mae'r niwed yn digwydd.

Byw gyda dementia

Efallai y bydd modd arafu datblygiad dementia a chymryd camau i leihau'r effaith y mae'r cyflwr yn ei chael ar eich bywyd bob dydd. Er hynny, bydd y symptomau'n amrywio a bydd rhai diwrnodau'n well na'i gilydd.

Cynllunio ymlaen llaw

Bydd canolbwyntio ar y pethau y gallwch chi eu gwneud, mewn gweithgareddau ystyrlon, yn cynnal ansawdd eich bywyd a'ch lles. Gallwch arafu dirywiad gwybyddol a dirywiad y cof trwy ymarfer corff a thrwy herio'ch ymennydd. Gall sefydlu rwtîns a threfn o wneud pethau eich helpu i gadw'ch annibyniaeth. Gallwch baratoi labeli ac arwyddion i brocio'r cof (gweler tudalennau 204-207) i'ch atgoffa o'r camau sy'n gysylltiedig â thasgau, fel defnyddio'r peiriant golchi neu er mwyn nodi beth sy'n cael ei gadw mewn cwpwrdd.

Defnyddio calendr

▶ Defnyddiwch galendr i gynllunio ymlaen llaw a rhowch arwyddion yn eich cartref rhag i chi deimlo ar goll.

Creu arwyddion cof

Technoleg gynorthwyol

Mae pob math o eitemau, â thechnoleg yn aml, ar gael i'ch helpu i barhau'n annibynnol. Mae'r rhain yn cynnwys clociau nos/dydd sy'n nodi amser codi ac eitemau sy'n eich galluogi i alw am help pan fyddwch mewn trallod. Mae technolegau cerdded diogel, sy'n cynnwys GPS, yn golygu y bydd modd dod o hyd i chi os byddwch chi'n mynd ar goll neu'n mynd i drafferthion: gallan nhw fod y gwahaniaeth rhwng aros gartref a mynd am dro.

▲ Rhowch gynnig ar ddefnyddio ap arwain y ffordd ar eich ffôn.

Rheoli risg

Wrth i ddementia waethygu, bydd gwneud rhai pethau'n fwy o her. Mae'n bwysig cydnabod newidiadau ac addasu rhai gweithgareddau i'r newid yn eich galluoedd. Canolbwyntiwch ar yr hyn y gallwch ei wneud, yn hytrach na'r hyn na allwch ei wneud. Fodd bynnag, mae yna gant-a-mil o bethau rydyn ni'n eu gwneud mewn bywyd yn cynnwys elfen o risg, felly'r nod yw ceisio lleihau'r risg, yn hytrach na rhoi'r gorau i bob gweithgaredd sy'n cynnwys risg fach. Efallai y gwelwch chi fod cael rhywun gyda chi yn eich helpu i deimlo'n fwy hyderus.

Cynnal perthnasoedd

Mae'n bwysig osgoi teimlo'n unig ac yn ynysig trwy gynnal perthnasoedd cadarnhaol. Gall eich helpu i gadw ymdeimlad o'ch hunan – eich teimladau am bwy ydych chi fel person. Does dim rhaid i'ch rôl o fewn unrhyw berthynas newid. Bydd rhannu gweithgareddau gyda pherson arall a all eich helpu yn rhoi'r hyder i chi roi cynnig ar bethau newydd neu barhau i wneud pethau sy'n bwysig i chi. Mae cymryd rhan mewn gweithgareddau cymdeithasol gyda theulu neu ffrindiau, fel chwarae gêm neu fynd ar wibdaith, hefyd yn helpu eich sgiliau gwybyddol ac yn eich helpu i gynnal eich sgiliau cyfathrebu.

CYNGOR DEFNYDDIOL

Gwagiwch eich cypyrddau a'ch mannau gwaith i'w gwneud hi'n haws dod o hyd i bethau

•

Gwnewch restr o dasgau dyddiol, wythnosol a misol. Ticiwch nhw i ffwrdd wrth i chi eu cyflawni

▼ Mae cynnal perthnasoedd â theulu a ffrindiau yn hanfodol bwysig oherwydd mae cyswllt cymdeithasol yn eich cadw mewn cysylltiad â'r rhai o'ch cwmpas.

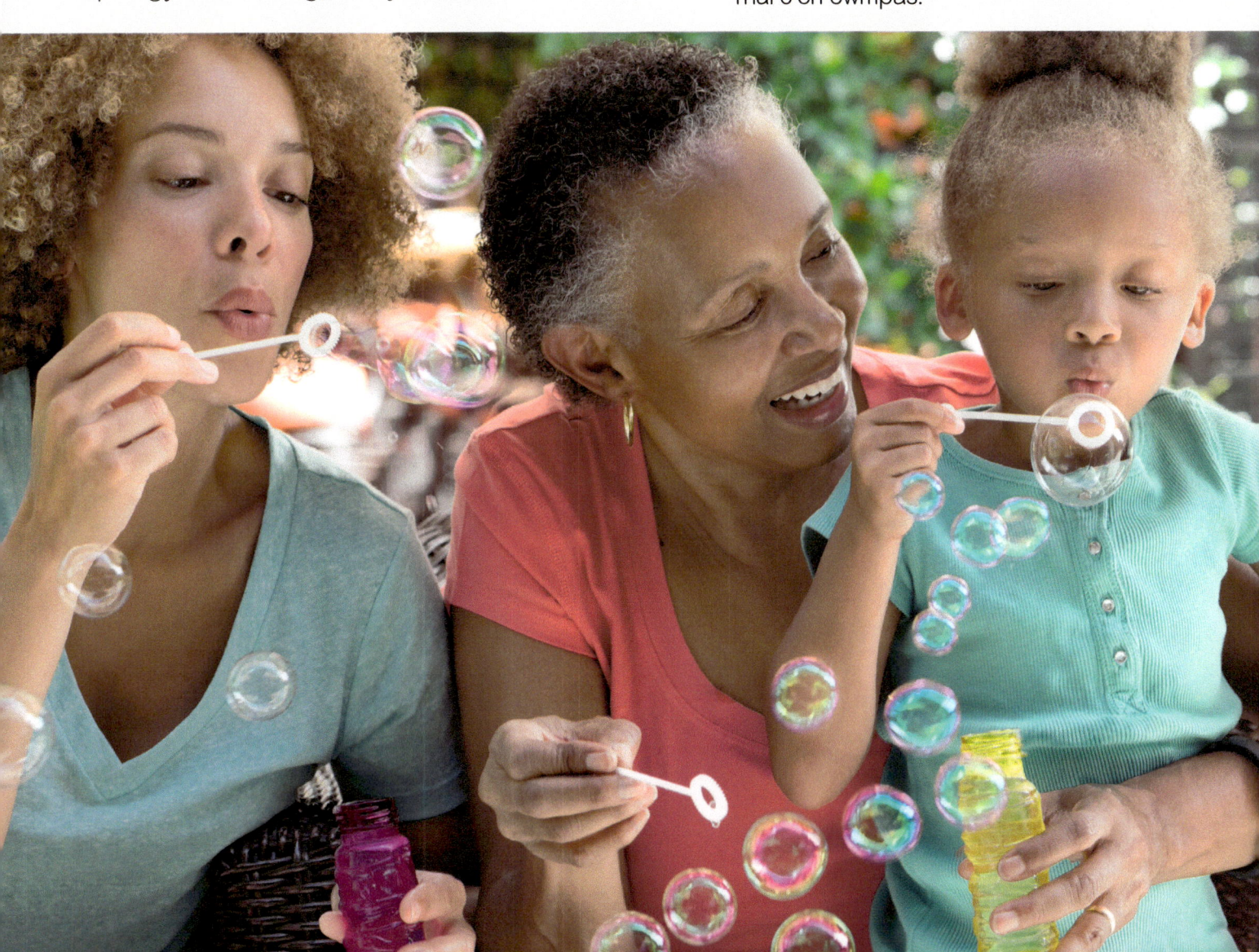

Sut mae gweithgareddau'n helpu

Fel pobl, mae gennym ni angen cynhenid i fod yn weithgar ac yn brysur. Mae gweithgareddau o bob math, o brosiect crefft i wneud paned, yn dda i'n lles corfforol a meddyliol. Gall diffyg gweithgarwch, neu weithgarwch anghytbwys, arwain at gynnwrf neu anniddigrwydd.

Cadw'n heini ac yn iach

Ceisiwch fod mor gorfforol egnïol ag y gallwch chi. Gallai hyn gynnwys mynd am dro neu nofio, reidio beic, a chwarae camp fel rhan o dîm, ond gallai hefyd gynnwys ymarfer corff mwy hamddenol, fel cerdded o amgylch yr ardd neu hyd yn oed dim ond symud mwy o gwmpas y tŷ. Mae manteision ymarfer corff yn cynnwys:

▼ Mae beicio'n cynyddu'r llif gwaed i'r ymennydd ac yn helpu i gynnal eich sgiliau echddygol bras.

- Cynnal symudedd, cryfder, cydbwysedd ac osgo da.

- Lleihau poenau, a lleihau'r risg o gwympo hefyd.

- Helpu'r galon i aros yn iach.

- Mwy o lif gwaed ocsigenedig i'r ymennydd, gan arafu dirywiad gwybyddol a cholli cof.

- Mwy o archwaeth, gwell treuliad, a lleihau'r risg o rwymedd.

- Cysgu'n well.

Parhau i gymdeithasu

Bydd gweithgareddau yn aml yn rhoi cyfle i chi gymdeithasu gyda theulu a ffrindiau. Gall hyn roi hwb i'ch hyder a'ch ysbryd, gwneud i chi deimlo'n well amdanoch chi'ch hun, a'ch atal rhag teimlo ar eich pen eich hun ac yn unig. Mae'n haws sefydlu rwtîn os ydych chi'n ymrwymo i gwrdd â ffrindiau neu deulu yn rheolaidd. Mae rhannu gweithgareddau ac ymwneud ag eraill hefyd yn eich helpu i gadw'ch sgiliau cyfathrebu a gwybyddol yn fwy craff am fwy o amser.

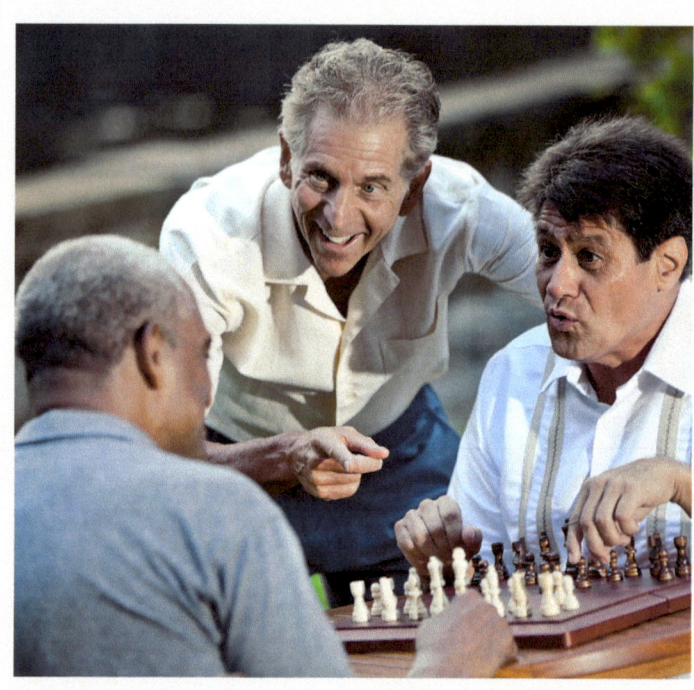

▲ Mae cymryd rhan mewn gweithgareddau cymdeithasol yn hwyl, ac yn eich galluogi i gynnal eich sgiliau cyfathrebu a chymdeithasu.

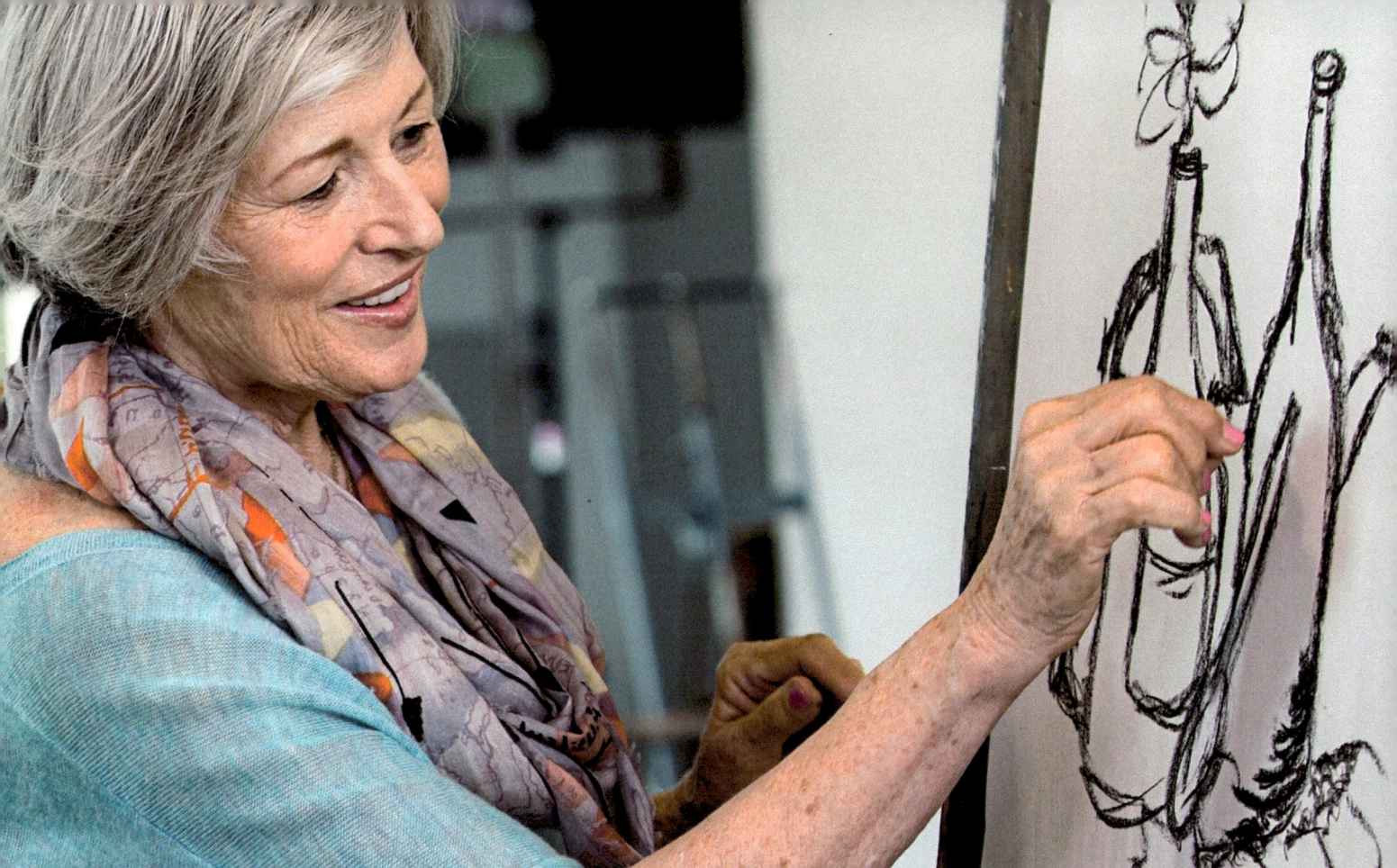

Gwella sgiliau gwybyddol

Mae'r ymennydd yn defnyddio sgiliau gwybyddol i wneud synnwyr o'r byd. Gallwch arafu dirywiad y sgiliau hyn drwy gymryd rhan mewn gweithgareddau sy'n cynyddu'r llif gwaed i'r ymennydd, ac ymarfer a hyfforddi eich ymennydd. Mae galluoedd gwybyddol yn cynnwys:

■ Sgiliau cof a chyfathrebu.

■ Sylw a chanolbwyntio.

■ Canfyddiad – sut mae'r ymennydd yn dehongli gwybodaeth a ddaw o'r synhwyrau.

■ Ymwybyddiaeth weledol-ofodol – sut mae eich ymennydd yn dehongli gwybodaeth weledol a pherthnasoedd gofodol.

■ Swyddogaethau gweithredol, megis meddwl, rhesymu, gwneud penderfyniadau, pwyso a mesur risg, a chydnabod yr effaith rydych chi'n ei chael ar eraill.

▲ Gall mwynhau gweithgareddau creadigol roi hwb i'ch lles a'ch hyder. Mae rhai pobl yn teimlo eu bod hefyd yn gwella eu gallu gwybyddol.

■ Sgiliau echddygol bras – rheoli'ch corff i wneud symudiadau mwy fel cerdded.

■ Sgiliau echddygol manwl – rheoli'ch corff i wneud symudiadau bach fel defnyddio beiro.

Hwyliau ac ymddygiad

Mae eich hobïau a'ch diddordebau yn helpu i'ch siapio chi fel person ac os byddwch chi'n rhoi'r gorau i wneud y pethau rydych chi'n eu mwynhau, efallai y byddwch chi'n dechrau teimlo'n isel, o dan straen neu'n bryderus. Os ydych chi'n cael trafferth mynegi'r teimladau hynny, efallai y byddwch chi'n ymddangos yn fwy pigog i'r bobl o'ch cwmpas. Bydd gweithgareddau ystyrlon yn eich helpu i deimlo fod gennych fwy o reolaeth drosoch chi eich hun a'ch bywyd.

Cael y cydbwysedd yn iawn

Mae modd rhannu'r gweithgareddau yn dri chategori yn fras: hunanofal, cynhyrchiol, a hamdden. Bydd rhai gweithgareddau'n perthyn i fwy nag un categori, yn dibynnu ar eich hoff bethau a'ch cas bethau, ond mae'n bwysig eich bod yn cael cydbwysedd o weithgareddau yn eich bywyd er mwyn cynnal eich iechyd corfforol a meddyliol.

Dod o hyd i gydbwysedd

Mae'r categorïau hyn yn hyblyg, er enghraifft, gallai cymryd rhan mewn dosbarth ioga fod yn hamdden, ond mae hefyd yn weithgaredd hunanofal am ei fod yn ffordd o ofalu amdanoch chi eich hun. Yr hyn sy'n bwysig yw eich bod chi'n cynnwys gweithgareddau sy'n taro cydbwysedd rhwng hunanofal, bod yn gynhyrchiol, a hamdden, fel y gallwch ddod o hyd i'r rhai sy'n gweddu orau i'ch dewisiadau personol.

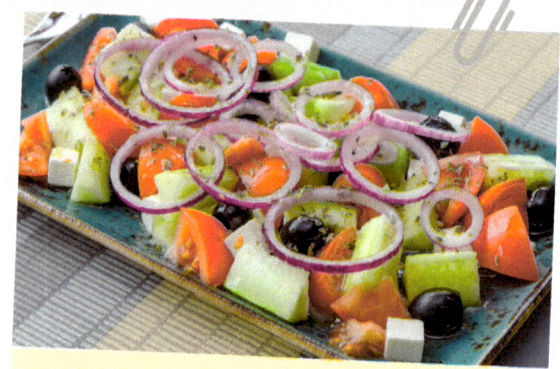

Bod yn gynhyrchiol
Gall gwneud rhywbeth defnyddiol eich helpu i gynnal eich ymdeimlad o hunan-werth. Mae bod yn gynhyrchiol yn cynnwys pob gweithgaredd lle rydych chi'n cynhyrchu rhywbeth, fel gwneud pryd o fwyd, plannu planhigion mewn cynhwysydd, neu gynllunio gwibdaith.

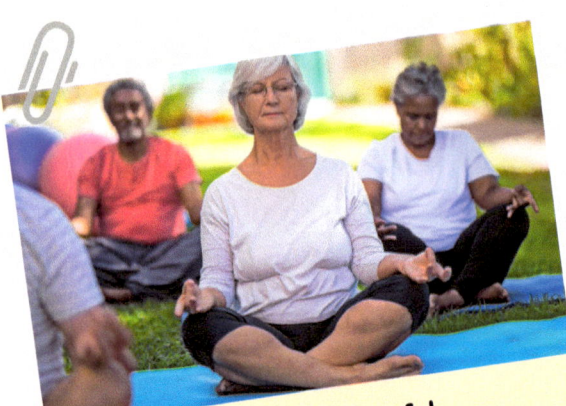

Gweithgareddau hunanofal
Sef y pethau rydyn ni'n eu gwneud bob dydd i ofalu amdanom ni ein hunain fel bwyta, glanhau ein cartref, a chymryd meddyginiaeth. Mae gofalu amdanoch chi eich hun yn gorfforol ac yn feddyliol hefyd yn hunanofal.

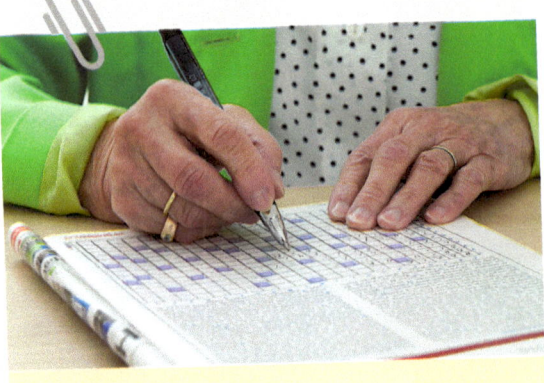

Hamdden
Gweithgareddau hamdden yw'r pethau y byddech chi fel arfer yn eu gwneud yn eich amser hamdden, fel hobïau, mynd ar wibdeithiau, treulio amser gydag eraill, darllen llyfr, neu wneud croesair.

Pa weithgaredd sy'n iawn i mi?

Mae'n amhosib dweud pa weithgareddau sy'n mynd i fod yn iawn i chi gan fod pawb yn hoffi ac yn ymddiddori mewn pethau gwahanol. Er mwyn cadw'ch cymhelliant a chael y budd gorau, dewiswch weithgareddau rydych chi'n eu mwynhau ac sydd o ddiddordeb i chi. Daliwch ati i wneud y pethau rydych chi wedi'u gwneud erioed, hyd eithaf eich gallu. Os yw pethau'n mynd yn anoddach i chi, mae angen i chi ddewis lefel o weithgaredd sy'n addas i'ch gallu presennol (gelwir yr arfer hwn yn "graddio").

Byddwch yn barod i rannu

Gallech ofyn am gymorth a chefnogaeth gyda'r elfennau hynny sy'n achosi trafferth i chi. Gall rhannu gweithgareddau fel hyn eich helpu i barhau i wneud y pethau sy'n rhoi pleser i chi. Efallai y gwelwch chi hefyd fod y bobl o'ch cwmpas yn dechrau gwneud rhai o'r gweithgareddau bob dydd ar eich rhan. Fodd bynnag, os ydych chi am gynnal y sgiliau sydd gennych chi, mae angen i chi eu hymarfer cymaint ag y gallwch chi.

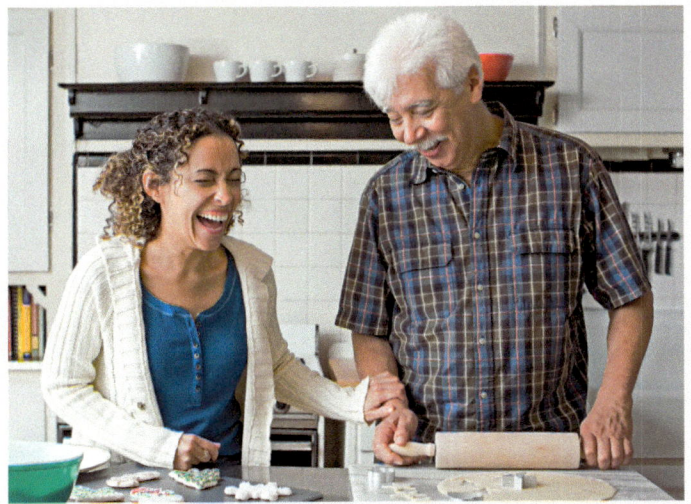

▲ Mae modd ystyried coginio a phobi fel gweithgaredd cynhyrchiol sydd hefyd yn hunanofal, ond os yw'n hobi i chi, bydd hefyd yn cyfrif fel hamdden. Mae hefyd yn weithgaredd da i'w rannu gyda rhywun arall.

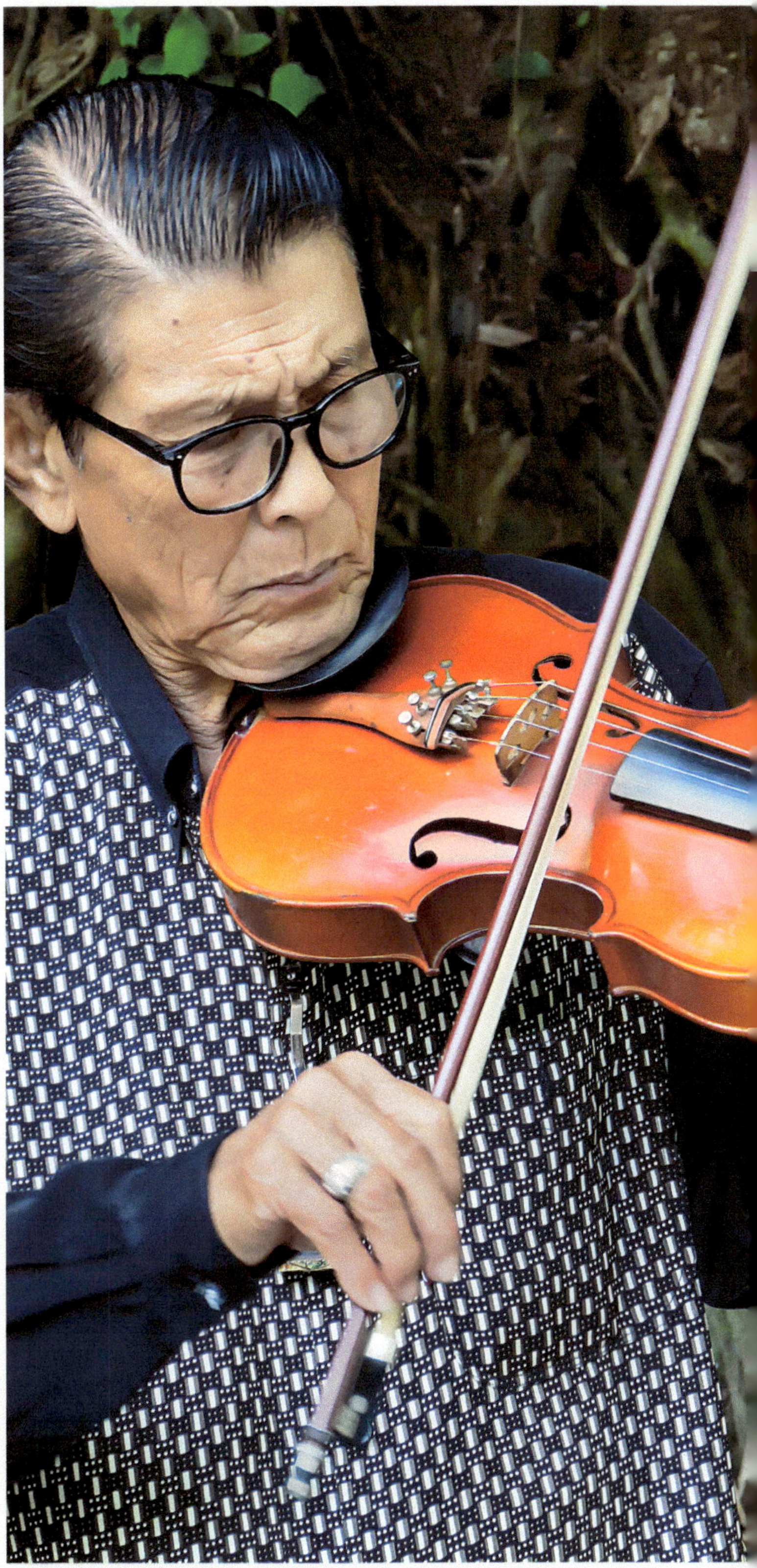

▲ Peidiwch ag anobeithio pan fydd pethau'n mynd yn anoddach. Mae'n rhaid i hyd yn oed feiolinydd medrus ymarfer darn heriol cyn medru ei chwarae'n iawn, felly mae angen i ni i gyd ymarfer sgiliau i'w cynnal.

Gwneud bywyd yn haws

Wrth i'ch galluoedd newid, efallai y bydd angen i chi addasu rhai o'ch gweithgareddau, neu rannu gweithgareddau'n dasgau llai, fel y gallwch chi ddal ati i gymryd rhan. Bydd angen i chi gydweddu pob gweithgaredd i'ch sgiliau a'ch galluoedd presennol.

Addasu gweithgareddau

Os ydych chi'n dechrau cael trafferth gyda rhai gweithgareddau ystyrlon, beth am eu haddasu i weddu i'ch galluoedd newidiol. Dewiswch lefel o weithgaredd sy'n addas i chi. Yr allwedd i lwyddiant yw sicrhau nad ydych chi'n goramcangyfrif eich gallu ac yn rhoi cynnig ar weithgareddau sy'n rhy heriol, nac yn tanamcangyfrif eich gallu ac yn mynd yn rhwystredig.

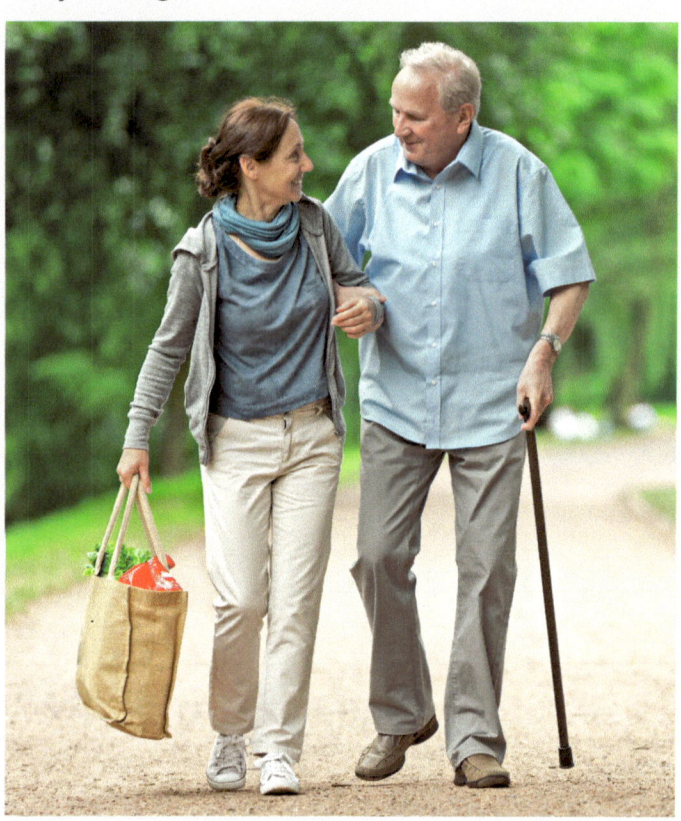

▲ Os na allwch chi gerdded mwyach heb ddefnyddio ffon, ewch â rhywun gyda chi i siopa i'ch helpu i gario'ch neges.

Dod o hyd i'r rysáit

Er mwyn addasu gweithgareddau i sicrhau eu bod yn iawn i chi, mae'n bwysig bod gennych chi syniad cywir o'r camau sy'n gysylltiedig â'u cwblhau. Mae'n hawdd tanamcangyfrif cymhlethdod rhai gweithgareddau oherwydd byddwch wedi arfer gwneud llawer ohonyn nhw bob dydd heb orfod meddwl dwywaith. Un ffordd o ddeall hyn yw meddwl am y rysáit, er enghraifft rysáit ar gyfer pobi cacen. Byddai'r rysáit yn nodi unrhyw offer sydd ei angen, y cynhwysion gofynnol, a chyfarwyddiadau cam wrth gam ar sut i greu eich cacen.

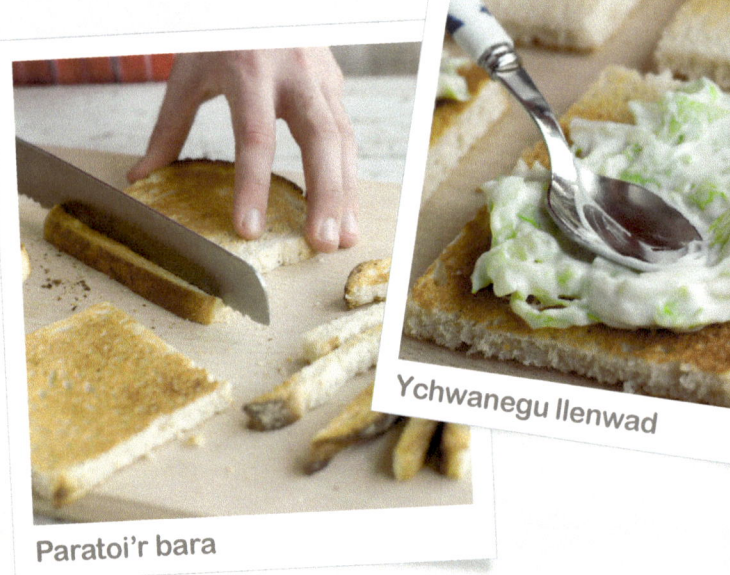

Ychwanegu llenwad

Paratoi'r bara

▲ Rhannwch weithgareddau yn gamau haws, y gallwch eu gwneud un ar y tro, gan symleiddio rhywbeth sy'n ymddangos yn anodd.

SIARADWCH AM...

Eich hoff bethau i'w gwneud yn yr awyr agored

•

Gwneud bwyd – mwynhad neu ddiflastod?

•

Sawl cam sydd i'r dasg o wneud paned o goffi?

Sut mae'n gweithio

Os ydych chi'n bobydd brwd, ond yn methu dilyn ryseitiau cymhleth mwyach, dyw hynny ddim yn golygu na fyddwch chi byth yn pobi eto. Ewch ati i symleiddio'r rysáit trwy ei rannu'n gamau hawdd. Efallai y gallwch rannu'r gweithgaredd gyda rhywun arall a gwneud y

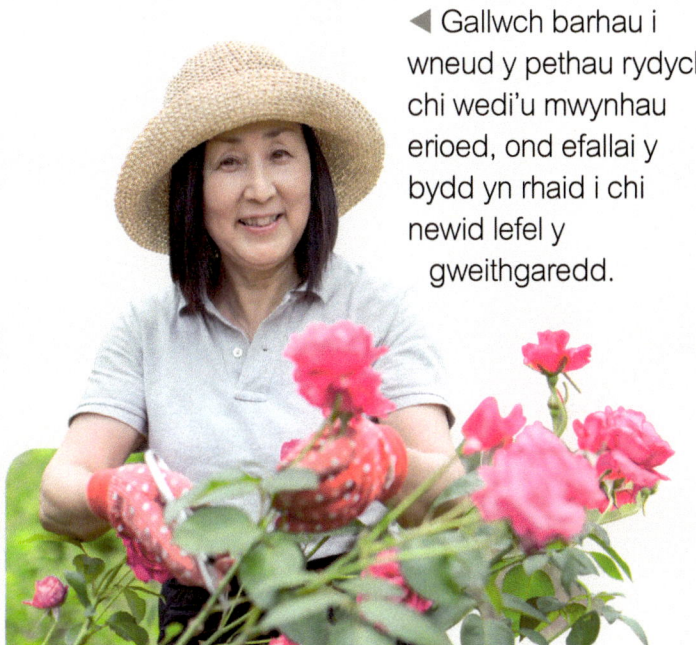

◀ Gallwch barhau i wneud y pethau rydych chi wedi'u mwynhau erioed, ond efallai y bydd yn rhaid i chi newid lefel y gweithgaredd.

Gellir rhannu'r rhan fwyaf o weithgareddau yn rysáit fel hyn. Rhannwch weithgareddau bob dydd, fel gwneud paned o de, brwsio eich dannedd, torri'r lawnt, neu chwarae gêm o gardiau, yn gamau llai er mwyn dod o hyd i'r rysáit ar eu cyfer. Mae'r rysáit yn rhoi'r holl wybodaeth sydd ei hangen arnoch i gwblhau'r gweithgaredd yn llwyddiannus.

rhannau hynny rydych chi'n teimlo'n gyfforddus yn eu gwneud yn unig. Os ydych chi wedi mwynhau garddio erioed, efallai na fyddwch chi eisiau torri'r gwrychoedd â pheiriant trydan, ond efallai y byddwch chi'n dal i fwynhau tocio'r rhosod, tyfu llysiau, neu ysgubo'r dail. Trwy wneud hyn, gallwch barhau i wneud y pethau rydych chi wedi'u gwneud a'u mwynhau erioed, mewn ffordd sy'n sicrhau llwyddiant. Mae cymryd rhan yn y gweithgaredd yn bwysicach na'r canlyniad terfynol.

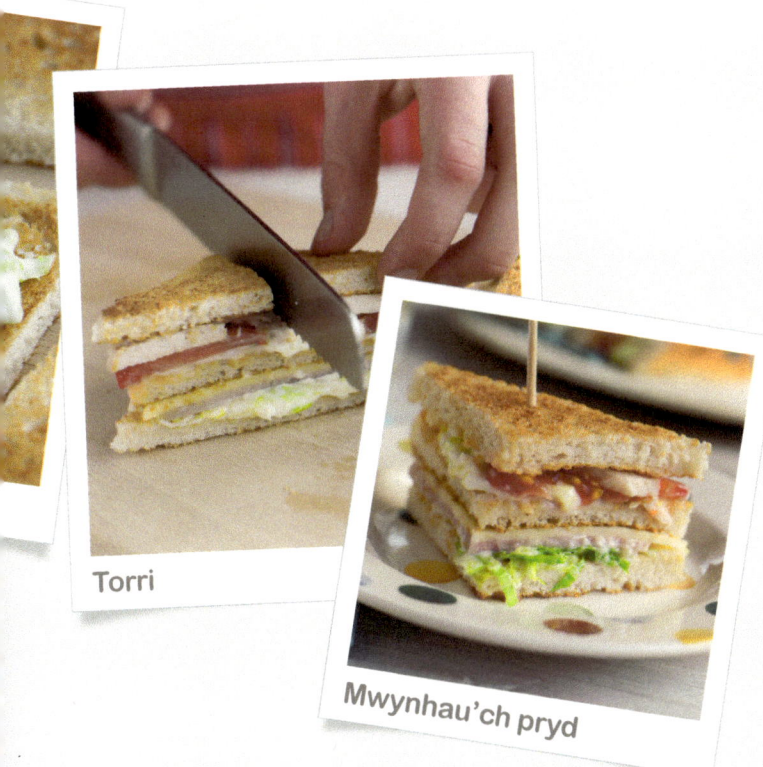

Torri

Mwynhau'ch pryd

Sut i ddefnyddio'r gweithgareddau yn y llyfr hwn

Mae tystiolaeth gynyddol y gallai bod yn weithgar yn gorfforol, yn feddyliol ac yn gymdeithasol helpu i gynnal iechyd yr ymennydd. Gall defnyddio'ch sgiliau presennol a goresgyn unrhyw anawsterau a gewch arafu ei ddirywiad hefyd. Yn y llyfr hwn, mae yna bob math o weithgareddau i'ch helpu i fyw bywyd iach a chytbwys.

Dewis gweithgareddau

Mae pob pennod yn cynnwys canllawiau ar gyfer gwahanol weithgareddau, gan eu gweddu i amrywiaeth o wahanol alluoedd. Efallai y bydd rhai gweithgareddau'n rhy gymhleth, tra bydd eraill yn ymddangos yn rhy hawdd. Ceisiwch ddod o hyd i weithgareddau sy'n apelio atoch ymhob pennod, sy'n cyd-fynd â'ch lefel bresennol o allu a sgiliau. Mae angen i weithgareddau fod yn ddigon heriol fel eich bod yn cael ymdeimlad o gyflawniad, ond nid mor anodd fel eich bod yn teimlo'n rhwystredig, neu'n rhoi'r ffidil yn y to.

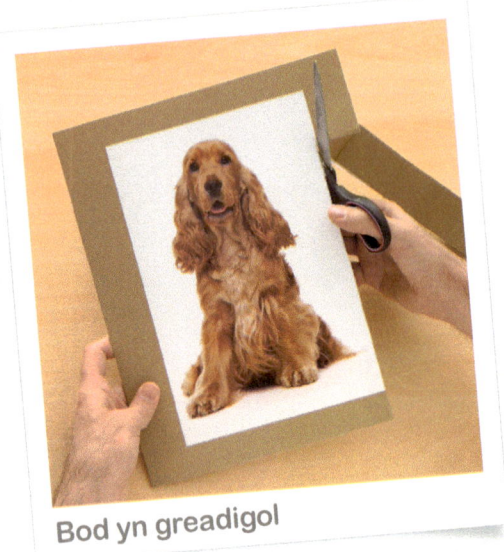
Bod yn greadigol

Teulu a ffrindiau

Gellir mwynhau llawer o'r gweithgareddau yn y llyfr hwn gyda theulu neu ffrindiau. Gall person arall wneud rhan o'r gweithgaredd, wrth i chi wneud rhan arall, neu gallwch ei wneud gyda'ch gilydd. Er enghraifft, os ydych chi'n mwynhau pobi neu waith coed, ond heb yr hyder i ddefnyddio rhai o'r offer neu'r teclynnau, rhannwch y gweithgaredd gyda rhywun arall sy'n gallu gwneud y pethau rydych chi'n llai hyderus yn eu gwneud. Does dim rhaid i chi ddiystyru unrhyw weithgaredd yn gyfan gwbl, ac mae rhannu gweithgareddau hefyd yn eich helpu i barhau'n gymdeithasol a chynnal cysylltiadau cymdeithasol.

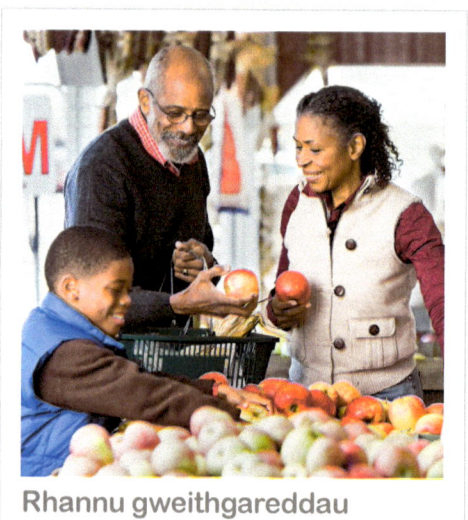
Rhannu gweithgareddau

Y peth iawn, yr amser iawn

Mae rhai'n teimlo'n fwy effro ac yn gallu canolbwyntio'n well yn y bore; mae eraill yn teimlo'n fwy egnïol yn y prynhawn. Ceisiwch wneud eich gweithgareddau ar adegau sy'n gweddu orau i chi. Er enghraifft, os ydych chi'n mynd i nofio, efallai y byddai'n werth holi ymlaen llaw i weld pryd mae'r pwll yn debygol o fod yn dawel. Efallai y bydd angen i chi fod yn hyblyg. Os ydych chi wedi cynllunio gwibdaith ar ddiwrnod penodol a'i bod hi'n arllwys y glaw pan fyddwch chi'n deffro, neu os nad ydych chi'n teimlo ar eich gorau y diwrnod hwnnw, efallai y byddai'n well ei ohirio a mynd rhywbryd eto.

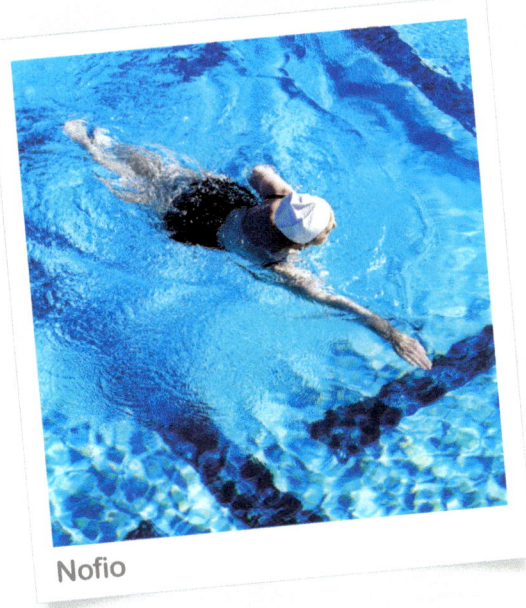

Nofio

Cynllunio ar gyfer y dyfodol

Efallai y bydd rhai gweithgareddau yn y llyfr hwn o fudd i chi yn nes ymlaen yn eich dementia, fel gwneud blanced synhwyraidd, llawes ffidlan, neu gardiau ac arwyddion i brocio'r cof. Efallai na fyddwch chi angen yr arwyddion hyn nawr, ond efallai y byddan nhw'n helpu i leihau dryswch maes o law. Bydd sefydlu rwtîn yn eich cartref nawr yn eich galluogi i gyflawni gweithgaredd am gyfnod hwy. Ewch i'r arfer o ddefnyddio calendr neu o roi unrhyw nodiadau atgoffa am apwyntiad ar hysbysfwrdd.

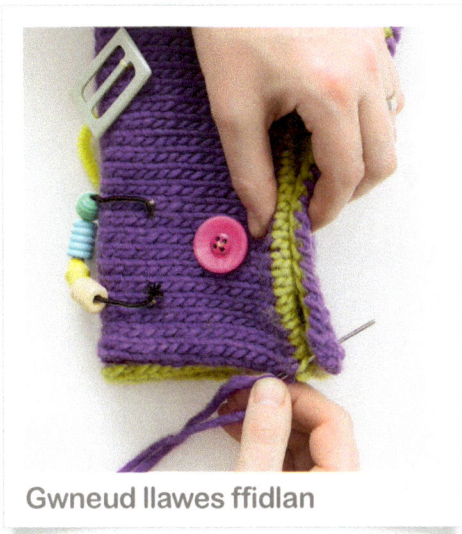

Gwneud llawes ffidlan

Tudalennau gweithgareddau

Mae'r llyfr hwn yn llawn gweithgareddau difyr i'ch cadw'n brysur. Gyda phob gweithgaredd, rydyn ni'n nodi pa mor anodd yw'r gweithgaredd, faint o amser sydd ei angen, categori'r gweithgaredd (hunanofal, cynhyrchiol, neu hamdden), a'r rhesymau dros fod yn llesol i chi. Mae materion diogelwch posib wedi'u nodi hefyd. Defnyddiwch y canllawiau hyn i ddewis y gweithgareddau sy'n gweddu orau i chi. Mae pwyntiau trafod ar sawl tudalen, yn gofyn cwestiynau neu'n eich helpu i feddwl yn ehangach am y pwnc.

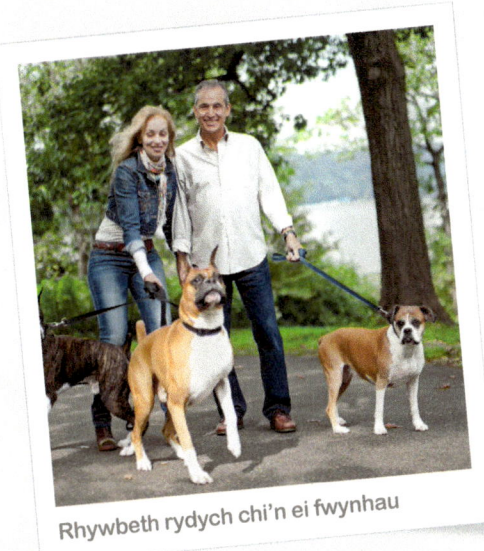

Rhywbeth rydych chi'n ei fwynhau

YN YR AWYR IACH

Mae'n bwysig i'ch iechyd corfforol a meddyliol eich bod chi'n cadw'n heini ac yn cymryd rhan yn y byd y tu allan i'ch cartref. Bydd gweithgarwch corfforol o unrhyw fath – o chwaraeon neu arddio, i fynd am dro yn y parc neu siopa – yn helpu i'ch cadw'n gryf, yn ystwyth ac yn fwy effro. Gall hefyd roi hwb i'ch cof, i'ch archwaeth, ac i ansawdd eich cwsg. Gall bod yn yr awyr agored ei hun godi eich ysbryd a gwneud i chi deimlo'n dda amdanoch chi'ch hun. Y peth gorau oll yw rhannu gweithgareddau gyda theulu a ffrindiau.

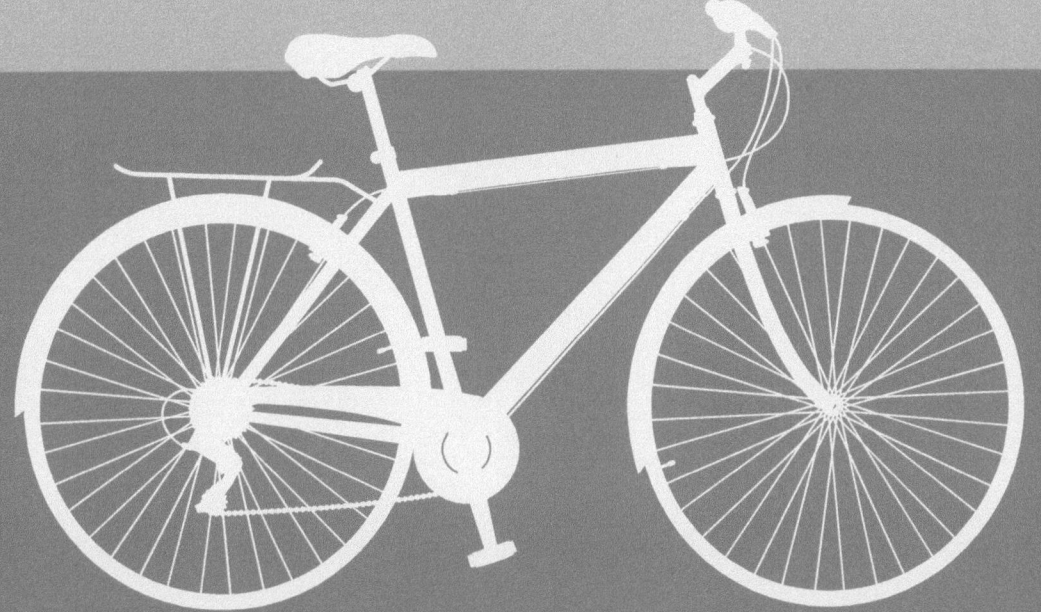

Ymarfer aerobig

Mae unrhyw ymarfer corff sy'n cynyddu cyfradd y galon a'r gyfradd anadlu, a chylchrediad ocsigen eich gwaed, yn aerobig. Mae'n llesol i'r meddwl, y corff a'r enaid.

Sut mae mynd ati

Mae yna bob math o weithgareddau aerobig, fel nofio, beicio, neu chwaraeon tîm. Dewiswch un rydych chi'n ei fwynhau.

■ Gorffwyswch yn rheolaidd ac yfwch ddigon o hylif rhag i chi fynd yn sychedig. Cofiwch fwyta byrbrydau iach i roi egni i chi.

■ Dylech gynnwys ymarfer corff aerobig mewn gweithgareddau bob dydd fel mynd â'r ci am dro a gwneud tasgau yn y cartref.

■ Peidiwch â gorwneud pethau: dylech allu siarad wrth wneud yr ymarfer corff.

■ Mae hyd yn oed mynd i fyny ac i lawr y grisiau yn aml yn helpu ffitrwydd corfforol, symudedd a chydbwysedd.

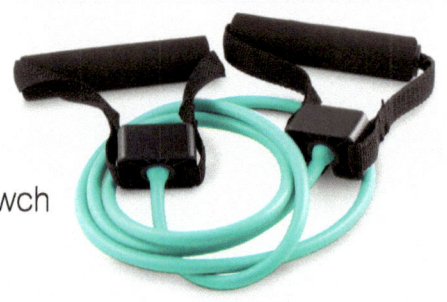

▲ Cyfunwch ymarfer corff aerobig â hyfforddiant gwrthiant, gan ddefnyddio pwysau, bandiau ymarfer corff, neu hyd yn oed disgyrchiant.

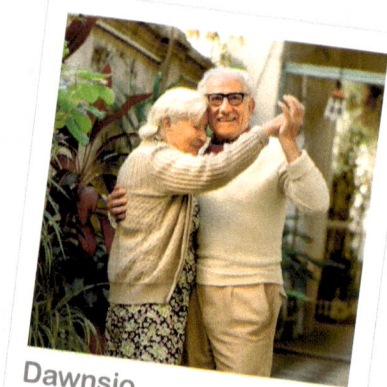

Dawnsio

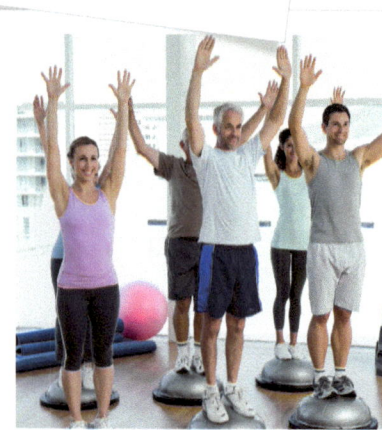

Dosbarthiadau grŵp

SIARADWCH AM...

Beth ydych chi wastad wedi'i wneud i gadw'n heini?

•

Ydych chi erioed wedi defnyddio fideo ymarfer corff seleb i wneud yr ymarfer corff yn fwy diddorol?

•

P'un sydd orau gennych chi – gwylio chwaraeon neu gymryd rhan?

SUT MAE'N HELPU

Mae pobl dros 50 oed sy'n gwneud 45–60 munud o ymarfer corff aerobig cymedrol y rhan fwyaf o ddiwrnodau yn dangos gwybyddiaeth well.

• Mae'r ymennydd yn gweithio'n well, mae'n arafu colli cof, ac yn gwella hyblygrwydd meddyliol, cof gweithredol, a hunanreolaeth.

• Mae ymarfer corff aerobig yn helpu iechyd y galon, cryfder esgyrn, symudedd, hyblygrwydd, a ffitrwydd cyffredinol.

• Mae ansawdd cwsg yn gwella.

• Mae ymarfer aerobig yn rhyddhau endorffinau (hormonau teimlo'n dda), gan wneud i chi deimlo'n hapusach.

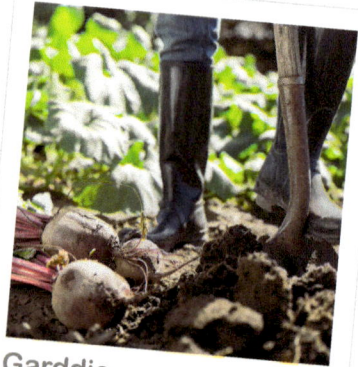

Garddio

◄ Mae sawl math o ymarfer aerobig; ymunwch â grŵp neu gampfa neu gallwch ymarfer ar eich pen eich hun.

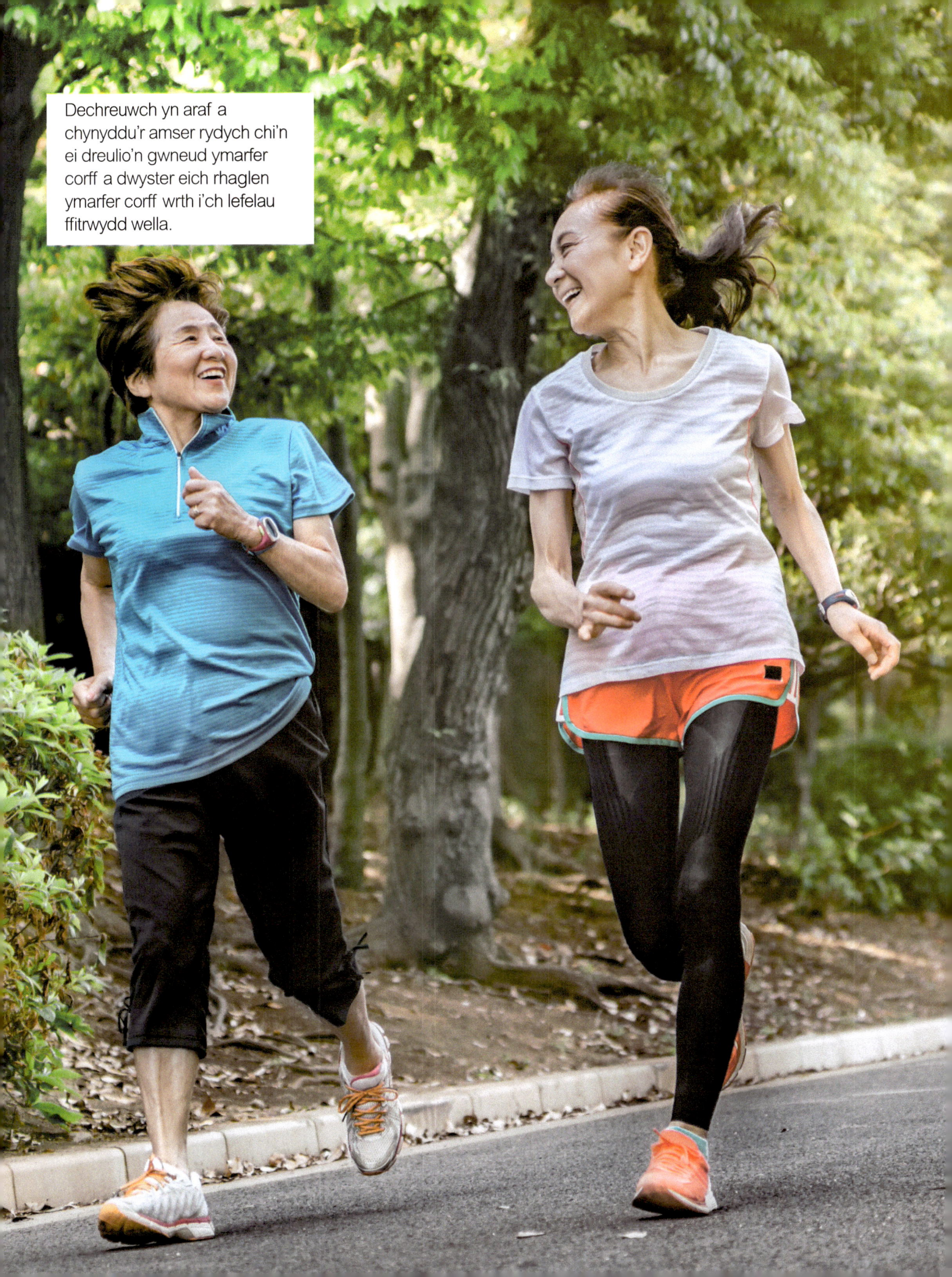

Dechreuwch yn araf a chynyddu'r amser rydych chi'n ei dreulio'n gwneud ymarfer corff a dwyster eich rhaglen ymarfer corff wrth i'ch lefelau ffitrwydd wella.

Reidio beic

Os yw beicio'n mynd â'ch bryd a'ch bod eisiau parhau i'w fwynhau, mae yna rai ffyrdd syml o addasu'r gweithgaredd hwn ar gyfer eich gallu.

Sut mae mynd ati

Cynlluniwch eich taith feicio'n ofalus ac, os ydych chi'n beicio ar hyd ffyrdd, cofiwch fod yn ymwybodol o ddiogelwch ar y ffyrdd.

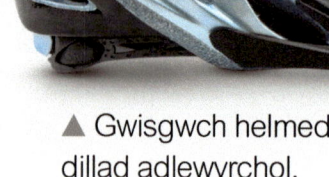

▲ Gwisgwch helmed, dillad adlewyrchol, ac esgidiau addas.

■ Gwnewch yn siŵr eich bod yn gwybod eich llwybr a bod gennych chi fap; gall ap llywio â lloeren (sat-nav) ar eich ffôn symudol helpu os byddwch chi'n cael trafferth dod o hyd i'ch ffordd a gall dracio eich llwybr.

■ Beth am ymuno â chlwb beicio lleol sydd â hyfforddwyr wrth law i'ch tywys a'ch helpu?

■ Cofiwch orffwys ar eich taith; ewch â digon o ddŵr rhag i chi ddioddef o syched a byrbrydau i gael egni.

GOLWG GRYNO

✓ Egnïol

✓ 1 person neu fwy

✓ Hamdden

✓ Hyd amrywiol

✓ Anhawster amrywiol

! Byddwch yn ymwybodol o ddiogelwch ar y ffyrdd

! Cyn gwneud ymarfer corff, siaradwch â'ch meddyg teulu

SUT MAE'N HELPU

Mae beicio'n cyfuno manteision ymarfer corff aerobig a bod yn yr awyr agored, felly mae'n ffordd dda o gynnal ffitrwydd corfforol.

• Os ydych chi wedi beicio yn y gorffennol, dylech fod â chof trefniadol o'r sgil hon.

• Mae beicio'n cynnal sgiliau echddygol bras – symudedd, hyblygrwydd, cryfder, a chydbwysedd.

• Mae teithio ar feic yn cryfhau ac yn defnyddio llawer o sgiliau gwybyddol, gan gynnwys canolbwyntio a gwneud penderfyniadau.

• Mae beicio'n rhyddhau endorffinau (hormonau teimlo'n dda sy'n hybu iechyd meddwl a lles).

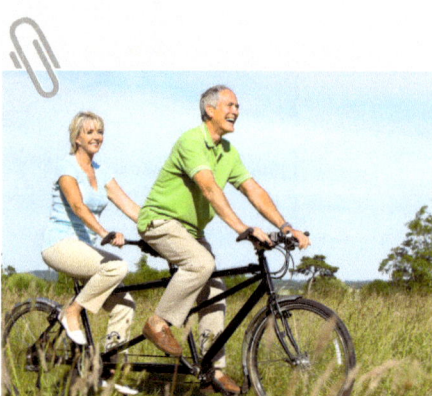

Beiciau gwahanol
Os ydych chi'n cael trafferth ar ddwy olwyn, rhowch gynnig ar feic tandem gyda rhywun neu feic tair olwyn i oedolion.

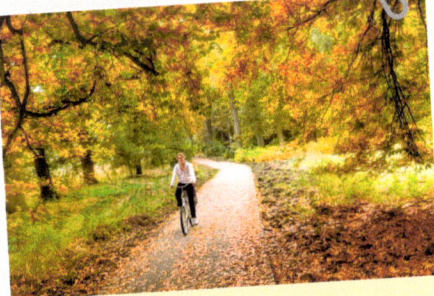

Dewis llwybr diogel
Os ydy hynny'n bosibl, defnyddiwch lwybr tawel, gwastad neu stryd gefn yn hytrach na ffordd brysur.

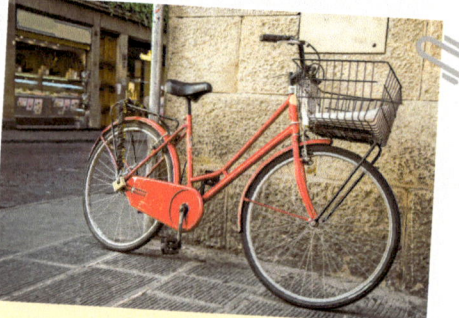

Teithiau byr, lleol
Defnyddiwch deithiau lleol, fel mynd i'r siopau, fel cyfle i feicio ar hyd llwybr cyfarwydd.

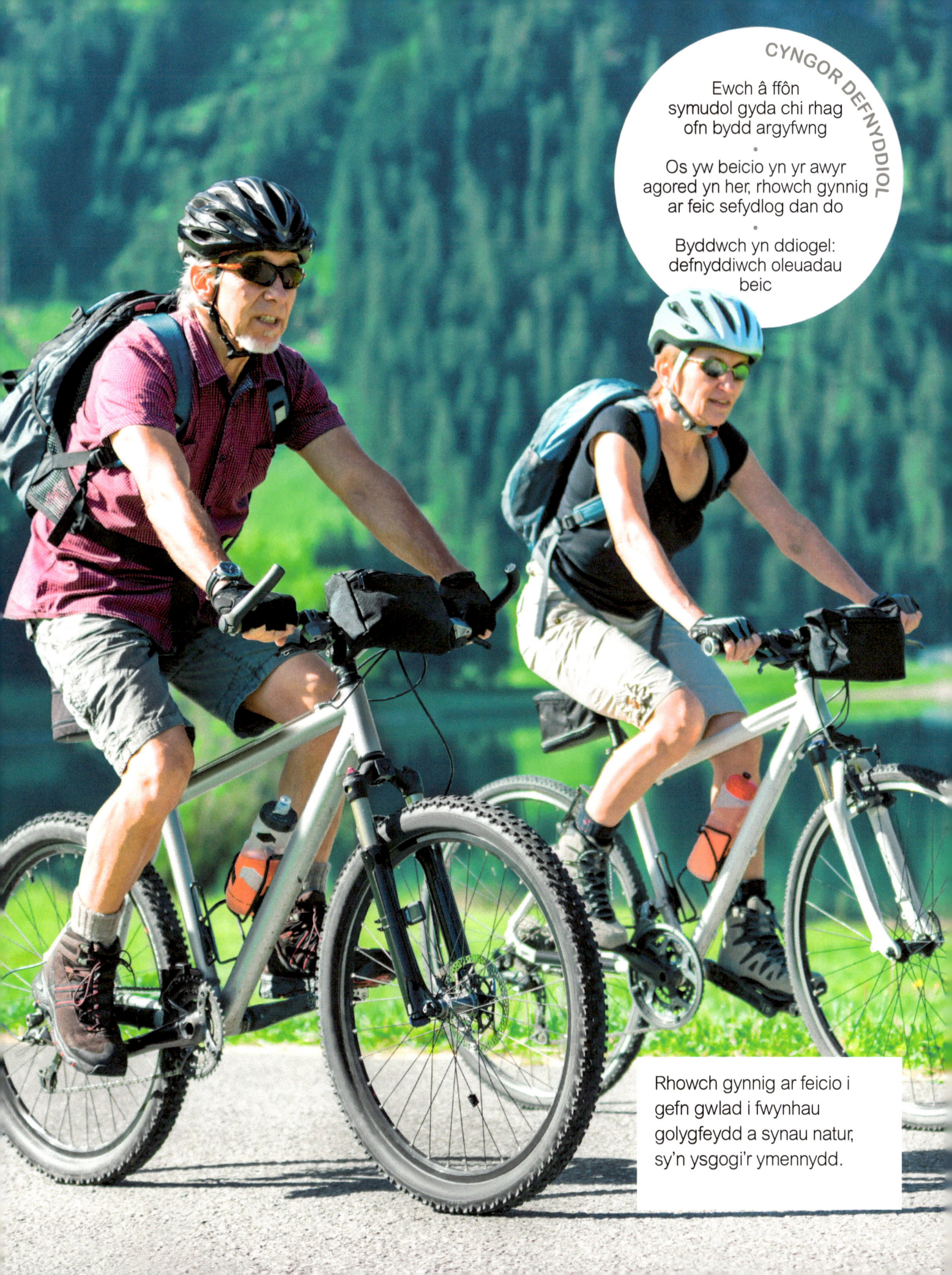

CYNGOR DEFNYDDIOL

Ewch â ffôn symudol gyda chi rhag ofn bydd argyfwng

Os yw beicio yn yr awyr agored yn her, rhowch gynnig ar feic sefydlog dan do

Byddwch yn ddiogel: defnyddiwch oleuadau beic

Rhowch gynnig ar feicio i gefn gwlad i fwynhau golygfeydd a synau natur, sy'n ysgogi'r ymennydd.

Mynd i nofio

Mae nofio yn ymarfer corff aerobig llai heriol ac yn ffordd ddelfrydol o gynnal ffitrwydd corfforol ac iechyd meddwl cyffredinol.

Sut mae mynd ati

Efallai y byddwch yn teimlo'n fwy hyderus yn mynd â rhywun gyda chi i'ch rhoi ar ben ffordd yn yr ystafelloedd newid a dysgu ble mae popeth, yn enwedig os mai dyma'ch tro cyntaf.

■ Ceisiwch osgoi amseroedd prysur, fel sesiynau mam a phlentyn.

■ Gwnewch yn siŵr fod y pwll yn hygyrch, gyda rampiau, grisiau llydan, ac ysgolion. Mae arwyddion clir; goleuadau mwy meddal, llai llachar; a thoiledau hygyrch yn helpu hefyd.

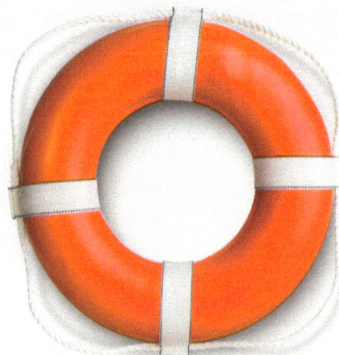

▲ Os nad ydych yn hyderus, rhowch wybod i'r achubwr bywyd fel y gall gadw llygad arnoch chi.

SUT MAE'N HELPU

Mae hynofedd dŵr yn lleihau unrhyw straen ar yr esgyrn a'r cymalau – mae'n arbennig o dda os oes gennych chi gyflyrau fel arthritis neu unrhyw broblemau cydbwysedd.

• Mae'r cynnydd yn y llif gwaed yn helpu i hybu iechyd y galon a chadw'r ymennydd i weithio.

• Gall y gweithgaredd hwn leihau eich risg o syrthio trwy gryfhau'r cyhyrau sydd eu hangen ar gyfer cydbwysedd.

• Mae nofio yn helpu i ymlacio'r corff a'r meddwl, mae'n lleihau straen a phryder, ac yn helpu gwybyddiaeth.

• Gall nofio roi hwb i'ch hwyliau, i'ch positifrwydd a'ch lles, a'ch helpu i gysgu'n fwy trwm.

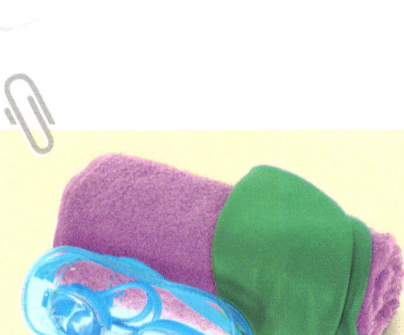

Yr offer cywir
Mewn bag, paciwch wisg nofio, tywel, gogls, ac unrhyw offer arall, dillad a phethau ymolchi y bydd eu hangen arnoch.

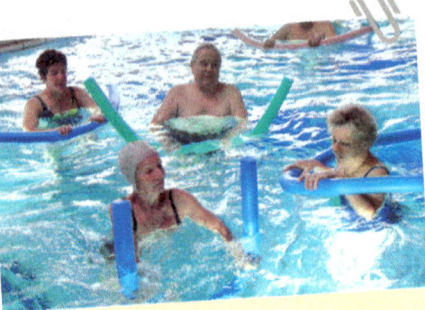

Aerobeg dŵr
Rhowch gynnig ar aerobeg dŵr: mae dŵr yn darparu gwrthiant wrth symud, gan wneud unrhyw ymarfer corff yn fwy effeithiol.

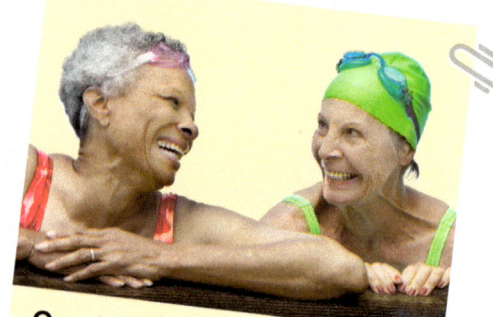

Cwrdd â ffrindiau
Gall y pwll fod yn lle i ymlacio, gwneud ymarfer corff a chwrdd â ffrindiau newydd.

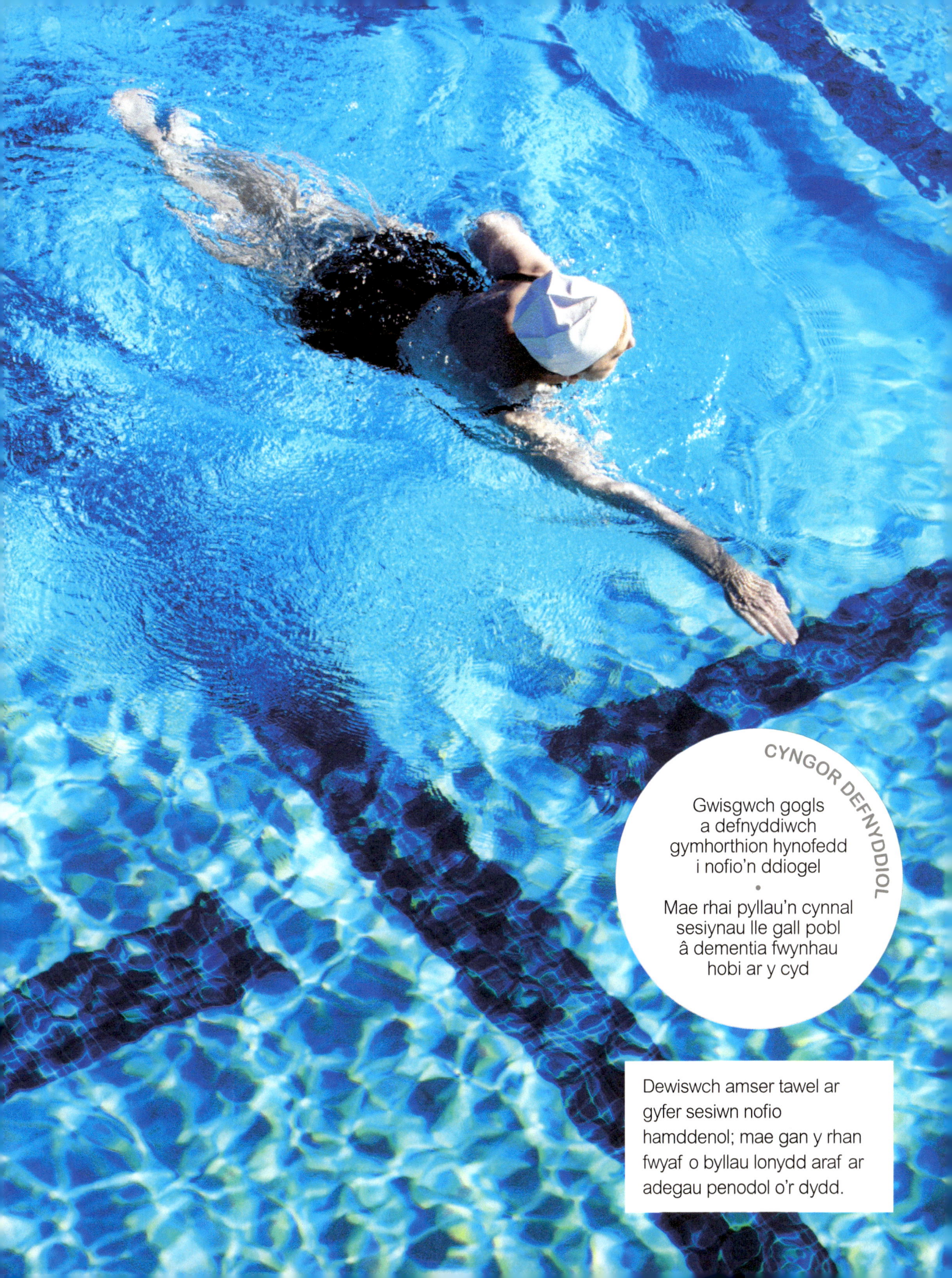

Gwisgwch gogls
a defnyddiwch
gymhorthion hynofedd
i nofio'n ddiogel

•

Mae rhai pyllau'n cynnal
sesiynau lle gall pobl
â dementia fwynhau
hobi ar y cyd

Dewiswch amser tawel ar
gyfer sesiwn nofio
hamddenol; mae gan y rhan
fwyaf o byllau lonydd araf ar
adegau penodol o'r dydd.

Arwyr byd y campau

Mae chwaraeon yn rhoi cyfle i bobl brofi eu cryfder a'u sgiliau yn erbyn athletwyr eraill. Wrth i dechnoleg wella, mae recordiau di-ri yn cael eu torri, ond bydd gwir arwyr byd y campau yn sicr o gael eu cofio.

Ydych chi'n gefnogwr neu ydych chi wedi chwarae eich hun?

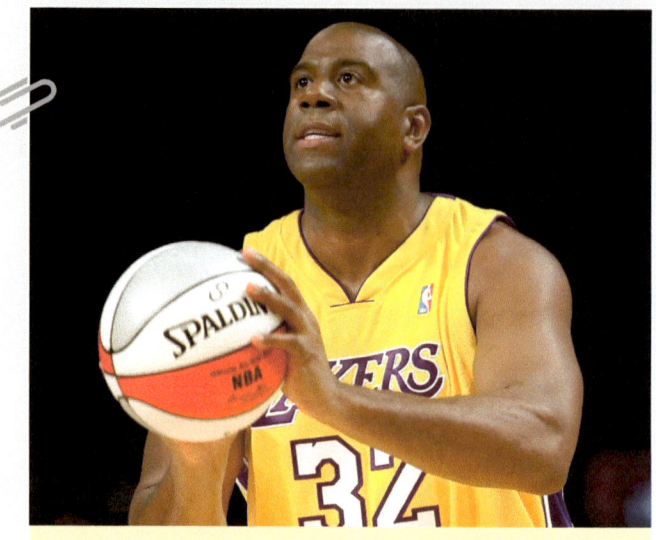

Pêl-fasged

Chwaraewr pêl-fasged Americanaidd oedd Earvin "Magic" Johnson. Roedd yn chwarae i'r Los Angeles Lakers ac enillodd fedal aur yng Ngemau Olympaidd 1992.

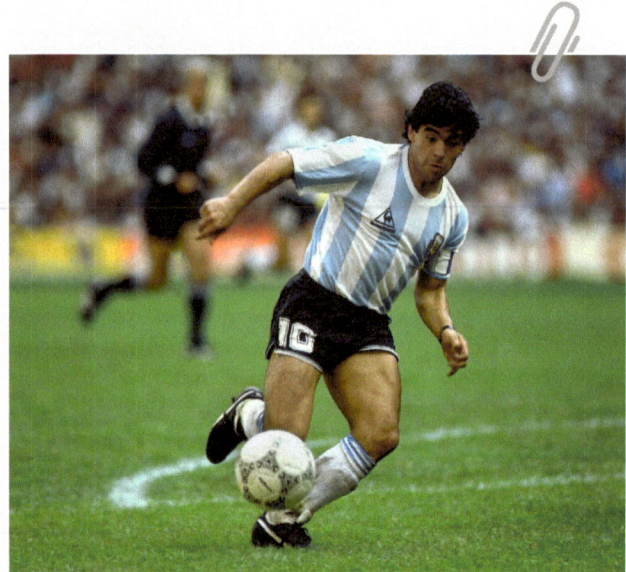

Pêl-droed

Arweiniodd Diego Maradona dîm yr Ariannin i ennill Cwpan y Byd 1986 ac fe'i pleidleisiwyd yn chwaraewr gorau'r 20fed ganrif FIFA ynghyd â Pelé o Frasil.

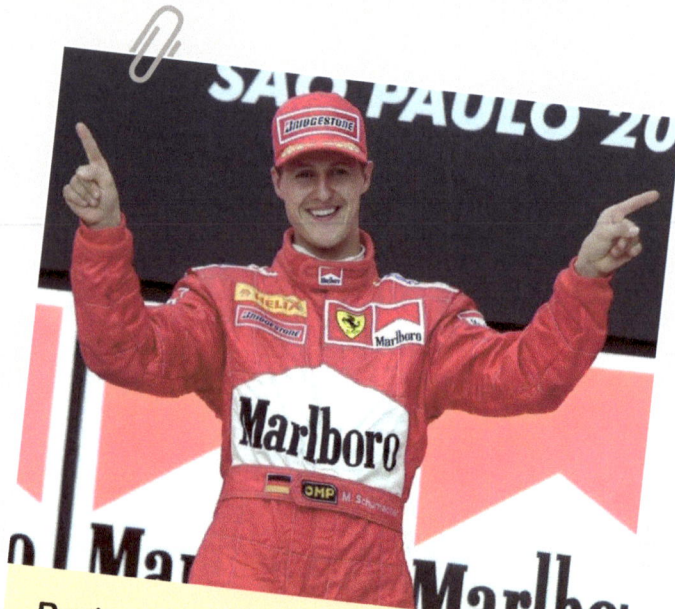

Rasio ceir

Michael Schumacher, y gyrrwr ceir rasio o'r Almaen, yw un o'r cystadleuwyr mwyaf llwyddiannus yn hanes Fformiwla Un. Enillodd Bencampwriaeth Gyrwyr y Byd Fformiwla Un saith gwaith.

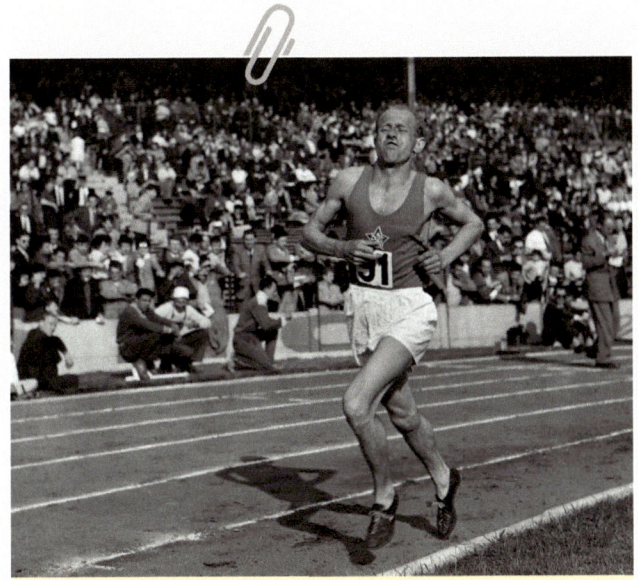

Athletau
Enillodd Emil Zátopek (1922–2000) o Tsiecoslofacia dair medal aur, yn y 5,000m, y 10,000m a'r marathon dynion yng Ngemau Olympaidd 1952.

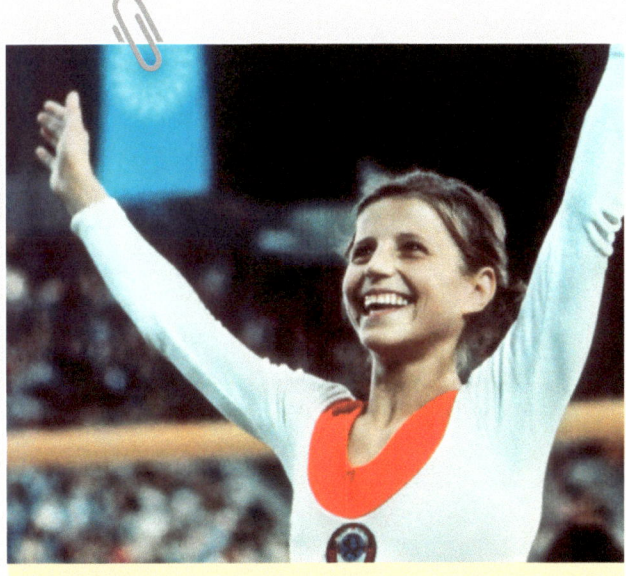

Gymnasteg
Yn ddim ond 17 oed, enillodd Olga Korbut dair medal aur ac un fedal arian fel rhan o dîm Rwsia yng Ngemau Olympaidd 1972 Munich.

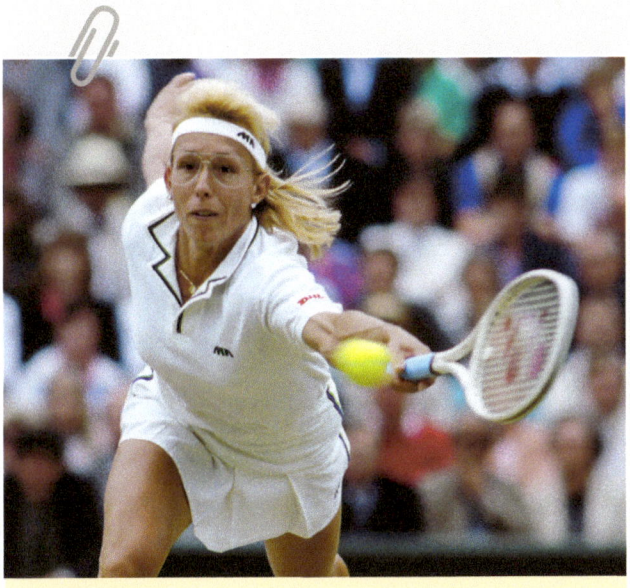

Tennis
Martina Navratilova oedd rhif 1 y byd yn unigol ac yn y dyblau, ac enillodd 59 o deitlau'r Gamp Lawn: 18 yn unigol, 31 yn y dyblau, a 10 yn y dyblau cymysg.

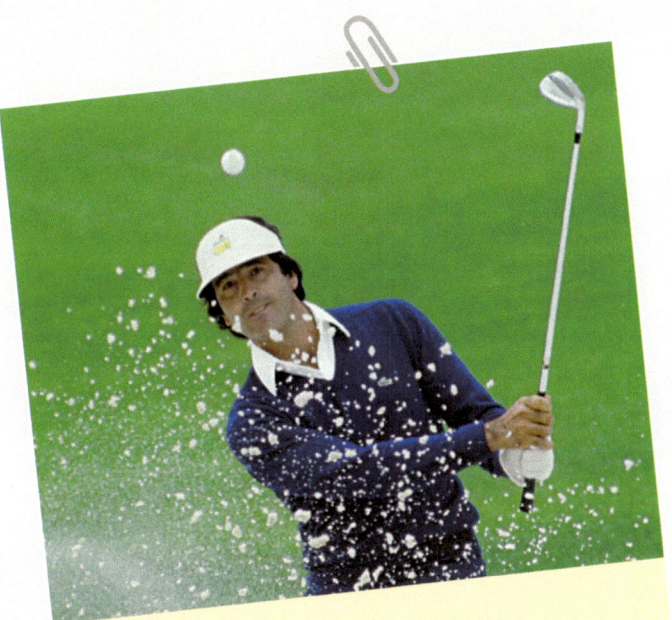

Golff
Roedd y golffiwr o Sbaen Severiano "Seve" Ballesteros (1957–2011) yn un o fawrion y gêm, ac enillodd 5 o brif dwrnameintiau'r gamp a thros 90 o dwrnameintiau rhyngwladol.

Chwarae camp tîm

Os ydych chi'n chwarae camp tîm, gallwch barhau i fwynhau'r cyfeillgarwch a'r profiadau cyffredin a gewch chi yn eich camp drwy wneud rhai addasiadau syml.

Sut mae mynd ati

Os ydych chi wedi bod yn aelod o dîm, ond yn methu chwarae mwyach, beth am feddwl am ffyrdd o barhau i gymryd rhan, yn hytrach nag am resymau dros beidio. Bydd y sgwrs ar ôl y gêm yn dal yr un fath.

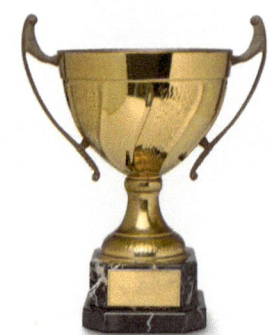

▲ Os oes gennych chi dlysau o'ch camp? Tynnwch nhw allan a siaradwch amdanyn nhw gyda ffrindiau a theulu.

■ Addaswch y ffordd rydych chi'n cymryd rhan yn y gamp i'ch siwtio chi. Er enghraifft, os ydych chi'n chwarae golff, beth am chwarae naw twll yn hytrach na 18 a defnyddio bygi yn lle cerdded y cwrs.

■ Rhowch gynnig ar gamp lai egnïol, fel *petanque* neu fowlio dan do. Gallwch herio'ch teulu neu'ch ffrindiau i gael gêm.

GOLWG GRYNO

✓ Egnïol

✓ 1 person neu fwy

✓ Hunanofal/hamdden

✓ Hyd amrywiol

✓ Anhawster amrywiol

! Cyn gwneud ymarfer corff, siaradwch â'ch meddyg teulu

SUT MAE'N HELPU

Campau tîm, fel pob gweithgaredd sy'n cyfuno ymdrech gorfforol, meddyliol a chymdeithasol, sydd fwyaf tebygol o arafu dirywiad gwybyddol mewn pobl sy'n byw gyda dementia.

• Mae cadw'n heini ac yn egnïol yn gorfforol yn llesol i weithrediad yr ymennydd.

• Mae cynnal cysylltiadau a chyfeillgarwch drwy chwaraeon yn helpu i leddfu teimladau o fod ar eich pen eich hun ac yn unig.

• Gall cymryd rhan mewn camp tîm leddfu straen ac iselder, dau beth sy'n gwaethygu problemau'r cof.

• Mae rhannu angerdd am chwaraeon yn gyfle i sgwrsio a hel atgofion.

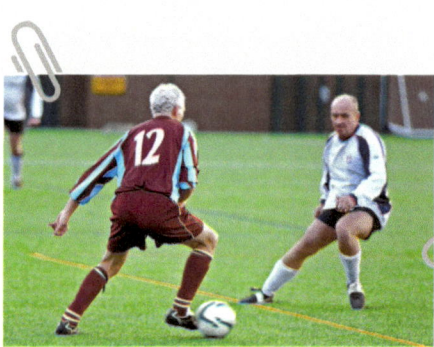

Timau i bobl hŷn
Ymunwch â thîm i bobl hŷn lle mae'r cyflymder yn arafach, er enghraifft, pêl-droed cerdded.

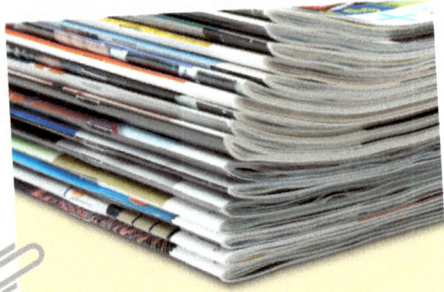

Dilyn eich camp
Gwyliwch ddigwyddiadau byw neu recordiadau o'r clasuron ar y teledu neu ar-lein, neu cymerwch gip ar lyfrau a chylchgronau.

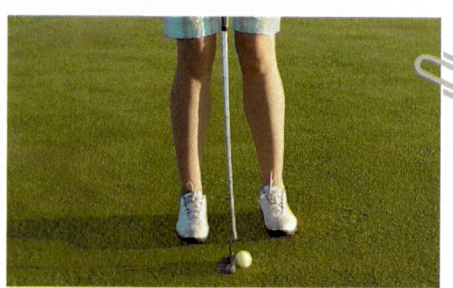

Dod o hyd i ffyrdd o barhau i chwarae
Yn hytrach na rownd lawn o golff, beth am ymarfer ar y llain bytio neu'r maes ymarfer.

SIARADWCH AM...

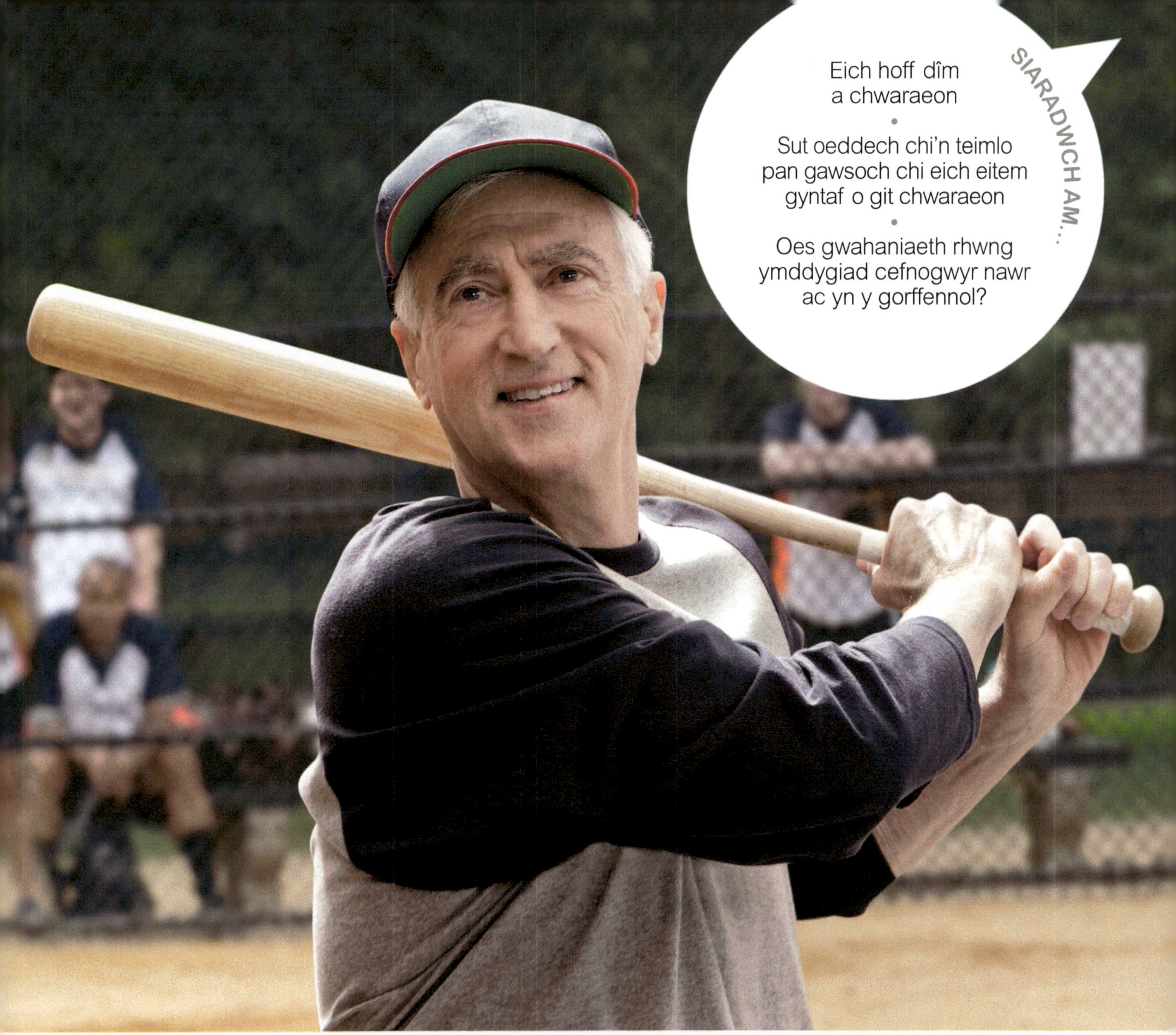

Eich hoff dîm a chwaraeon

•

Sut oeddech chi'n teimlo pan gawsoch chi eich eitem gyntaf o git chwaraeon

•

Oes gwahaniaeth rhwng ymddygiad cefnogwyr nawr ac yn y gorffennol?

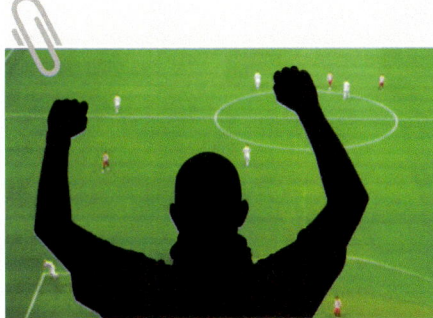

Bod yn gefnogwr
Byddwch yn gefnogwr brwd, trwy wylio gemau ac ymuno â chlwb cefnogwyr.

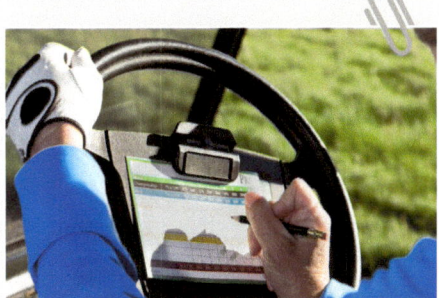

Cael aelod arall o'r tîm i helpu
Gofynnwch am help gan gyd-aelod o'r tîm gydag agweddau heriol ar eich camp, fel cadw sgôr.

▲ Daliwch ati i chwarae cyhyd ag y gallwch chi. Ceisiwch ddod o hyd i dîm lleol sy'n chwarae ar lefel sy'n heriol, ond ddim mor heriol fel na allwch chi fwynhau.

Cadw'n gryf ac yn ystwyth

Mae yna sawl math ysgafn o ymarfer corff, o fynd am dro i ddosbarthiadau chwaraeon neu ffitrwydd llai heriol, sydd yn eich helpu i gadw'n gryf ac yn ystwyth.

Sut mae mynd ati

Beth am ystyried ymarfer gydag aelod o'r teulu neu ffrind neu fel rhan o grŵp. Gall hyn fod yn fwy o hwyl ac mae'n helpu i'ch ysgogi i ddal ati.

■ Mae canolfannau hamdden lleol yn aml yn cynnal dosbarthiadau i helpu oedolion hŷn i wella eu cryfder a'u cydbwysedd. Caiff yr arweinwyr eu hyfforddi i addasu gweithgareddau a newid ymarferion i weddu i unrhyw broblemau sydd gennych chi.

■ Gwisgwch ddillad cyfforddus ac esgidiau addas.

■ Ewch â diod a byrbryd gyda chi.

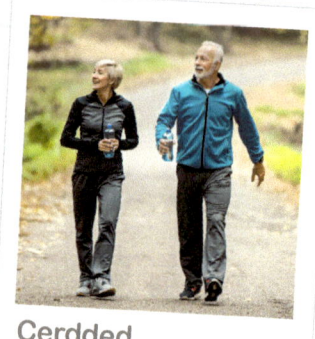
Cerdded

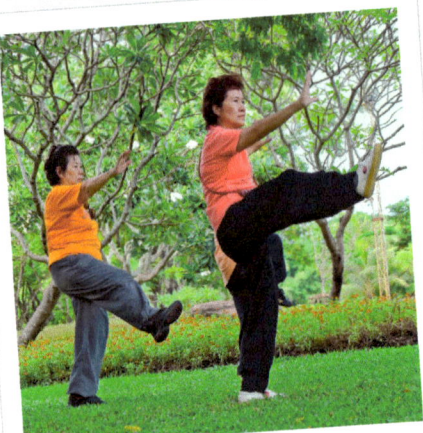
Tai chi

▲ Rhowch gynnig ar wahanol weithgareddau i ddod o hyd i'r un sy'n fwyaf addas i chi. Mae llawer o ddosbarthiadau yn cynnig sesiwn blasu.

SIARADWCH AM…
Manteision ac anfanteision crefftau ymladd
•
Pethau eraill sy'n eich cadw'n heini, fel mynd â'r ci am dro, gwaith tŷ, a dringo'r grisiau
•
Eich hoff artist Kung-fu

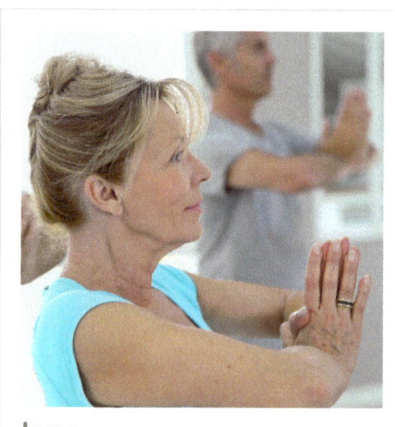
Ioga

GOLWG GRYNO

✓ Egnïol

✓ 1 person neu fwy

✓ Hunanofal / hamdden

✓ Hyd amrywiol

✓ Anhawster cymedrol

! Cyn gwneud ymarfer corff, siaradwch â'ch meddyg teulu

SUT MAE'N HELPU

Mae hyd yn oed ymarfer corff ysgafn yn rhyddhau endorffinau i'r llif gwaed, gan wella hwyliau a hyder.

• Mae ymarferion sy'n gwella cydbwysedd, cydsymud, hyblygrwydd a chryfder hefyd yn lleddfu poen a stiffrwydd ac yn lleihau'r risg o syrthio.

• Mae rhai ymarferion yn cynnwys anadlu'n ddwfn, sy'n cael effaith dawelu, gan leihau straen a gorbryder.

• Mae dilyn dosbarth ymarfer corff yn gofyn am sgiliau gwybyddol fel cofio dilyniant a deall cyfarwyddiadau.

• Mae ymarfer mewn grŵp yn annog rhyngweithio cymdeithasol a sgiliau cyfathrebu.

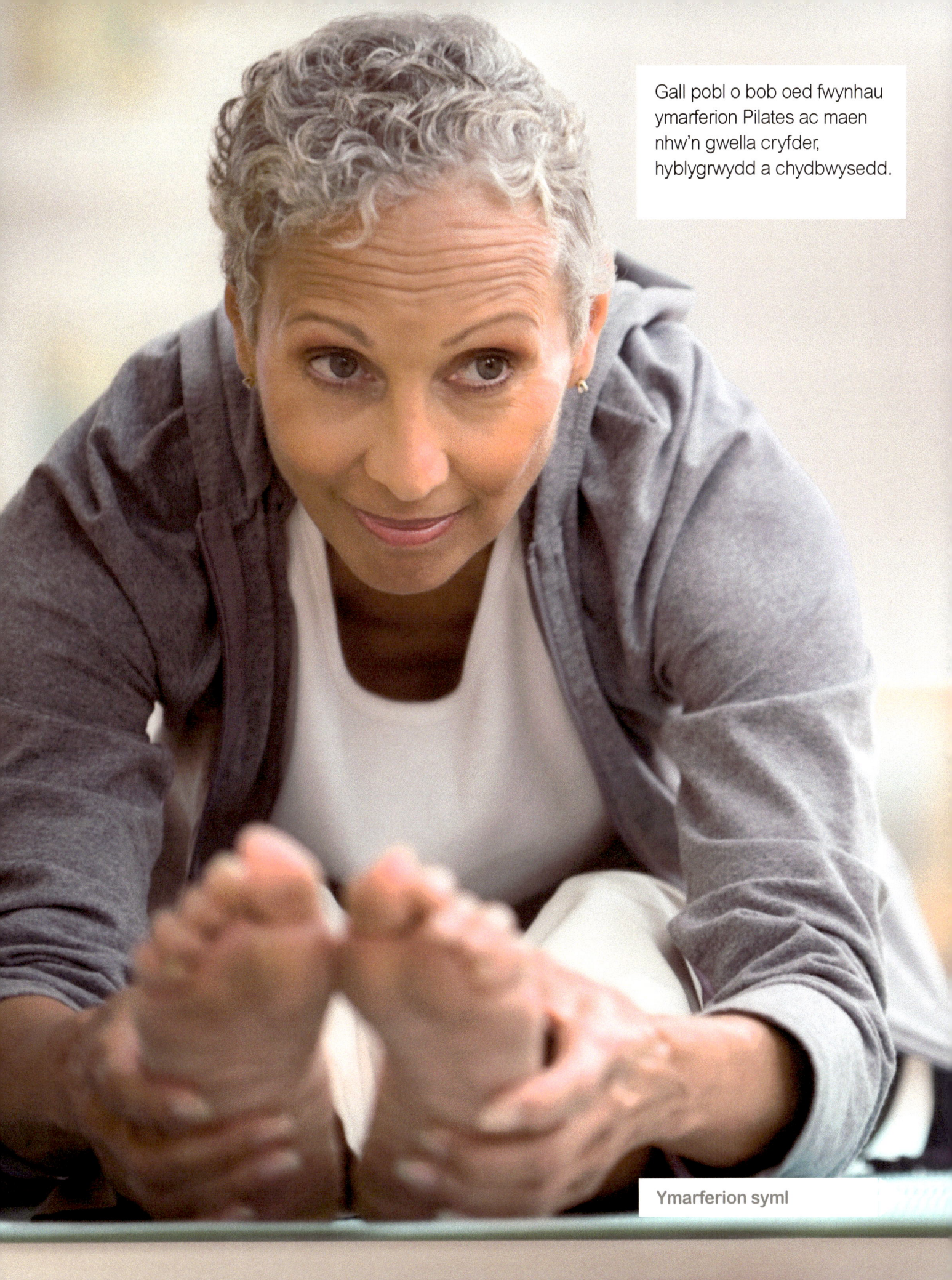

Gall pobl o bob oed fwynhau ymarferion Pilates ac maen nhw'n gwella cryfder, hyblygrwydd a chydbwysedd.

Ymarferion syml

Ymarferion syml

Os ydych chi'n cael trafferth codi a symud o gwmpas, ac yn methu â loncian o amgylch parc, dyma rai ymarferion syml y gallwch chi eu gwneud gartref.

■ Gwisgwch ddillad cyfforddus ac, os oes angen, esgidiau addas.

■ Cynheswch y corff yn ofalus a gwnewch yr ymarferion wrth eich pwysau. Dylech allu siarad wrth wneud ymarfer corff ac ni ddylech chi gael trafferth anadlu. Os ydych chi'n teimlo poen neu anghysur, stopiwch.

■ Rhowch gynnig ar amrywiaeth o wahanol ymarferion.

■ Gwnewch yn siŵr eich bod yn oeri'r corff ar ôl ymarfer.

GOLWG GRYNO

✓ Egnïol

✓ 1 person neu fwy

✓ Hunanofal

✓ Ychydig ac yn aml

✓ Hawdd

! Cyn gwneud ymarfer corff, siaradwch â'ch meddyg teulu

◄ Mae poteli llawn dŵr a bagiau ffa bach, neu bêl ysgafn, yn gwneud y tro fel pwysau yn y cartref.

Magu cryfder

Bydd hyd yn oed symudiadau bach yn magu cryfder yn eich cyhyrau. Ceisiwch wthio yn erbyn wal, fel yn yr enghraifft isod.

GWASG BYRFRAICH YN ERBYN WAL

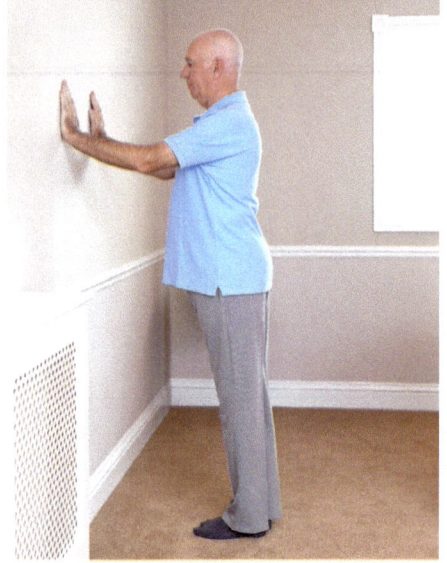
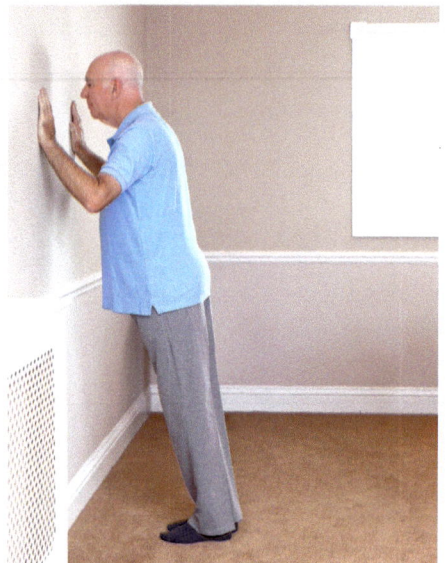
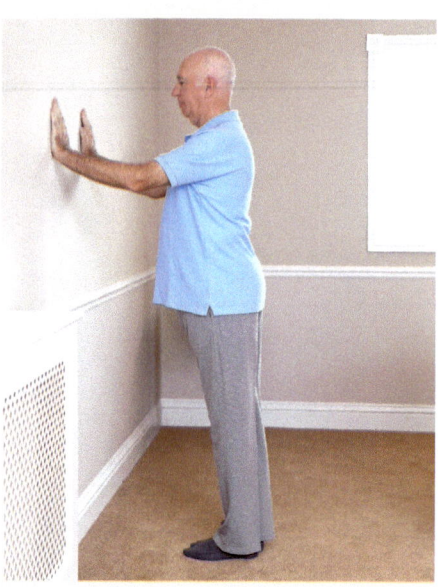

1 Rhowch gledrau eich dwylo ar y wal ar uchder y frest, gyda'ch bysedd yn pwyntio i fyny, eich dwylo ychydig dros led ysgwydd ar wahân a'r breichiau wedi'u plygu ychydig.

2 Gan gadw'ch cefn yn syth, plygwch eich penelinoedd, a phwyswch ymlaen yn araf nes bod eich pen yn agos at y wal. Ni ddylai eich traed symud.

3 Gwthiwch yn erbyn y wal a dychwelyd yn araf i'r man cychwyn, gyda'ch corff yn unionsyth. Ailadroddwch y byrfraich tua 10 gwaith os gallwch chi.

Ymarferion cadair freichiau

Rhowch gynnig ar yr ymarferion hyn ar eich pen eich hun neu fel rhan o grŵp. Dewiswch gadair sy'n gadarn ac yn sefydlog. Dylech allu eistedd yn unionsyth gyda'ch pengliniau ar ongl sgwâr a'ch traed yn fflat ar y llawr.

P'un sy'n well gennych chi: y soffa neu'r gampfa?

Cerddoriaeth dda i wrando arni wrth ymarfer

Disgrifiwch sut rydych chi'n cadw'n heini fel arfer

SIARADWCH AM…

CYRCYDU

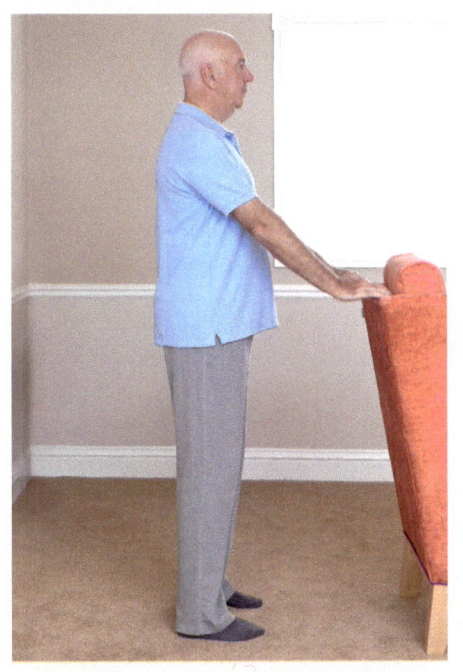
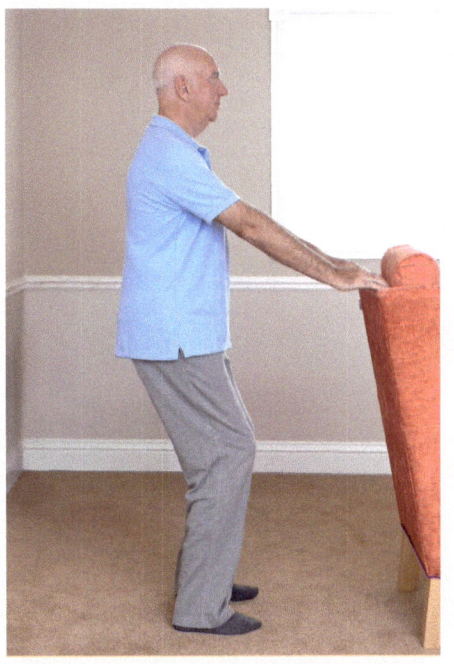
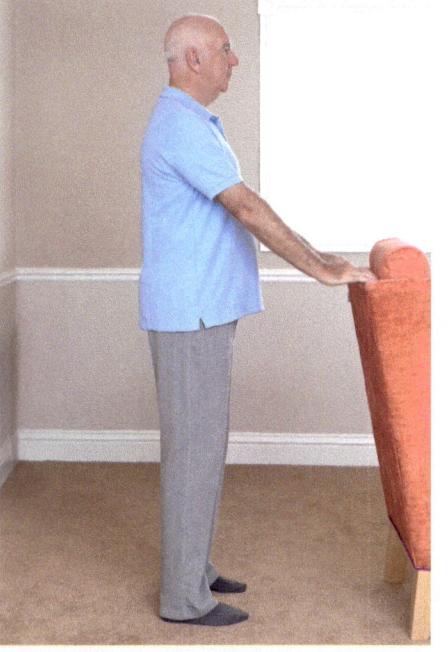

1 Gafaelwch yng nghefn cadair sefydlog i'ch cynnal, os ydych chi'n teimlo bod angen. Sefwch yn syth gyda'ch traed tua lled y cluniau ar wahân.

2 Gan gadw'ch cefn yn syth, plygwch eich pengliniau yn ofalus. Daliwch i edrych yn syth ymlaen. Peidiwch â gostwng eich corff yn is nag sy'n gyfforddus.

3 Sefwch i fyny eto ac ailadroddwch y symudiad 5 gwaith os gallwch chi. Gwnewch un yn rhagor bob tro y byddwch chi'n gwneud yr ymarfer nes i chi allu gwneud 10.

CERDDED Y TRAED

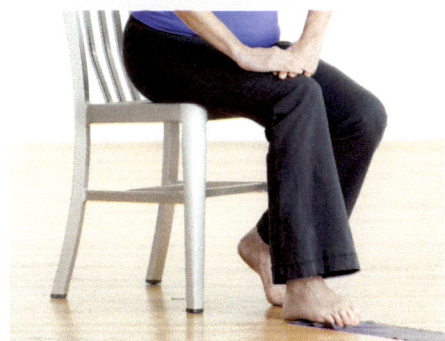
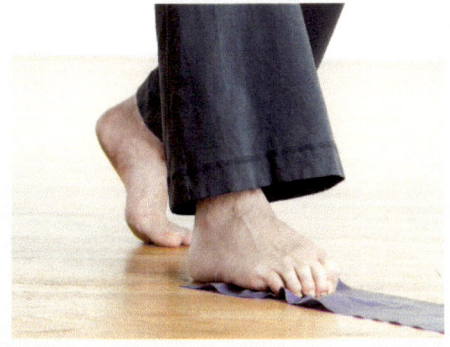
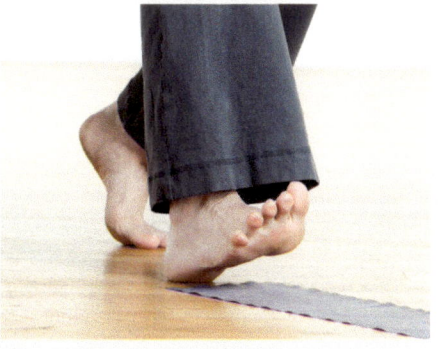

1 Defnyddiwch gadair sy'n eich galluogi i eistedd gyda'ch traed yn fflat ar y llawr. Lledaenwch fand ymarfer neu liain sychu llestri ar hyd y llawr gydag un pen o dan eich troed.

2 Tynnwch y band tuag at eich sawdl trwy gydio ynddo gyda bysedd eich troed, ac yna crymwch fwa'r droed i hel ychydig o'r band.

3 Gollyngwch y band trwy ledaenu bysedd eich troed. Ailadroddwch nes i chi gyrraedd diwedd y band. Rhowch y band o dan y droed arall ac ailadrodd yr ymarfer.

Ymarferion ymlacio syml

Mae cyflwyno ymlacio fel rhan o'ch trefn ddyddiol yn gyfle i chi gael seibiant o hynt a helynt a straen bywyd bob dydd.

Sut mae mynd ati

Mae yna bob math o wahanol ymarferion ymlacio, gan gynnwys delweddu, meddwlgarwch, ac ymlacio'r cyhyrau syml. Dewiswch ddull ymlacio sy'n gweithio i chi a cheisiwch wneud amser ar ei gyfer bob dydd.

■ Gyda delweddu, rydych chi'n cau eich llygaid ac yn dychmygu eich hun mewn lle arbennig – ar ben mynydd, ger nant, ar draeth, neu mewn gardd. Canolbwyntiwch ar yr hyn y gallwch ei "weld" yn y lle arbennig hwn, a sut mae hynny'n gwneud i chi deimlo.

■ Mae ymwybyddiaeth ofalgar neu feddwlgarwch yn golygu bod yn y foment: canolbwyntio arnoch chi'ch hun, eich anadlu a'ch synhwyrau, ac ailgysylltu â'r hyn sydd o'ch cwmpas.

■ Mae ymlacio'r cyhyrau syml yn golygu cyfangu ac yna ymlacio gwahanol grwpiau o gyhyrau, un ar y tro.

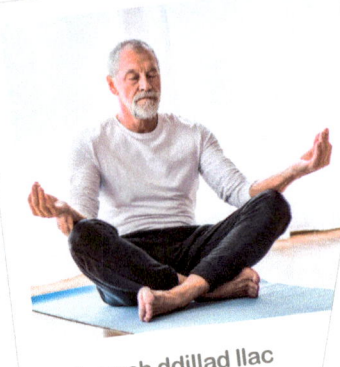
Gwisgwch ddillad llac

Rhowch eich traed i fyny

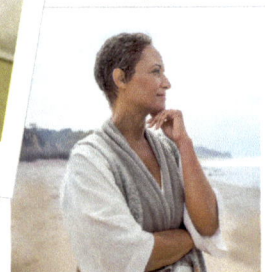
Dewch o hyd i lecyn tawel

SIARADWCH AM...
Ble rydych chi'n ymlacio fwyaf?
•
Ydych chi wedi defnyddio unrhyw ddulliau ymlacio penodol?

▲ Dewiswch amser a man lle cewch chi lonydd, a gwnewch eich hun yn gyfforddus.

GOLWG GRYNO
✓ Ar eich eistedd
✓ 1 person
✓ 10 – 30 munud
✓ Anhawster cymedrol
✓ Hunanofal

SUT MAE'N HELPU

Dydy ymlacio ddim yn golygu'r un peth â gorffwyso. Mae cael cyfle i ymlacio bob dydd yn eich helpu i dawelu'ch meddyliau, lleihau straen, a gwella'ch ymdeimlad o les cyffredinol.

• Mae ymlacio'r cyhyrau ac anadlu'n ddyfnach ac yn araf yn cynyddu'r llif gwaed i'r ymennydd, gan eich gwneud yn fwy effro.

• Gall eich helpu i deimlo mwy o gymhelliant ac yn fwy cynhyrchiol.

• Gwelwyd ei fod o fudd i bobl sy'n cynhyrfu fel symptom o ddementia trwy leihau gorbryder.

• Gall ymlacio hefyd leihau cur corfforol a lleddfu poen.

• Mae'n gwella cwsg, ond nid cysgu yw nod ymlacio.

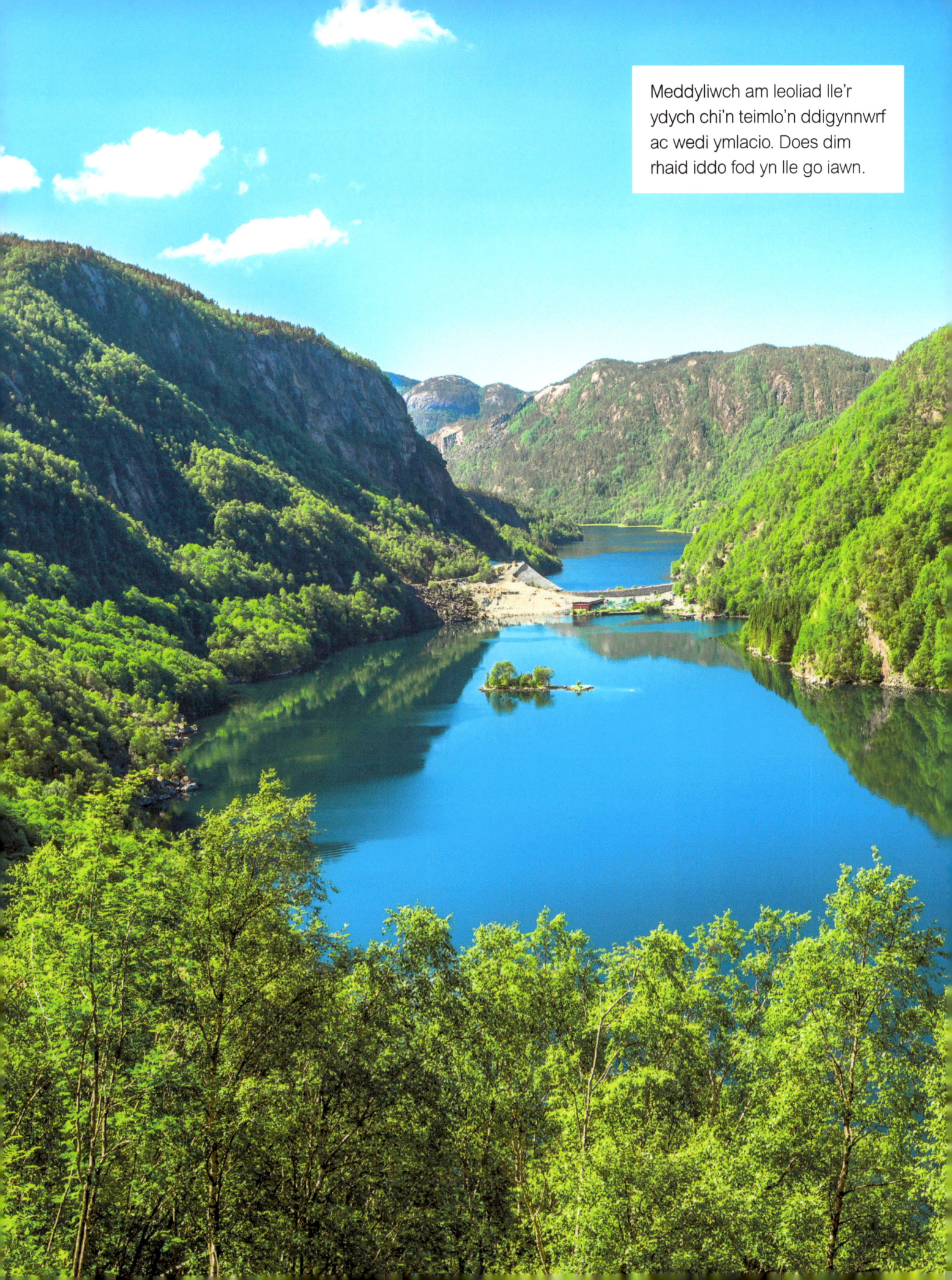

Meddyliwch am leoliad lle'r ydych chi'n teimlo'n ddigynnwrf ac wedi ymlacio. Does dim rhaid iddo fod yn lle go iawn.

Mynd ar daith natur

Mae bod yn yr awyr agored a chysylltu â natur yn cael ei alw'n "ymarfer gwyrdd". Mae'n gyfle i ailymweld â hoff leoedd neu ddarganfod lleoedd newydd, ar eich pen eich hun, gyda ffrindiau, neu mewn grŵp.

Sut mae mynd ati

Gall cerdded gydag eraill fod yn hwyl a gall wneud i chi deimlo'n fwy diogel; efallai y gallech ymuno â grŵp cerdded.

■ Dechreuwch yn araf gan gynyddu'r her wrth i'ch ffitrwydd a'ch symudedd wella. Efallai y bydd mynd am dro yn y parc lleol yn gweddu'n well i chi na cherdded yn y mynyddoedd!

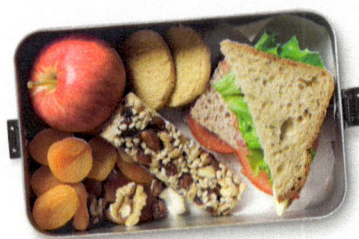

▲ Cofiwch gymryd hoe bob hyn a hyn – stopiwch mewn caffi neu dafarn ar y ffordd, neu beth am fynd â phicnic?

■ Os ydych chi'n mynd ar eich pen eich hun, dywedwch wrth rywun lle rydych chi'n mynd a phryd rydych chi'n bwriadu bod yn ôl ac ewch â ffôn symudol gyda chi; mae gan rai ffonau symudol apiau sy'n tracio'ch taith.

■ Cynlluniwch eich llwybr yn ofalus ac edrychwch ar ragolygon y tywydd. Gwisgwch eich esgidiau cerdded a bant â chi!

SIARADWCH AM...

Cerdded ar hyd clogwyn neu dro yng nghefn gwlad – p'un sydd orau?

•

P'un yw eich hoff dymor?

•

Ydych chi'n hoffi diwrnod cynnes neu ddiwrnod oer a gwyntog?

•

Pwy yw eich hoff anturiaethwr?

Esgidiau cerdded

GOLWG GRYNO

✓ Egnïol

✓ 1 person neu fwy

✓ Hamdden

✓ Hyd amrywiol

✓ Dewiswch lwybr addas i lefel eich ffitrwydd

! Ewch â diod a byrbryd gyda chi. Os ydych chi'n mynd ar eich pen eich hun, cofiwch ystyried diogelwch personol

SUT MAE'N HELPU

Mae ymarfer gwyrdd yn cynnig budd ychwanegol i'r rhai sy'n byw gyda dementia, ac mae hefyd yn codi lefelau fitamin D (sy'n dda ar gyfer iechyd esgyrn a hwyliau).

• Mae'n eich helpu i gysgu'n well ac yn gwella'ch archwaeth.

• Gall ymarfer corff gwyrdd ei gwneud hi'n haws i chi fynegi'ch hun ar lafar.

• Mae taith gerdded ym myd natur yn ysgogi'r synhwyrau, diolch i'r holl bethau rydych chi'n eu gweld ac yn eu gwneud, ac mae'n gyfle i hel atgofion.

• Bydd rhai yn teimlo bod symptomau eu dementia yn llai amlwg wrth dreulio amser ym myd natur, oherwydd bod llai o ffocws arnyn nhw.

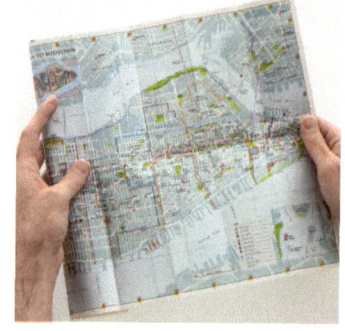

Ewch â map

▲ Beth am fynd â map a chwmpawd gyda chi, a chofiwch wisgo dillad addas.

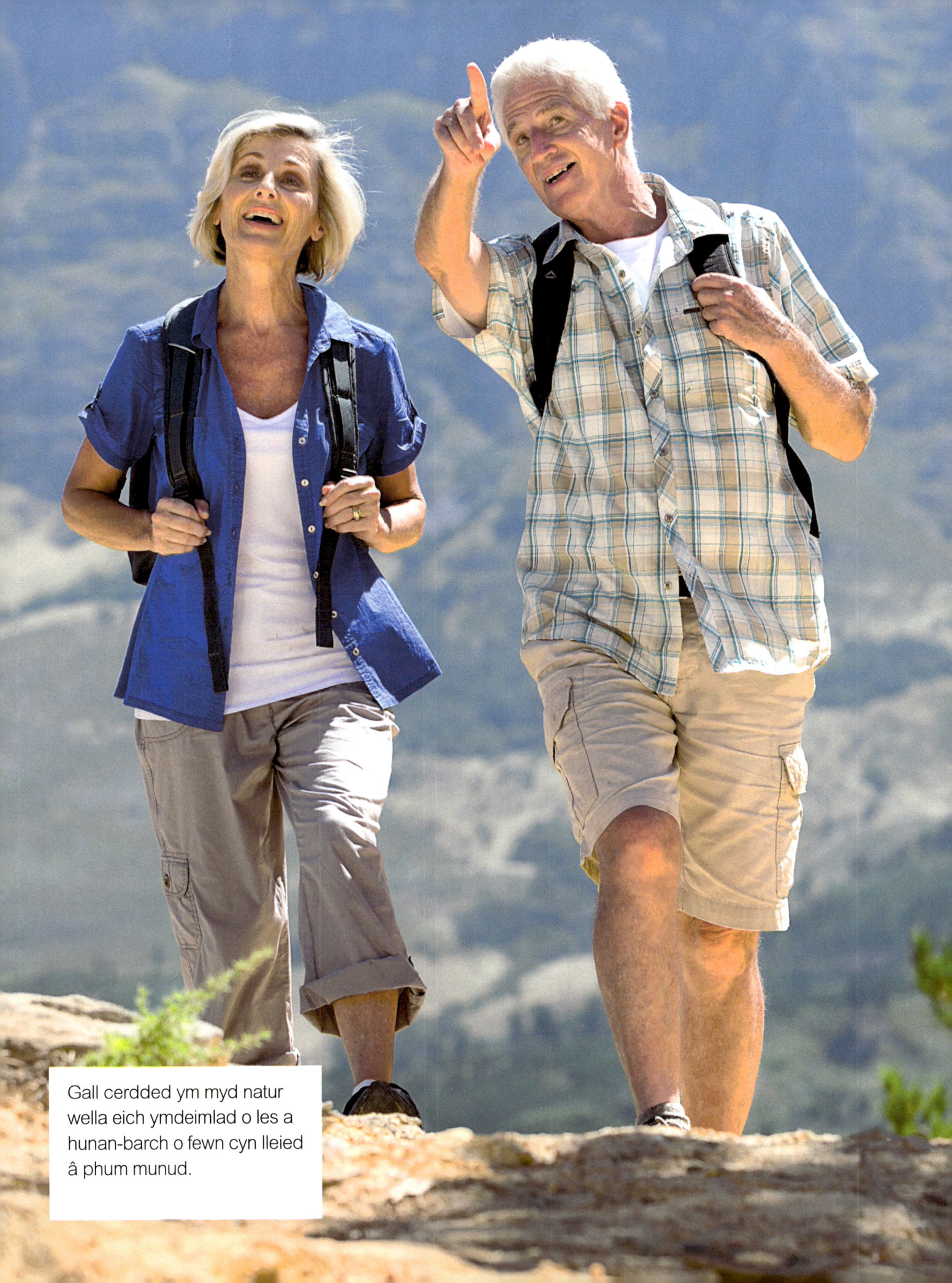

Gall cerdded ym myd natur
wella eich ymdeimlad o les a
hunan-barch o fewn cyn lleied
â phum munud.

Cadw dyddiadur natur

Wrth fynd ar daith natur, yn eistedd yn eich gardd, neu'n edrych allan o'r ffenest, mae cadw dyddiadur natur yn eich helpu i werthfawrogi'r amgylchedd naturiol.

Sut mae mynd ati

Penderfynwch beth i'w gynnwys yn y dyddiadur. Ydych chi eisiau cofnodi pob taith natur neu ganolbwyntio ar thema, fel coed neu fywyd gwyllt?

■ Gallech gymharu'r tymhorau drwy ymweld â'r un lleoliadau ar wahanol adegau o'r flwyddyn.

■ Mae'n bwysig cofnodi eich meddyliau, eich teimladau, a'ch arsylwadau ar y pryd. Byddwch mor ddisgrifiadol â phosib a nodwch unrhyw gwestiynau i'w harchwilio maes o law.

■ Gallech gofnodi eich arsylwadau mewn llyfr nodiadau, fel memo llais ar eich ffôn symudol, a thynnu lluniau neu wneud brasluniau.

▶ Casglwch eitemau diddorol neu hardd rydych chi'n sylwi arnyn nhw. Mae angen iddyn nhw fod yn weddol wastad a bach i ffitio mewn dyddiadur.

Dail

Hoff atgofion o fod ym myd natur pan yn blentyn

•

Ydy pryfed yn werthfawr?

•

Ble ydych chi'n teimlo'n fwyaf cartrefol ym myd natur?

SIARADWCH AM…

GOLWG GRYNO

✓ Egnïol / Ar eich eistedd

✓ 1 person neu fwy

✓ Cynhyrchiol

✓ Dim terfyn amser

✓ Hawdd

SUT MAE'N HELPU

Mae'r prosiect hwn yn rhoi rhywbeth i chi ganolbwyntio arno ac yn eich annog i fod yn fwy egnïol.

• Mae chwilio am ddeunydd i'w gynnwys mewn dyddiadur natur yn ymarfer sgiliau arsylwi.

• Gallwch ddefnyddio pob un o'ch synhwyrau i werthfawrogi'r byd naturiol o'ch cwmpas.

• Arogl yw sbardun mwyaf pwerus y cof emosiynol, oherwydd bod cysylltiad cryf rhwng y synnwyr hwn â chanolfannau cof ac emosiwn yr ymennydd.

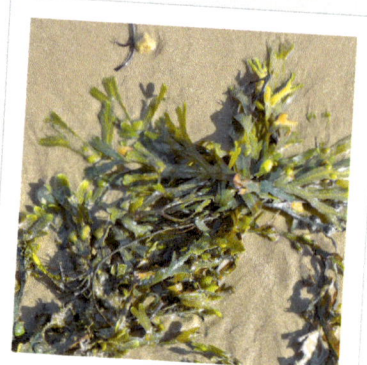

Gwymon

Plu

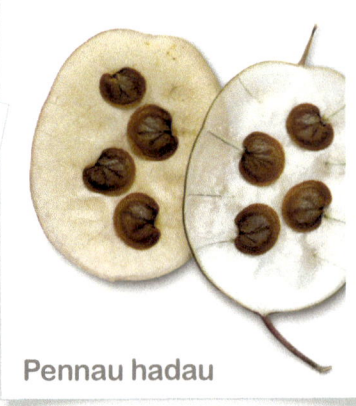

Pennau hadau

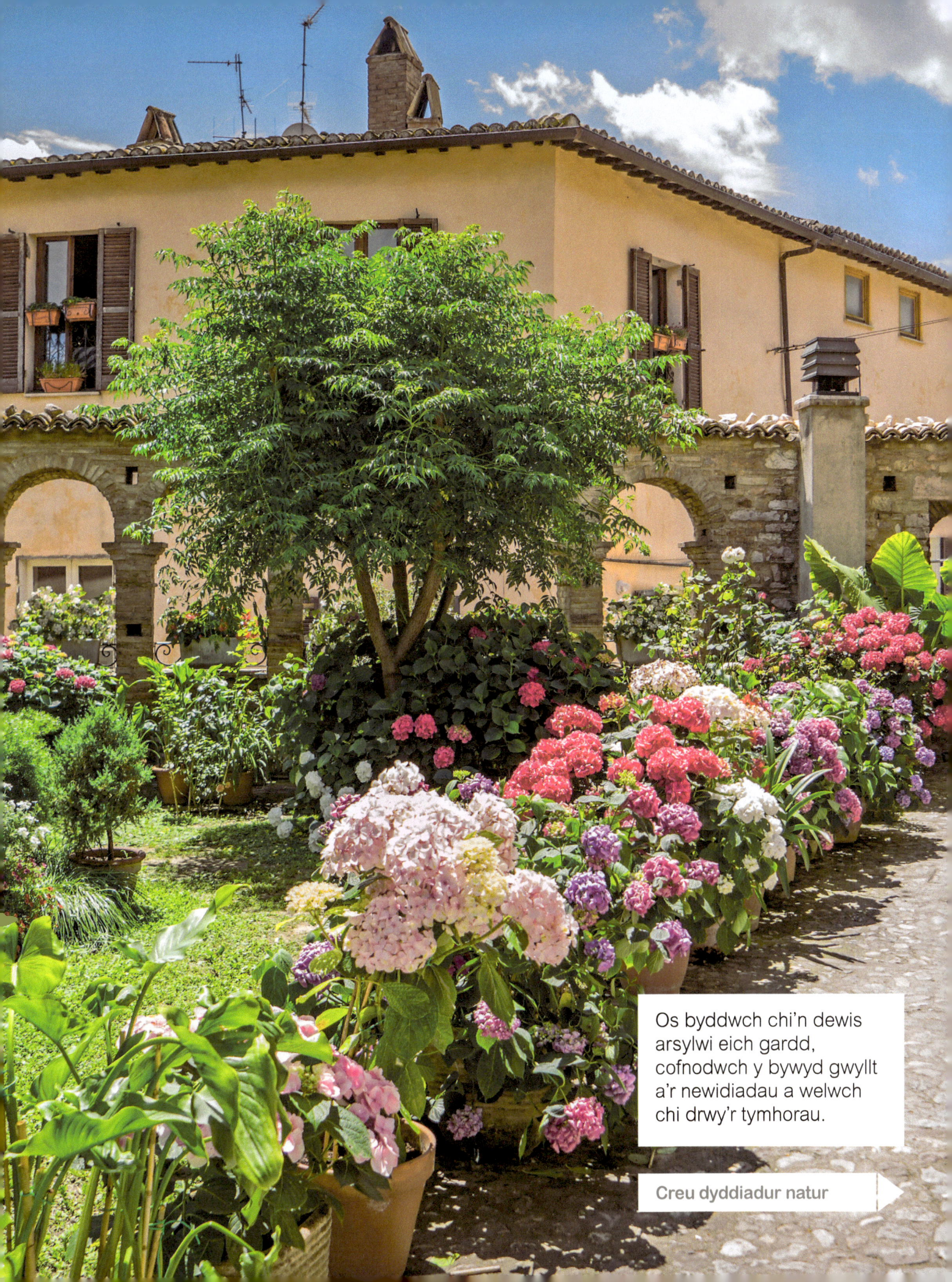

Os byddwch chi'n dewis arsylwi eich gardd, cofnodwch y bywyd gwyllt a'r newidiadau a welwch chi drwy'r tymhorau.

Creu dyddiadur natur ➤

Creu dyddiadur natur

Bydd y prosiect hwn yn tyfu dros amser wrth i chi greu cofnod personol o fyd natur o'ch cwmpas. Chi sydd i benderfynu pa mor syml neu fanwl fydd eich dyddiadur.

Sut mae mynd ati

Dechreuwch trwy ddewis llyfr, fel llyfr lloffion neu lyfr nodiadau mawr, ar gyfer eich dyddiadur natur a meddyliwch sut y byddwch yn casglu'r wybodaeth.

■ Trefnwch eich man gwaith fel bod popeth sydd ei angen arnoch wrth law, lle gallwch ei weld. Bydd lliain mewn lliw cyferbyniol, yn enwedig coch, o dan y deunyddiau yn eich helpu i'w gweld yn glir.

■ Cyn gludo eitemau yn eich dyddiadur, trefnwch nhw ar y dudalen yn gyntaf. Fel hyn, gallwch fod yn siŵr fod digon o le i bopeth a'ch bod yn gadael digon o le i ysgrifennu'ch nodiadau.

CYNGOR DEFNYDDIOL

Ymchwiliwch, mewn llyfrau neu ar-lein, i enwau planhigion ac anifeiliaid rydych chi wedi'u gweld

•

Llenwch eich dyddiadur yn rheolaidd er mwyn osgoi cael trafferth adnabod a choladu eitemau

GOLWG GRYNO

✓ Gweithgaredd ysgafn / ar eich eistedd

✓ 1 person neu fwy

✓ Cynhyrchiol

✓ Dim terfyn amser

✓ Hawdd

SUT MAE'N HELPU

Bydd y dyddiadur yn gofnod a fydd yn eich helpu i alw i gof wrth i chi rannu'r hyn rydych chi wedi ei weld gyda phobl eraill.

• Bydd cynllunio a threfnu eich dyddiadur yn defnyddio rhan flaen yr ymennydd – y ganolfan reoli weithredol.

• Byddwch yn defnyddio sgiliau gweledol-ofodol a chydsymud llaw-llygad i osod pethau ar y tudalennau.

• Gall bod yn greadigol helpu gyda'r broses o wneud penderfyniadau a dylanwadu'n gadarnhaol ar les.

▲ Peidiwch â chasglu blodau gwyllt na'u pennau hadau - tynnwch ffotograff ohonyn nhw neu eu darlunio yn lle.

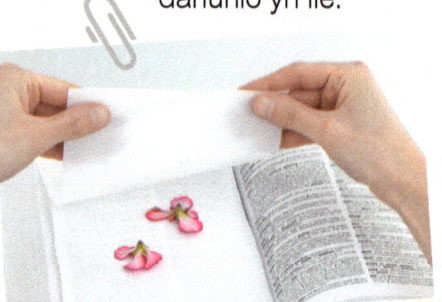

Gwasgu deunydd planhigion
Gwasgwch flodau neu ddail rhwng papur cegin y tu mewn i lyfr am oddeutu pedair wythnos.

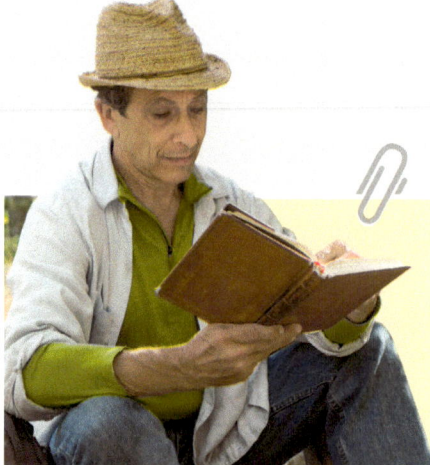

Darlunio neu beintio
Os ydych chi'n hoffi darlunio neu beintio, cofnodwch olygfeydd neu fanylion anifeiliaid neu blanhigion.

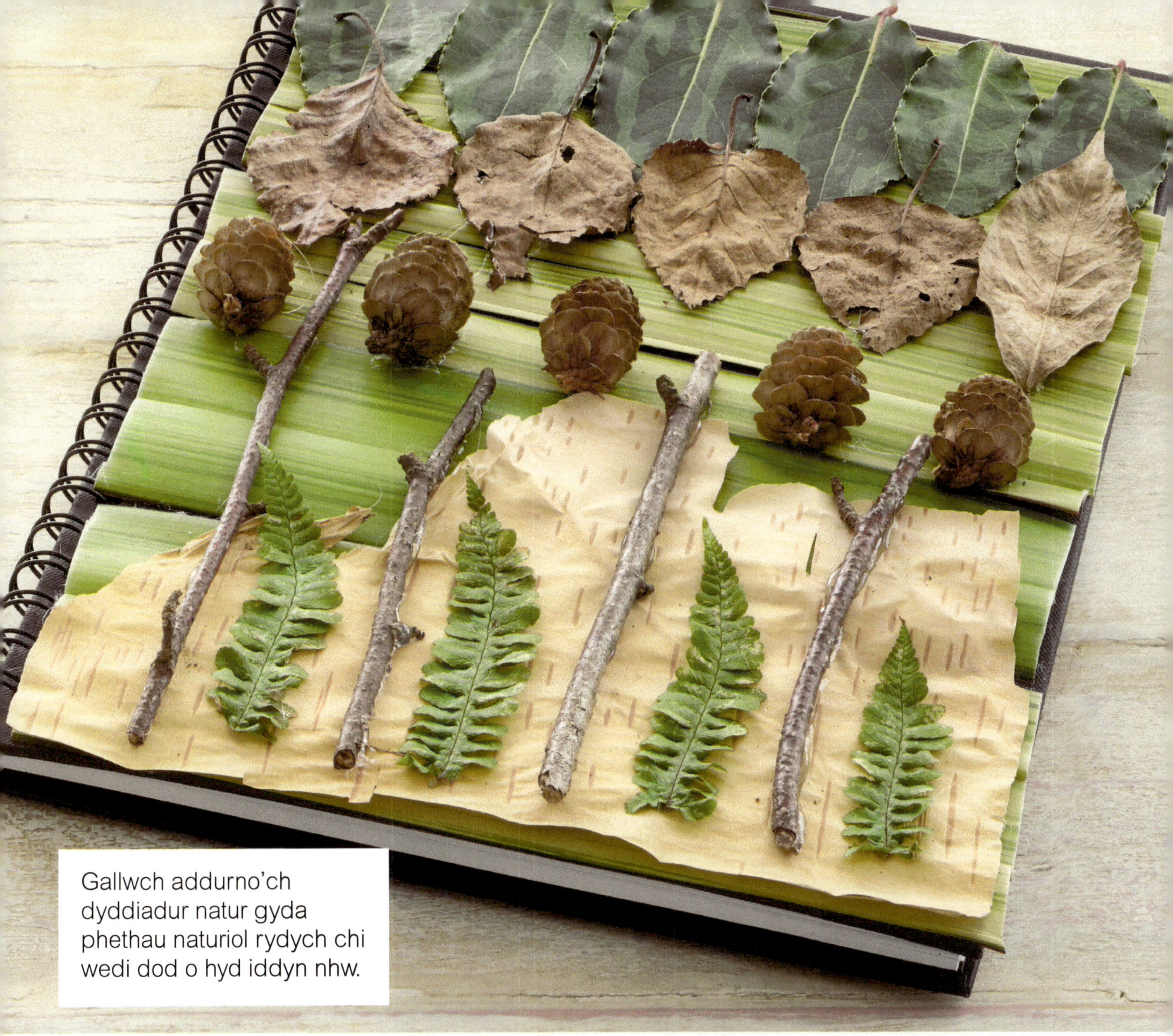

Gallwch addurno'ch dyddiadur natur gyda phethau naturiol rydych chi wedi dod o hyd iddyn nhw.

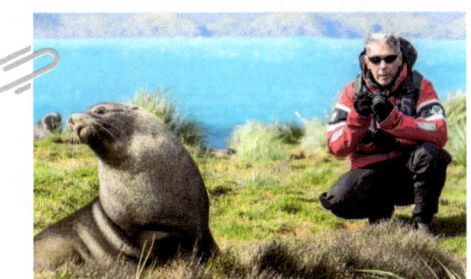

Tynnu llun
Tynnwch luniau o'r hyn welwch chi: golygfeydd, bywyd gwyllt, neu fanylion fel ôl traed adar neu flodau gwyllt.

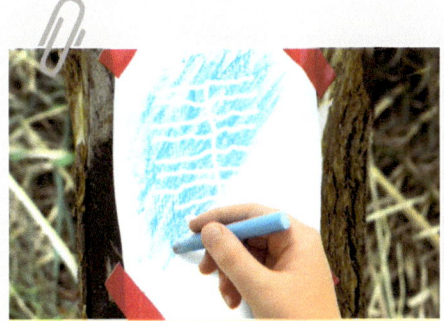

Rhwbio rhisgl
Tapiwch ddarn o bapur ar foncyff coeden a defnyddiwch greon meddal i gofnodi patrwm rhisgl diddorol.

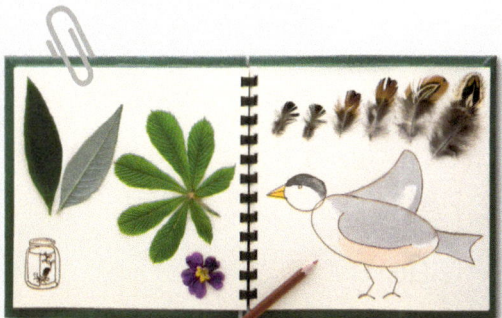

Creu'ch dyddiadur
Defnyddiwch lud neu dâp i gadw pob memento yn y dyddiadur gyda nodyn o'r lle, y dyddiad, yr amser a'r tywydd.

Mynd â'r ci am dro

Mynd â'r ci am dro yw un o bleserau syml bywyd. Mae'n eich cael chi allan o'r tŷ ym mhob tywydd ac yn rhoi cyfle i chi fod yn gymdeithasol.

Sut mae mynd ati

Cynlluniwch eich llwybr yn ofalus, gan ystyried eich ffitrwydd cyffredinol, y tywydd, a'r amser o'r dydd.

■ Yn gyffredinol, mae'n well cadw at lwybrau cyfarwydd.

■ Os nad ydych yn berchen ar gi, benthycwch un neu ewch gyda ffrind sydd â chi.

■ Os ydych chi'n mynd ar eich pen eich hun, ystyriwch eich diogelwch. Mae cael ap arwain y ffordd ar eich ffôn symudol yn ddefnyddiol.

■ Paciwch bopeth sydd ei angen arnoch (ffôn symudol, arian, allweddi, diod, tennyn, danteithion i'r ci, a sachau baw ci).

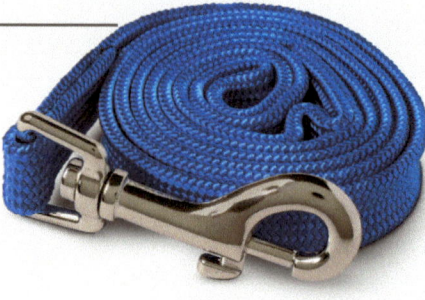

▲ Paciwch bopeth sydd ei angen arnoch (ffôn symudol, arian, allweddi, diod, tennyn, danteithion i'r ci, a sachau baw ci).

GOLWG GRYNO

✓ Egnïol

✓ 1 person neu fwy

✓ Hamdden

✓ Hyd amrywiol

✓ Addasu i'ch lefel ffitrwydd

! Mae angen i chi wybod eich llwybr a natur y ci

SUT MAE'N HELPU

Bydd mynd â'r ci am dro yn gwella'ch ffitrwydd cyffredinol, iechyd y galon, cryfder cyhyrau, a dwysedd esgyrn. Bydd hefyd yn gwella gweithrediad yr ymennydd, gan arafu effeithiau amhariad ar y cof.

• Bydd y gweithgaredd hwn yn cynnal sgiliau gwybyddol fel cynllunio, trefnu a synnwyr o le ac amser, yn ogystal â chychwyn a chwblhau tasgau.

• Mae mwytho'ch ci yn lleihau lefelau'r hormon straen, cortisol. Gall cŵn ffug realistig gael yr un effaith.

• Mae cŵn yn sbarduno sgwrs gyda phobl eraill, gan ddod ag elfen gymdeithasol i'r gweithgaredd ac mae'n helpu i leihau'r risg o unigrwydd.

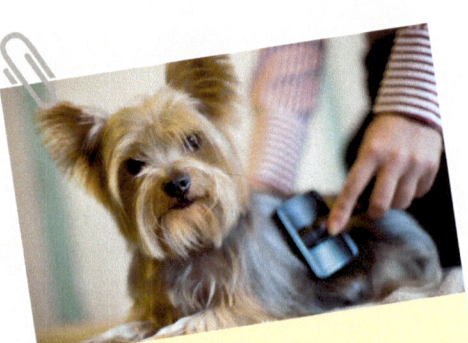

Brwsio'r ci
Ar ôl bod am dro, mae brwsio'r ci yn dda i'r ci ac i chi hefyd; mae'n lleihau straen ac yn gwella'ch hwyliau.

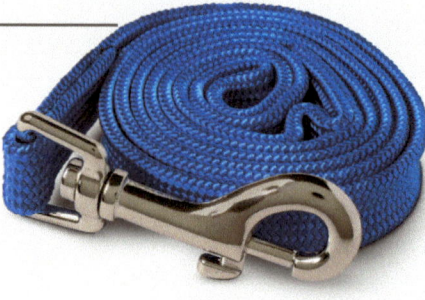

Chwarae gyda'ch ci
Os na allwch chi gerdded yn bell iawn, gallwch roi ymarfer corff i'r ci – ac i'ch cydsymud chi - drwy daflu teganau iddo eu nôl.

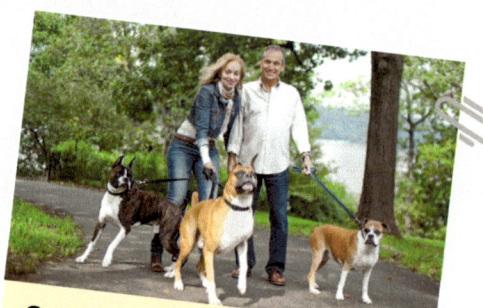

Cerdded gyda ffrindiau
Ymunwch â grŵp cerdded cŵn i rannu profiadau a lleihau'r risg o fynd ar goll.

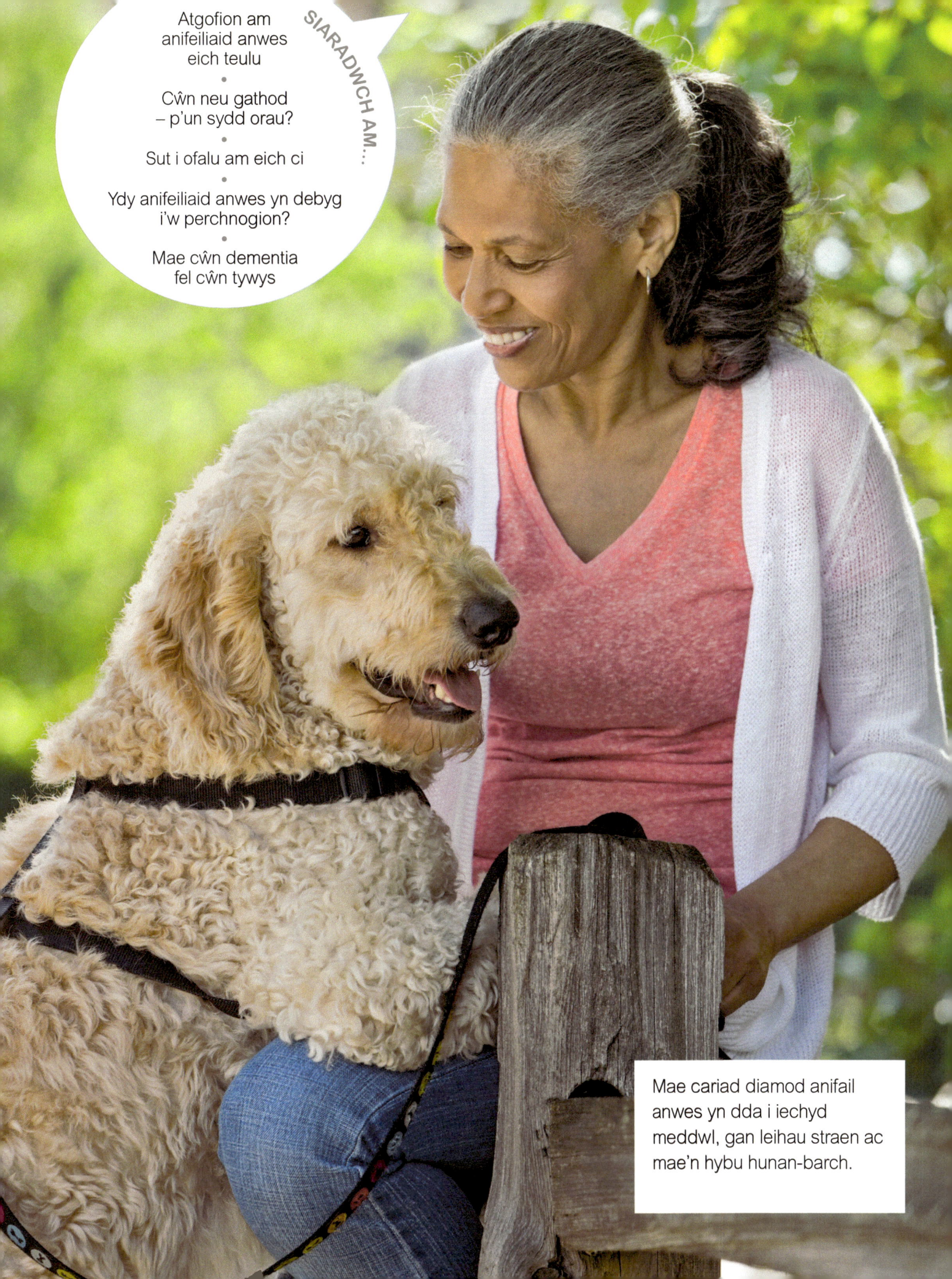

Mae cariad diamod anifail
anwes yn dda i iechyd
meddwl, gan leihau straen ac
mae'n hybu hunan-barch.

Mynd i siopa

Mae llawer o bobl â dementia yn dweud mai siopa yw eu hoff weithgaredd. Mae'n eich cadw'n brysur yn feddyliol ac yn gorfforol ac yn gyfle i fod yn rhan o'ch cymuned leol.

Sut mae mynd ati

Mae unigrwydd yn cael effaith negyddol ar sgiliau cyfathrebu a hwyliau. Os ydych chi'n picio i'r siop bob dydd, hyd yn oed i brynu un eitem, bydd yn eich helpu i deimlo'n llai ynysig.

■ Cymerwch amser i edrych yn eich cypyrddau i weld beth sydd ei angen, yna ysgrifennwch restr siopa cyn i chi ddechrau.

■ Byddwch yn drefnus. Os ydych chi'n cynllunio'ch taith yn ofalus, bydd y profiad siopa yn llai o straen ac yn fwy pleserus.

■ Ceisiwch osgoi adegau prysur a chwiliwch am siopau mwy gyda chadeiriau a staff hyfforddedig a all eich helpu.

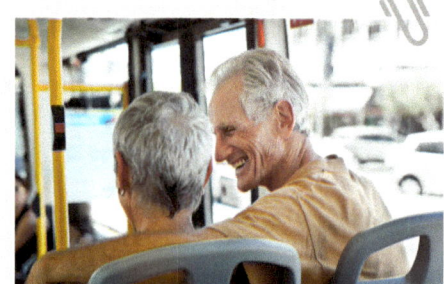

Cludiant
Efallai y byddai'n llai blinedig dewis siopau sydd ychydig ymhellach i ffwrdd ond yn agosach at y safle bws neu'r maes parcio.

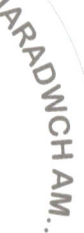
SIARADWCH AM...

Sut mae eich stryd fawr wedi newid?

Siopau lleol neu ganolfannau siopa mawr – p'un sydd well?

Ydych chi wedi rhoi cynnig ar siopa ar-lein?

Beth yw eich hoff fath o siop?

GOLWG GRYNO

✓ Egnïol

✓ 1 person neu fwy

✓ Hunanofal

✓ Hyd amrywiol

✓ Anhawster amrywiol

! Mae angen sgiliau diogelwch ar y ffyrdd a sgiliau arian

SUT MAE'N HELPU

Bydd mynd i'r siopau yn eich cadw chi'n gyfarwydd â'ch ardal leol ac yn rhoi cyfle i hel atgofion am sut mae pethau wedi newid.

• Bydd cynllunio'ch llwybr a'ch taith yn defnyddio amrywiaeth o sgiliau gwybyddol.

• Rydych chi'n defnyddio sgiliau penderfynu wrth ddewis beth i'w brynu a ble i'w gael.

• Mae rheoli arian yn aml yn anodd i bobl â dementia, hyd yn oed yn y dyddiau cynnar. Mae talu yn gwneud i chi ddefnyddio'ch cof gweithredol i gyfri'r symiau a thrin arian papur a darnau arian, felly mae'n rhoi hwb i'ch hyder.

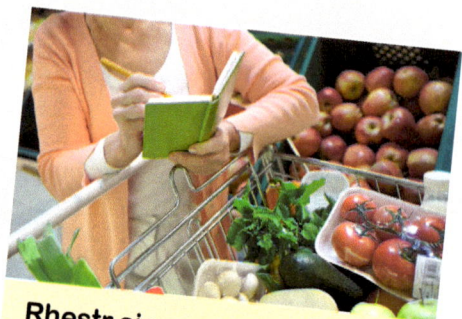

Rhestr siopa
Os ewch chi â rhestr o'r hyn sydd ei angen arnoch, bydd yn lleihau'r pwysau i'w cofio wrth siopa.

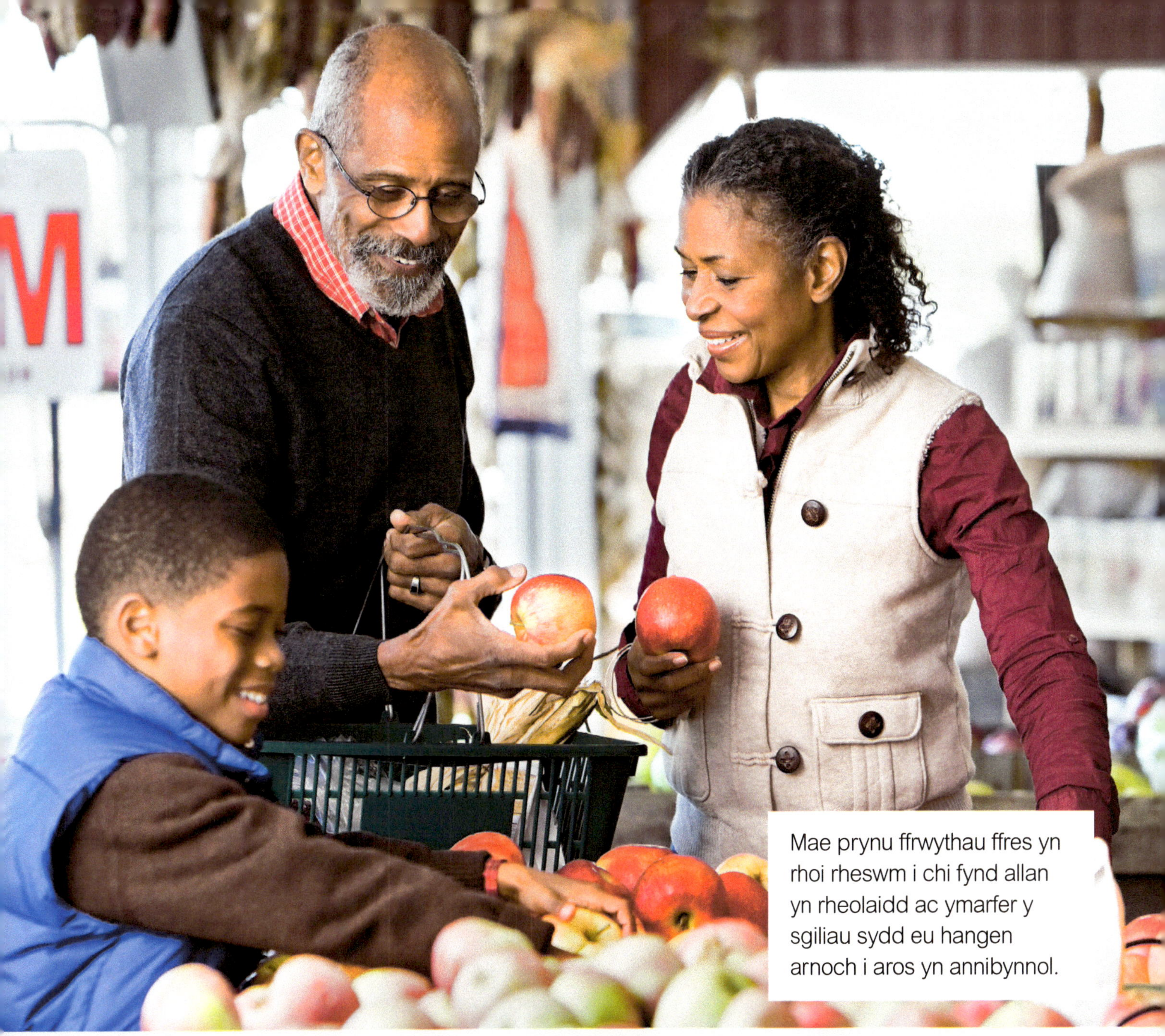

Mae prynu ffrwythau ffres yn rhoi rheswm i chi fynd allan yn rheolaidd ac ymarfer y sgiliau sydd eu hangen arnoch i aros yn annibynnol.

Bagiau siopa

Os oes angen mwy o eitemau arnoch nag y gallwch eu cario'n hawdd, neu os oes angen ffon gerdded arnoch, ewch â rhywun gyda chi i helpu.

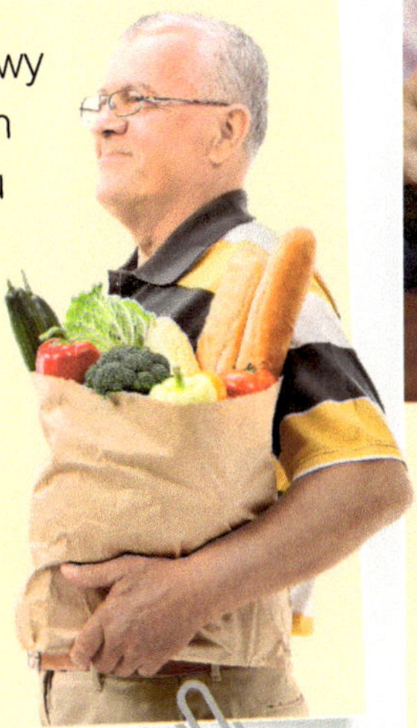

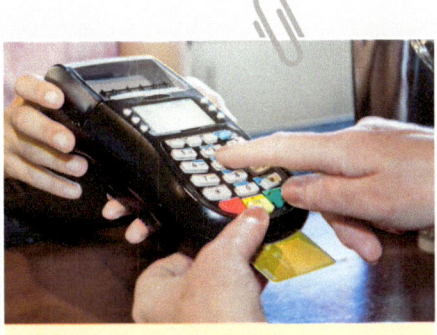

Talu

Os yw delio ag arian parod yn eich gwneud chi'n gyndyn o fynd i siopa, defnyddiwch gerdyn banc yn lle.

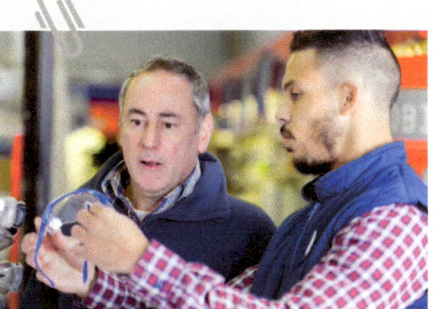

Gofyn am help

Efallai y bydd angen i chi ofyn i gynorthwy-ydd siop am help. Bydd hyn yn defnyddio'ch sgiliau cymdeithasol a llunio penderfyniadau.

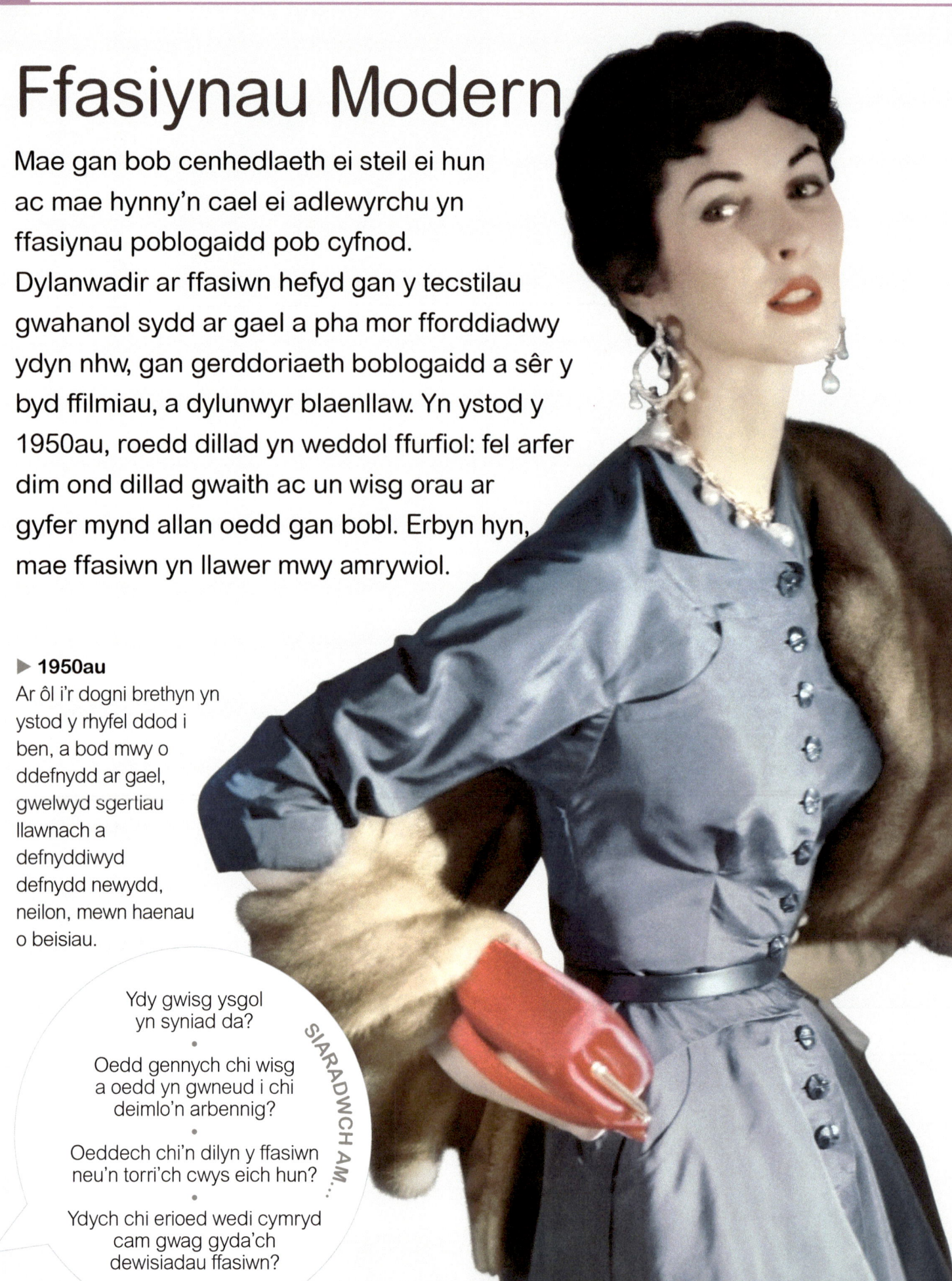

Ffasiynau Modern

Mae gan bob cenhedlaeth ei steil ei hun ac mae hynny'n cael ei adlewyrchu yn ffasiynau poblogaidd pob cyfnod. Dylanwadir ar ffasiwn hefyd gan y tecstilau gwahanol sydd ar gael a pha mor fforddiadwy ydyn nhw, gan gerddoriaeth boblogaidd a sêr y byd ffilmiau, a dylunwyr blaenllaw. Yn ystod y 1950au, roedd dillad yn weddol ffurfiol: fel arfer dim ond dillad gwaith ac un wisg orau ar gyfer mynd allan oedd gan bobl. Erbyn hyn, mae ffasiwn yn llawer mwy amrywiol.

▶ **1950au**

Ar ôl i'r dogni brethyn yn ystod y rhyfel ddod i ben, a bod mwy o ddefnydd ar gael, gwelwyd sgertiau llawnach a defnyddiwyd defnydd newydd, neilon, mewn haenau o beisiau.

SIARADWCH AM...

Ydy gwisg ysgol yn syniad da?

Oedd gennych chi wisg a oedd yn gwneud i chi deimlo'n arbennig?

Oeddech chi'n dilyn y ffasiwn neu'n torri'ch cwys eich hun?

Ydych chi erioed wedi cymryd cam gwag gyda'ch dewisiadau ffasiwn?

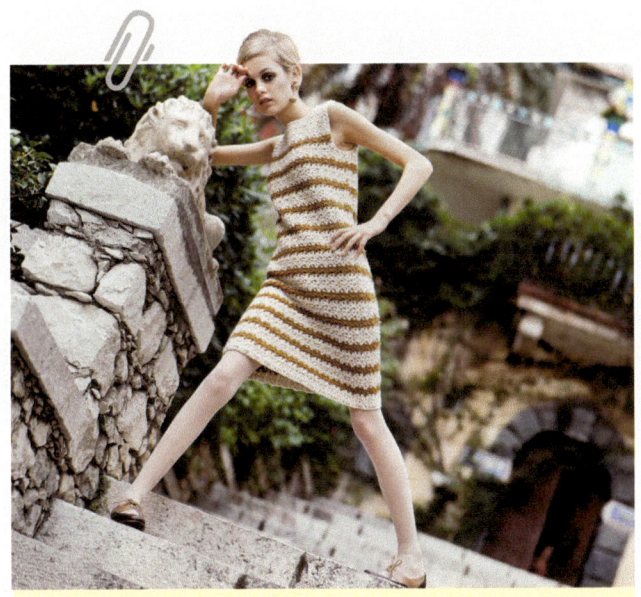

1960au

Mae'r 1960au cynnar yn gwneud i ni feddwl am sgertiau a ffrogiau byr, fel roedd y fodel Twiggy yn eu gwisgo. Roedd ffrogiau yn eithaf tynn am y corff ac wedi'u haddurno â phatrymau geometrig yn aml.

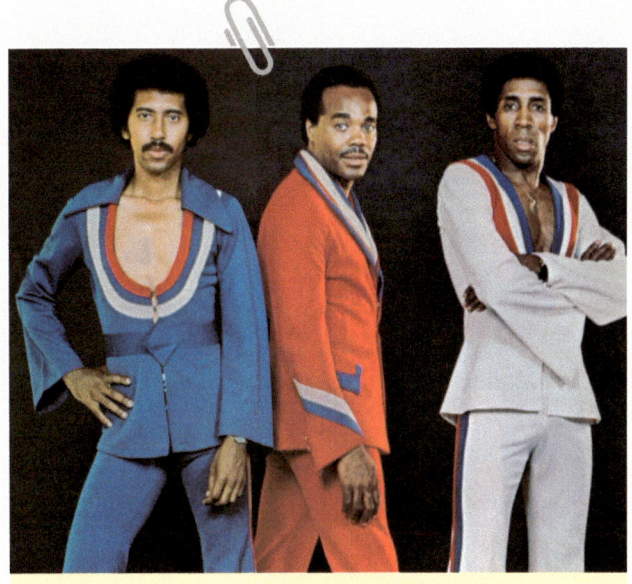

1970au

Yn ystod y degawd hwn defnyddiwyd defnyddiau synthetig newydd mewn lliwiau llachar. Cafodd delwedd y '70au ei diffinio gan drowsus tynn, topiau tanc, ac esgidiau platfform.

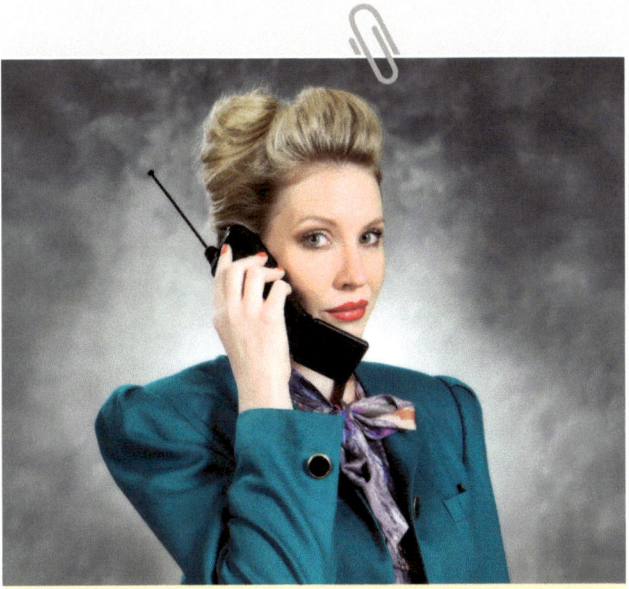

1980au

Yn y degawd hwn, daeth *power dressing* yn ffasiynol, gyda dynion a menywod yn gwisgo siwtiau trwsiadus, wedi'u teilwra, â phadiau ysgwyddau mawr i ddangos pa mor llwyddiannus oedden nhw.

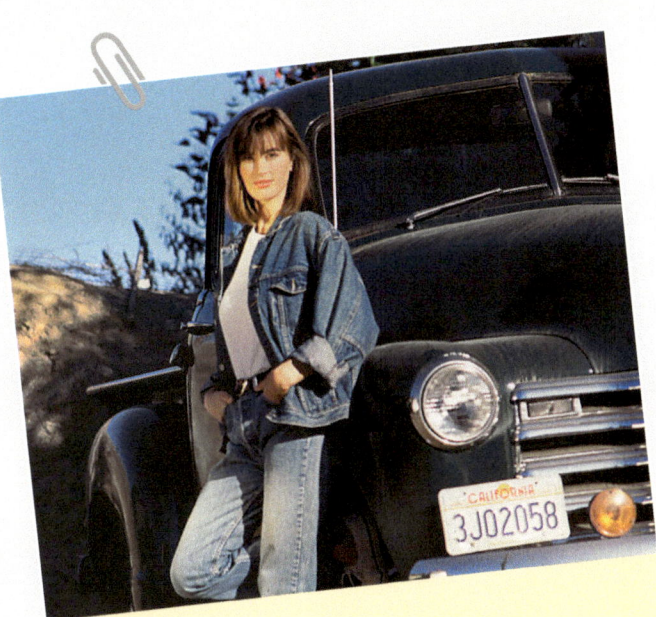

Yr oes fodern

Dros y degawdau, mae jîns denim, crysau-T, a threinyrs wedi esblygu i ddod yn ddillad anffurfiol derbyniol ar gyfer pob cenhedlaeth ledled y byd.

Ar grwydr

Gall gwibdaith, p'un ai i siopa, neu i ymweld â rhywle o'ch gorffennol neu rywle o ddiddordeb, godi eich ysbryd a rhoi ymdeimlad o gyffro i chi a rhoi rhywbeth i chi edrych ymlaen ato.

Sut mae mynd ati

Mae'n well cychwyn yn lleol ac yna mentro ymhellach pan fyddwch chi'n teimlo'n fwy hyderus. Fel arall, efallai yr hoffech fynd â theulu neu ffrindiau gyda chi yn gwmni.

■ Edrychwch drwy gylchgronau neu hen luniau am ysbrydoliaeth.

■ Mae llawer o leoedd yn arfer egwyddorion dementia-gyfeillgar. Er enghraifft, mae rhai sinemâu yn dangos hen ffilmiau heb hysbysebion hirfaith.

■ Peidiwch â cheisio ymweld â gormod o leoedd mewn un daith.

GOLWG GRYNO

✓ Egnïol

✓ 1 person neu fwy

✓ Cynhyrchiol/hamdden

✓ Hyd amrywiol

✓ Anhawster amrywiol

! Nodi risgiau posibl, megis traffig, y dirwedd, grisiau, torfeydd, neu unigedd

SUT MAE'N HELPU

Bydd mynd gyda chydymaith yn eich galluogi i rannu profiadau a chreu atgofion newydd gyda'ch gilydd.

• Mae taith yn yr awyr agored yn gwella cwsg, archwaeth, a lefelau fitamin D.

• Gall ymweld â lleoedd o'ch gorffennol ddeffro atgofion cyfnodol, fel enwau strydoedd yn yr ardal a'r llwybr yr oeddech chi'n ei gerdded i'r ysgol.

• Bydd eich atgofion newydd o'ch gwibdaith yn sbarduno sgwrs ac yn gwella'ch mynegiant llafar wrth i chi sôn amdanyn nhw.

• Gall bod allan o'r tŷ helpu i leihau unigedd cymdeithasol.

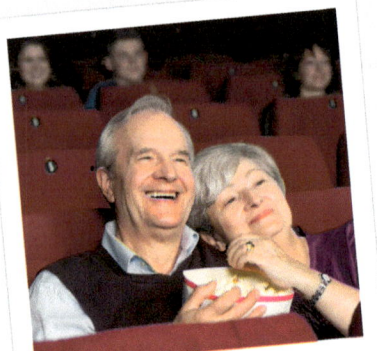

Sinema

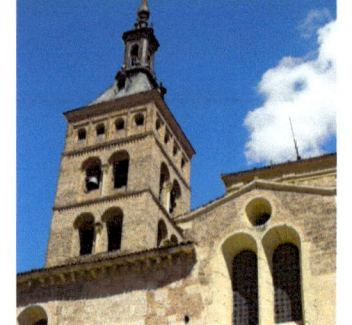

Atyniad lleol

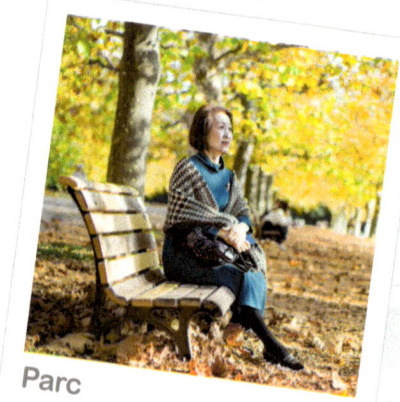

Parc

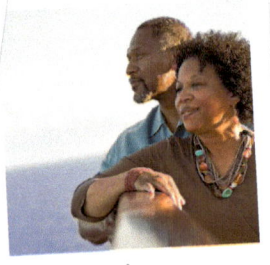

Gwyliau byr

SIARADWCH AM...

Lleoedd y gallech ymweld â nhw

•

Beth oedd eich hoff deithiau fel plentyn?

•

Hoff ddanteithion melys ar gyfer taith

▲ Dysgwch am leoedd o ddiddordeb gan ddefnyddio gwefannau ar-lein, argymhellion personol, neu ganolfannau twristiaeth lleol

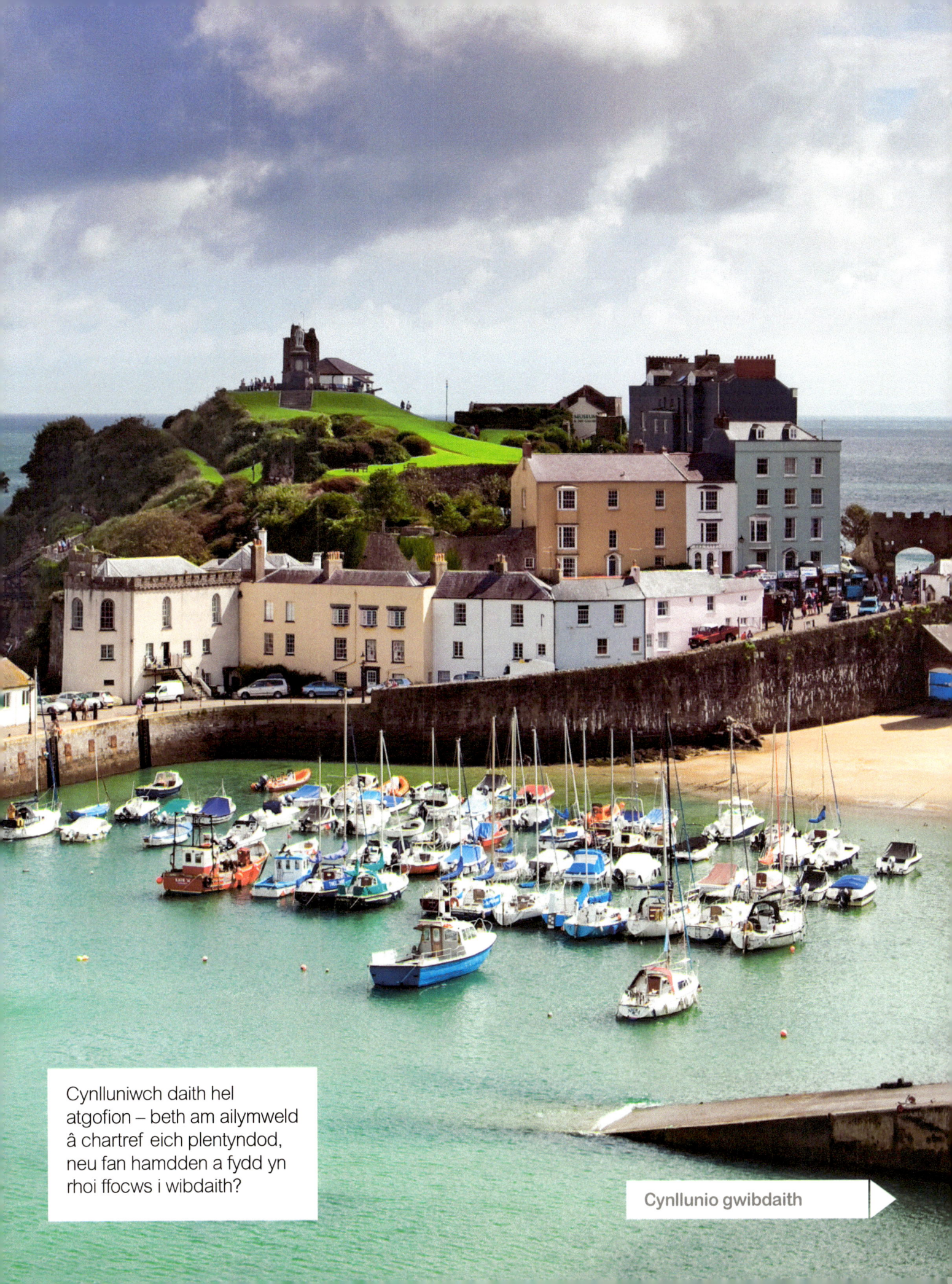

Cynlluniwch daith hel atgofion – beth am ailymweld â chartref eich plentyndod, neu fan hamdden a fydd yn rhoi ffocws i wibdaith?

Cynllunio gwibdaith

Cynllunio gwibdaith

Gall mynd ar wibdaith fod yn hwyl, yn addysgiadol ac yn hwb i'r ysbryd, a thrwy gynllunio ymlaen llaw gallwch leihau straen diangen ar ddiwrnod eich taith.

Sut mae mynd ati

Gallech ofyn am help teulu a ffrindiau i gynllunio'ch taith.

■ Trefnwch eich bod yn teithio ar adeg sy'n addas i chi; bydd yna adegau o'r dydd yn dawelach nag eraill felly beth am deithio'r adeg honno?

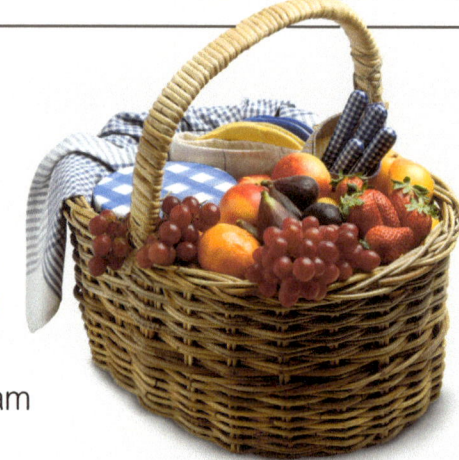

■ Ystyriwch ydy hi'n realistig mynd yno ac yn ôl mewn diwrnod: fydd angen i chi aros dros nos?

▲ Beth am fynd â phicnic i'ch parc lleol neu fan prydferth gyda ffrindiau neu deulu?

■ Os nad ydych chi mewn hwyliau da ar y diwrnod neu os yw'r tywydd yn wael, gohiriwch eich taith.

GOLWG GRYNO

✓ Ar eich eistedd

✓ 1 person neu fwy

✓ Cynhyrchiol/hamdden

✓ Hyd amrywiol

✓ Anhawster amrywiol

! Nodi risgiau posibl

SUT MAE'N HELPU

Bydd trafod cynlluniau gyda'r rhai o'ch cwmpas yn cynnal eich sgiliau cyfathrebu ac yn cadw'ch cysylltiadau cymdeithasol.

• Mae ymchwilio i daith yn defnyddio amrywiaeth o sgiliau gwybyddol, gan gynnwys cynllunio, trefnu, meddwl a rhesymu.

• Rydych chi'n defnyddio sgiliau cof a synnwyr o le ac amser i gynllunio llwybrau a sgiliau datrys problemau i asesu'r opsiwn teithio gorau.

• Gall cynllunio gwibdaith eich helpu i deimlo bod gennych reolaeth dros eich dewisiadau, gan wella'ch hyder a'ch ymdeimlad o hunan-werth.

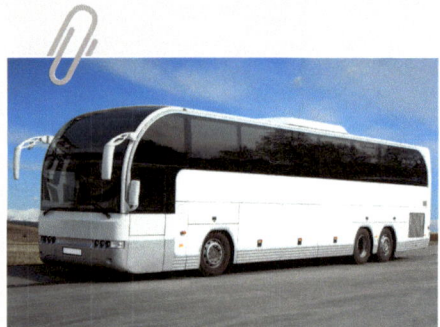

Cludiant
Bydd car yn mynd â chi o ddrws i ddrws, ond efallai y byddai'n well gennych chi ddefnyddio bws, coets, neu drên, neu fynd ar daith wedi'i threfnu.

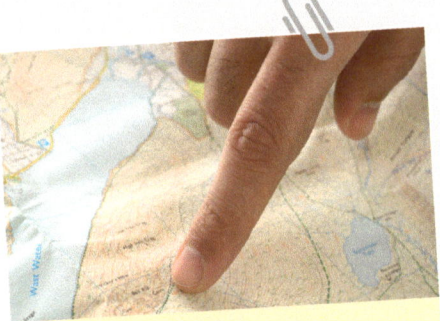

Hanfodion
Ewch â phopeth sydd ei angen arnoch – er enghraifft meddyginiaeth, camera neu recordydd fideo, allweddi'r tŷ, a ffôn symudol.

Pellter
Ystyriwch pa mor bell yw'r gyrchfan o'ch cartref. Sut byddwch chi'n cyrraedd yno a pha mor hir fydd y daith?

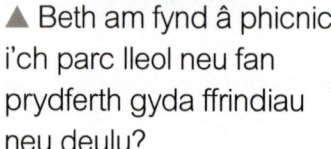

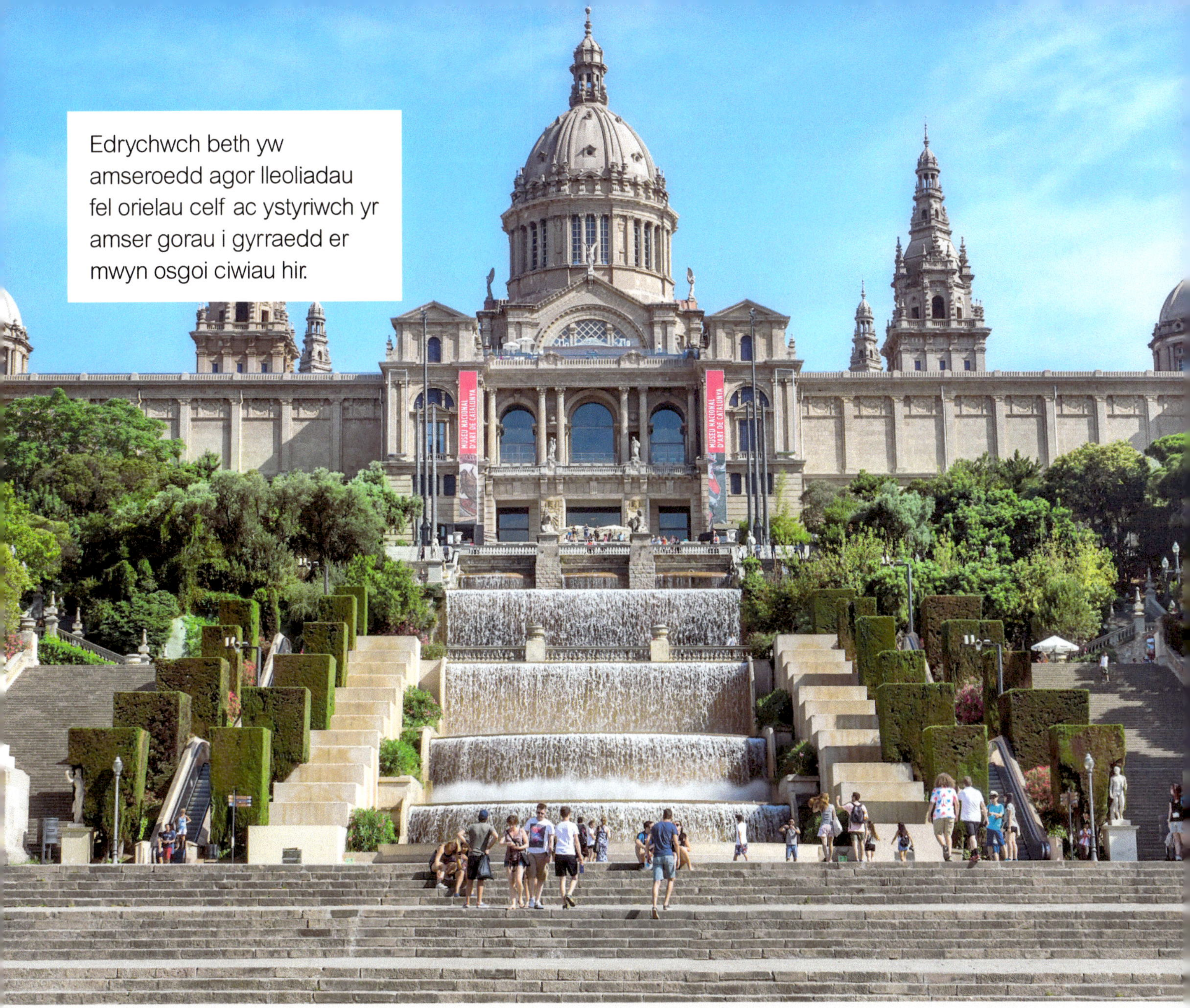

Edrychwch beth yw amseroedd agor lleoliadau fel orielau celf ac ystyriwch yr amser gorau i gyrraedd er mwyn osgoi ciwiau hir.

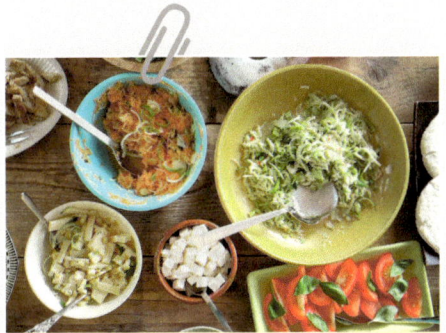

Cynlluniwch seibiant
Trefnwch seibiannau rheolaidd i ymestyn eich coesau, defnyddio'r toiled, a chael diod a byrbryd, neu fwyta'ch pecyn bwyd.

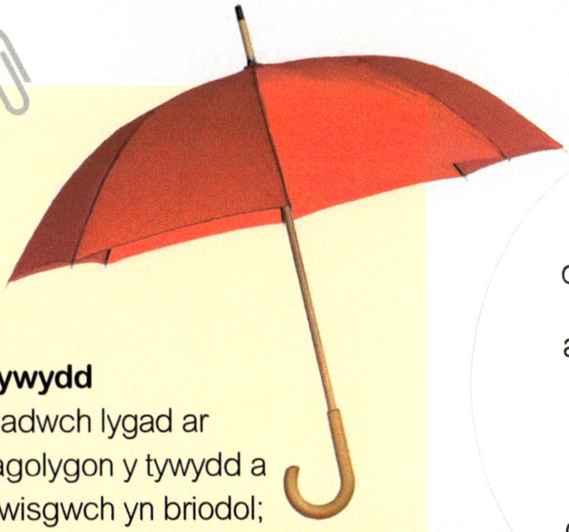

Tywydd
Cadwch lygad ar ragolygon y tywydd a gwisgwch yn briodol; efallai y byddai'n syniad mynd ag ymbarél rhag ofn y bydd cawodydd.

CYNGOR DEFNYDDIOL

Efallai yr hoffech chi fynd â chamera neu gamcorder i gofnodi atgofion o'ch gwibdaith

Gwnewch yn siŵr bod gan eich ffôn symudol rifau argyfwng y gallwch eu defnyddio'n hawdd.

Mynd i'r ardd

Mae bod yn yr ardd yn dda i chi. Efallai eich bod yn arddwr penigamp a'ch bod yn mwynhau bod yn brysur yn eich gardd, ond gall dim ond eistedd am ychydig neu botsian fod yn fuddiol hefyd.

Sut mae mynd ati

Mae yna rywbeth i'w wneud gydol y flwyddyn, felly gweithiwch wrth eich pwysau gan fwynhau eich gardd.

■ Dewiswch weithgareddau sy'n seiliedig ar eich sgiliau a'ch galluoedd. Mae hau hadau planhigion unflwydd yn hawdd ac yn rhoi boddhad mewn amser byr.

■ Efallai y byddwch yn mwynhau taith i'r ganolfan arddio neu'r feithrinfa blanhigion leol neu'n ymuno â grŵp garddio lleol.

■ Os yw symud o gwmpas yn her, porwch drwy lyfrau garddio neu gwyliwch eich hoff raglenni garddio.

▶ Gall tasgau yn yr ardd fod yn hamddenol yn ogystal â chynhyrchiol, ac mae rhannu tasgau yn gyfle i fod yn gymdeithasol.

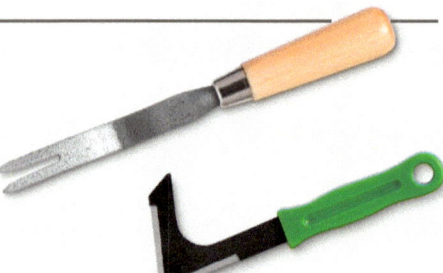

▲ Gofal piau hi wrth ddefnyddio offer miniog fel codwyr chwyn neu hof finiog.

SUT MAE'N HELPU

Yn ogystal â manteision corfforol cael gwell cryfder, symudedd a ffitrwydd cyffredinol, mae garddio'n dda i'ch iechyd meddwl hefyd.

• Mae'r gweithgaredd yn rhoi ymdeimlad o bwrpas a chyflawniad i chi, sy'n gwella hwyliau a lles.

• Mae garddio'n defnyddio'ch sgiliau gwybyddol i gynllunio, dilyn camau mewn trefn, canolbwyntio, datrys problemau, a chofio.

• Mae bod yn yr ardd ym mhob tywydd a thymor yn helpu gyda'ch ymdeimlad o amser.

• Gall ysgogi'r holl synhwyrau yn yr awyr agored leihau gorbryder a chynnwrf.

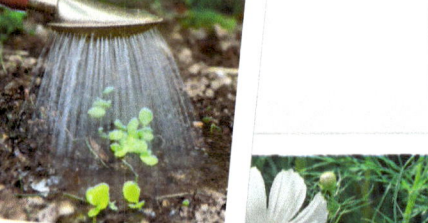

Dyfrio

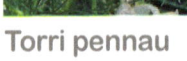

Torri pennau

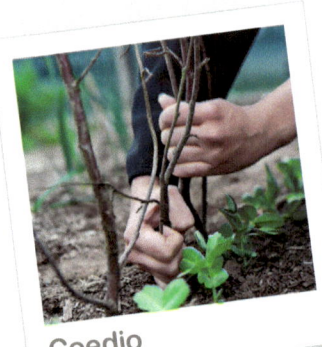

Coedio

P'un sydd orau gennych chi - gerddi ffurfiol neu erddi bwthyn?

•

Disgrifiwch eich hoff flodyn

•

Fyddai'n well gennych chi dyfu llysiau neu flodau?

SIARADWCH AM...

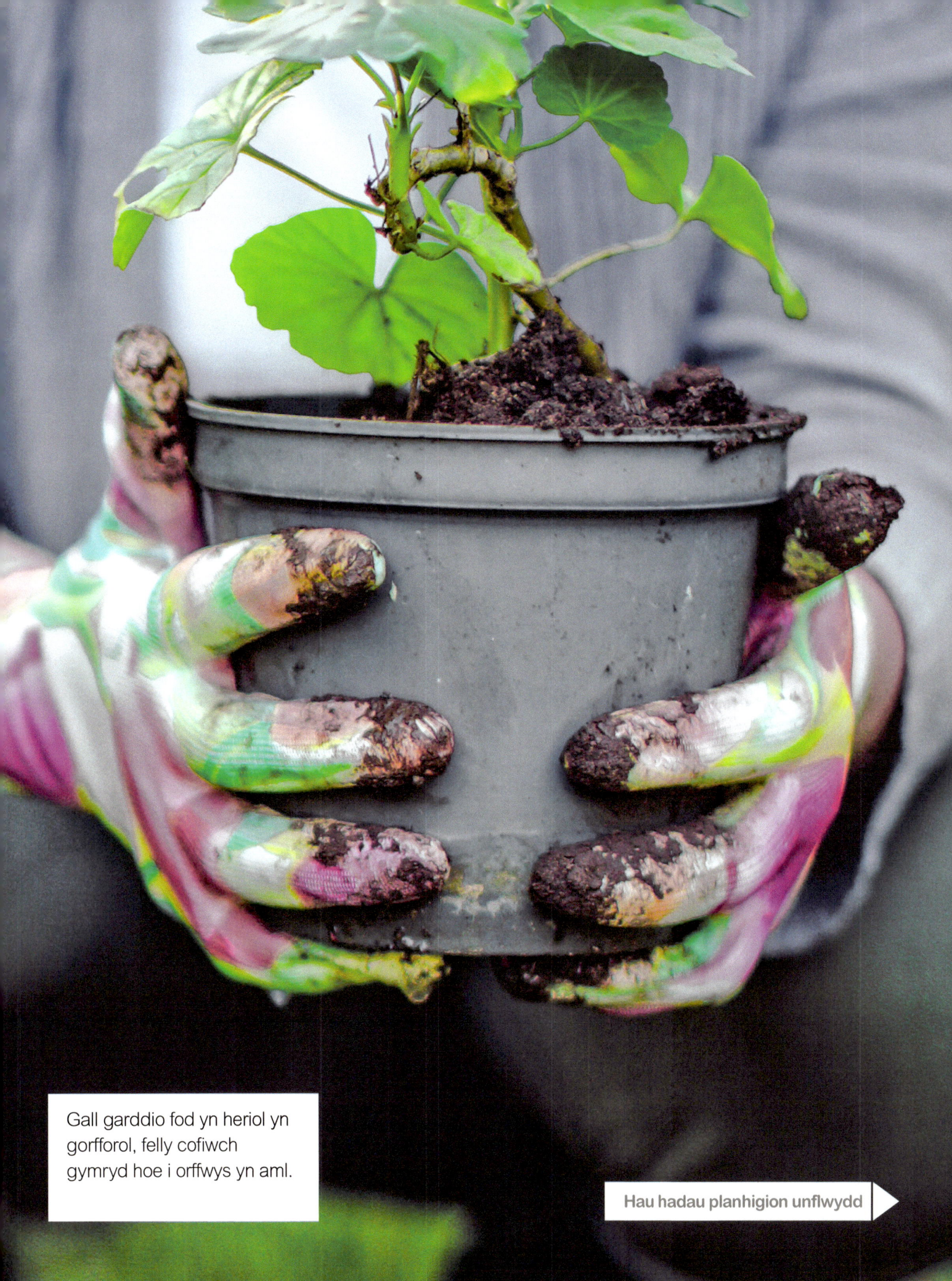

Gall garddio fod yn heriol yn gorfforol, felly cofiwch gymryd hoe i orffwys yn aml.

Hau hadau planhigion unflwydd →

Hau hadau planhigion unflwydd

Mae planhigion unflwydd yn blodeuo'n gynharach os ydych chi'n hau hadau dan do yn gynnar yn y gwanwyn. Cadwch y potiau mewn tŷ gwydr, ffrâm oer, blwch lluosogi, neu ar sìl ffenest i egino'r hadau. Yna mae angen i'r eginblanhigion gynefino â bod yn yr awyr agored felly bydd angen i chi eu rhoi y tu allan am ychydig oriau bob dydd.

BYDD ANGEN
- potiau 9cm (3½ modfedd)
- Trywel (dewisol)
- Compost hadau
- Can dŵr â thyllau mân
- Pecynnau o hadau unflwydd
- Labeli
- Perlit (os oes ei angen)
- Pen gwrth-ddŵr
- Blwch lluosogi (dewisol)

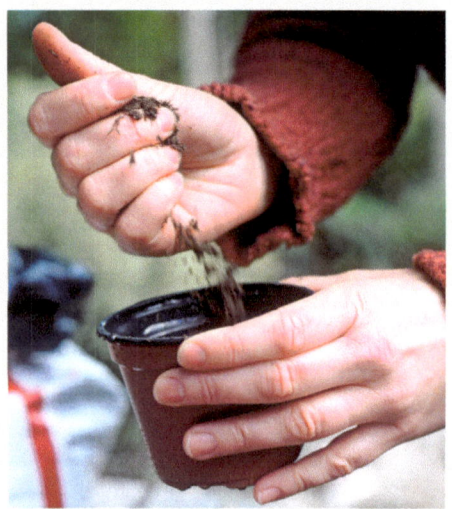

1 Llenwch bob pot gyda chompost, gan adael bwlch o 2.5cm (1 fodfedd) o dan y rhimyn. Gwnewch yr wyneb yn wastad a phwyswch ar y compost yn ysgafn.

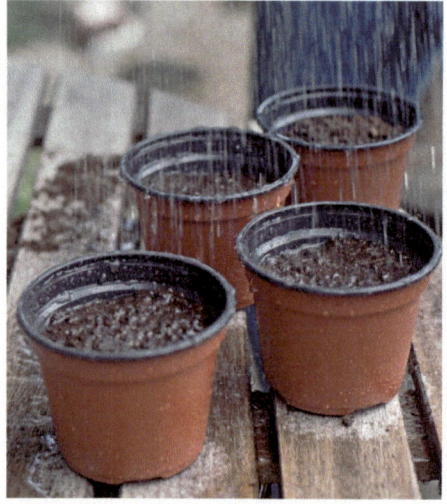

2 Ar ôl i chi lenwi'r potiau, dyfriwch nhw â chan dŵr â thyllau mân – mae'n osgoi tarfu ar y compost.

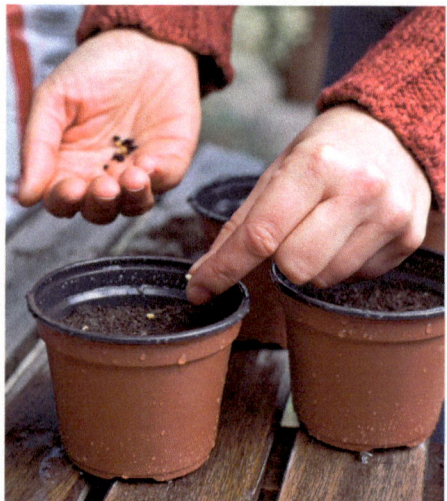

3 Ewch ati i hau'r hadau bychain yn gyfartal dros y compost. Ar gyfer hadau mawr, fel hadau blodyn yr haul, rhowch 1 hedyn ym mhob potyn.

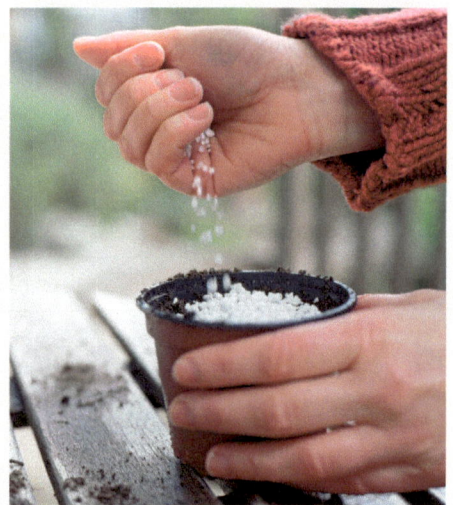

4 Gorchuddiwch yr hadau â haen o gompost neu, os oes angen golau arnyn nhw i egino, rhywfaint o berlit. Darllenwch y pecyn hadau.

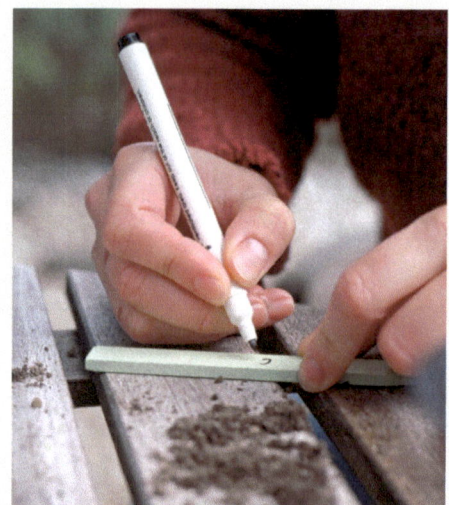

5 Labelwch bob potyn gydag enw'r planhigyn a'r dyddiad. Rhowch nhw mewn lle golau allan o lygad yr haul i egino.

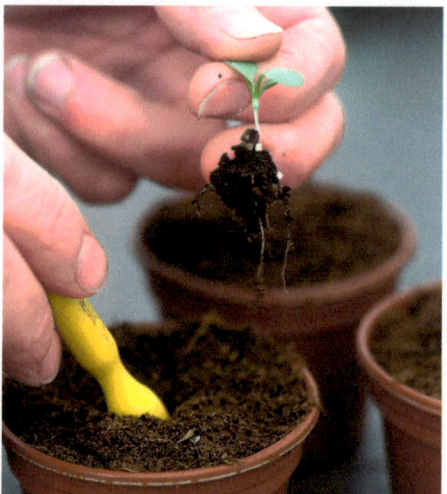

6 Teneuwch yr eginblanhigion i adael yr un cryfaf ym mhob potyn neu eu codi i botiau unigol o gompost ffres.

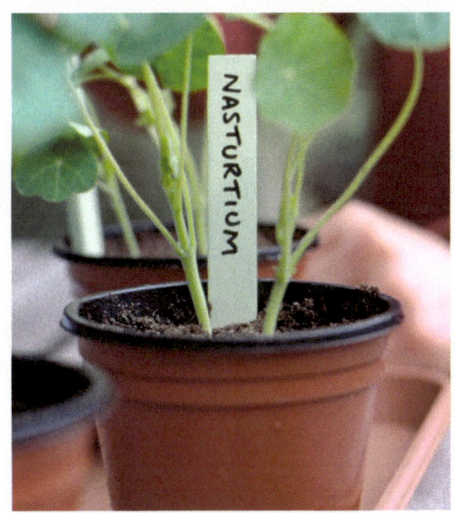

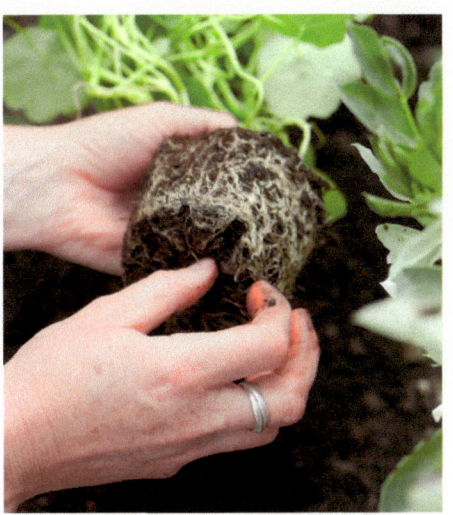

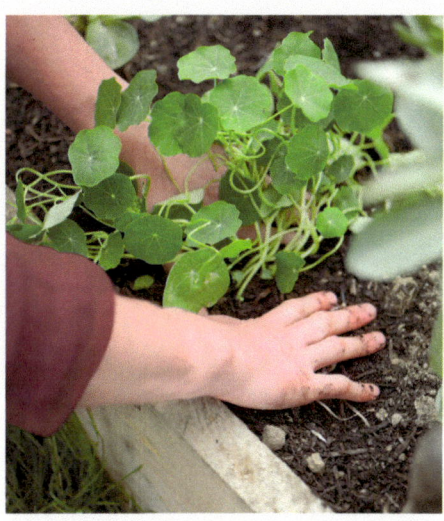

7 Unwaith y bydd gan yr eginblanhigion 2–4 pâr o wir ddail, symudwch y potiau i'r awyr agored bob dydd am bythefnos i'w caledu.

8 Gadewch i'r planhigion dyfu mewn potiau nes y byddan nhw'n ddigon mawr i'w plannu allan. Ewch ati i daro pob un allan o'i botyn gan ryddhau'r gwreiddiau'n ofalus.

9 Rhowch y planhigyn yn y twll plannu, a ddylai fod ychydig yn fwy llydan ac o'r un dyfnder â'r belen wreiddiau. Llenwch y twll a phwyswch ar y compost yn ysgafn.

▼ Bydd llawer o blanhigion unflwydd yn creu tipyn o sioe mewn basgedi crog a chynwysyddion eraill, yn ogystal ag mewn borderi.

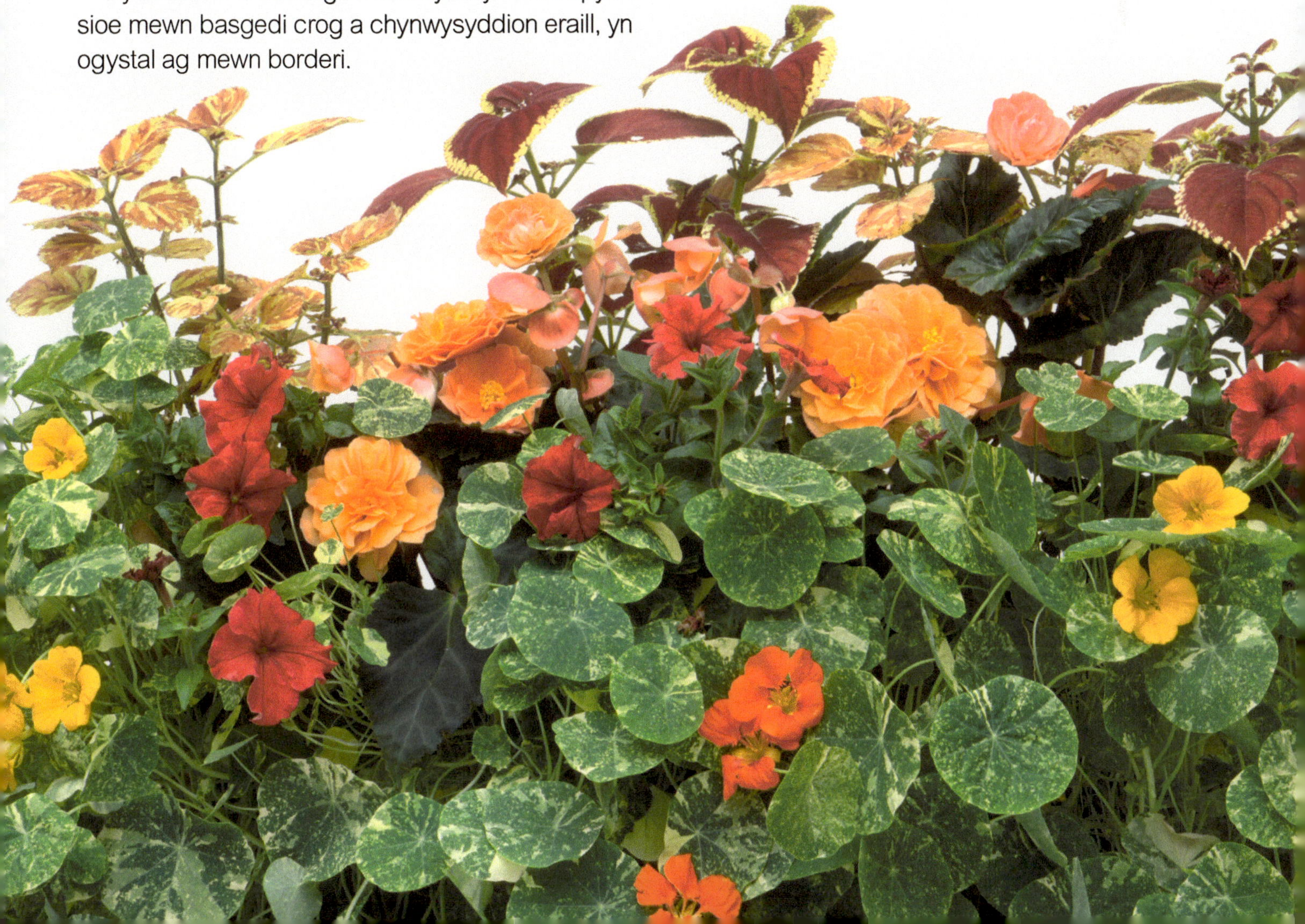

Creu gardd synhwyraidd

Mae'n beth iach ysgogi'ch synhwyrau a gallwch wneud hynny'n hawdd trwy wella unrhyw ofod yn yr awyr agored, boed fawr neu fach, gan ddefnyddio gwrthrychau synhwyraidd.

Sut mae mynd ati

Ewch ati i wneud cymaint ag y mae eich gofod, eich cyllideb a'ch sgiliau garddio yn ei ganiatáu. Meddyliwch sut gallwch chi addasu'r syniadau sydd yma.

■ Defnyddiwch weadau cyferbyniol pren, carreg, rhisgl yn y llwybrau, ffensys neu drelis, seddi a chynwysyddion, ac addurniadau.

■ Mae pistyll neu raeadrau sy'n caniatáu i ddŵr redeg yn ddiogel trwy eich bysedd yn ysgogiad da i'ch synhwyrau gweld, clywed a theimlo.

■ Am ysgogiad gweledol ychwanegol, beth am hongian hen CDs ar ganghennau?

■ Mae llwybr gardd cylchol yn ddelfrydol. Ond gwnewch yn siŵr fod y llwybr yn un hawdd ei ddilyn ac o'r un deunydd a lliw.

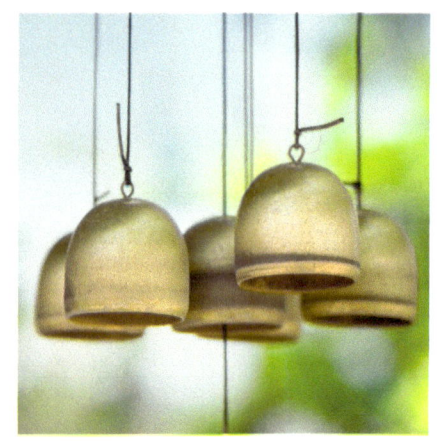

Clychau gwynt

▲ Ychwanegwch nodweddion fel clychau gwynt ar gyfer sain, pistyll ffynnon i'w glywed a'i deimlo, a throellwr gwynt i ddenu'r llygad.

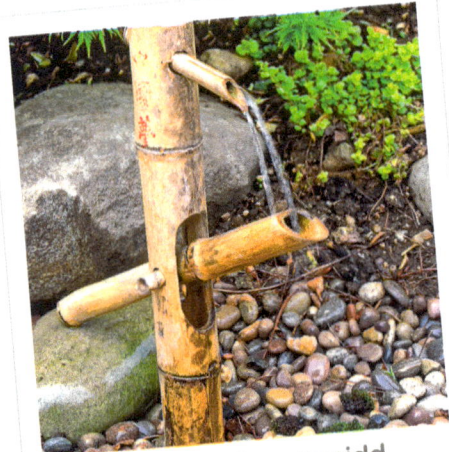

Pistyll bambŵ Japaneaidd

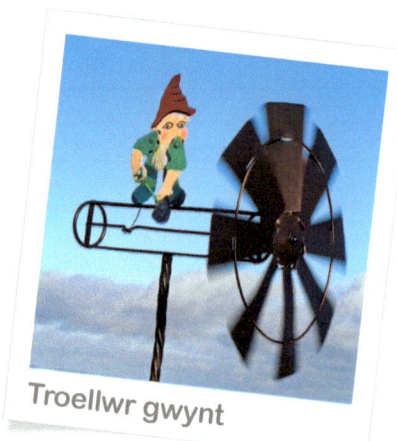

Troellwr gwynt

SUT MAE'N HELPU

Mae gerddi synhwyraidd yn eich annog i fentro i'r awyr agored a bod yn ymwybodol o'ch amgylchedd.

• Gall ysgogi'r synhwyrau sbarduno atgofion emosiynol ac annog pobl i gofio.

• Bydd cynllunio a chreu gardd synhwyraidd yn defnyddio sgiliau gwybyddol fel rhesymu, cynllunio, datrys problemau, y gallu i ragweld ac ymwybyddiaeth ofodol.

• Bydd gerddi synhwyraidd yn eich annog i ymlacio, maen nhw'n hyrwyddo ymwybyddiaeth ofalgar a gallan nhw leddfu aflonyddwch a chynnwrf.

• Byddant hefyd yn lleddfu straen ac yn lleihau pwysedd gwaed, a bydd eich iechyd corfforol yn elwa.

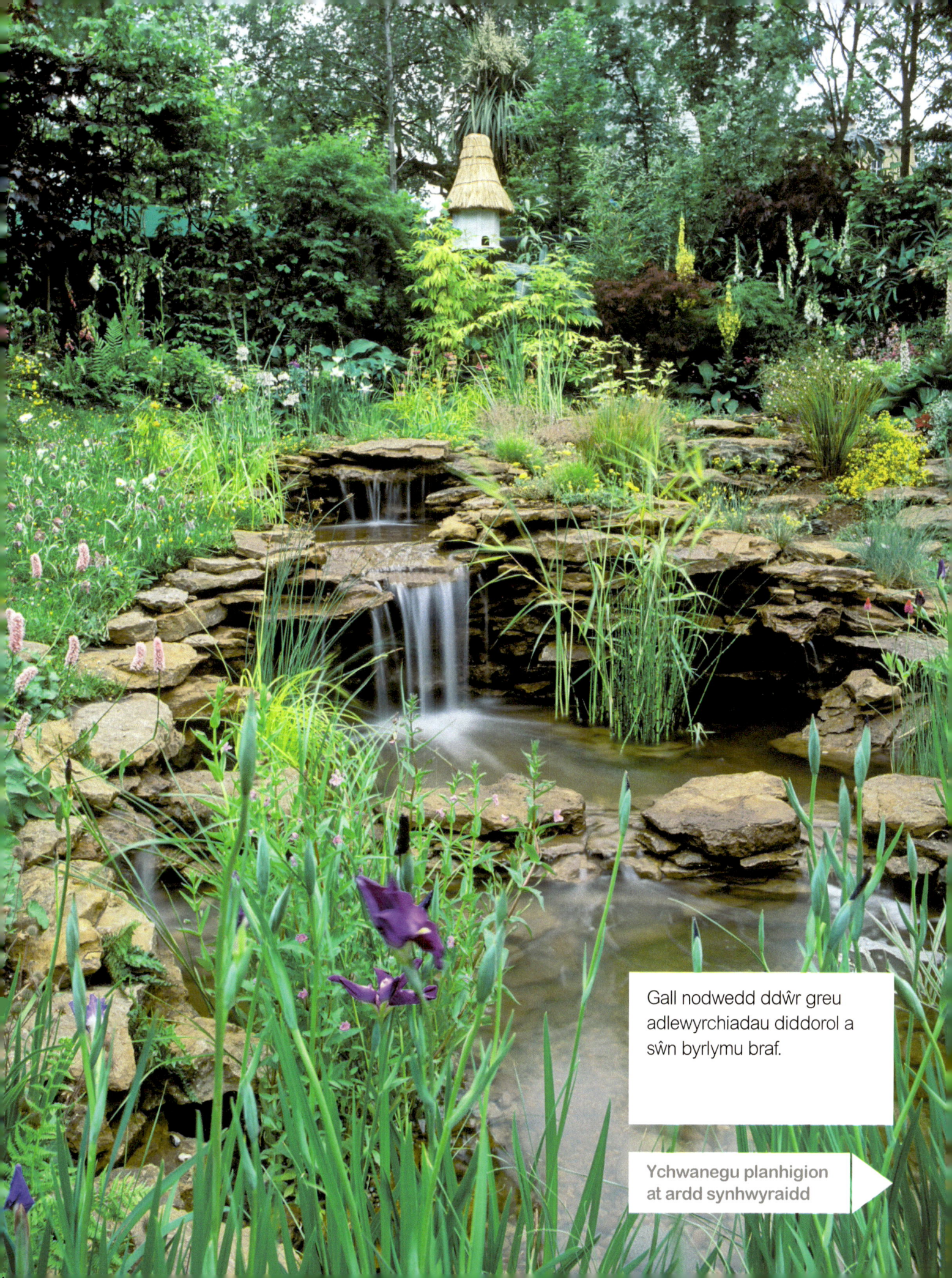

Gall nodwedd ddŵr greu adlewyrchiadau diddorol a sŵn byrlymu braf.

Ychwanegu planhigion at ardd synhwyraidd

Ychwanegu planhigion at ardd synhwyraidd

Gallwch gyfoethogi profiad synhwyraidd eich gardd trwy ddewis planhigion sy'n ysgogi pob un o'r pum synnwyr.

Sut mae mynd ati

Mae ambell blanhigyn addas wedi'i restru yn y blwch syniadau plannu isod, ond mae'r dewis yn ddi-ben-draw.

■ Gosodwch blanhigion sy'n teimlo'n feddal agosaf at weadau cyferbyniol eraill, fel cerrig llyfn.

■ Chwiliwch am syniadau mewn llyfrau neu ar-lein (neu siaradwch â ffrind) i ddod o hyd i blanhigion rydych chi'n eu hoffi ac sy'n hawdd eu tyfu.

■ Gall ymweld â meithrinfa blanhigion neu ardd gyhoeddus ei gwneud hi'n haws dewis y planhigion gorau.

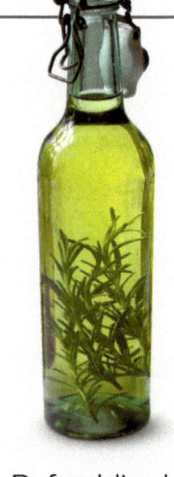

▲ Defnyddiwch berlysiau o'r ardd i roi blas i olew olewydd neu i ddwysáu blasau wrth i chi goginio.

GOLWG GRYNO

✓ Egnïol neu ar eich eistedd

✓ 1 person neu fwy

✓ Cynhyrchiol

✓ Dim terfyn amser

✓ Anhawster amrywiol

! Byddwch yn wyliadwrus o beryglon baglu a diogelwch wrth drin offer a chemegion

! Cofiwch osgoi cyffwrdd â phlanhigion gwenwynig a phigog

SUT MAE'N HELPU

Gall gweld, teimlo, arogli a blasu'r planhigion o'ch cwmpas ysgogi atgofion a sgyrsiau.

• Bydd mwynhau planhigion synhwyraidd gydag aelod o'r teulu neu ffrind yn helpu eich sgiliau rhyngweithio cymdeithasol.

• Bydd dewis eich planhigion eich hun yn helpu i gynnal eich ymdeimlad o hunan-werth, gwerth a hunan-barch.

SYNIADAU WRTH BLANNU

• Gweld: clychau cwrel (heucheras), melyn yr ŷd, palmwydd, rhiwbob
• Clywed: crydwellt mawr, india-corn
• Teimlo: pabïau Califfornia, clust yr oen, saets arian
• Arogli: planhigyn cyri, jasmin, lilis, rhosmari, rhosod
• Blasu: basil, cennin syfi, mintys, mafon, tomatos

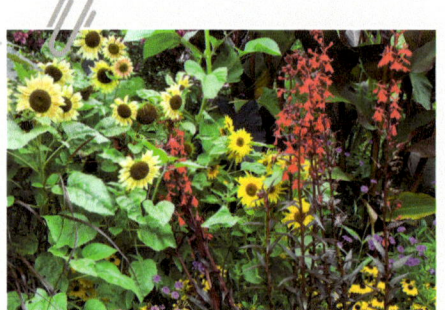

Gweld
Defnyddiwch blanhigion o bob lliw a llun, blodau lliwgar, a dail o feintiau a siapiau cyferbyniol.

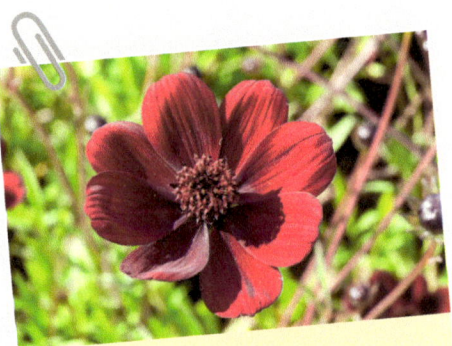

Arogli
Mae gan rai planhigion ddail neu flodau persawrus, fel y cosmos siocled hwn: plannwch wrth ymyl sedd, llwybr neu bergola.

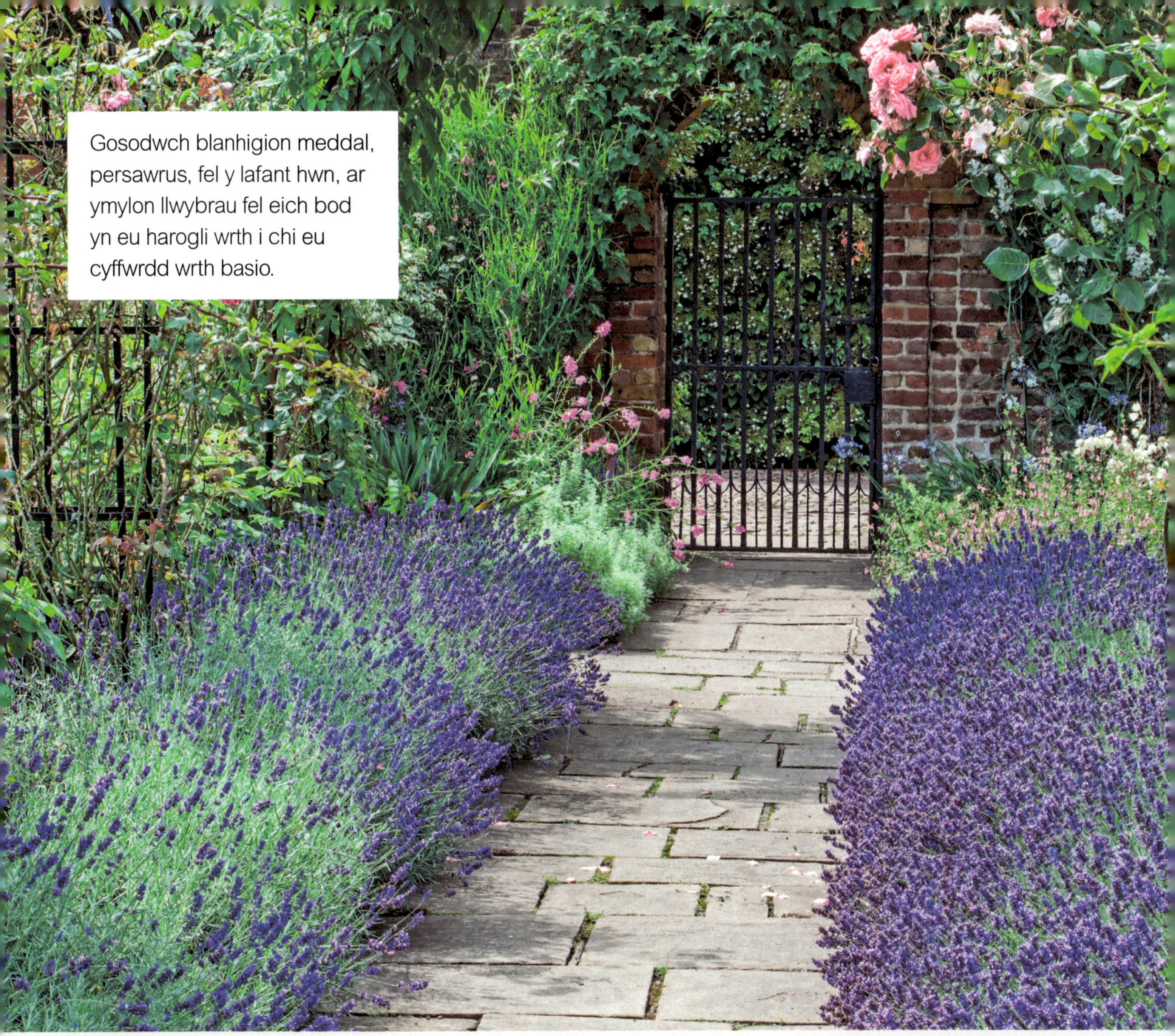

Gosodwch blanhigion meddal, persawrus, fel y lafant hwn, ar ymylon llwybrau fel eich bod yn eu harogli wrth i chi eu cyffwrdd wrth basio.

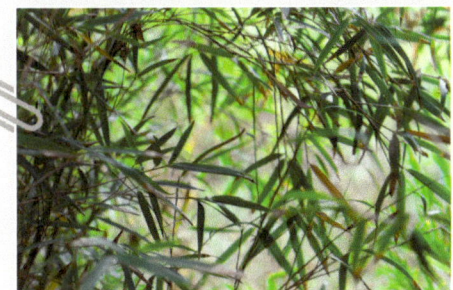

Clywed
Mae gan blanhigion bambŵ a glaswellt lluosflwydd ddail papurog sy'n sisial yn yr awel.

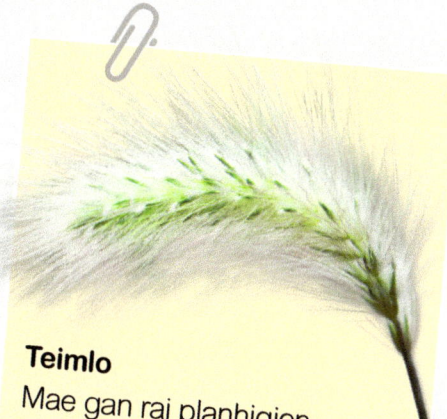

Teimlo
Mae gan rai planhigion betalau sidanaidd neu ddail melfedaidd, ac mae gan rai glaswellt bennau blodau meddal.

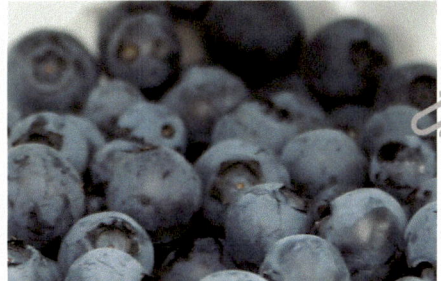

Blasu
Mae yna ddewis eang o blanhigion bwytadwy i'w mwynhau: rhowch gynnig ar berlysiau neu ffrwythau meddal fel llus.

Plannu cynhwysydd

Mae'n hawdd plannu mewn cynwysyddion a'u cynnal, a bydd gwylio'r planhigion yn tyfu yn rhoi ymdeimlad gwych o gyflawni rhywbeth i chi.

Gwneud y dasg yn haws

Casglwch bopeth sydd ei angen arnoch ymlaen llaw: planhigion, compost ac offer. Dewiswch gynhwysydd gwrth-rew gyda digon o dyllau draenio.

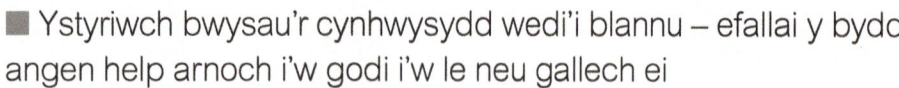

■ Gweithiwch ar uchder eich canol fel nad oes rhaid i chi blygu nac ymestyn rhyw lawer. Gallech weithio'n eistedd wrth fwrdd os yw'n well gennych chi.

▲ Gall offer garddio gyda handlenni da, cadarn neu hir fod yn fwy cyfforddus i'w defnyddio.

■ Ystyriwch bwysau'r cynhwysydd wedi'i blannu – efallai y bydd angen help arnoch i'w godi i'w le neu gallech ei blannu yn y man lle'r ydych chi'n bwriadu iddo fod.

■ Os nad yw eich canfyddiad gweledol yn dda, dewiswch gynhwysydd a phlanhigion sy'n llachar a chyferbyniol eu lliw, i'ch helpu i wahaniaethu rhwng siapiau.

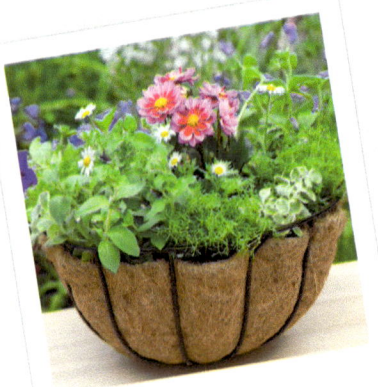

Basged grog

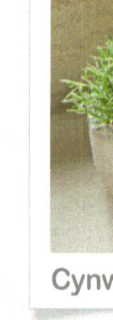

Hoff fath o gynhwysydd

•

Tyfu blodau neu dyfu llysiau?

•

Planhigion da i'w tyfu mewn bocsys ffenest

SIARADWCH AM…

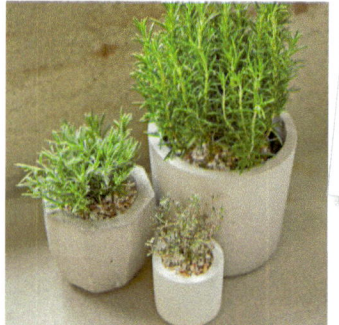

Cynwysyddion Patio

GOLWG GRYNO

✓ Egnïol

✓ 1 neu 2 o bobl

✓ Cynhyrchiol/hamdden

✓ 60 – 90 munud

✓ Yn gymharol hawdd

! Cymerwch ofal wrth drin offer a chynwysyddion trwm

SUT MAE'N HELPU

Bydd plannu cynhwysydd gyda ffrindiau neu deulu yn gyfle iddo fod yn weithgaredd cymdeithasol, ac yn gyfle i ddal i fyny a hel atgofion.

• Bydd cynnwys elfennau synhwyraidd fel teimlo'r compost, arogli'r planhigion, ac edrych ar y blodau, yn gallu ysgogi'r cof cyfnodol ac yn llonyddu rhywun.

• Bydd yn arfer amrywiaeth o sgiliau gwybyddol, wrth gynllunio a threfnu'r planhigion, datrys problemau a chanolbwyntio, yn ogystal â chychwyn, dilyn camau mewn trefn, a chwblhau tasg.

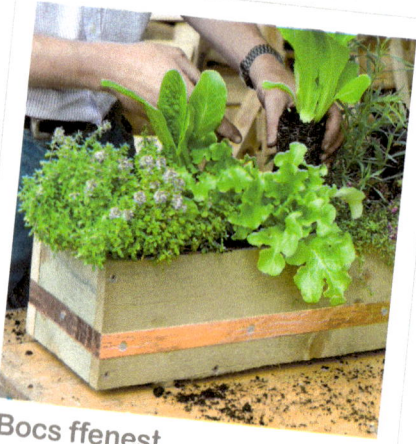

Bocs ffenest

◄ Yn ogystal â bocsys ffenest, plannwch gynwysyddion i'r balconi, y patio, neu i amlygu llwybrau trwy'r ardd.

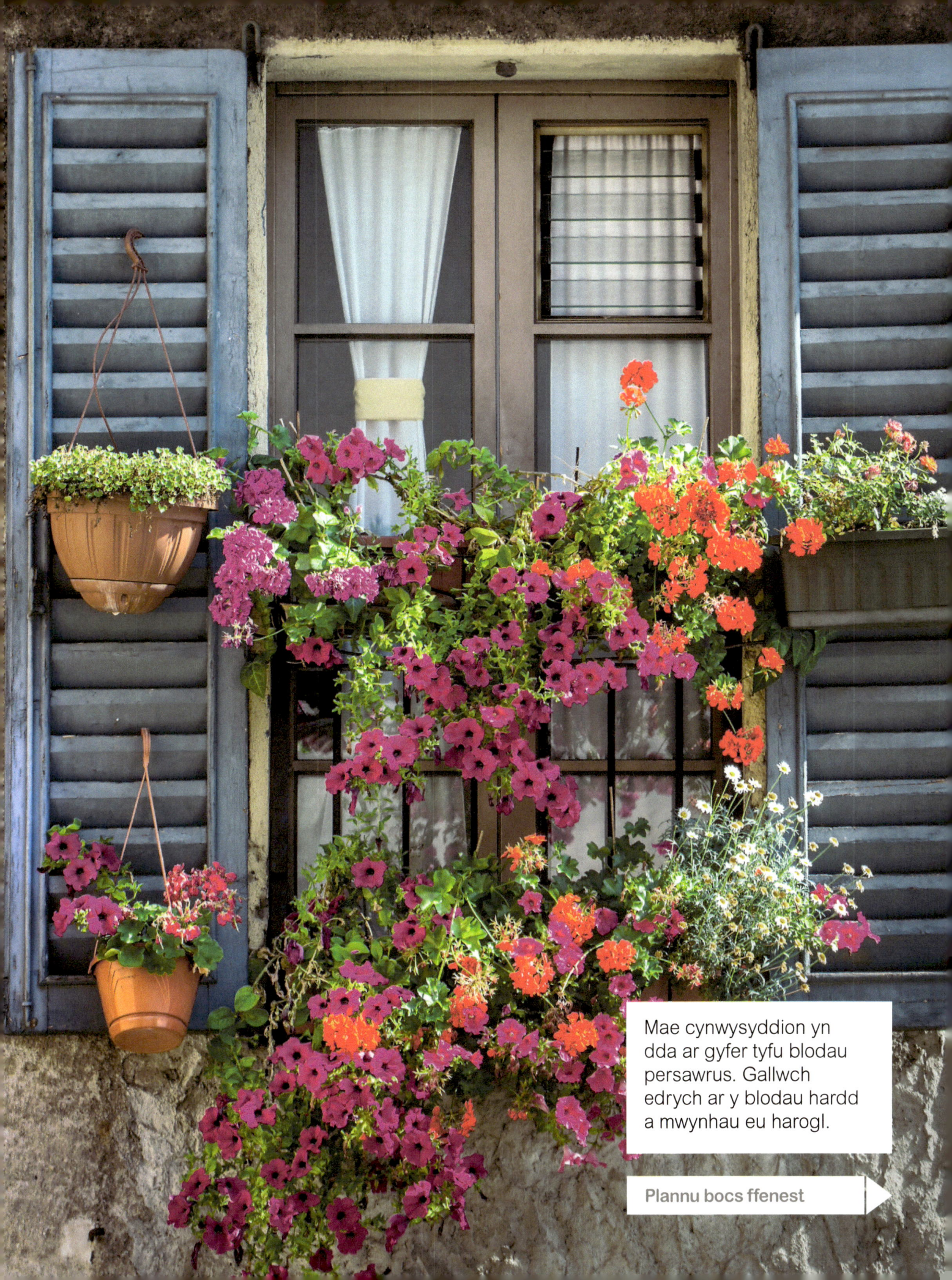

Mae cynwysyddion yn dda ar gyfer tyfu blodau persawrus. Gallwch edrych ar y blodau hardd a mwynhau eu harogl.

Plannu bocs ffenest

Plannu bocs ffenest

Bydd dail a blodau hardd y planhigion sydd yn y bocs ffenest hwn yn arogli'n hyfryd, a bydd modd i chi gasglu perlysiau blasus o'r haf hyd at ddechrau'r hydref. Gallech ddefnyddio planhigion gwahanol, chi piau'r dewis. Os ydych chi'n gyfforddus yn gwneud gwaith coed, gallech hefyd wneud eich bocs ffenest eich hun (gweler tudalennau 176–179).

BYDD ANGEN

- Gwrtaith cyffredinol pob pwrpas
- Compost amlbwrpas
- Darnau o bolystyren neu lestri pridd
- Trywel
- Bocs ffenest, tua 45 x 20 x 20cm (18 x 8 x 8 modfedd)
- 2 blanhigyn mynawyd y bugail (*geranium*) â dail persawrus, fel "Orange Fizz" ac "Attar of Roses"
- 1 dafolen waedlyd (*Rumex sanguineus*)
- 1 teim Breckland (*Thymus serpyllum*)
- 1 penrhudd (*Origanum vulgare* "Country Cream")
- 1 basil Thai (*Ocimum basilicum* amrywogaeth *thyrsiflorum*)
- Can dŵr

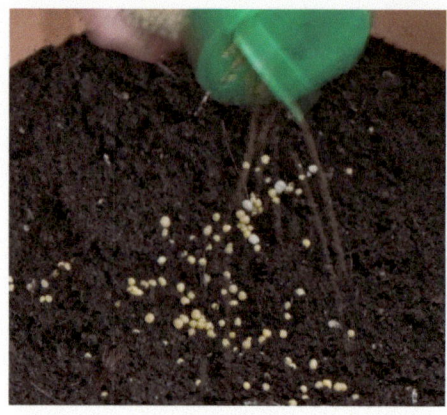

1 Cymysgwch ychydig o wrtaith yn y compost (gan ddilyn y gyfradd a argymhellir gan y gwneuthurwr).

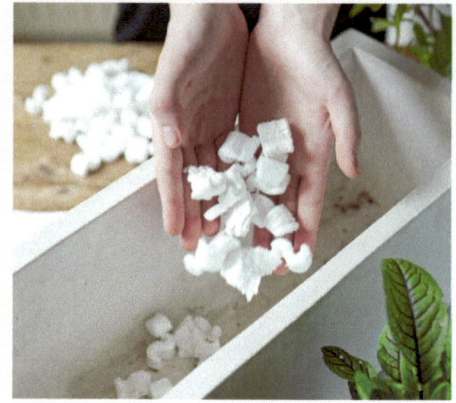

2 Er mwyn atal y tyllau rhag llenwi gyda chompost, rhowch haen denau o ddarnau o lestri pridd neu bolystyren yng ngwaelod y bocs.

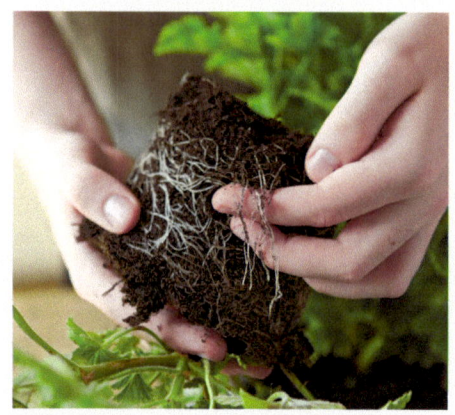

6 Tynnwch y planhigyn o'i botyn. Rhyddhewch y gwreiddiau'n ofalus a'u hannog i dyfu allan.

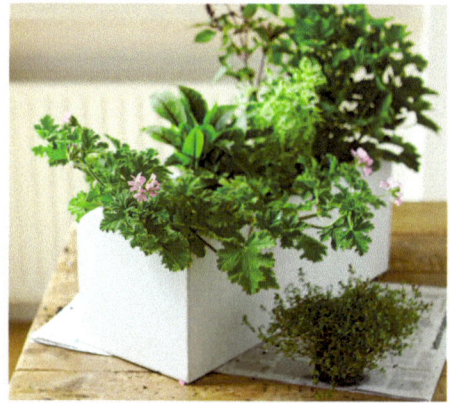

7 Rhowch y planhigyn yn ôl yn y compost ac ychwanegwch fwy o blanhigion, gan ofalu bod pob un wedi'i osod 2.5cm (1 modfedd) o dan y rhimyn.

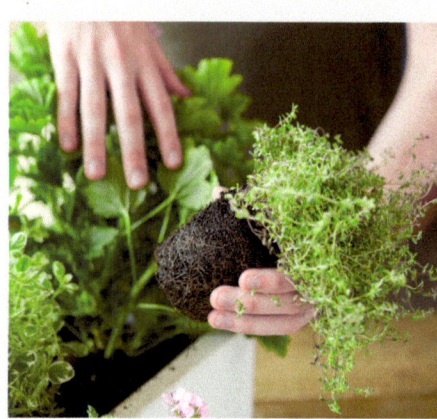

9 Rhowch y planhigion isel, ymlusgol, fel y teim, yn y blaen, fel na fyddan nhw'n cael eu cysgodi.

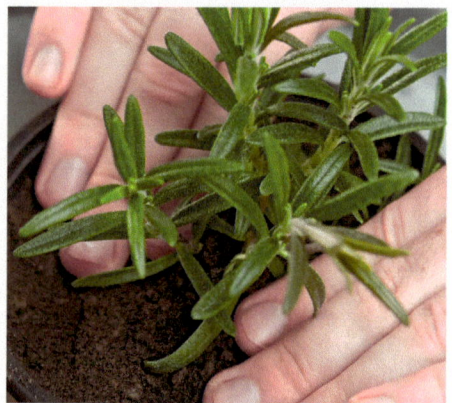

10 Pan fydd y bocs ffenest yn llawn, llenwch unrhyw fylchau gyda chompost a phwyswch yn ysgafn o amgylch pob un o'r peli gwreiddiau.

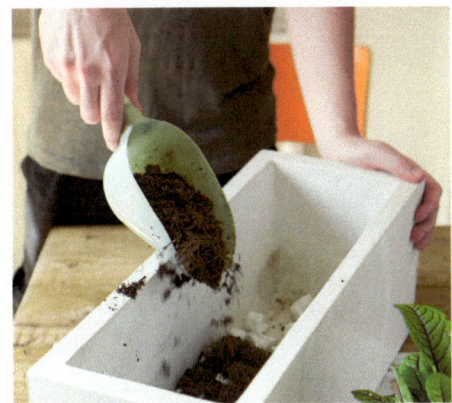

3 Ychwanegwch o leiaf 5cm (2 fodfedd) o gompost fel bod y darnau o bolystyren neu lestri pridd wedi'u gorchuddio'n llwyr.

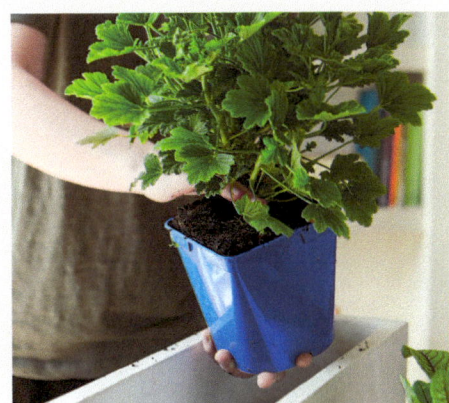

4 Rhowch y planhigyn mwyaf yn ei botyn yn y canol. Gofalwch fod brig y belen wreiddiau yn eistedd tua 2.5cm (1 fodfedd) o dan y rhimyn.

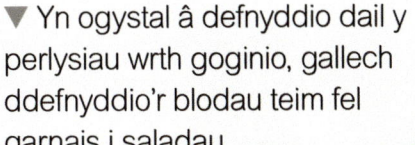

▼ Yn ogystal â defnyddio dail y perlysiau wrth goginio, gallech ddefnyddio'r blodau teim fel garnais i saladau.

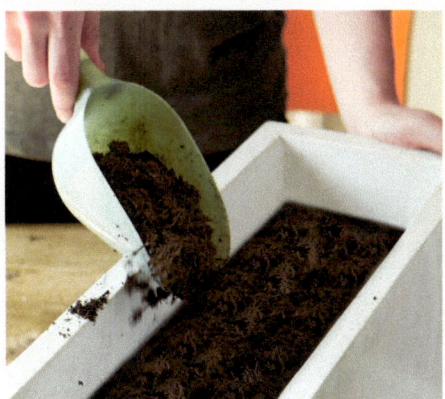

5 Os yw'r potyn yn rhy uchel neu'n rhy isel, tynnwch neu ychwanegwch gompost ac ailosodwch y potyn ar y lefel gywir.

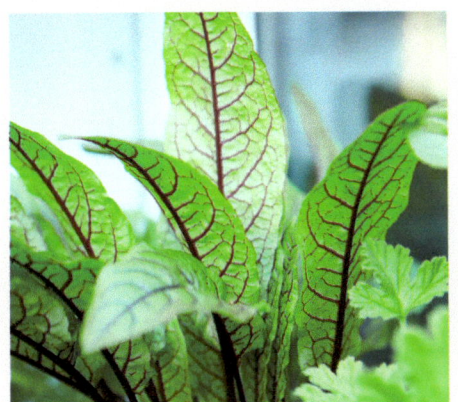

8 Rhowch y planhigion sy'n tyfu'n dalach, fel y dafolen hon, tuag at gefn y bocs ffenest.

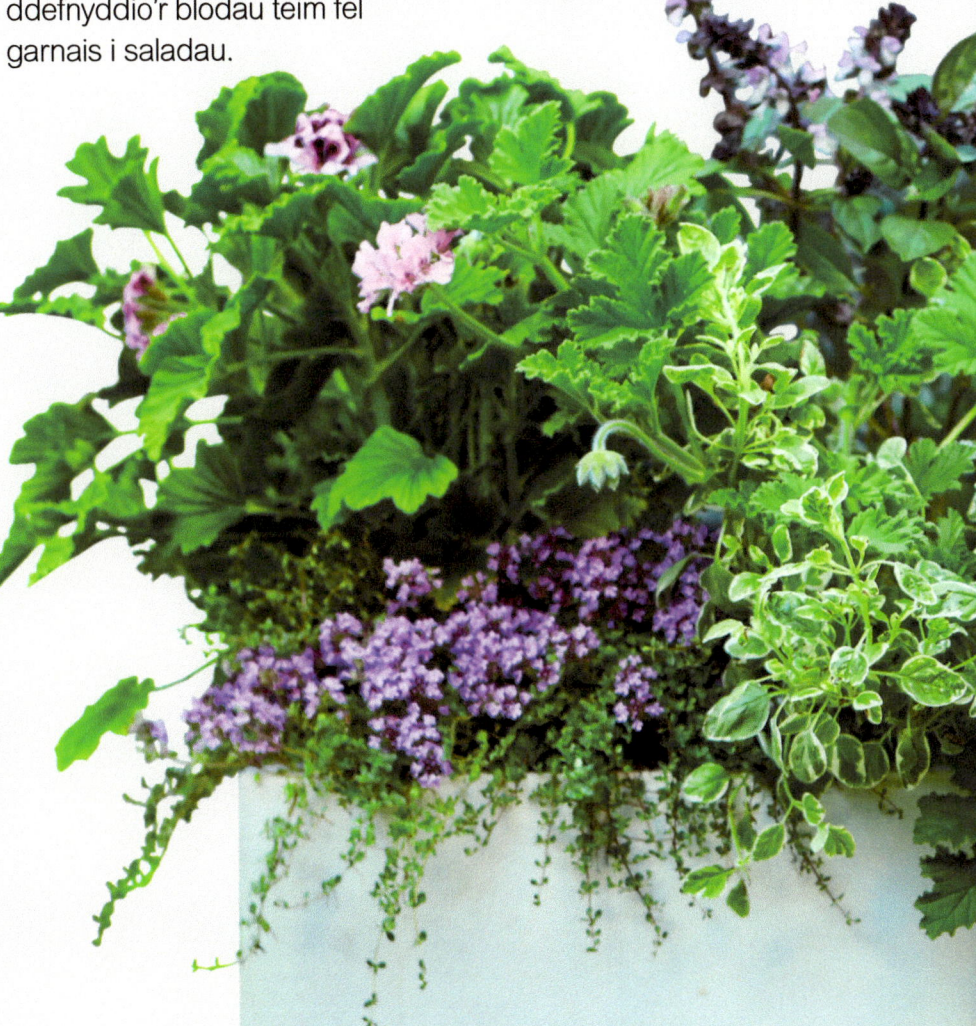

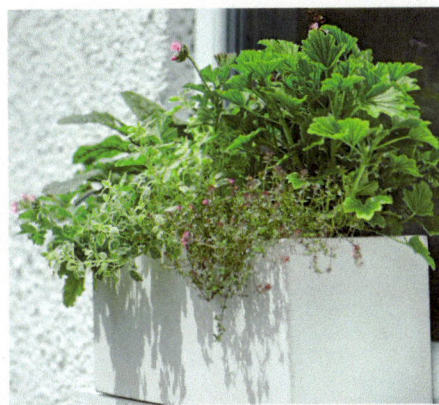

11 Rhowch y bocs ffenest ar sìl ffenest a rhowch ddigon o ddŵr iddo i setlo'r compost. Gofalwch fod y bocs yn ddiogel yn ei le.

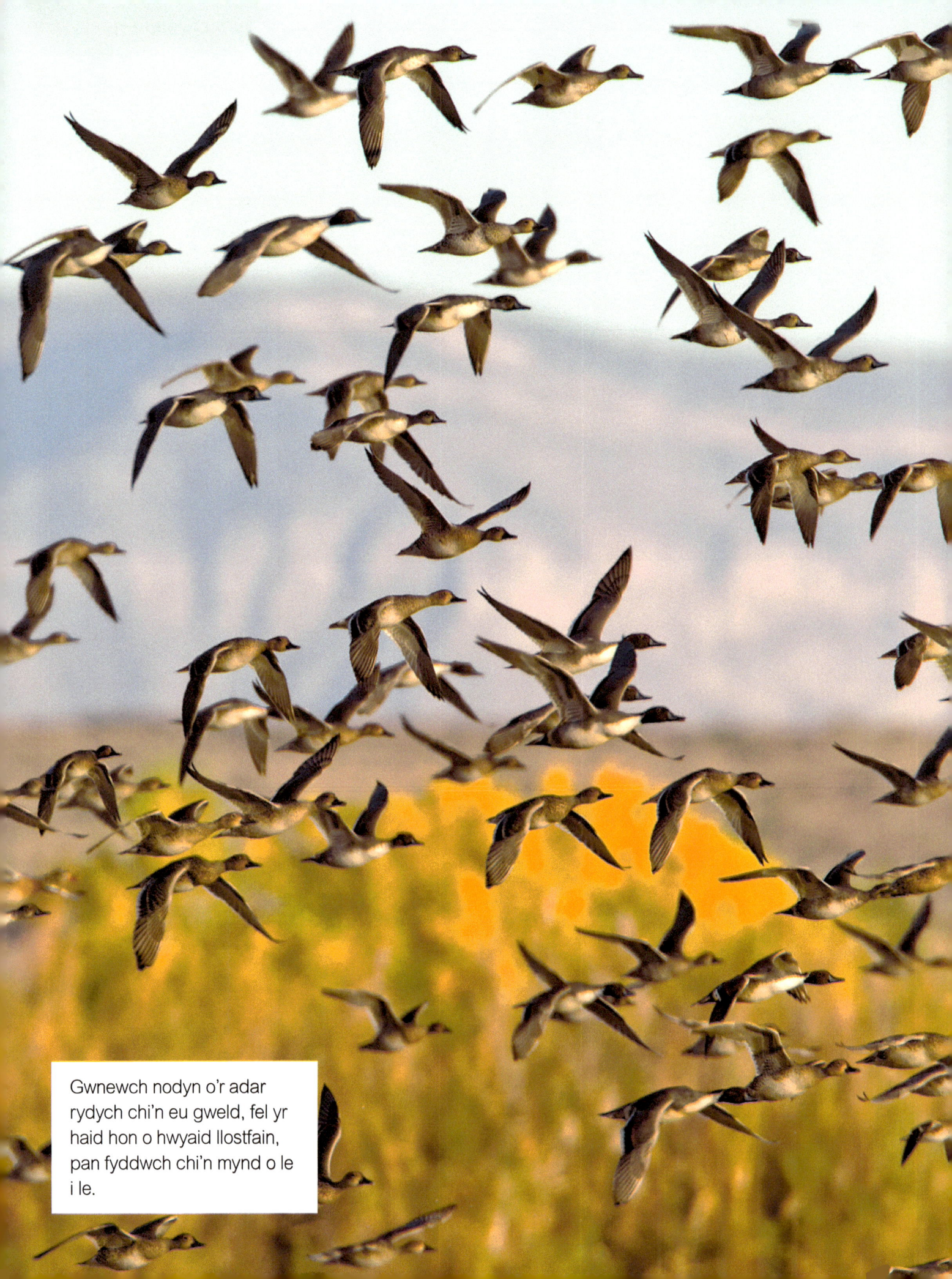

Gwnewch nodyn o'r adar rydych chi'n eu gweld, fel yr haid hon o hwyaid llostfain, pan fyddwch chi'n mynd o le i le.

Gwylio adar

Mae gweld a chlywed adar yn gallu bod yn llawenydd pur. Ewch allan i'w gwylio neu gosodwch eich cadair freichiau wrth y ffenest fel y gallwch eu gweld o gysur eich ystafell fyw.

Sut mae mynd ati

Denwch adar i'ch gardd gyda byrddau a phorthwyr adar, baddonau dŵr, bocsys nythu, a phlanhigion gydag aeron a hadau.

■ Ewch allan i wrando ar gôr y bore bach – gall fod yn brofiad gwefreiddiol. Os nad yw hyn yn ymarferol, prynwch recordiad o adar yn canu.

■ Mewn llyfr nodiadau neu ddyddiadur natur, nodwch unrhyw weithgaredd adar rydych chi'n ei weld.

■ Ymunwch â sefydliad gwylio adar lleol neu genedlaethol fel y gallwch rannu'ch diddordeb gydag eraill sy'n mwynhau gwylio adar hefyd.

■ Ewch ati i chwilota mewn cyfeirlyfrau neu ar y rhyngrwyd i ddarganfod mwy am y rhywogaethau rydych chi wedi'u gweld.

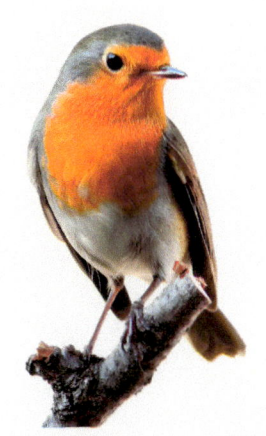

▲ Os ydych chi'n sylwi ar adar sy'n ymwelwyr rheolaidd â'r ardd, gallech gymryd rhan mewn cyfrif lleol neu genedlaethol o niferoedd yr adar yn eich ardal.

GOLWG GRYNO

✓ Ar eich eistedd

✓ 1 person

✓ Hamdden

✓ Dim terfyn amser

✓ Hawdd

SUT MAE'N HELPU

Rydym yn gwybod bod gwrando ar gân adar yn helpu pobl i ymlacio.

• Trwy ysgogi'r synhwyrau, mae gwrando ar gân adar yn llonyddu rhywun.

• Mae cofnodi gweithgarwch adar yn defnyddio sgiliau gwybyddol fel sgiliau meddwl, adnabod a threfnu, yn ogystal â sgiliau galw i gof.

SIARADWCH AM...

Adar sy'n siarad

Ydych chi'n hoffi adar cyffredin neu adar egsotig?

Allwch chi ddynwared cân adar?

Beth yw enw'r cyffredin am "wyliwr adar" yn Saesneg?

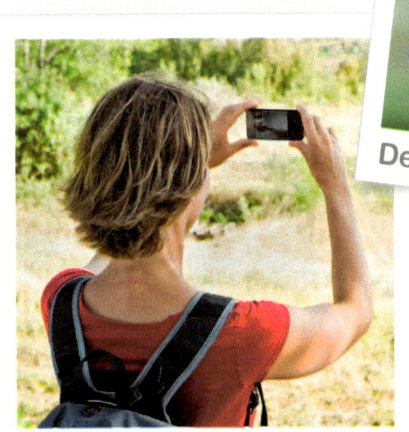
Tynnu lluniau

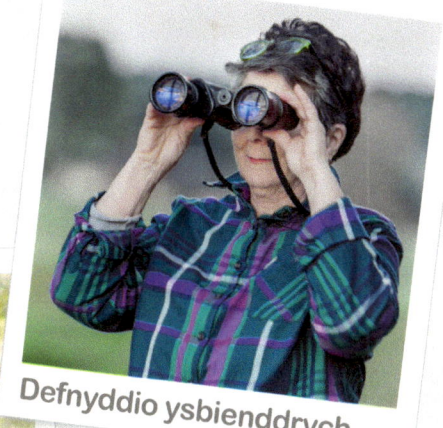
Defnyddio ysbienddrych

◀ Cadwch eich ysbienddrych wrth law, yn ogystal â chamera i'ch helpu i adnabod rhywogaethau anghyfarwydd nes ymlaen.

Bwydo adar

Gallwch ddenu adar drwy roi amrywiaeth o ddanteithion blasus allan yn eich gardd. Gallech hyd yn oed wneud eich bwyd adar eich hun.

Sut mae mynd ati

Sefydlwch drefn ar gyfer gofalu am yr adar sy'n cynnwys bwydo, darparu dŵr ffres a chadw porthwyr yn lân.

■ Beth am ddefnyddio ysgogiadau i'ch atgoffa i fwydo'r adar: gwnewch gerdyn procio'r cof (gweler tudalennau 204–207) neu rhowch nodyn atgoffa ar eich ffôn symudol.

■ Cadwch sbarion bwyd, fel ffrwythau, hen gaws, tatws a reis wedi'i goginio, i'w rhoi ar fwrdd adar.

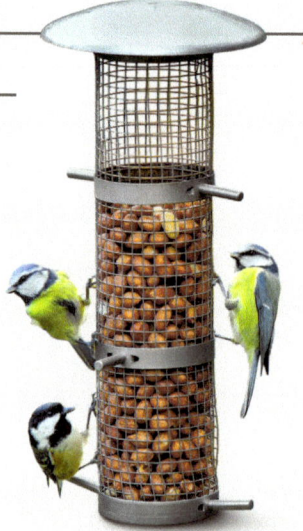

▲ Bydd defnyddio un o'r porthwyr adar parod niferus sydd ar gael yn opsiwn hawdd.

▶ Mae yna bob math o fwyd adar a phorthwyr ar gael: defnyddiwch amrywiaeth i ddenu adar gwahanol.

GOLWG GRYNO

✓ Gweithgaredd ysgafn
✓ 1 person
✓ Cynhyrchiol
✓ 30 munud
✓ Hawdd

! Gall gwneud bwyd adar gynnwys toddi braster a defnyddio cyllyll

SUT MAE'N HELPU

Gall cymryd cyfrifoldeb am y dasg reolaidd o fwydo'r adar wella'ch hunan-werth.

• Mae trefn ddyddiol yn rhoi rhythm naturiol i'r diwrnod, gan eich helpu i beidio â cholli synnwyr o amser.

• Mae gwneud bwyd adar yn arfer amrywiaeth o sgiliau gwybyddol fel cynllunio, trefnu, dilyn camau mewn trefn a chwblhau tasg, a chanolbwyntio.

• Er mwyn gosod ffrwythau a chnau ar gadwyn bwydo adar, rhaid cael sgiliau cydsymud llaw-llygad da a symudiad bysedd manwl.

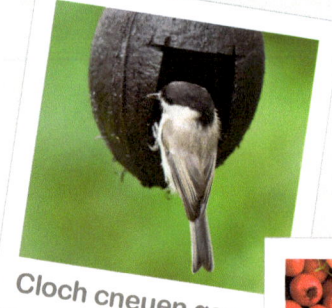

Cloch cneuen goco

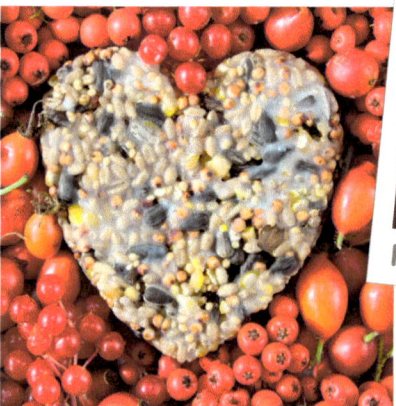

Pelen fraster siâp calon

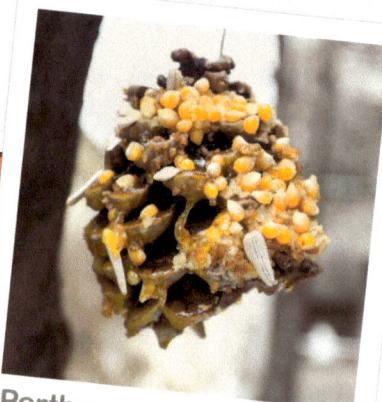

Porthwr moch coed

SIARADWCH AM...

Pa adar ydych chi'n eu gweld yn eich gardd?

•

Colomennod ar sgwariau dinasoedd – ydyn nhw'n brydferth neu'n bla?

•

Wyddech chi bod bara'n ddrwg i hwyaid?

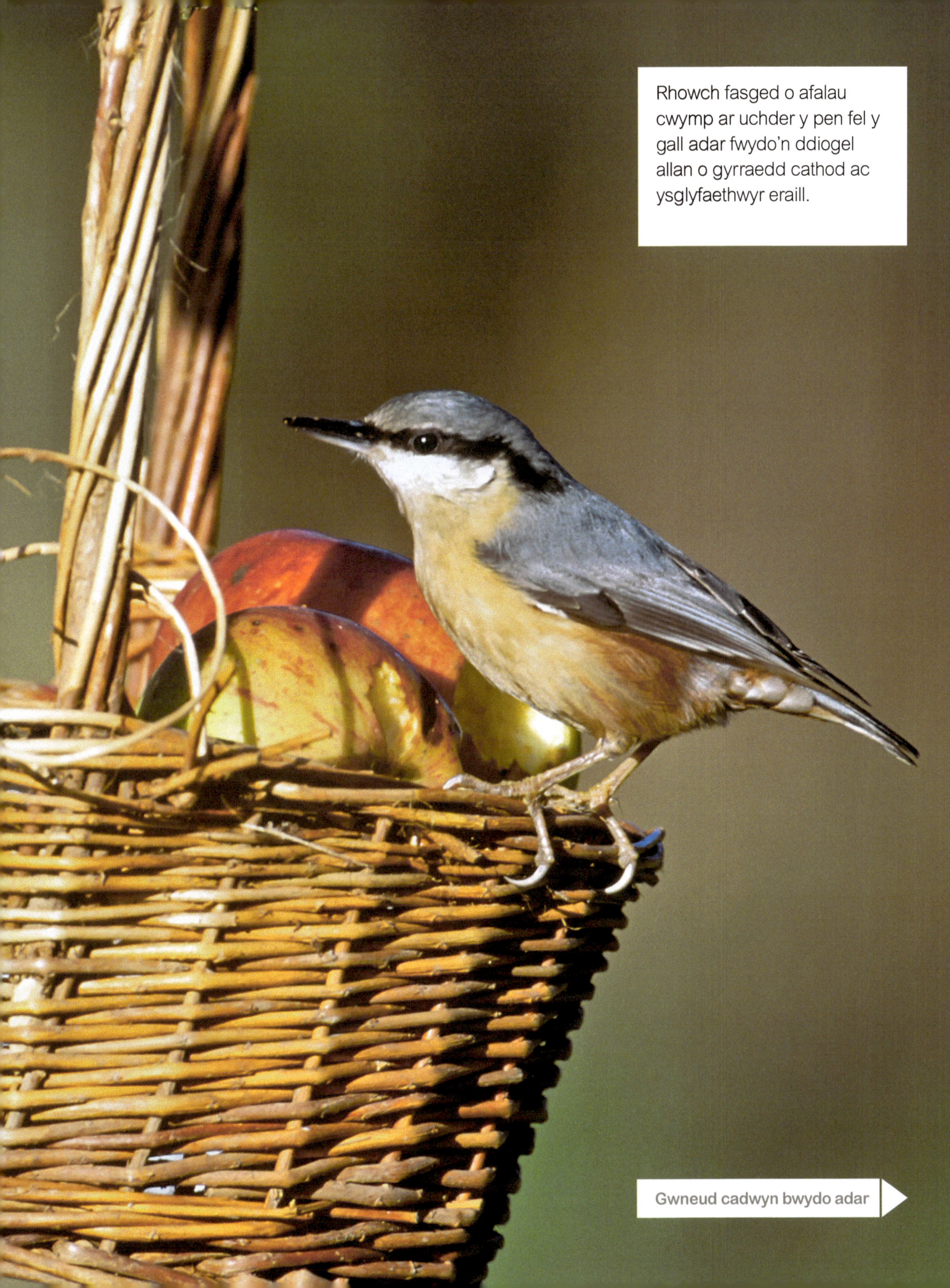

Rhowch fasged o afalau cwymp ar uchder y pen fel y gall adar fwydo'n ddiogel allan o gyrraedd cathod ac ysglyfaethwyr eraill.

Gwneud cadwyn bwydo adar ▷

Gwneud cadwyn bwydo adar

Mae'r gadwyn bwydo adar hon yn hawdd ac yn hwyl i'w gwneud, yn enwedig os ydych chi'n ei pharatoi gyda ffrindiau neu deulu. Casglwch eich cynhwysion ynghyd cyn bwrw iddi. Os nad ydych chi'n siŵr am unrhyw agwedd ar y paratoi, fel sleisio'r afalau, canolbwyntiwch ar y pethau rydych chi'n hyderus yn eu gwneud, a gofynnwch i rywun arall eich helpu.

BYDD ANGEN

- 2 neu 3 mochyn coed mawr
- Cortyn gardd meddal o ffibr naturiol
- Siswrn
- Cyllell fenyn
- Menyn cnau
- Hadau adar gwyllt o ansawdd da (ni ddylai gynnwys pys hollt, ffacbys, na reis sych)
- Cnau mwnci
- Ffrwythau sych
- Nodwydd â llygad fawr
- Afalau
- Teclyn tynnu calon afal
- Cyllell gegin
- Bwrdd torri
- Darn o raffia

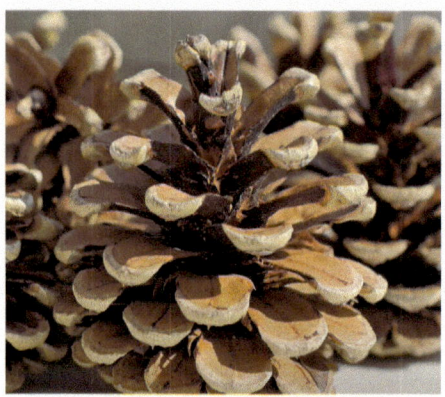

1 Dewiswch foch coed cwbl agored. Clymwch ddarn o gortyn yn sownd i ben pob un.

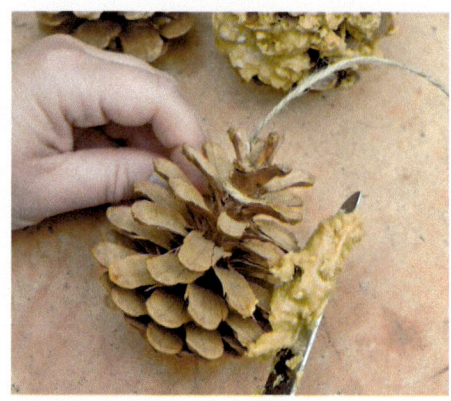

2 Cydiwch yn y gyllell fenyn a'i defnyddio i daenu menyn cnau dros bob mochyn coed, gan ei wthio i bob twll a chornel.

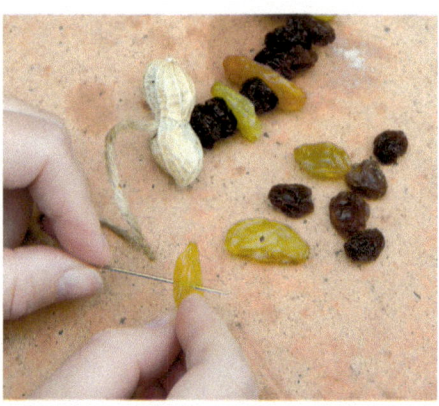

6 Rhowch ddarn o gortyn drwy'r nodwydd a gwnewch gwlwm ar y pen. Defnyddiwch y nodwydd i roi cnau a ffrwythau ar y cortyn.

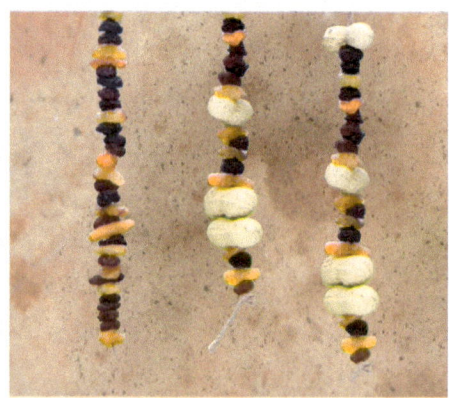

7 Tynnwch y nodwydd oddi ar y cortyn ac ailadroddwch gam 6 i wneud mwy o fwclis bwyd adar.

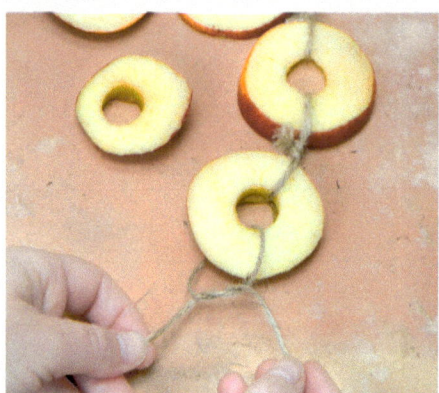

9 Clymwch tua 5 o'r cylchoedd afal gyda'i gilydd gyda dolenni o gortyn i greu mwclis. Gadewch ychydig o gortyn gwag ar un pen.

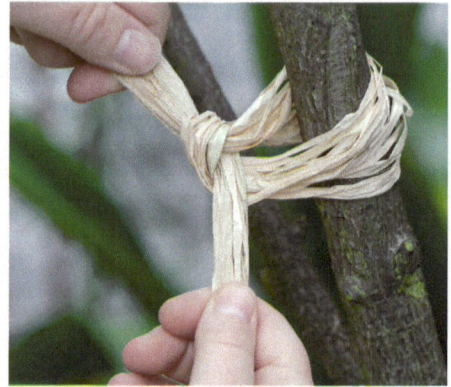

10 Ewch â'r raffia i'r ardd a'i glymu'n ddiogel rhwng 2 gangen gadarn ar lefel y llygaid, gan ei dynnu'n dynn.

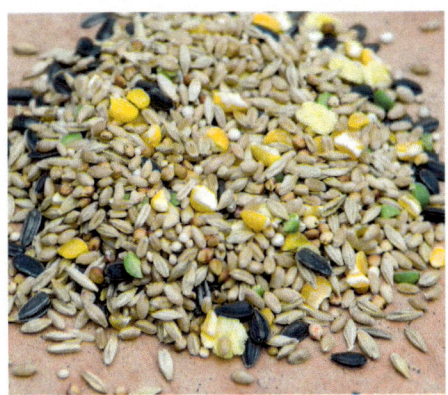

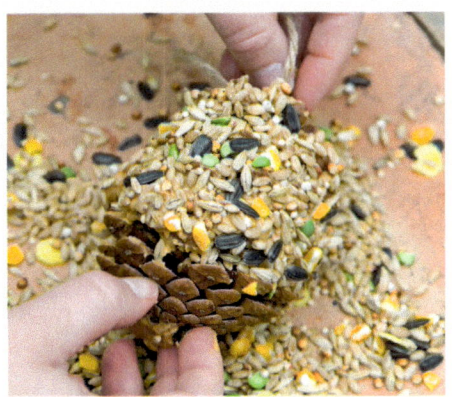

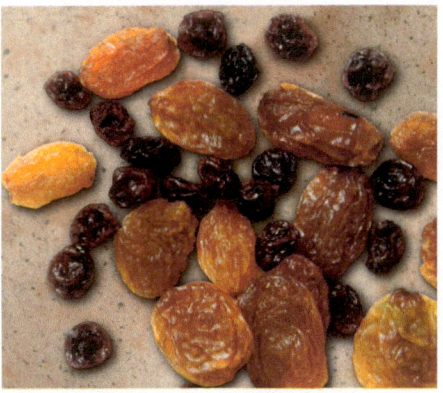

3 Gwasgarwch sawl dyrnaid o'r gymysgedd hadau mewn tomen dros eich man gwaith.

4 Rholiwch y moch coed yn y gymysgedd hadau nes bod y menyn cnau wedi'u gorchuddio'n llwyr. Gwasgwch mwy o hadau arnyn nhw gyda'ch bysedd.

5 Nesaf, mae angen paratoi'r cnau mwnci a'r ffrwythau sych i wneud mwclis y gadwyn bwydo adar. Taflwch unrhyw gnau sydd wedi llwydo.

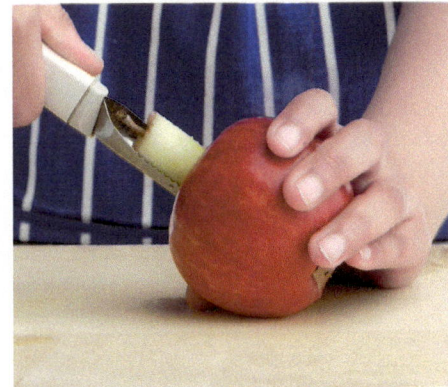

8 Tynnwch galonnau ambell afal. Defnyddiwch gyllell gegin i sleisio'r afalau ar fwrdd torri i wneud cylchoedd afal.

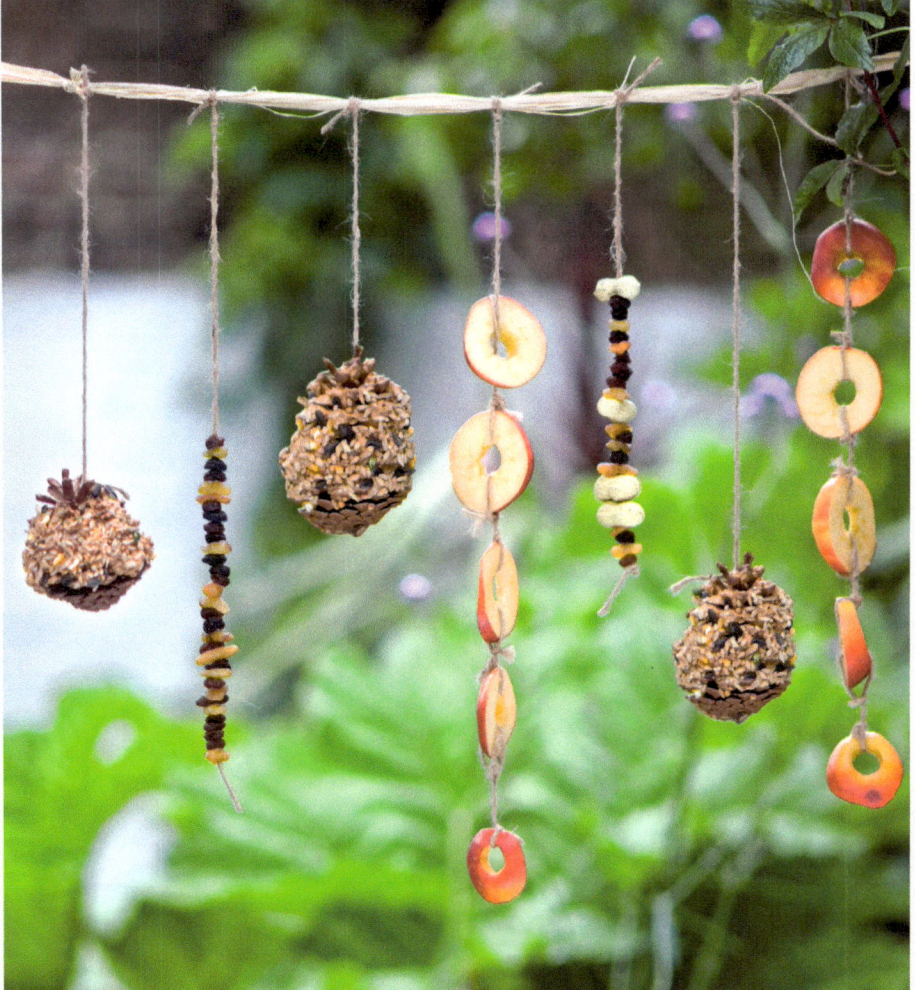

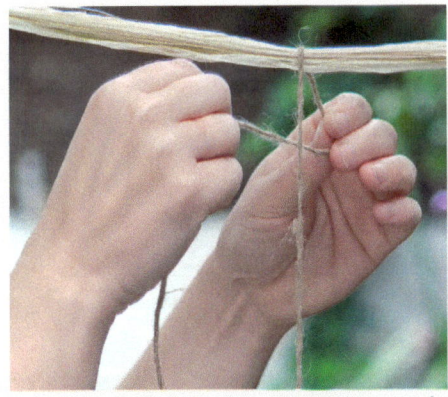

11 Clymwch y moch coed, y mwclis bwydo adar a'r cylchoedd afalau i'r gadwyn raffia. Yna, arhoswch i'r adar ddod.

▲ Rydych chi'n siŵr o fwynhau gweld a chlywed yr adar yn eich gardd, wrth iddyn nhw fwydo ar eich cadwyn bwydo adar.

Gardd dan do

Os nad oes gennych chi ardd neu os ydych yn ei chael hi'n anodd symud o gwmpas yn yr awyr agored, beth am ddod â'r ardd i mewn atoch chi. Gallech barhau i fwynhau gweithgareddau fel tyfu planhigion mewn potiau y tu mewn ac ar y sìl ffenest.

Sut mae mynd ati

Tyfwch blanhigion rydych chi'n eu hoffi, ond dewiswch rai a fydd yn ffynnu dan do. Rhowch gynnig ar blanhigion addurniadol, fel begonia neu eiddew, a phlanhigion bwytadwy fel perlysiau neu lysiau hawdd.

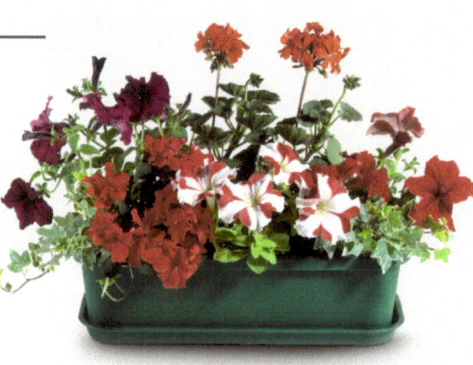

▲ Cofiwch y sìl ffenest – mae'n lle delfrydol ar gyfer bocs ffenest.

■ Wrth baratoi i blannu neu hau potyn dan do, yn gyntaf paratowch bopeth fydd ei angen arnoch, fel compost, offer a phlanhigion.

▶ Dyma ychydig o awgrymiadau ar gyfer planhigion hawdd eu tyfu dan do, ond edrychwch ar-lein neu mewn llyfrau garddio hefyd i gael rhagor o syniadau.

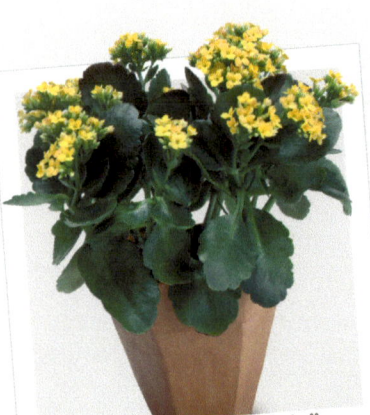

Kalanchoe "Flaming Katy"

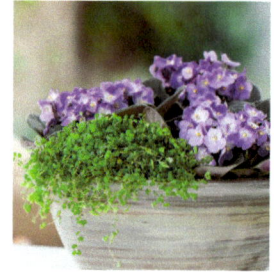

Fioled Affrica

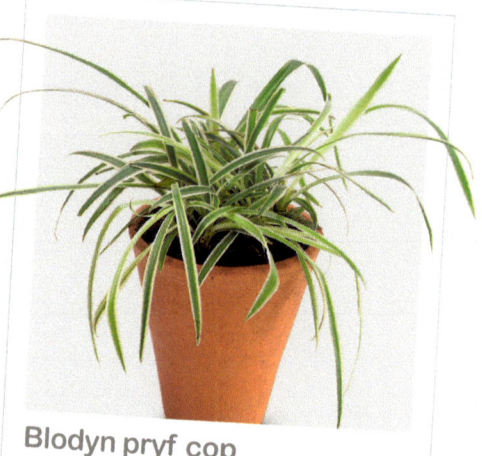

Blodyn pryf cop

SIARADWCH AM...

Planhigion eraill y gallech eu tyfu dan do

•

Beth yw terariwm?

•

Perlysiau rydych chi'n mwynhau eu tyfu a'u bwyta

GOLWG GRYNO

✓ Gweithgaredd ysgafn

✓ 1 person

✓ Cynhyrchiol

✓ 20 munud

✓ Syml

! Mae angen defnyddio offer

SUT MAE'N HELPU

Gall garddio dan do wella ansawdd aer eich cartref a gwella eich lles.

• Bydd tyfu planhigion dan do yn ysgogi'r synhwyrau gyda lliw a phersawr, yn ogystal â blas os ydych chi'n cynnwys perlysiau neu lysiau.

• Bydd cynnwys bwydydd amrwd ac iach yn eich deiet yn darparu fitaminau a mwynau ychwanegol, sy'n llesol i'ch iechyd.

• Rydych chi'n defnyddio amryw o sgiliau corfforol i drin y planhigion a thrin yr offer.

• Bydd angen sgiliau gwybyddol, yn enwedig canolbwyntio a sylw, i gwblhau'r gweithgaredd.

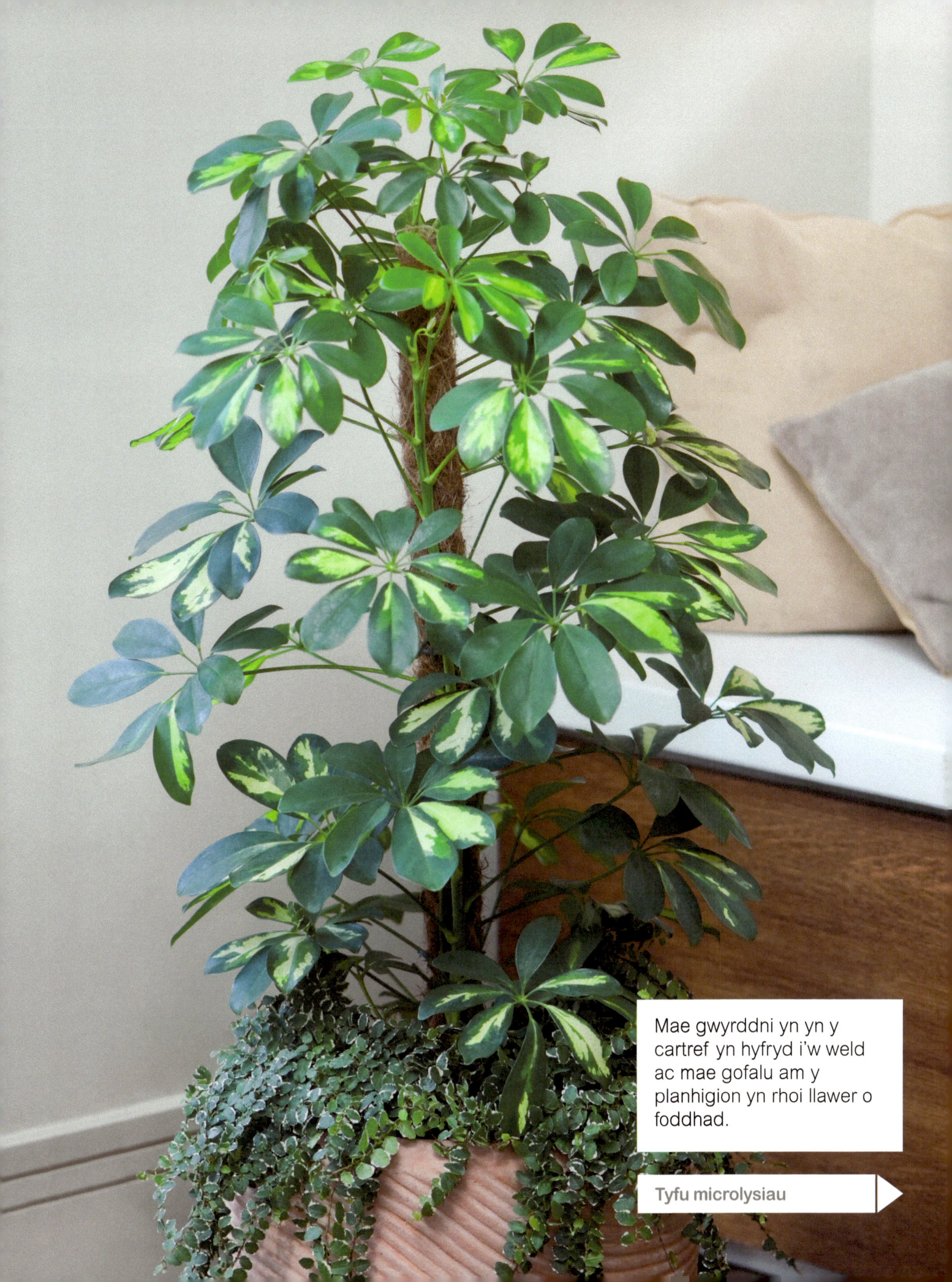

Mae gwyrddni yn yn y cartref yn hyfryd i'w weld ac mae gofalu am y planhigion yn rhoi llawer o foddhad.

Tyfu microlysiau →

Tyfu microlysiau mewn casys cacennau

Mae microlysiau yn golygu dail letys, perlysiau, neu bys sy'n cael eu cynaeafu pan fyddan nhw'n fach iawn. Maen nhw'n wych mewn saladau neu fel garnais a gallan nhw fod hyd at 40 y cant yn fwy maethlon na phlanhigion mwy. Mae microlysiau yn barod i'w bwyta mewn tua deg diwrnod.

BYDD ANGEN

- Cymysgedd o hadau microlysiau
- Powlen o ddŵr
- Casys cacennau silicon mawr
- Siswrn
- Compost hadau
- Fermicwlit
- Hambwrdd gwrth-ddŵr
- Can dŵr
- Teclyn torri pennau blodau neu siswrn cegin

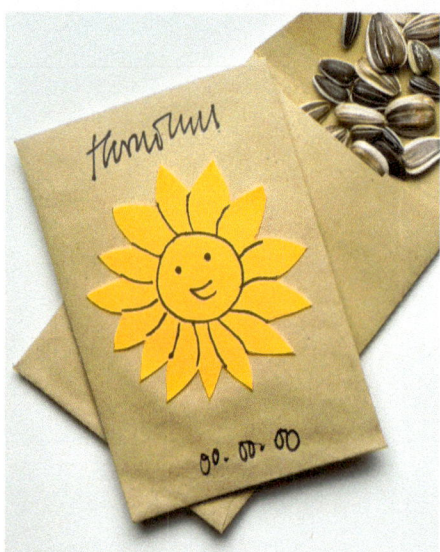

1 Ewch ati i socian hadau mawr, fel hadau blodau'r haul, dros nos mewn powlen o ddŵr cyn eu hau, i'w helpu i egino.

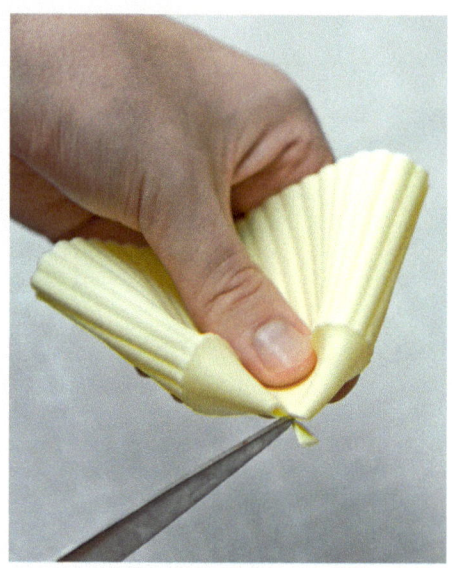

2 Plygwch y casyn cacennau yn ei hanner. Gyda siswrn miniog, torrwch ddarn oddi ar y gwaelod i greu twll draenio bychan.

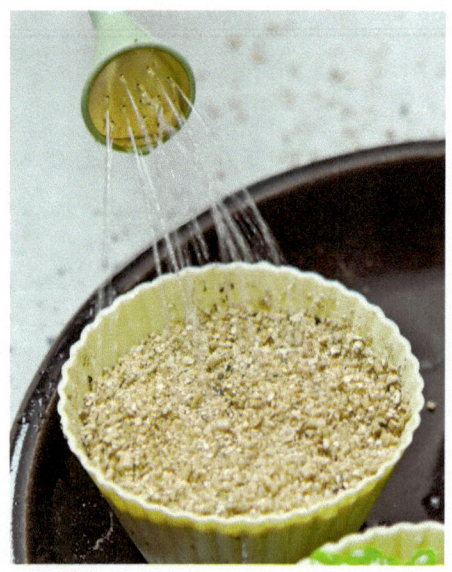

6 Rhowch y casyn cacennau ar hambwrdd a'i ddyfrio'n ysgafn. Rhowch yr hambwrdd ar sìl ffenest olau allan o lygad yr haul.

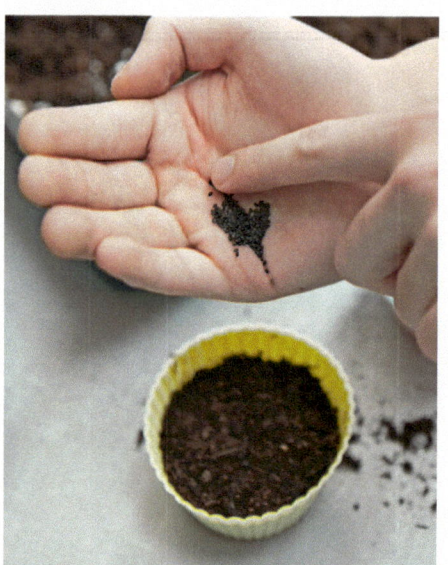

7 Heuwch un casyn bob ychydig ddyddiau i gael cnwd parhaus o ficrolysiau y gellir eu cynaeafu dros gyfnod hwy.

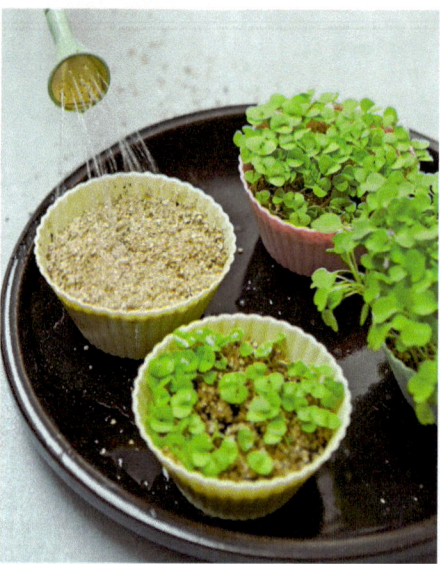

8 Dyfrwch y planhigion a throi'r casys yn rheolaidd. Bydd eu troi fel hyn yn sicrhau bod y coesynnau'n tyfu'n syth.

Cynwysyddion eraill

Gallwch ddefnyddio cynwysyddion eraill fel potiau planhigion, bocsys wyau, neu botiau iogwrt. Golchwch nhw'n gyntaf a thorrwch dwll draenio ym mhob cynhwysydd.

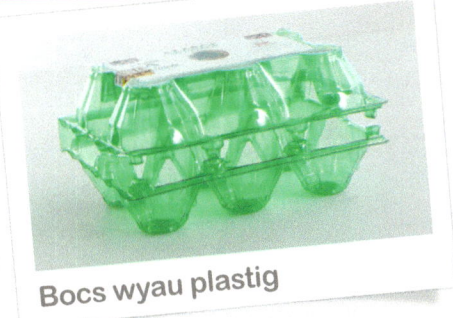
Bocs wyau plastig

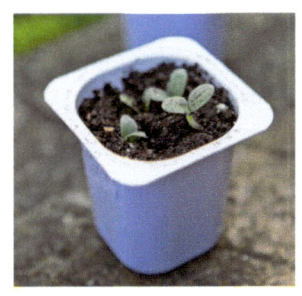
Potyn iogwrt

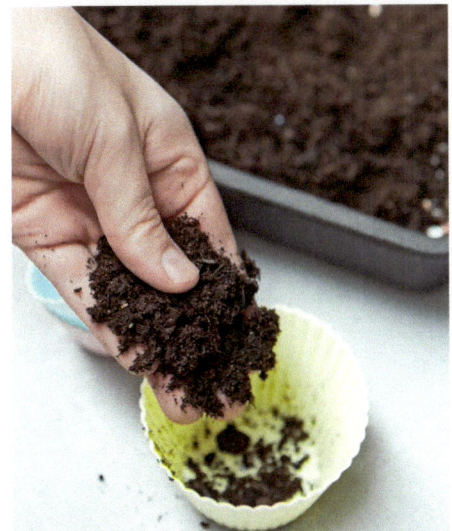

3 Llenwch bob casyn gyda chompost, gan adael bwlch o 5cm (¼ modfedd) ar y top. Gwasgwch y compost yn ysgafn gyda'ch bysedd.

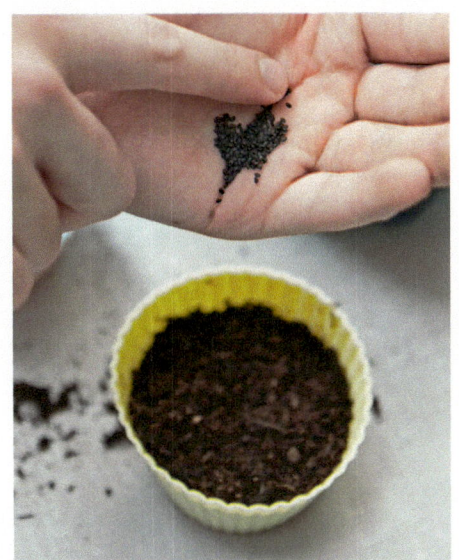

4 Heuwch yr hadau yn drwchus ac yn gyfartal dros y compost. Pwyswch nhw i'r wyneb yn ysgafn gyda blaenau'ch bysedd.

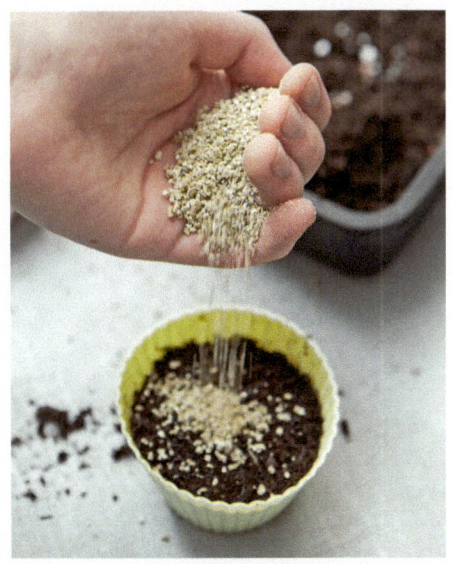

5 Gorchuddiwch yr hadau â haen denau o fermicwlit i gadw'r hadau'n llaith ac fel eu bod yn gweld peth golau, er mwyn iddyn nhw egino'n dda.

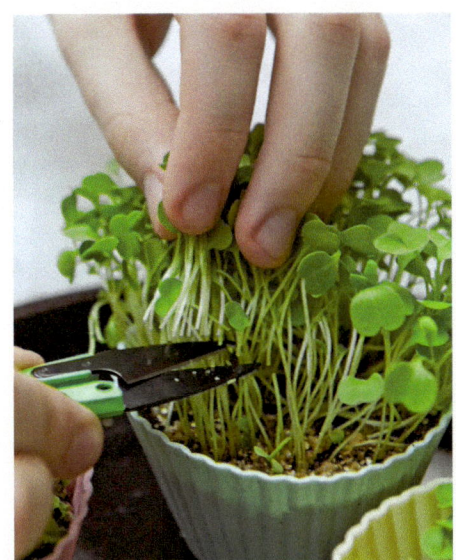

9 Unwaith y bydd y gwir ddail cyntaf wedi tyfu, defnyddiwch declyn torri pennau neu siswrn i dorri'r egin yn ôl yr angen.

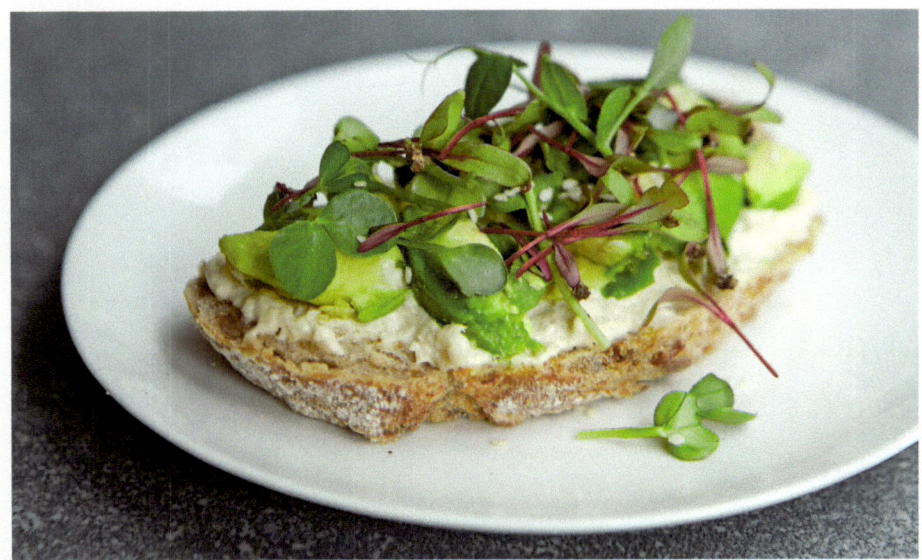

▲ Mwynhewch ficrolysiau ffres o'r pridd ar frechdan, mewn salad, neu fel garnais blasus ar bryd poeth.

YN ÔL
I'R
GORFFENNOL

Mae hel atgofion yn rhywbeth hyfryd i'w wneud oherwydd mae'n sbarduno atgofion o ddigwyddiadau yn eich bywyd a sut roeddech chi'n teimlo amdanyn nhw. Efallai y bydd rhai yn atgofion da, eraill ddim cystal – mwynhewch ganolbwyntio ar adegau sy'n destun balchder i chi. Gall siarad am eich bywyd gyda theulu a ffrindiau gryfhau'ch cysylltiad â nhw a rhoi hwb i'ch ysbryd. Beth am roi cynnig ar y ffyrdd di-ben-draw sydd yna o ailymweld â'ch gorffennol, gan ail-fyw'r meddyliau, y teimladau a'r atgofion a luniodd eich bywyd.

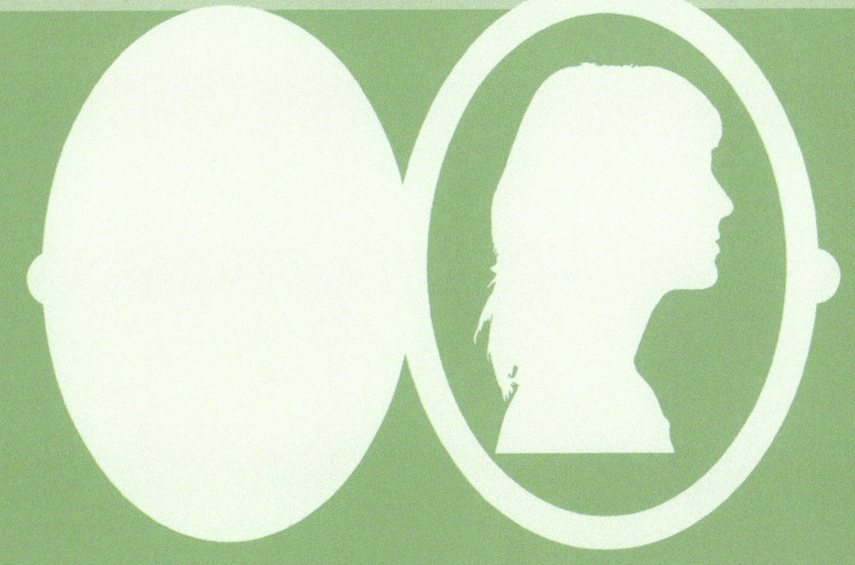

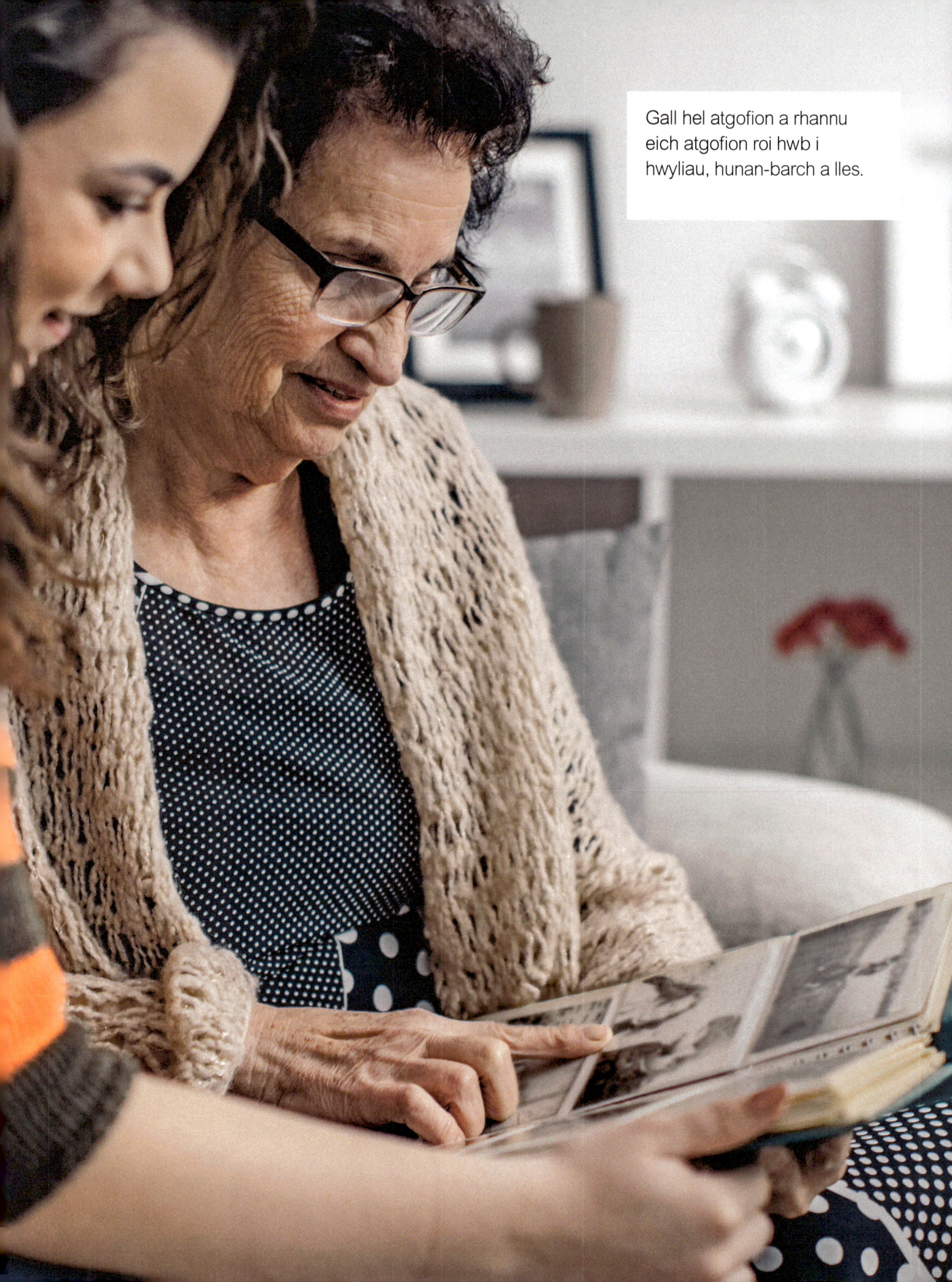

Gall hel atgofion a rhannu eich atgofion roi hwb i hwyliau, hunan-barch a lles.

Pori trwy hen luniau

Os gallwch chi gofio'ch bywyd cynnar yn well na digwyddiadau diweddar, ceisiwch edrych ar hen luniau o ddigwyddiadau teuluol, eich tref enedigol, neu lefydd rydych chi wedi ymweld â nhw. Gall y lluniau hyn sbarduno atgofion y gallech eu rhannu gyda theulu a ffrindiau.

Sut mae mynd ati

Chi yw'r arbenigwr ar ddigwyddiadau eich bywyd felly allwch chi ddim methu yn y gweithgaredd hwn.

■ Gallwch drefnu bod copïau mwy yn cael eu gwneud o luniau os oes angen, fel eu bod yn haws i'w weld ac i ddiogelu'r gwreiddiol.

■ Bydd marcio manylion ar luniau yn ddefnyddiol, fel pwy sydd yn y llun, ble cafodd ei dynnu a'r dyddiad. Gofynnwch i rywun eich helpu os ydych chi'n cael trafferth cofio'r manylion.

■ Wrth i chi edrych ar y lluniau a'u trafod, adroddwch y straeon a'r atgofion y maen nhw'n eu sbarduno.

GOLWG GRYNO

✓ Ar eich eistedd

✓ 1 person neu fwy

✓ Hamdden

✓ 5 – 60 munud

✓ Hawdd

! Gall rhai lluniau sbarduno atgofion anodd neu ofidus

SUT MAE'N HELPU

Gall edrych ar hen luniau a'u dal fod yn ffordd dda o ddechrau sgwrs, defnyddio'ch sgiliau cyfathrebu ac ymwneud â phobl yn gymdeithasol.

• Gall lluniau sbarduno atgofion emosiynol – sut roeddech chi'n teimlo ar yr adeg y tynnwyd y ffotograff.

• Mae cofio digwyddiadau, pobl a lleoedd yn gwella sgiliau gwybyddiaeth ac yn eich helpu i adnabod wynebau, gan eich helpu gyda'ch synnwyr o le ac amser

• Weithiau gall cofio'r gorffennol ddatgloi sgiliau a oedd wedi mynd yn angof, er enghraifft, gall edrych ar hen lun ysgol eich helpu i gofio dyddiadau hanesyddol neu gerdd i chi ei dysgu yn yr ysgol.

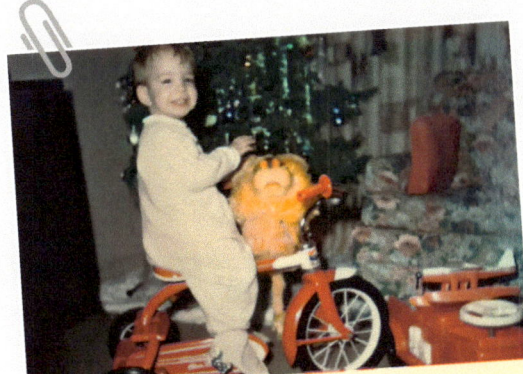

Atgofion ystyrlon
Cyfyngwch ar nifer y ffotograffau rydych chi'n edrych arnyn nhw ar y tro; gall un llun fod yn ddigon i'w fwynhau.

Pryd wnaethoch chi gael eich camera cyntaf?

•

Cymharu lluniau du a gwyn a lluniau lliw

•

Ffasiynau'r gorffennol: da neu na?

•

Cymharu lluniau ffilm a lluniau digidol

SIARADWCH AM...

Creu albwm lluniau

Os rhowch chi drefn ar eich lluniau mewn un albwm neu fwy, gallwch greu cofnod parhaol y gallwch ei fwynhau a'i rannu gydag eraill.

Sut mae mynd ati

Cyn i chi ddechrau rhoi trefn ar eich lluniau, dewiswch thema i'ch helpu i ddewis. Efallai y byddwch chi'n penderfynu creu mwy nag un albwm.

■ Rhowch gynnig ar ddefnyddio cwmni ar-lein i greu albwm o'ch lluniau digidol. Gofynnwch am help os nad ydych chi wedi gwneud hyn o'r blaen.

■ Wrth roi trefn ar eich lluniau ar hambwrdd, bydd modd i chi wedyn eu rhoi heibio'n hawdd os byddwch chi eisiau hoe a gorffen y dasg rhywbryd eto.

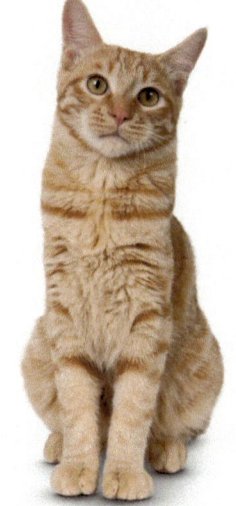

▲ Gallech greu albwm llai gyda lluniau o'ch anifeiliaid anwes.

SUT MAE'N HELPU

Bydd cael trefn ar eich lluniau yn dod ag atgofion yn ôl; os byddwch chi'n creu albwm lluniau, gallwch rannu'r atgofion hynny gydag eraill.

• Bydd gweld delweddau hapus yn gwneud i chi deimlo'n dda amdanoch chi'ch hun, gan gynyddu'ch ymdeimlad o les.

• Byddwch yn defnyddio amrywiaeth o sgiliau gwybyddol fel gwneud penderfyniadau, cynllunio a threfnu.

• Mae trafod lluniau yn yr albwm yn ymarfer sgiliau cydsymud llaw-llygad da a deheurwydd.

• Mae cyd-chwerthin wrth i ni ail-fyw'r gorffennol a sut roedden ni'n gwisgo yn cynhyrchu endorffinau (hormonau teimlo'n dda), ac mae'n cael effaith gadarnhaol ar y cof, cyfathrebu ac ar fod yn gymdeithasol.

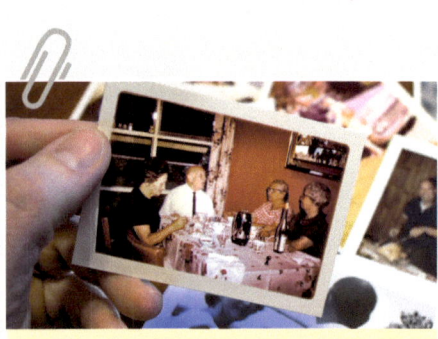

Cael trefn ar eich lluniau
Ewch ati i gasglu a chael trefn ar eich lluniau cyn eu rhoi yn yr albwm. Dewiswch eich ffefrynnau a'u gosod mewn trefn.

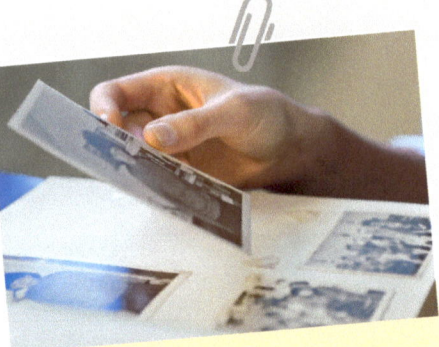

Albwm addas
Bydd albwm gyda phocedi plastig neu dudalennau â glud arnyn nhw'n barod i ddal eich lluniau yn hawdd i'w ddefnyddio.

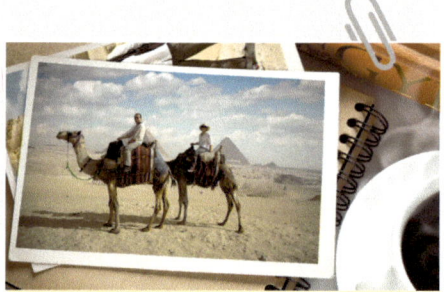

Dewis thema
Gallai'ch albwm lluniau fod yn gofnod o'ch bywyd, digwyddiad cofiadwy fel gwyliau, neu hobi neu rywbeth rydych chi'n angerddol amdano. .

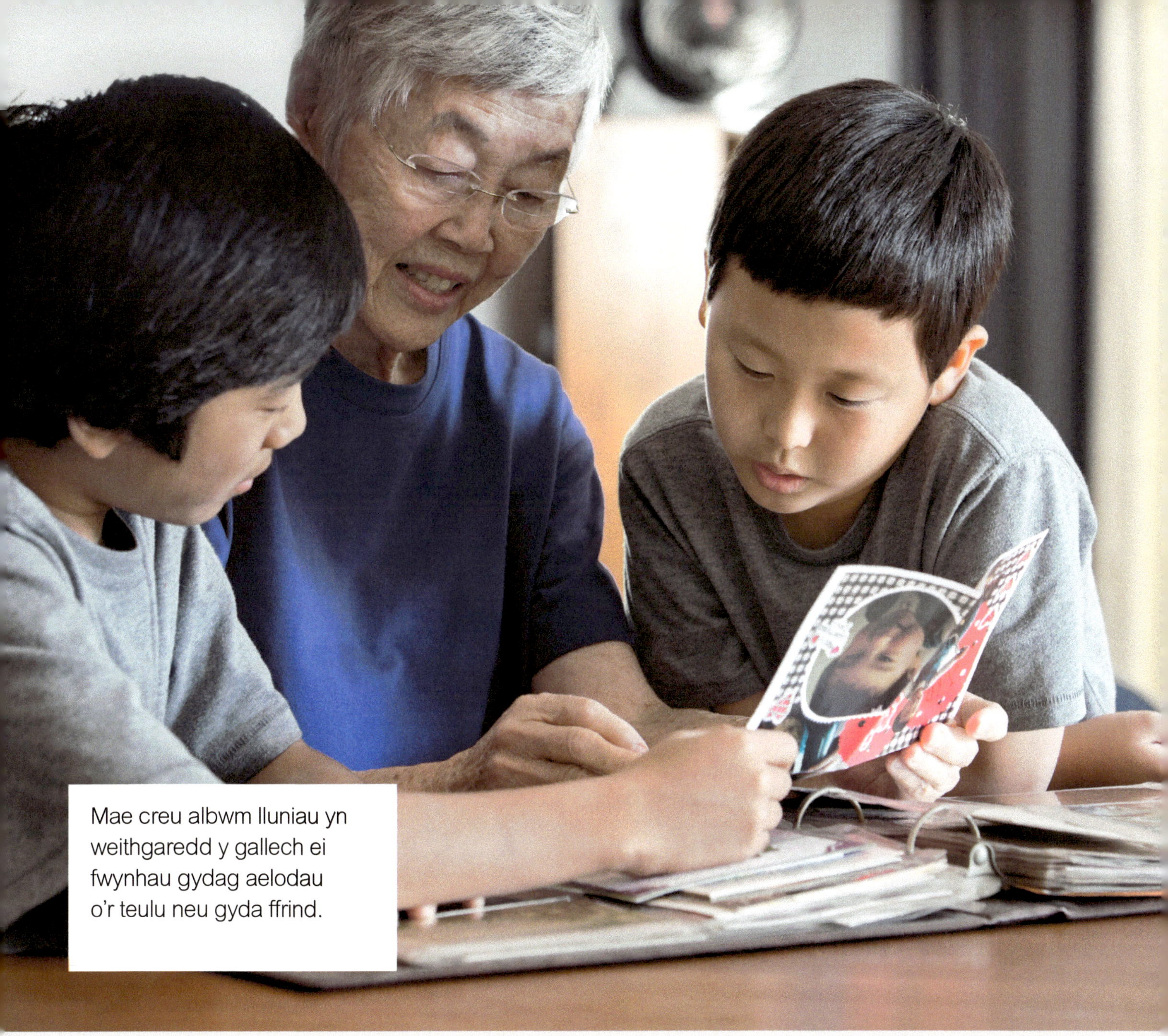

Mae creu albwm lluniau yn weithgaredd y gallech ei fwynhau gydag aelodau o'r teulu neu gyda ffrind.

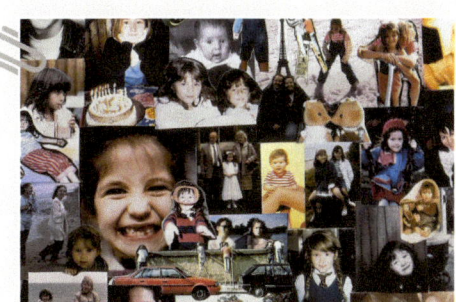

Collage lluniau
Gallech arddangos rhai o'ch hoff luniau mewn fframiau neu eu defnyddio i greu _collage_.

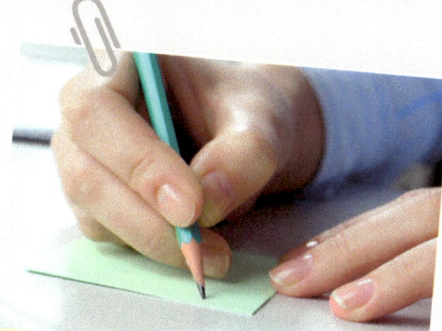

Labelu
Labelwch bob llun gan nodi'r achlysur, enwau pobl a'r lle, a'r dyddiad.

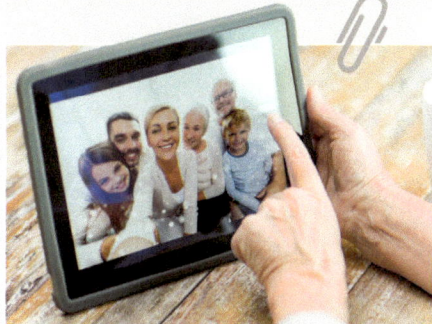

Ffrâm ffotograffau digidol
Yn hytrach na llenwi albwm lluniau, llwythwch eich lluniau digidol ar ffrâm ffotograffau ddigidol.

Creu coeden deulu

Ewch ati i gofnodi hanes eich teulu fel y gallwch ei drosglwyddo i'r cenedlaethau iau. Gallai fod yn weithgaredd rydych chi'n ei wneud unwaith neu'n brosiect ymchwil sy'n tanio'ch dychymyg ac yn cychwyn taith i ddarganfod perthnasau pell ac agos.

Sut mae mynd ati

Dechreuwch trwy gasglu'r holl wybodaeth sydd ei hangen arnoch i greu coeden deulu. Gwnewch nodyn o'r hyn rydych chi'n ei wybod eisoes gan gynnwys aelodau'r teulu i lenwi'r bylchau.

■ Gallwch ddefnyddio gwefannau achau ar-lein neu chwilota drwy hen gofnodion mewn llyfrgelloedd ac eglwysi lleol i helpu gyda'ch ymchwil. Efallai y byddwch am fynd â rhywun gyda chi i helpu i wneud nodiadau.

■ Defnyddiwch y templed sydd yma i fapio'r wybodaeth rydych am ei rhoi ar y goeden deulu.

■ Penderfynwch sut olwg fydd ar eich coeden deulu. Gallech dynnu llun o goeden eich hun, gydag aelodau o'r teulu wedi'u gwasgaru ar hyd y canghennau, defnyddio siart wedi'i hargraffu, neu wneud *collage*.

SIARADWCH AM...

Sawl cenhedlaeth sydd ar eich ôl chi?

•

Sawl cenhedlaeth o'ch teulu allwch chi gofio?

•

Oes gennych chi hoff berthynas?

•

Sut mae bywyd wedi newid dros gyfnod eich coeden deulu?

GOLWG GRYNO

✓ Ar eich eistedd

✓ 1 person neu fwy

✓ Cynhyrchiol

✓ Gall yr amser amrywio

✓ Bydd pa mor anodd yw'r dasg yn amrywio yn ôl faint o waith ymchwil sydd ei angen

! Gall sbarduno emosiynau negyddol yn ogystal â rhai cadarnhaol

SUT MAE'N HELPU

Mae ymchwilio i'ch coeden deulu a rhannu'r canlyniadau yn rhoi cyfle i chi gysylltu (neu ailgysylltu) ag aelodau'r teulu.

• Mae'r ymchwil yn galw am gof cyfnodol tymor hir, sy'n aml yn fwy dibynadwy na'r cof tymor byr, felly mae'n eich helpu i deimlo'n dda am eich galluoedd eich hun.

• Mae'r gweithgaredd yn bwnc trafod da, gan hyrwyddo cyfathrebu cadarnhaol.

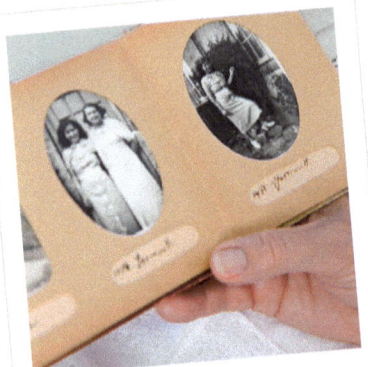

Lluniau o'r teulu

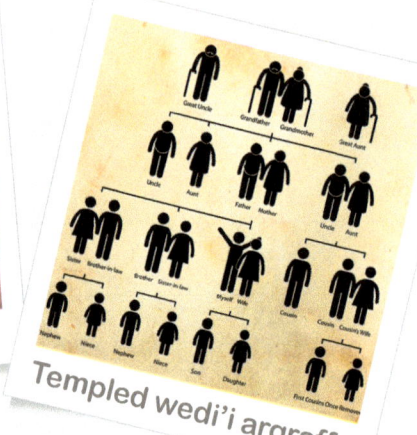

Templed wedi'i argraffu

▲ Mae yna dempledi coeden deulu y gallwch chi eu hargraffu a'u llenwi. Gallwch ychwanegu lluniau i bersonoli'ch coeden deulu ymhellach.

Defnyddiwch y templed syml hwn

Copïwch y templed hwn ar ddalen fawr o bapur. Dechreuwch ei lenwi: rhowch eich manylion chi yn gyntaf, yn y canol.

■ Yna ychwanegwch aelodau eraill o'ch teulu. Os oes angen i chi ychwanegu mwy o bobl, er enghraifft mwy o frodyr a chwiorydd, ychwanegwch ragor o flychau.

■ Tynnwch linellau i gysylltu'r blychau – os yw pobl wedi ysgaru, tynnwch linell doredig.

■ Rhowch frodyr a chwiorydd ar yr un llinell, gyda'r hynaf ar y chwith a'r ieuengaf ar y dde.

■ Gallwch ddewis ychwanegu manylion fel dyddiadau geni, priodasau a marwolaethau.

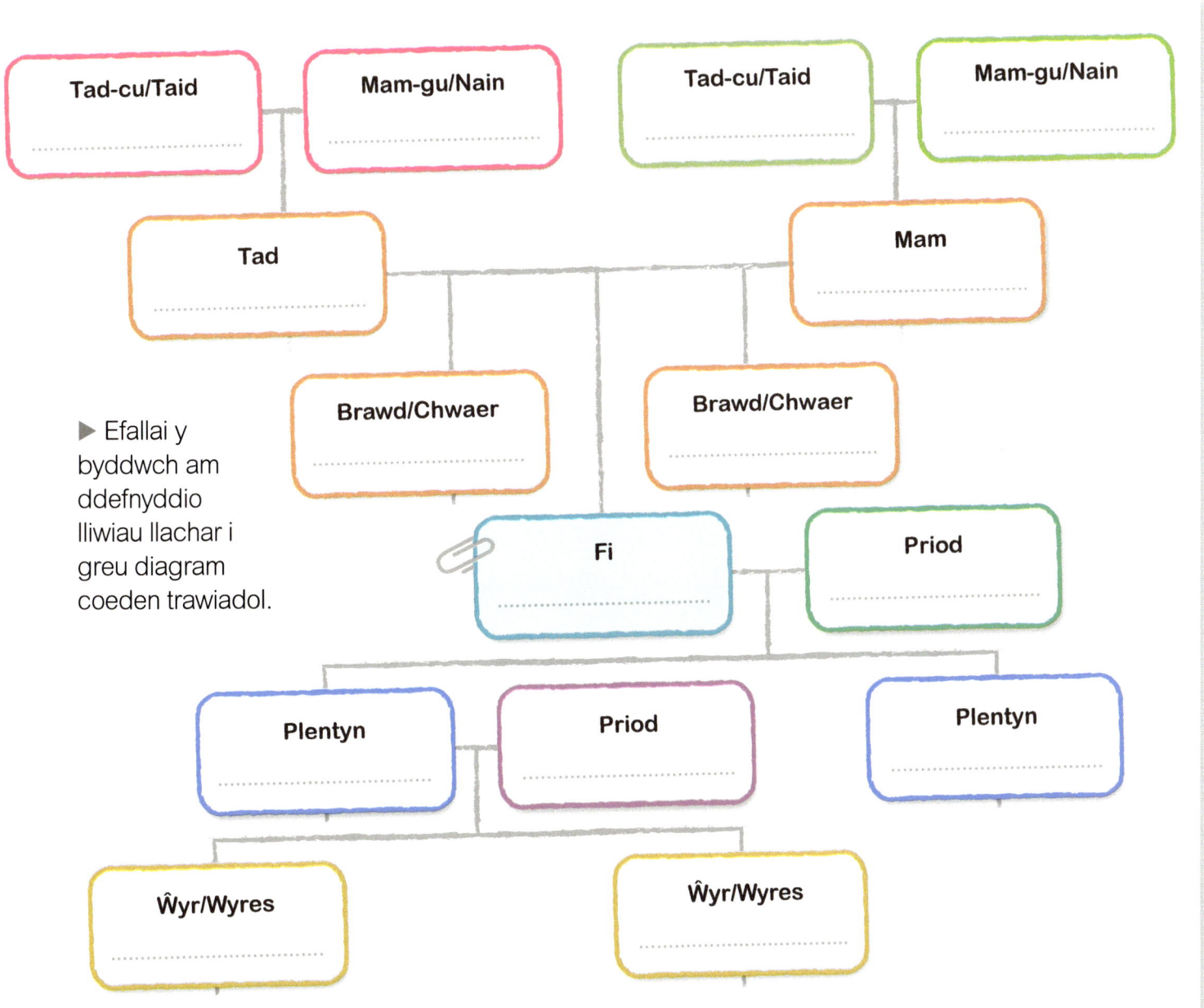

▶ Efallai y byddwch am ddefnyddio lliwiau llachar i greu diagram coeden trawiadol.

Llenwi bocs atgofion

Bydd pob bocs atgofion yn unigryw ac yn bersonol i chi. Mwynhewch y broses o'i lenwi - ac yna edrych trwyddo - ar eich pen eich hun neu gallwch ei ddefnyddio i rannu atgofion gyda theulu a ffrindiau.

Sut mae mynd ati

Casglwch ynghyd eitemau rydych chi'n eu trysori, ac ewch drwyddyn nhw i ddewis eitemau sy'n addas ar gyfer eich bocs atgofion.

■ Beth am wneud labeli neu gardiau stori byr ar gyfer yr eitemau i gofnodi atgofion arbennig?

■ Rhowch yr eitemau yn y bocs fel y gallwch chi eu tynnu allan pryd bynnag y byddwch chi am hel atgofion.

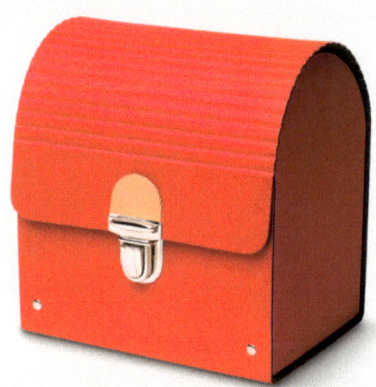

▲ Dewiswch focs cadarn gyda chaead o faint addas, fel bocs esgidiau, bocs gemwaith, neu focs storio plastig.

CYNGOR DEFNYDDIOL

Efallai y byddwch hefyd am gynnwys tlysau, medalau, trugareddau â gwerth sentimental neu hen luniau

•

Gall toriadau papur newydd nodi dyddiadau pwysig

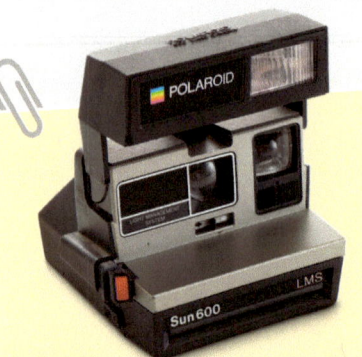

Hobïau
Gallech ganolbwyntio ar wrthrychau o ddiddordeb arbennig yn eich bywyd, fel eitemau rydych chi wedi'u casglu fel rhan o hobi.

GOLWG GRYNO

✓ Ar eich eistedd

✓ 1 person neu fwy

✓ Cynhyrchiol

✓ Dim terfyn amser

✓ Hawdd

! Gall sbarduno emosiynau negyddol yn ogystal â rhai cadarnhaol

! Dylech osgoi pethau trwm neu finiog

SUT MAE'N HELPU

Mae'r profiad o drin gwrthrychau ffisegol yn llesol i les rhywun mewn sawl ffordd.

• Mae gweld, arogli a chyffwrdd i gyd yn rhan o brosesu gwybodaeth yn yr ymennydd. Maen nhw'n helpu i brocio'r cof tymor hir, ac yn eu tro maen nhw hefyd yn llesol i'r cof tymor byr.

• Mae rhannu atgofion gydag eraill yn gwella'ch sgiliau cyfathrebu ac yn atgyfnerthu ymdeimlad o'r hunan trwy gydnabod yr hyn rydych chi wedi'i gyflawni mewn bywyd.

• Mae cadw mewn cysylltiad â'r rhai o'ch cwmpas yn gwella'ch hwyliau a'ch hyder cyffredinol.

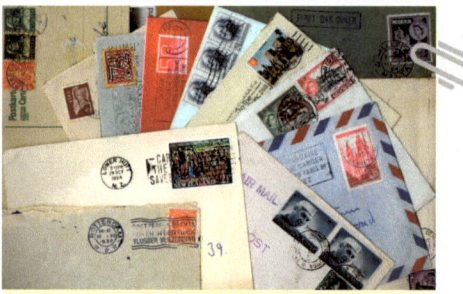

Gohebiaeth
Efallai y byddwch am edrych trwy hen lythyrau, un neu ddau ar y tro. Gallan nhw ysgogi emosiynau cryf.

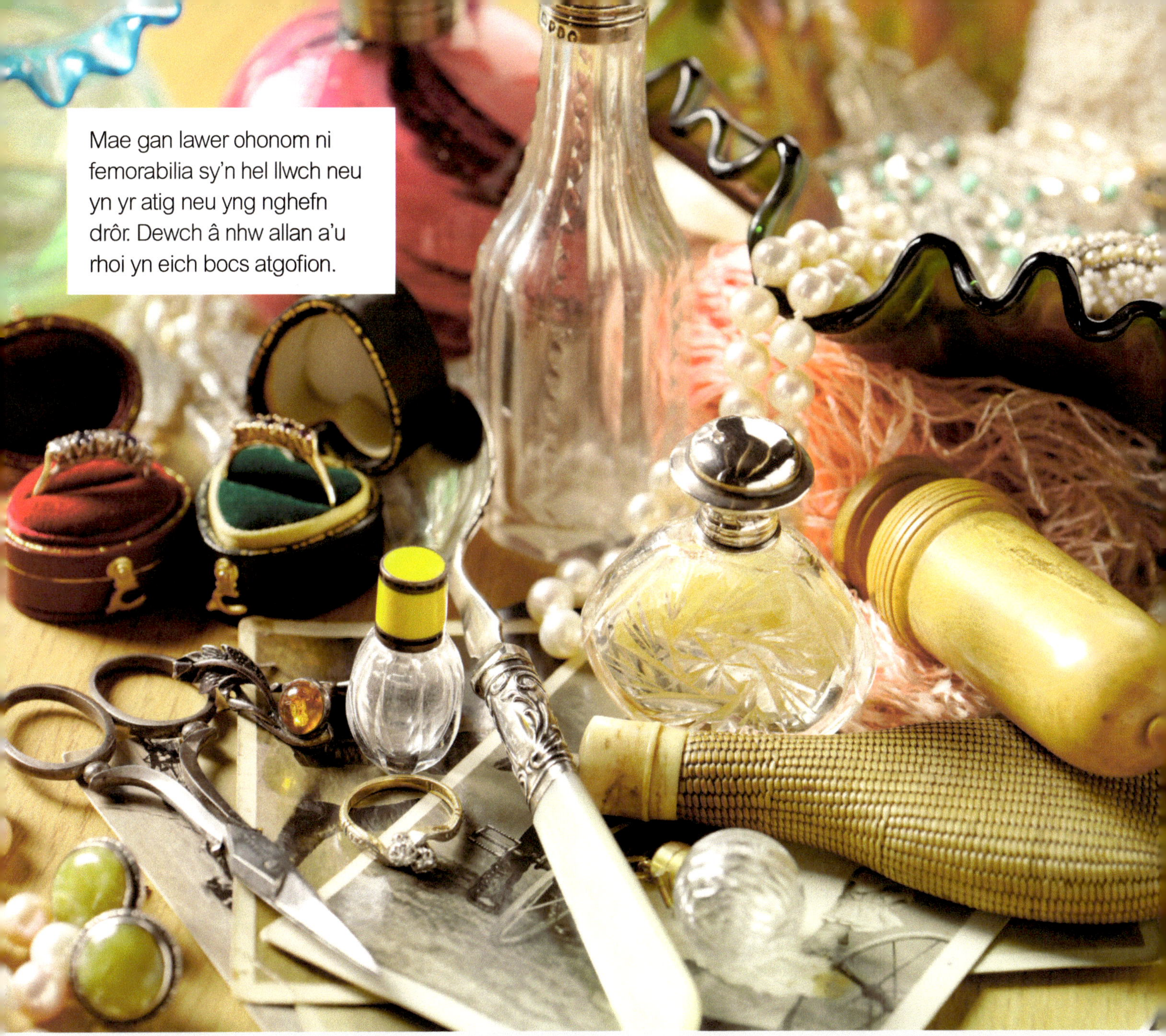

Mae gan lawer ohonom ni femorabilia sy'n hel llwch neu yn yr atig neu yng nghefn drôr. Dewch â nhw allan a'u rhoi yn eich bocs atgofion.

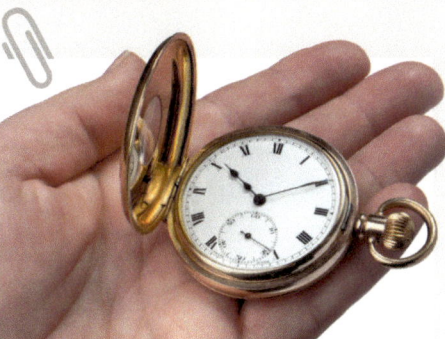

Trysorau teuluol
Dylech gynnwys mementos o'ch bywyd sy'n arbennig o annwyl i chi, fel gemwaith teuluol.

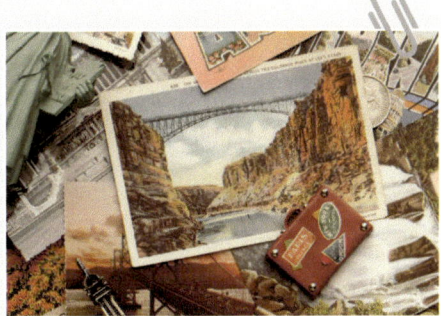

Bocsys thema
Gallwch greu bocsys ar themâu gwahanol, fel hoff fand, tîm chwaraeon, neu deithiau.

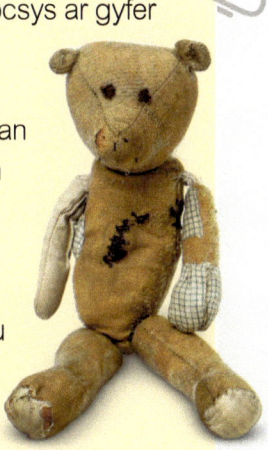

Cyfnodau bywyd
Gallwch greu bocsys ar gyfer gwahanol gyfnodau o'ch bywyd; hen degan neu ddilledyn yn eich bocs plentyndod, cardiau busnes neu fathodynnau yn eich bocs bywyd gwaith.

Llenwi llyfr lloffion

Mae cadw llyfr lloffion yn ffordd boblogaidd o arddangos eich hoff bethau a'ch diddordebau mewn llyfr. Bydd pa mor syml neu gymhleth fydd y llyfr i fyny i chi.

Sut mae mynd ati

Casglwch bopeth rydych chi am ei roi yn y llyfr lloffion, ynghyd â labeli neu bapur i ysgrifennu atgofion, glud, siswrn, ac unrhyw addurniadau.

■ Defnyddiwch liain bwrdd coch neu o liw cyferbyniol ar eich bwrdd fel ei bod hi'n haws i chi weld yr eitemau.

■ Peidiwch â gorlenwi eich man gweithio; gall fod yn anodd canolbwyntio. Gweithiwch ar y llyfr lloffion yn eich pwysau.

■ Gosodwch un eitem ar bob tudalen, ynghyd ag unrhyw addurniadau. Ysgrifennwch unrhyw nodiadau neu labeli a'u gludo yn y llyfr.

GOLWG GRYNO
✓ Ar eich eistedd
✓ 1 person neu fwy
✓ Cynhyrchiol
✓ Dim terfyn amser
✓ Anhawster cymedrol
! Gall sbarduno emosiynau negyddol yn ogystal â rhai cadarnhaol
! Bydd angen defnyddio siswrn

SUT MAE'N HELPU
Mae llenwi llyfr lloffion yn gyfle i fynegi'ch creadigrwydd a bydd yn ennyn ymdeimlad o gyflawniad.

• Bydd y gweithgaredd hwn yn ennyn y cof cyfnodol a'r cof emosiynol wrth i chi edrych ar y llyfr lloffion.

• Bydd ymarfer sgiliau gwybyddol, fel cynllunio, canolbwyntio, cychwyn, dilyn camau mewn trefn, cwblhau tasgau a gwneud penderfyniadau, yn helpu'r ymennydd i'w cadw.

• Bydd defnyddio llyfr lloffion i rannu straeon ag eraill yn helpu'ch sgiliau cyfathrebu ac yn eich cadw mewn cysylltiad â phobl eraill.

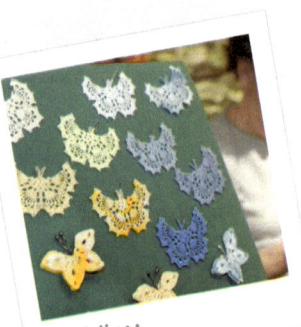
Hobïau

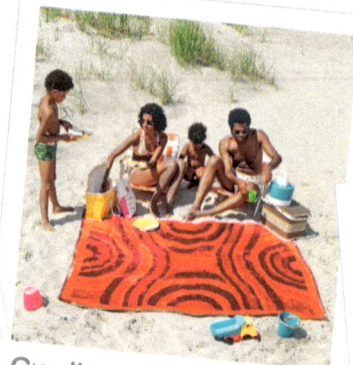
Gwyliau

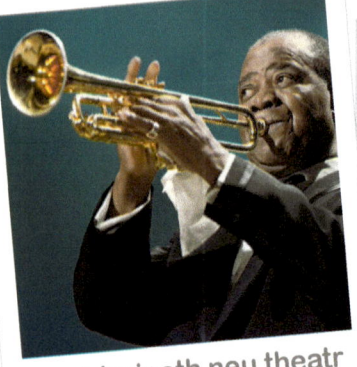
Cerddoriaeth neu theatr

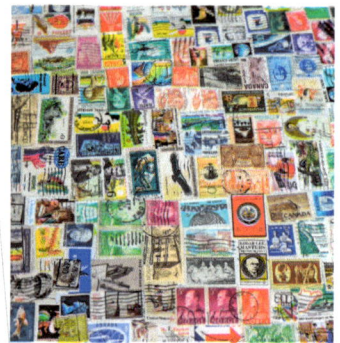
Casgliadau

SIARADWCH AM...
Hoff hobïau
•
Cyflawniadau sy'n ymwneud â'ch hobi
•
Ydych chi'n mwynhau casglu?
•
Digwyddiadau cofiadwy yn eich bywyd

▲ Penderfynwch ar thema i'ch llyfr lloffion: gall fod yn unrhyw bwnc neu'n ddigwyddiad sydd o ddiddordeb i chi.

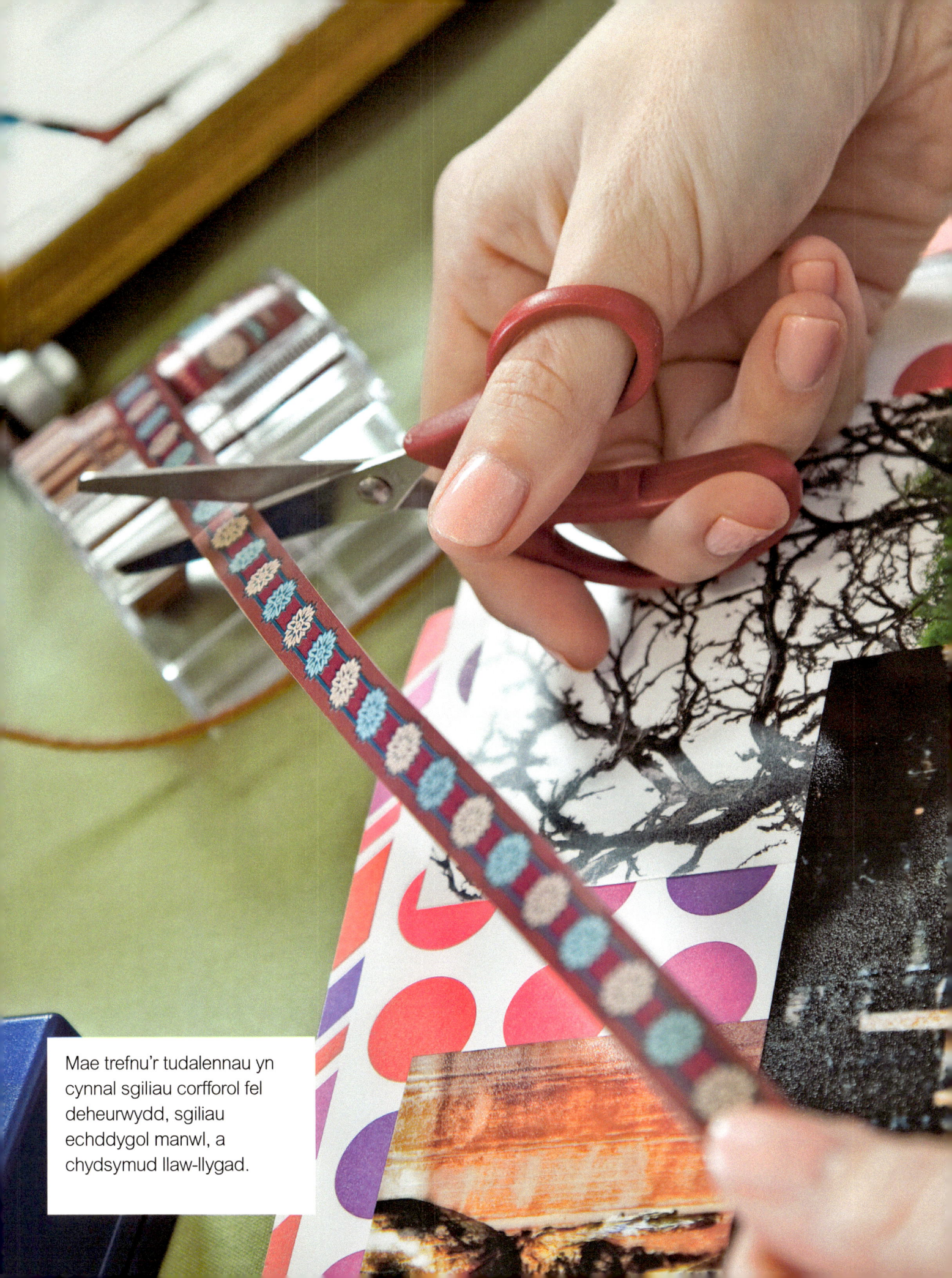

Mae trefnu'r tudalennau yn cynnal sgiliau corfforol fel deheurwydd, sgiliau echddygol manwl, a chydsymud llaw-llygad.

Hanes y ffôn

Pan ddyfeisiodd Alexander Graham Bell y ffôn ar ddiwedd y 19eg ganrif, cafwyd chwyldro cymdeithasol wrth i bobl allu cyfathrebu ar draws y byd. Dim ond ym 1927 y dechreuodd galwadau gael eu trawsyrru ar hyd tonfeddi radio, pan wnaed yr alwad gyntaf rhwng Efrog Newydd a Llundain. Yn y 1980au, diolch i ddatblygiadau technolegol, gwelwyd y ffonau symudol masnachol cyntaf. Cyfrifiadur bach i bob pwrpas yw'r ffôn clyfar sydd gennym ni heddiw.

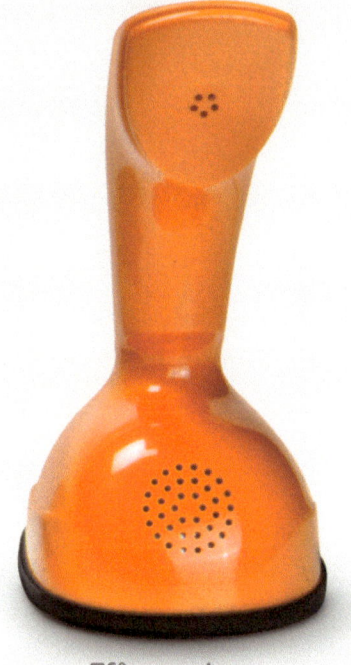

Ffôn un darn
(1940au)

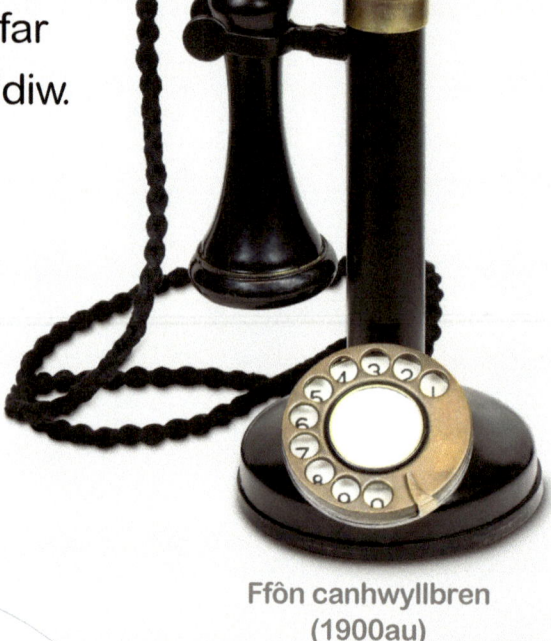

Ffôn canhwyllbren
(1900au)

Ffôn
cylch-ddeialu
(o'r 1930au)

SIARADWCH AM…

Tybed beth fyddai Alexander Graham Bell yn ei feddwl o'r effaith y mae ei ddyfais wedi'i chael ar y byd?

Ydy'r ffôn symudol wedi lladd y ddawn o gynnal sgwrs?

Beth gallwch chi ei wneud gyda'ch ffôn symudol?

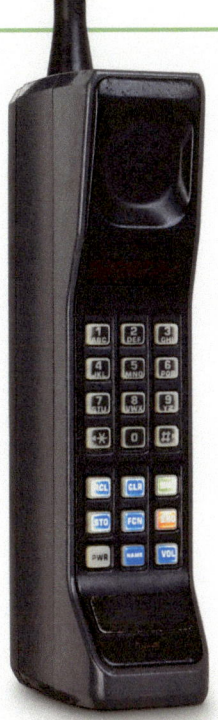

Ffôn symudol
(1980au)

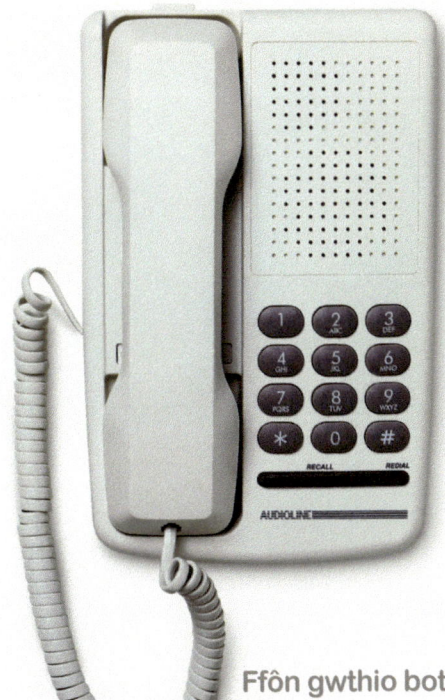

Ffôn gwthio botymau
(1990au)

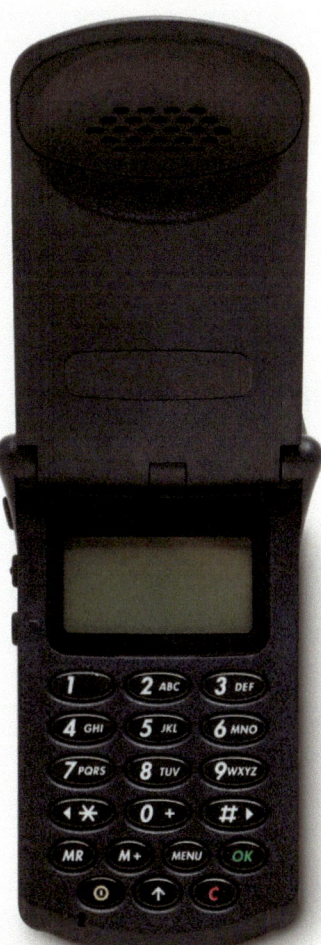

Ffôn fflip (1990au)

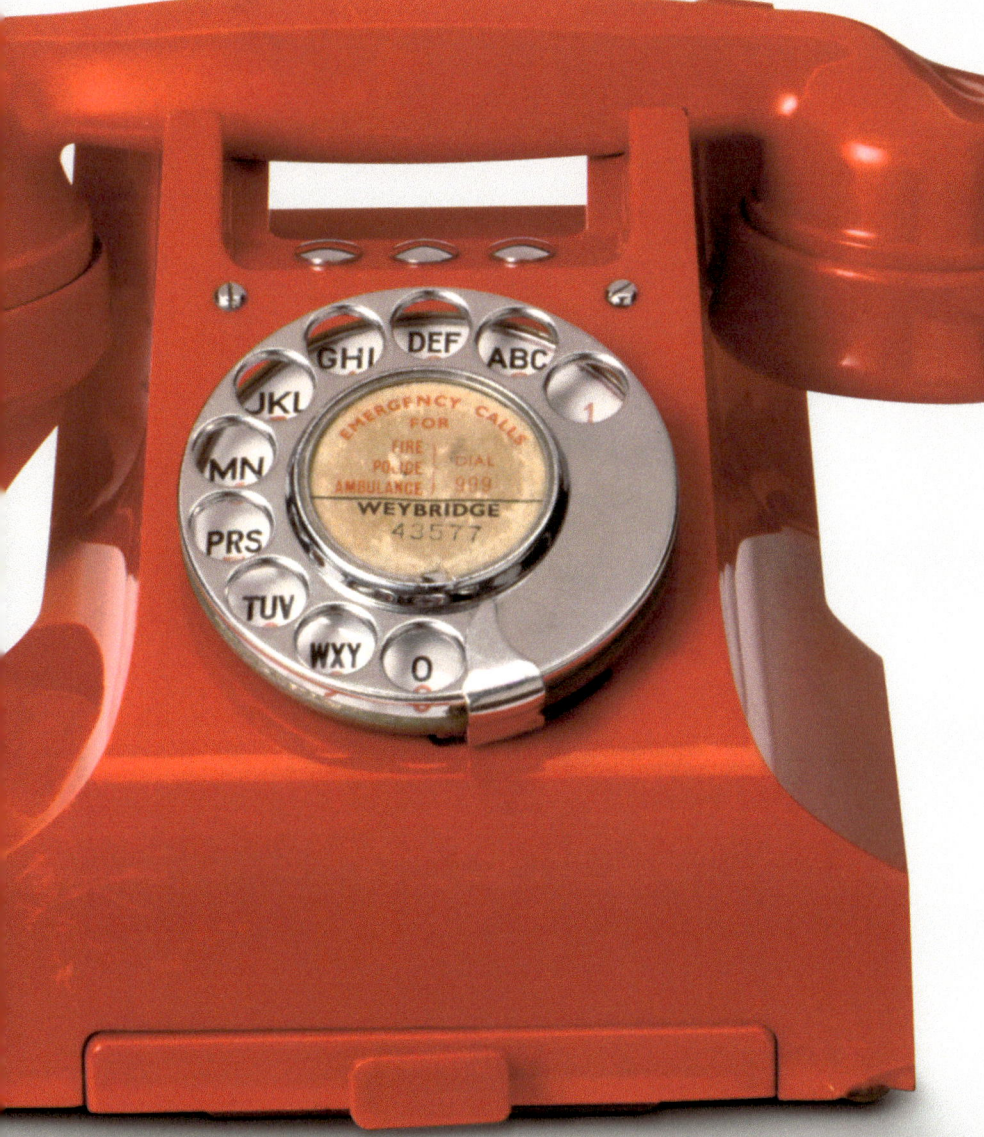

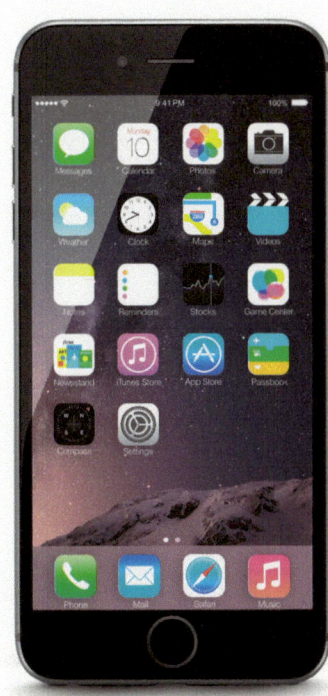

Ffôn clyfar (2010au)

Cofnodi hanes eich bywyd

Gall gwaith stori bywyd fod yn bwerus a chadarnhaol iawn gan roi ymdeimlad o ryddid. Mae'n cofnodi stori unigryw eich bywyd i roi darlun cywir i eraill o bwy ydych chi.

Sut mae mynd ati

Chi yw'r arbenigwr ar stori eich bywyd, felly does dim ffordd gywir nac anghywir o fynd ati.

■ Casglwch femorabilia o'ch bywyd. Rhowch nhw mewn trefn gronolegol a dewiswch yr eitemau mwyaf arwyddocaol.

■ Siaradwch â rhywun arall am yr eitemau rydych wedi'u casglu, ac ysgrifennwch eu hanes. Gall fod yn haws siarad yn gyffredinol yn hytrach na chofio manylion penodol.

■ Gallech ddefnyddio templed, gyda thudalennau ar gyfer achlysuron arwyddocaol bywyd fel dyddiau ysgol, perthnasoedd, bywyd gwaith, a hobïau.

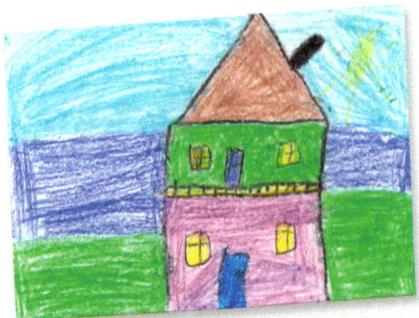

▲ Efallai y byddwch am gynnwys trysorau bach fel gwaith celf eich plant neu'ch wyrion.

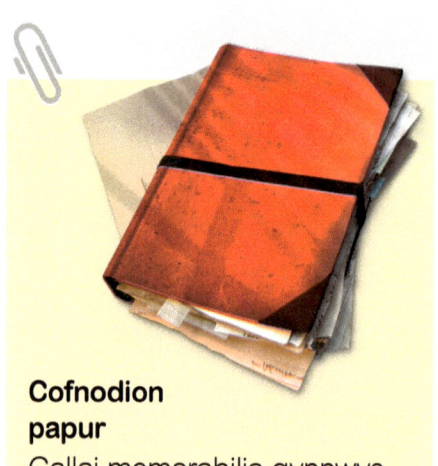

Cofnodion papur
Gallai memorabilia gynnwys gwaith papur, ffotograffau, tystysgrifau, ac ati.

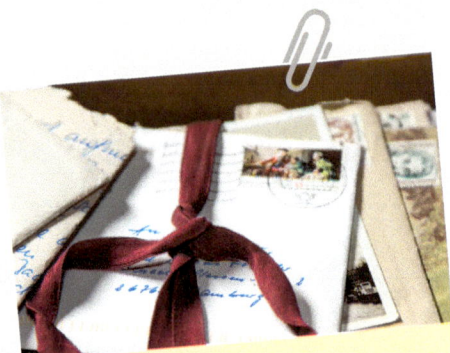

Mementos
Dylech gynnwys unrhyw beth sy'n ddigon fflat i'w ludo yn y llyfr, fel cudyn o wallt neu hen gardiau post.

GOLWG GRYNO

✓ Ar eich eistedd

✓ 1 neu 2 o bobl

✓ Cynhyrchiol

✓ 30–60 munud ar y tro

✓ Sgiliau cymedrol

! Gall sbarduno emosiynau negyddol yn ogystal â rhai cadarnhaol

---

SUT MAE'N HELPU

Bydd cofnodi hanes arbennig ein bywyd yn cael effaith gadarnhaol, tymor hir ar les meddyliol.

• Bydd galw i gof ddigwyddiadau arwyddocaol mewn bywyd (cadarnhaol a negyddol) yn dibynnu ar gof cyfnodol tymor hir. Mae ffotograffau, gwrthrychau neu hyd yn oed arogleuon yn ein helpu i gofio.

• Dydy cofio cyfnodau anodd ddim wastad yn beth drwg – gall siarad amdanyn nhw fod yn llesol.

• Bydd rhannu ein cyflawniadau mewn bywyd yn hwb i'n hyder a'n hunan-barch.

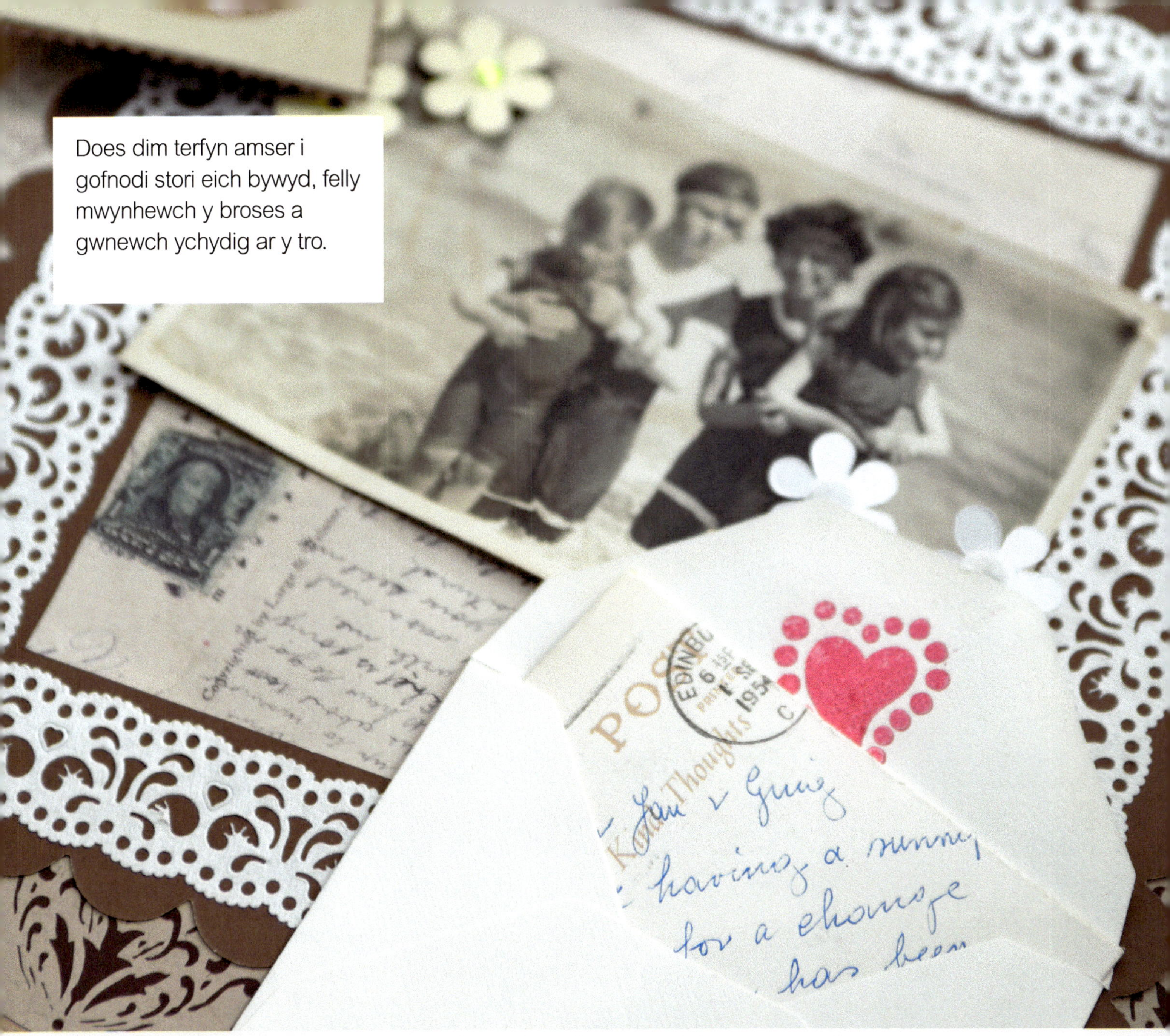

Does dim terfyn amser i gofnodi stori eich bywyd, felly mwynhewch y broses a gwnewch ychydig ar y tro.

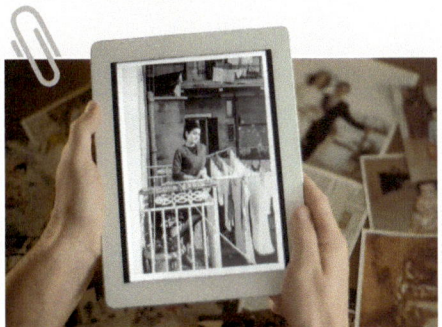

Adnoddau digidol
Ewch ar-lein i gael templed hanes bywyd, a delweddau o'r gorffennol, fel eich hen ysgol.

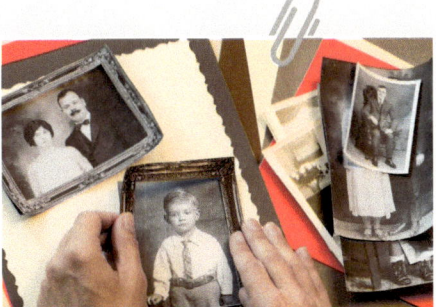

Rhoi'r llyfr at ei gilydd
Gludwch y memorabilia yn y llyfr, gyda'ch straeon nesaf at bob eitem.

Yn lle llyfr, gallech wneud fideo neu gadw bocs atgofion (gweler tudalennau 88–89)

Os yw'r broses yn un anodd yn emosiynol i chi, beth am rannu'ch teimladau â rhywun arall?

CYNGOR DEFNYDDIOL

Creu bag thema

Llenwch fag gydag eitemau sy'n gysylltiedig â diddordebau neu hobïau rydych chi wedi'u mwynhau. Bydd trin yr eitemau hyn yn eich helpu i alw i gof eich profiadau, eich meddyliau a'ch teimladau o'ch gorffennol.

Sut mae mynd ati

Penderfynwch ar thema, yn seiliedig ar eich hobïau a'ch diddordebau, neu ar eich profiadau yn y gorffennol.

■ Gwnewch restr o'r pethau y gallech eu rhoi mewn bag. Ticiwch nhw i ffwrdd wrth i chi ddod o hyd iddyn nhw.

■ Dewiswch fag i gyd-fynd â'r thema a rhowch yr eitemau rydych chi wedi'u dewis yn y bag. Yna mae'n barod i'w ddefnyddio.

■ Ewch ati i fodio drwy'r eitemau yn eich bag thema i ail-greu teimladau ac atgofion sy'n gysylltiedig â nhw.

▲ Os na allwch chi feddwl am thema, llenwch fag gyda phethau sy'n braf eu bodio, o bob lliw a llun, maint a gwead.

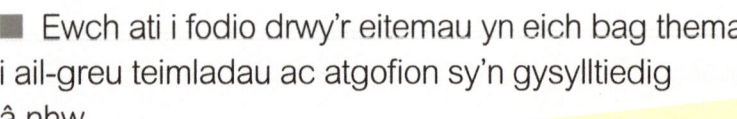

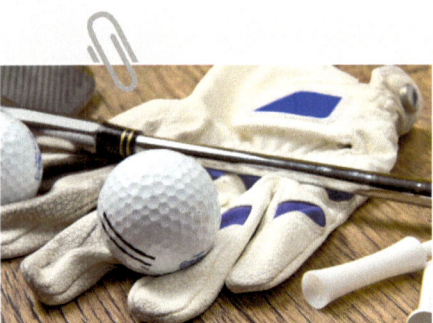

Themâu chwaraeon
Os oeddech chi'n mwynhau cymryd rhan mewn chwaraeon yn y gorffennol, llenwch fag chwaraeon gyda darnau o git, offer, a thlysau.

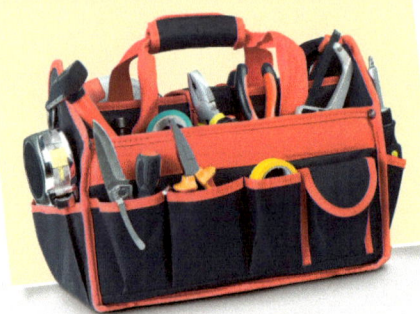

Bocs offer
Os ydych chi'n hoffi troi'ch llaw at DIY, byddwch yn mwynhau trafod eich hoff offer ac egluro beth yw diben pob un.

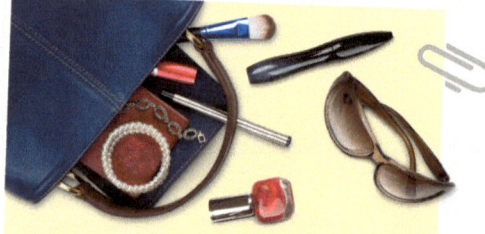

Bag llaw
Gallai eitemau personol fel menig, minlliw a gemwaith mewn hen fag llaw eich cludo yn ôl i ddigwyddiadau'r gorffennol.

GOLWG GRYNO

✓ Gweithgaredd ysgafn/Ar eich eistedd

✓ 1 person

✓ Cynhyrchiol

✓ 30–60 munud

✓ Hawdd

! Dylech osgoi dewis gwrthrychau sydd ag ymylon miniog neu risgiau posibl eraill

SUT MAE'N HELPU

Bydd bodio drwy'r gwrthrychau cyfarwydd yn ysgogi synhwyrau gweld, cyffwrdd ac arogli, a all ysgogi'r cof emosiynol a'r cof cyfnodol.

• Gall ysgogi'r cof tymor hir fel hyn annog y cof tymor byr.

• Gall bag thema helpu i gychwyn sgwrs, gan gynnal sgiliau cyfathrebu.

• Mae rhannu profiadau a chyflawniadau wrth siarad am y gwrthrychau yn cynyddu hunan-barch a theimlad o hunanwerth.

• Does dim rheolau a does dim angen cywirdeb, felly mae'n weithgaredd y byddwch chi'n llwyddo ynddo.

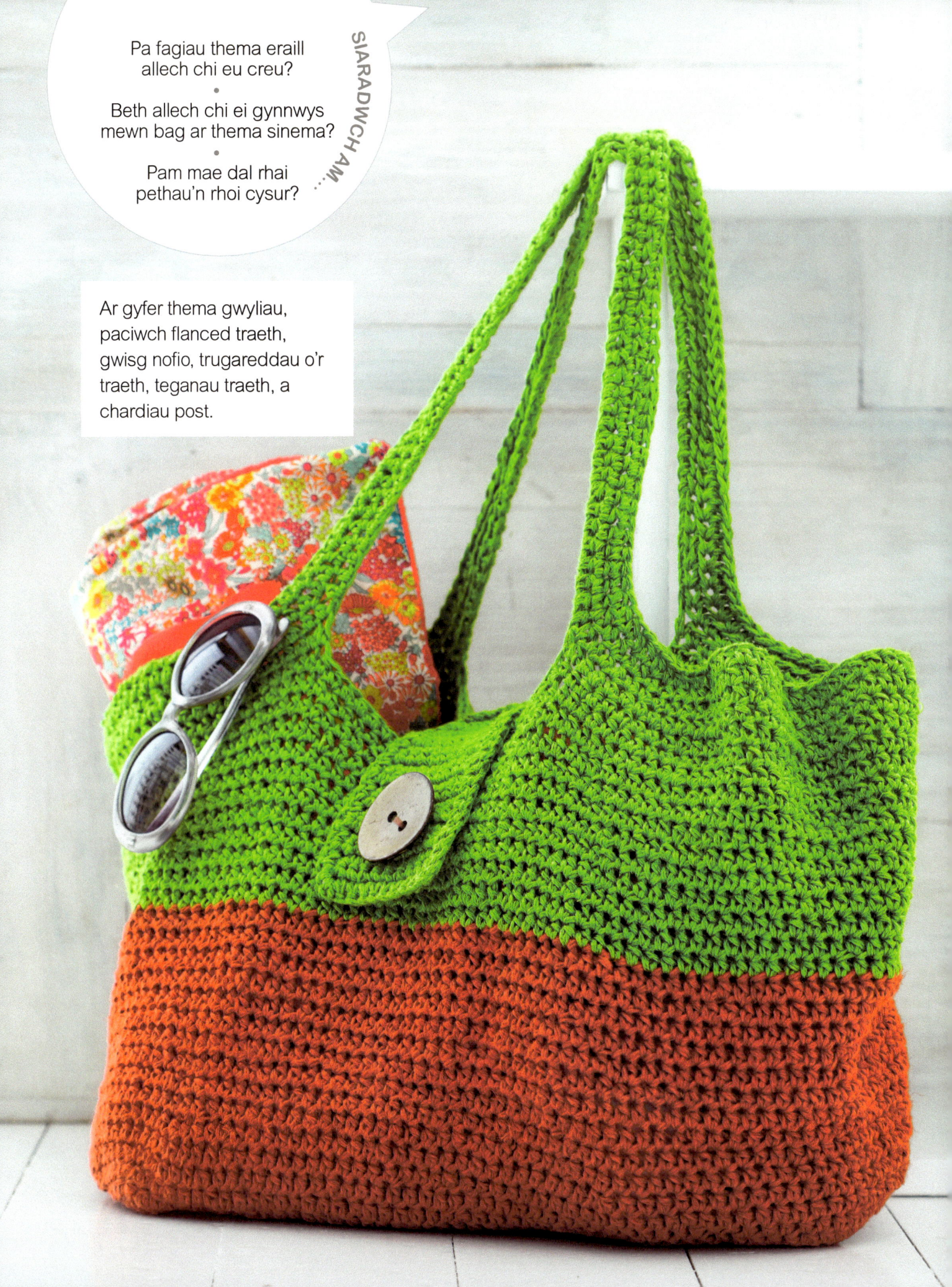

Pa fagiau thema eraill allech chi eu creu?

Beth allech chi ei gynnwys mewn bag ar thema sinema?

Pam mae dal rhai pethau'n rhoi cysur?

Ar gyfer thema gwyliau, paciwch flanced traeth, gwisg nofio, trugareddau o'r traeth, teganau traeth, a chardiau post.

Gwylio hen ffilm

Boed ar hap neu wedi'i drefnu ymlaen llaw, gall gwylio ffilm eich cludo i fyd arall, ar eich pen eich hun neu yng nghwmni ffrindiau neu deulu.

Sut mae mynd ati

Gallwch rentu neu brynu ffilmiau i'w gwylio ar eich teledu neu gyfrifiadur, eu benthyg o'r llyfrgell, neu fynd i theatr leol.

■ Ceisiwch osgoi ffilmiau treisgar neu ffilmiau rhyfel, a allai sbarduno atgofion emosiynol negyddol sy'n anodd i chi.

■ Os yw canolbwyntio'n her, ceisiwch osgoi ffilmiau â storïau cymhleth: mae sioeau cerdd yn ddewis da.

■ Os ydych chi'n gwylio gyda chwmni, beth am gael egwyl i drafod y ffilm bob yn hyn a hyn: bydd hyn yn eich helpu i ganolbwyntio.

▶ Mae yna bob math o genres i ddewis o'u plith. Yr hen ffefrynnau sydd orau am sbarduno atgofion - pryd wnaethoch chi wylio'r ffilm a gyda phwy?

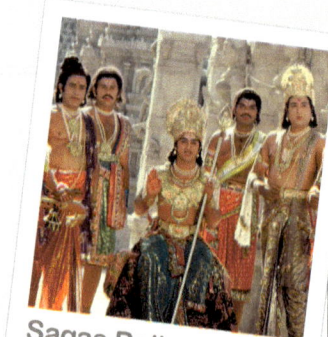
Sagas Bollywood

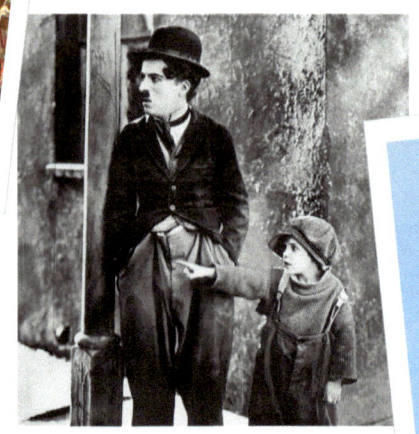
Ffilmiau mud

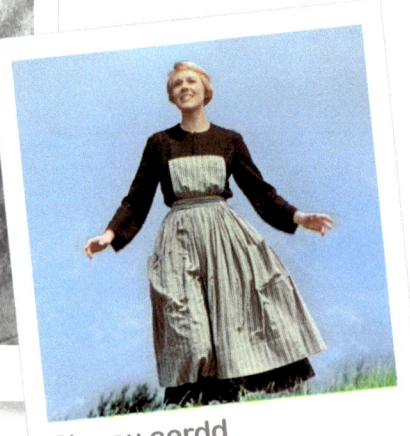
Sioeau cerdd

SUT MAE'N HELPU

Mae gwylio hoff ffilmiau neu ffilmiau cartref o achlysuron teuluol a gwibdeithiau yn sbarduno atgofion emosiynol.

● Efallai y bydd cof cyfnodol yn eich galluogi i gofio ymadroddion neu olygfeydd cyfarwydd wrth ailwylio ffilm gyfarwydd.

● Bydd angen bod yn effro a chanolbwyntio i ddilyn stori. Dewiswch adeg o'r dydd pan fyddwch chi'n effro, er mwyn cael y budd mwyaf.

● Bydd mwynhau a chwerthin wrth wylio rhaglen gomedi dda yn rhyddhau endorffinau i'r corff ac yn rhoi hwb i'r hwyliau.

● Bydd gwylio ffilm gydag eraill yn gyfle i gymdeithasu a rhannu atgofion.

SIARADWCH AM...

Disgrifiwch eich hoff ffilm

Wnaethoch chi erioed gopïo steil gwallt seren ffilm?

Sut mae gadael y gynulleidfa ar bigau'r drain?

Pa ffilmiau sydd wedi arwain at ddyfyniadau enwog?

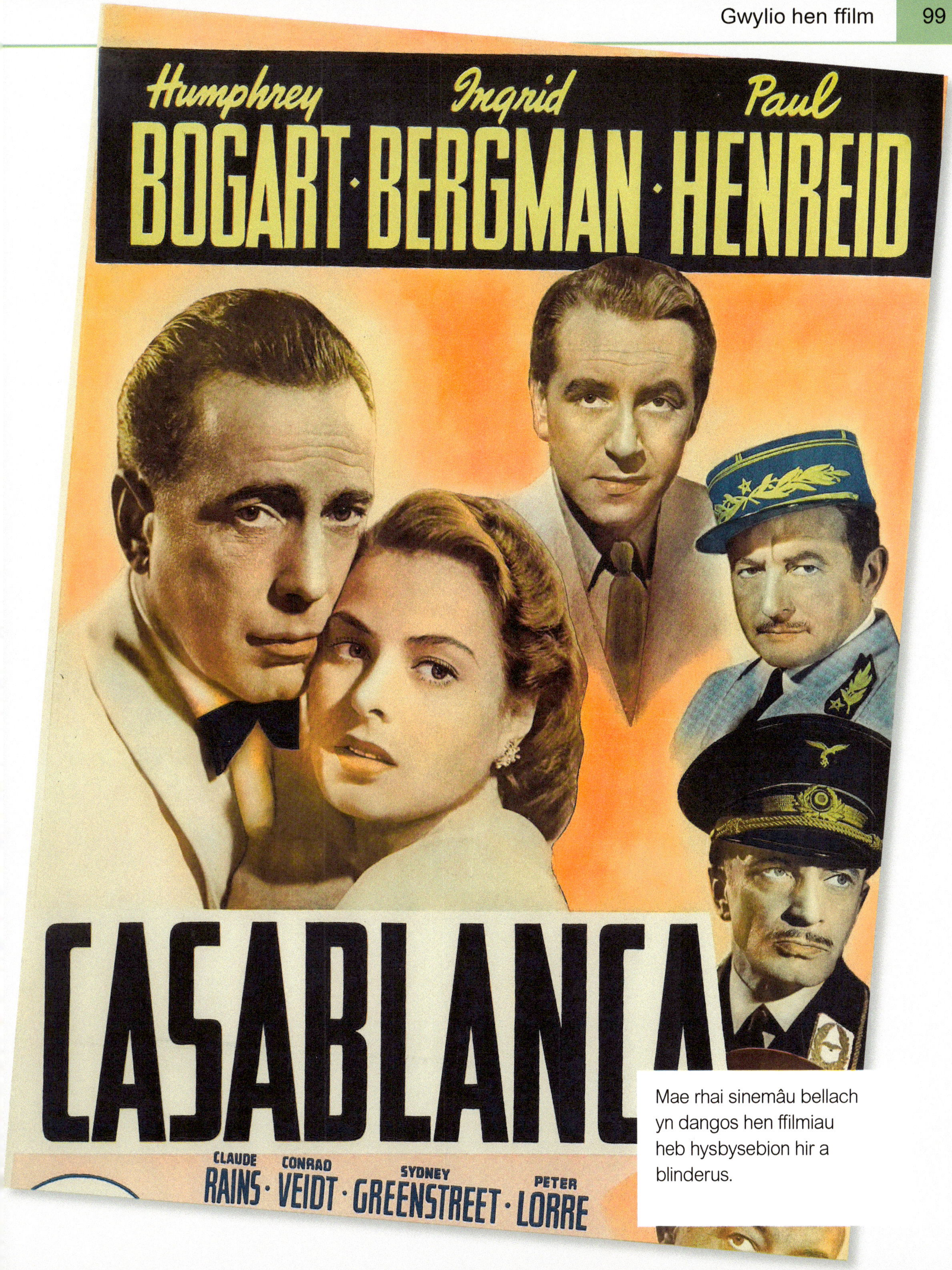

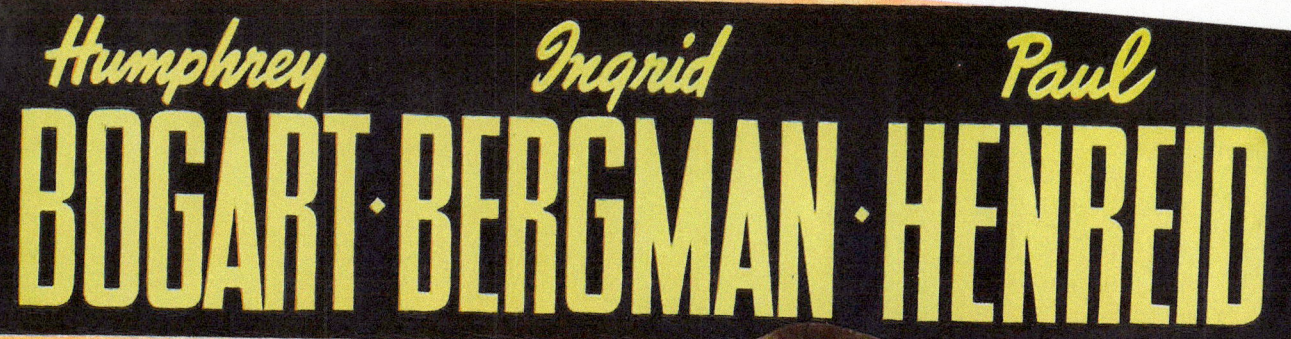

Mae rhai sinemâu bellach yn dangos hen ffilmiau heb hysbysebion hir a blinderus.

Gwneud popcorn

Mae'n hawdd gwneud popcorn, ond bydd angen defnyddio olew poeth a siwgr berwedig, felly gofal piau hi. Efallai yr hoffech chi ofyn am help gyda rhai o'r camau. Mae'r rysáit hon yn cymryd llai na 10 munud ac yn gwneud llond powlen fawr.

BYDD ANGEN
- Sosban fawr gyda chaead
- Sosban ganolig
- Llwy bren
- Powlen gymysgu fawr
- Powlenni gweini neu gartonau popcorn unigol

CYNHWYSION Y RYSÁIT
- 2 lwy fwrdd o olew coginio
- 100g (3½ owns) o gorn popian
- 50g (2 owns) o fenyn
- 50g (2 owns) o siwgr brown meddal
- 75ml (3 llwy fwrdd) o surop melyn

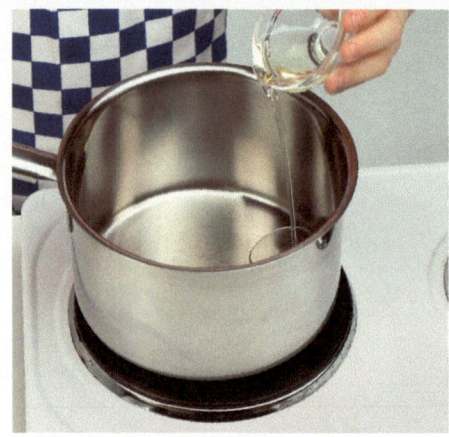

1 Arllwyswch yr olew i'r sosban ac ychwanegwch 3 neu 4 darn o gorn. Yna rhowch y caead ar y sosban.

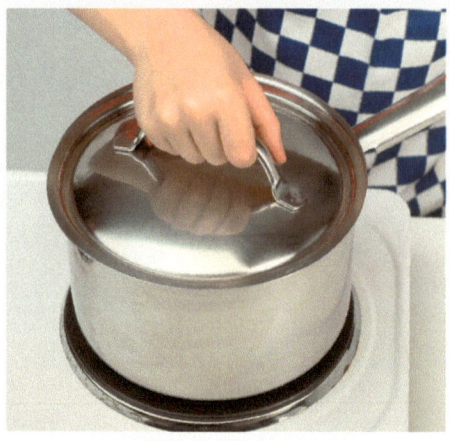

2 Cynheswch dros wres isel i gymedrol nes bod pob un wedi popio. Mae'r olew'n ddigon poeth nawr.

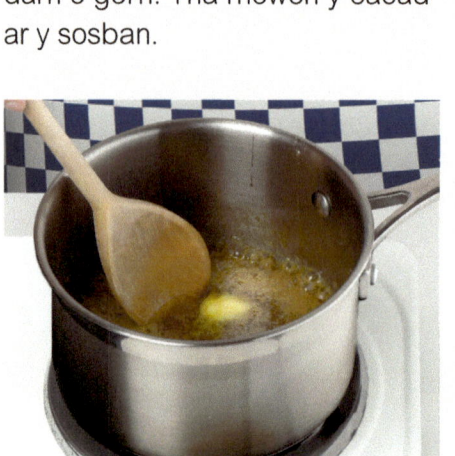

6 Rhowch y menyn, y siwgr a'r surop mewn sosban arall. Dewch â'r cymysgedd i'r berw a'i goginio am 2 funud, gan ei droi'n gyson.

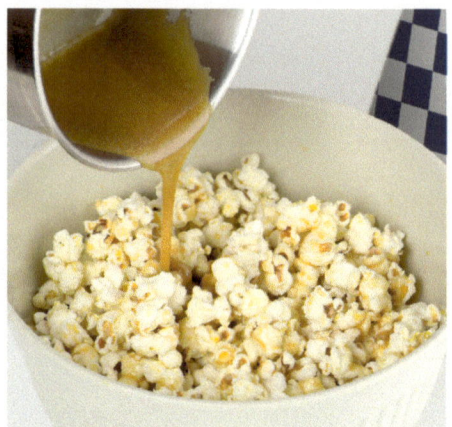

7 Diffoddwch y gwres. Rhowch y popcorn mewn powlen gymysgu fawr a thywallt y saws taffi cynnes drosto.

Popcorn blas gwahanol

Beth am wneud popcorn â blas gwahanol? Dilynwch gamau 1 i 5, ac yn hytrach na gwneud saws taffi, beth am ychwanegu caws wedi'i gratio, perlysiau sych, siocled wedi'i doddi, neu surop mêpl? Neu, ewch am flas clasurol, trwy ysgeintio halen neu siwgr dros y popgorn cynnes, at eich dant, ac yna cymysgu'r cyfan â 50g (2 owns) o fenyn wedi toddi.

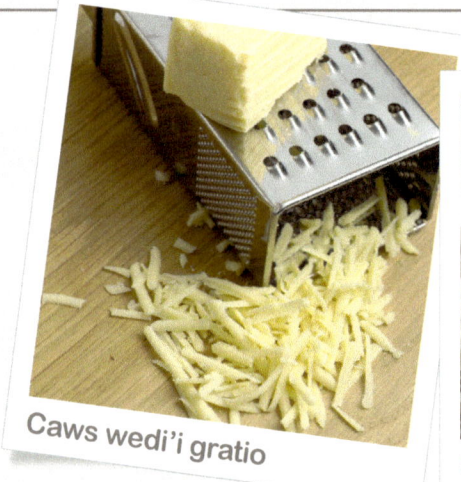

Caws wedi'i gratio

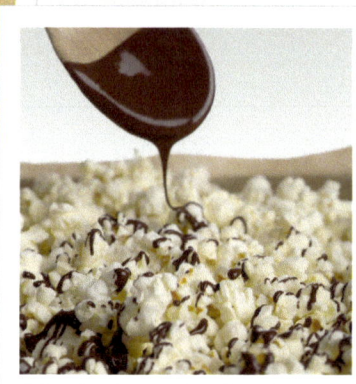

Siocled wedi'i doddi

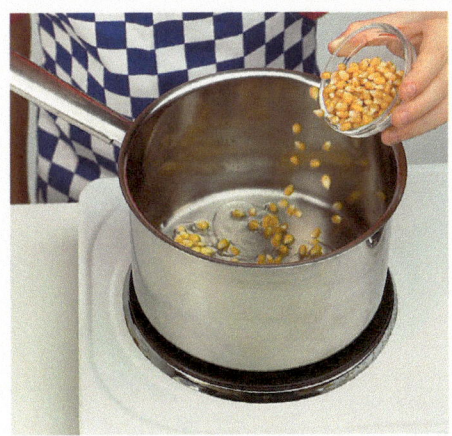

3 Tynnwch y caead a thywallt y corn i gyd i mewn. Rhowch y caead yn ôl ar y sosban a choginio'r corn am ryw funud.

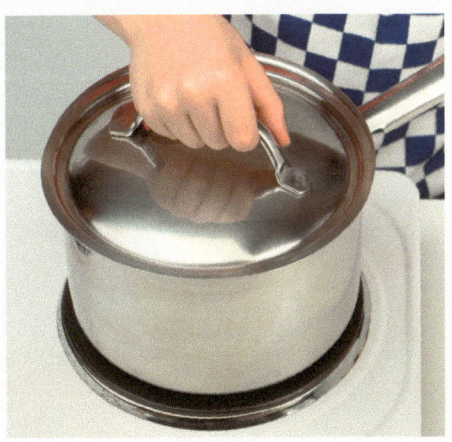

4 Gwrandewch am synau popian wrth i'r corn ffrwydro. Unwaith y byddan nhw'n rhoi'r gorau i bopio, ysgwydwch y sosban yn ysgafn.

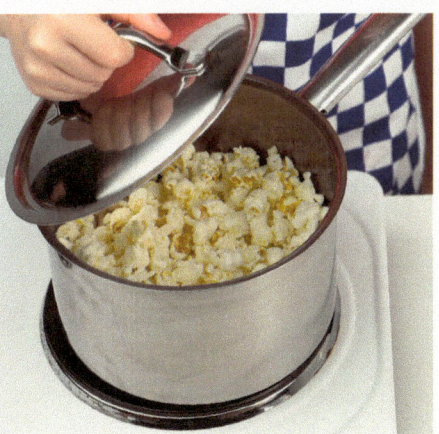

5 Diffoddwch y gwres. Tynnwch y clawr i ryddhau'r stêm. Rhowch y caead yn ôl ar y sosban a'i rhoi i'r neilltu.

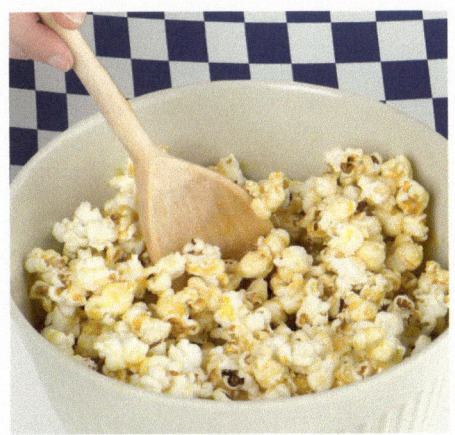

8 Trowch y popcorn nes bod y saws taffi wedi oeri a chaledu, a'r popcorn wedi'i orchuddio.

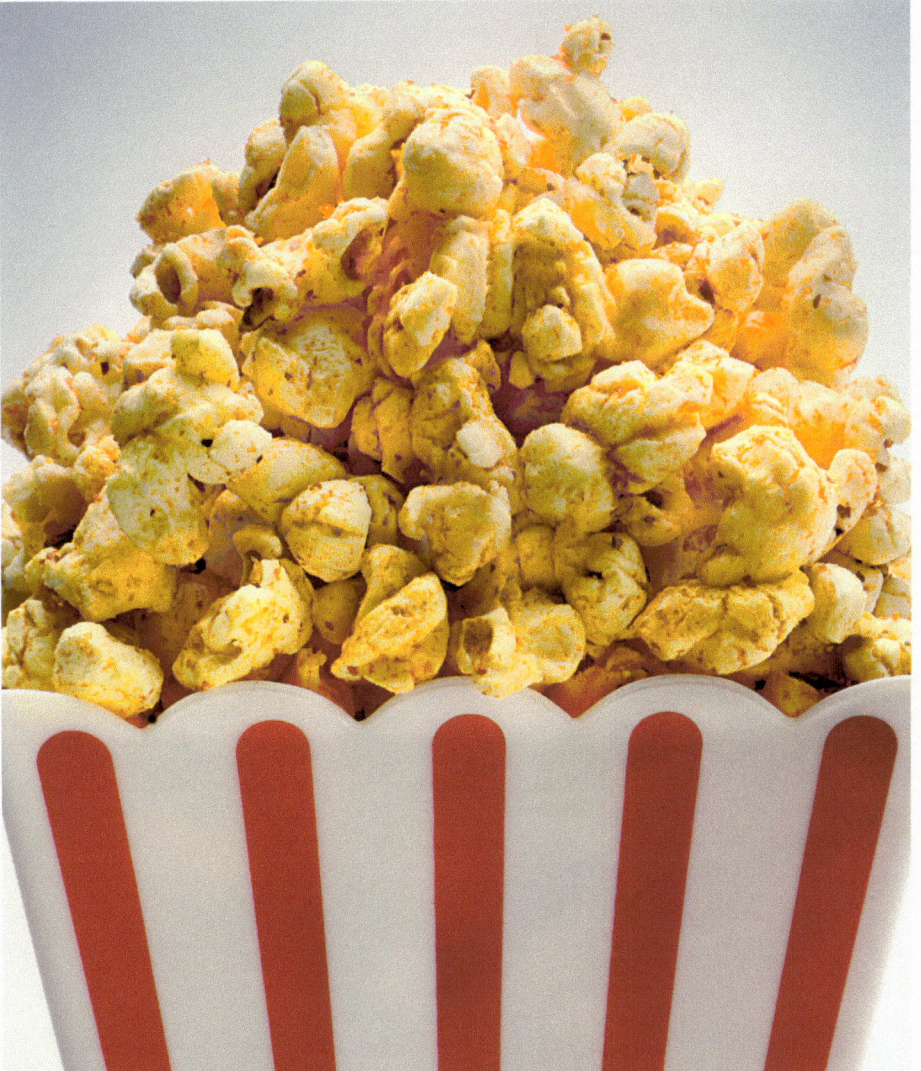

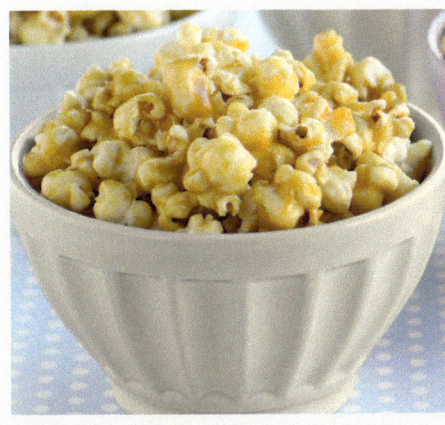

9 Gadewch i'r popcorn oeri. Yna, rhowch mewn powlen weini neu gartonau a mwynhewch.

▲ Mae defnyddio cartonau ar gyfer eich popcorn yn gwneud gwylio hen ffilm yn debycach i daith i'r sinema.

CERDDORIAETH
A
DAWNS

Mae cerddoriaeth yn ffordd bwerus o gysylltu ag eraill, o archwilio eich atgofion, ac o ddarganfod eiliadau o lawenydd. Gallwch gyflwyno mwy o gerddoriaeth i'ch bywyd trwy chwarae offeryn os medrwch chi neu drwy wrando ar eich hoff gerddoriaeth. Mae canu yn ysgogi'r ymennydd cyfan, felly hyd yn oed pan fydd geiriau'n dod yn anodd, gallwch fwynhau eich gallu cynhenid i ganu ac ymateb i rythm. Mae dawnsio hefyd yn caniatáu i chi fyw yn y foment a mynegi'ch hun.

Dawnsio

Efallai eich bod yn meddwl mai gweithgaredd corfforol yn unig yw dawnsio, ond mae'n ymarfer corff gwych i'r ymennydd hefyd, a phrofwyd ei fod yn gwella ein cof.

Sut mae mynd ati

Ar y lefel symlaf, gallwch chi chwarae ychydig o gerddoriaeth a dawnsio. Os ydych chi eisiau dysgu dawns newydd neu gael hwyl gyda phobl eraill, ymunwch â dosbarth neu gofynnwch i ffrind sy'n gallu dawnsio i ddangos ychydig o gamau i chi.

■ Os nad ydych chi cystal ar eich traed, beth am ddewis gwneud gweithgareddau o gadair.

Os ydych chi'n dawnsio gartref, cliriwch ran o'r ystafell a gwnewch yn siŵr nad oes unrhyw beryglon baglu.

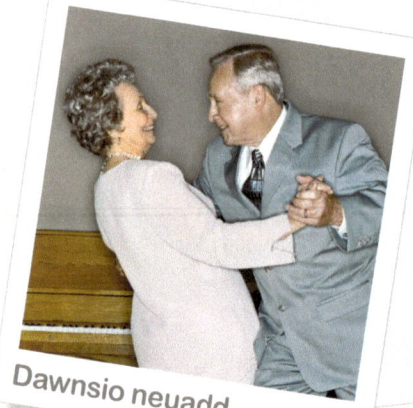
Dawnsio neuadd

▶ Mae dawnsio yn weithgaredd cymdeithasol gwych, ni waeth a ydych chi'n mynd i ddigwyddiad ffurfiol, dawns te prynhawn, neu ddosbarth.

SIARADWCH AM...

Partneriaid dawnsio
•
Eich hoff arddulliau dawnsio
•
Sioeau cerdd a ffilmiau gyda golygfeydd dawnsio
•
Eich atgofion o ddawnsio mewn digwyddiadau arbennig

GOLWG GRYNO

✓ Egnïol
✓ 1 neu 2 berson neu grŵp
✓ Hamdden
✓ 30–60 munud
✓ Anhawster cymedrol
! Mae angen gofal, yn dibynnu ar ffitrwydd

SUT MAE'N HELPU

Mae dawnsio yn cynnwys cydsymud, meddwl ymlaen llaw (sy'n helpu meddwl creadigol), a cherddgarwch. Mae hefyd yn ysgogi emosiynau.

• Bydd dysgu dawnsiau newydd yn helpu i greu cysylltiadau newydd rhwng celloedd yr ymennydd, gan wneud yr ymennydd yn fwy gwydn.

• Os ydych chi wedi dawnsio erioed, rydych chi'n defnyddio'ch cof trefniadol i ddawnsio symudiadau cyfarwydd, gan atgyfnerthu cysylltiadau sy'n bodoli eisoes.

• Bydd y symudiadau corfforol yn gwella canfyddiad gweledol, cydbwysedd, a chof gofodol, a hefyd yn rhyddhau endorffinau (hormonau teimlo'n dda) i'r ymennydd.

• Mae dawnsio yn ffordd dda o fynegi eich hun, heb fod angen ymbalfalu am eiriau.

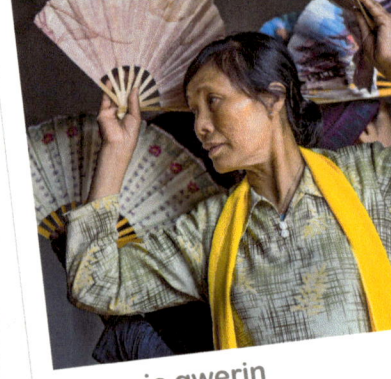
Dawnsio gwerin

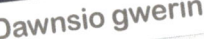
Roc/jeif

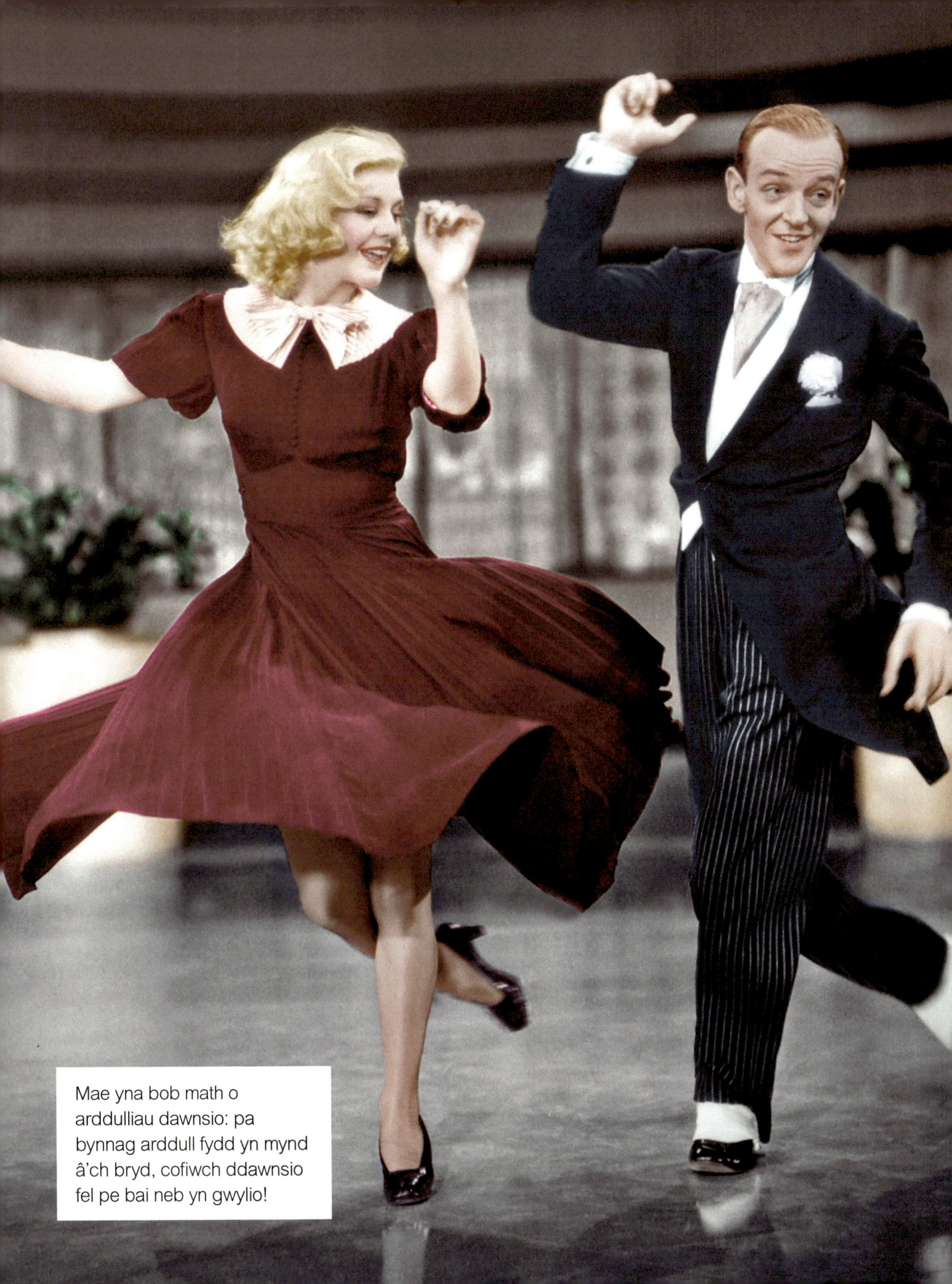

Mae yna bob math o arddulliau dawnsio: pa bynnag arddull fydd yn mynd â'ch bryd, cofiwch ddawnsio fel pe bai neb yn gwylio!

Gwrando ar gerddoriaeth

Mae gwrando ar gerddoriaeth yn ffordd hawdd o ysgogi'r meddwl am ei bod yn cyrraedd rhannau o'r ymennydd dydy mathau eraill o gyfathrebu ddim yn gallu gwneud.

Sut mae mynd ati

Gall cerddoriaeth eich cysuro neu eich ysgogi; gall chwaeth gerddorol amrywio yn dibynnu ar yr amser o'r dydd.

■ Ceisiwch wrando ar gerddoriaeth sy'n eich ymlacio cyn mynd i'r gwely.

■ Mae canu, chwibanu, clapio neu dapio'ch traed i gyd yn ffyrdd o gymryd rhan – neu gallwch ddim ond gwrando.

■ Efallai eich bod yn mwynhau emynau a cherddoriaeth o'ch man addoli.

■ Gallech wrando ar eich hoff ganeuon a darnau o gerddoriaeth ar eich pen eich hun, eu rhannu ag eraill, neu fynd i gyngerdd.

SUT MAE'N HELPU

Mae ein gallu i ganu caneuon cyfarwydd ac ymateb i rythmau cerddorol yn parhau hyd yn oed ar ôl i eiriau fynd yn anodd.

• Mae cerddoriaeth a chaneuon o'ch plentyndod a'ch cyfnod fel oedolyn ifanc yn aml yn ennyn atgofion byw ac yn eich helpu i gofio digwyddiadau, teimladau a phobl.

• Mae cerddoriaeth yn codi hwyliau, ac yn lleihau gorbryder ac iselder.

• Mae gwrando ar gerddoriaeth yn ein hannog i symud.

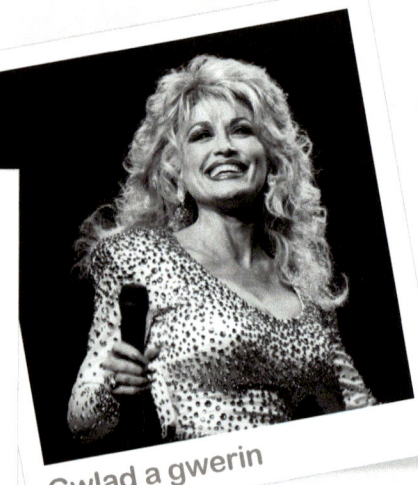

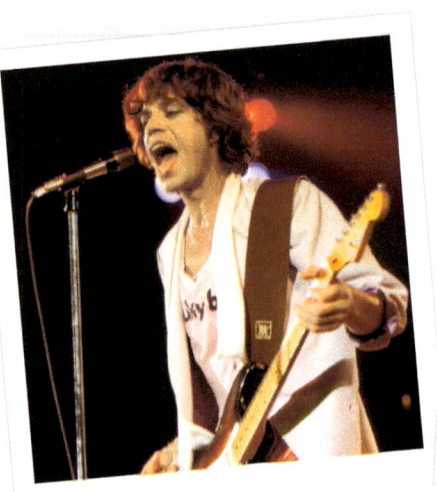

Roc

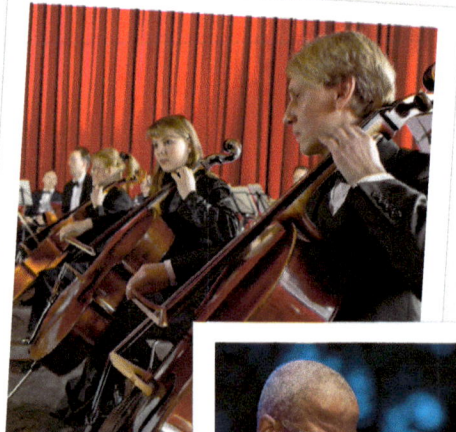

Clasurol

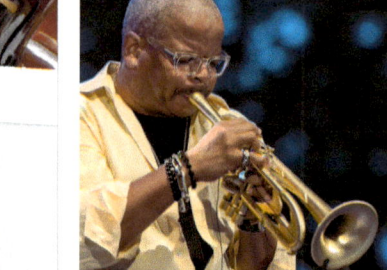

Jazz

Gwlad a gwerin

▲ Os ydych chi'n teimlo bod y gerddoriaeth yr arferech ei mwynhau yn rhy uchel neu fod ganddi guriad rhy gyflym, rhowch gynnig ar fathau eraill o gerddoriaeth.

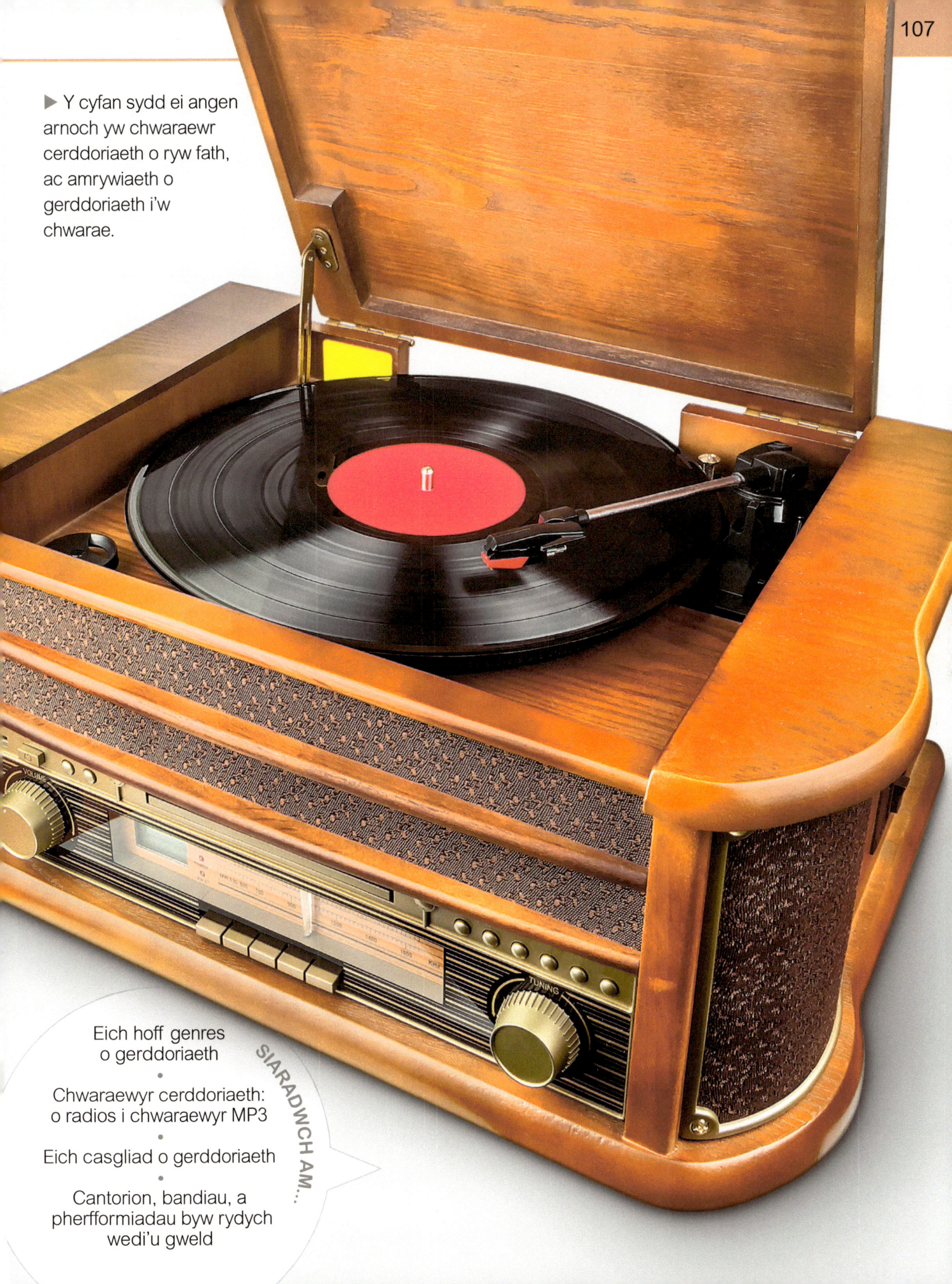

▶ Y cyfan sydd ei angen arnoch yw chwaraewr cerddoriaeth o ryw fath, ac amrywiaeth o gerddoriaeth i'w chwarae.

Eich hoff genres o gerddoriaeth

Chwaraewyr cerddoriaeth: o radios i chwaraewyr MP3

Eich casgliad o gerddoriaeth

Cantorion, bandiau, a pherfformiadau byw rydych wedi'u gweld

SIARADWCH AM...

Sioeau cerdd

Daeth sioeau cerdd fel ffurf o ddrama sy'n cynnwys dawns a chân yn y stori yn boblogaidd iawn ar ddechrau'r ugeinfed ganrif. Gwnaeth ffilmiau cerddorol Hollywood fel *Show Boat*, *South Pacific*, ac *Oklahoma!* ddod â chynyrchiadau llwyfan poblogaidd i gynulleidfa fyd-eang. Mae cynyrchiadau theatr a ffilm cerddorol yn dal i fod yn boblogaidd iawn ym mhedwar ban byd hyd heddiw.

▶ Cafodd y ffilm gerddorol glasurol *The Wizard of Oz* ei rhyddhau ym 1939. Dyma Dorothy gyda'r Bwgan Brain, y Dyn Tun, a'r Llew Llwfr ar y Ffordd Frics Felen.

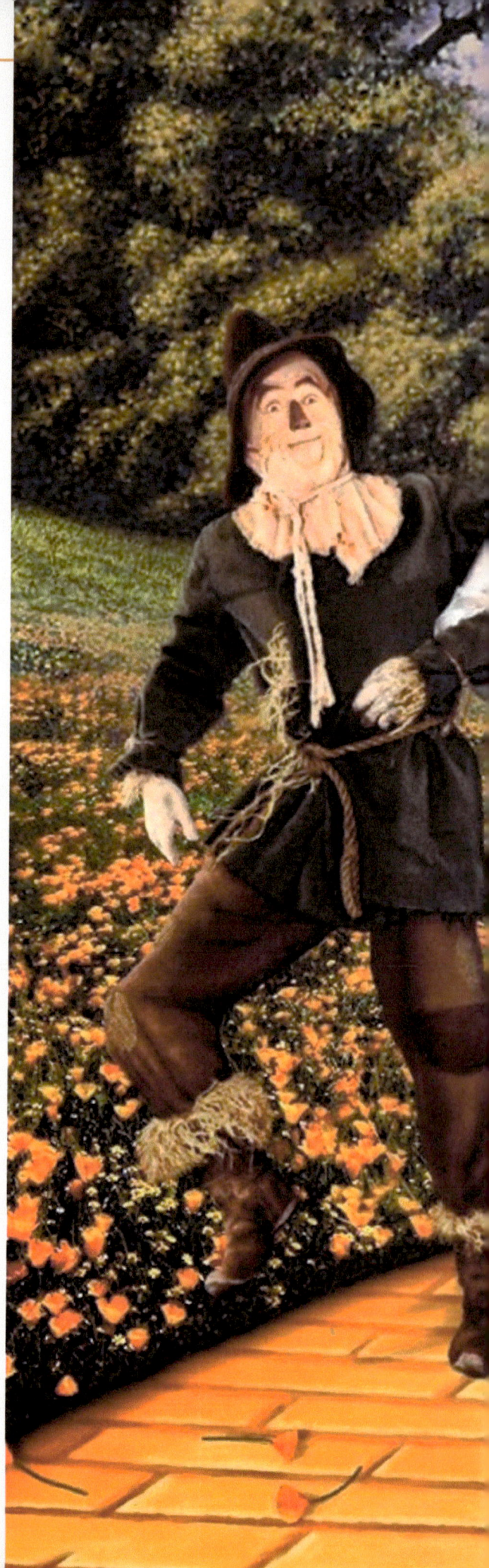

Ydy cerddoriaeth yn ychwanegu at stori neu'n amharu arni?

P'un sydd orau - sioeau cerdd modern neu hen ffilmiau poblogaidd Hollywood?

P'un yw eich hoff sioe gerdd?

SIARADWCH AM...

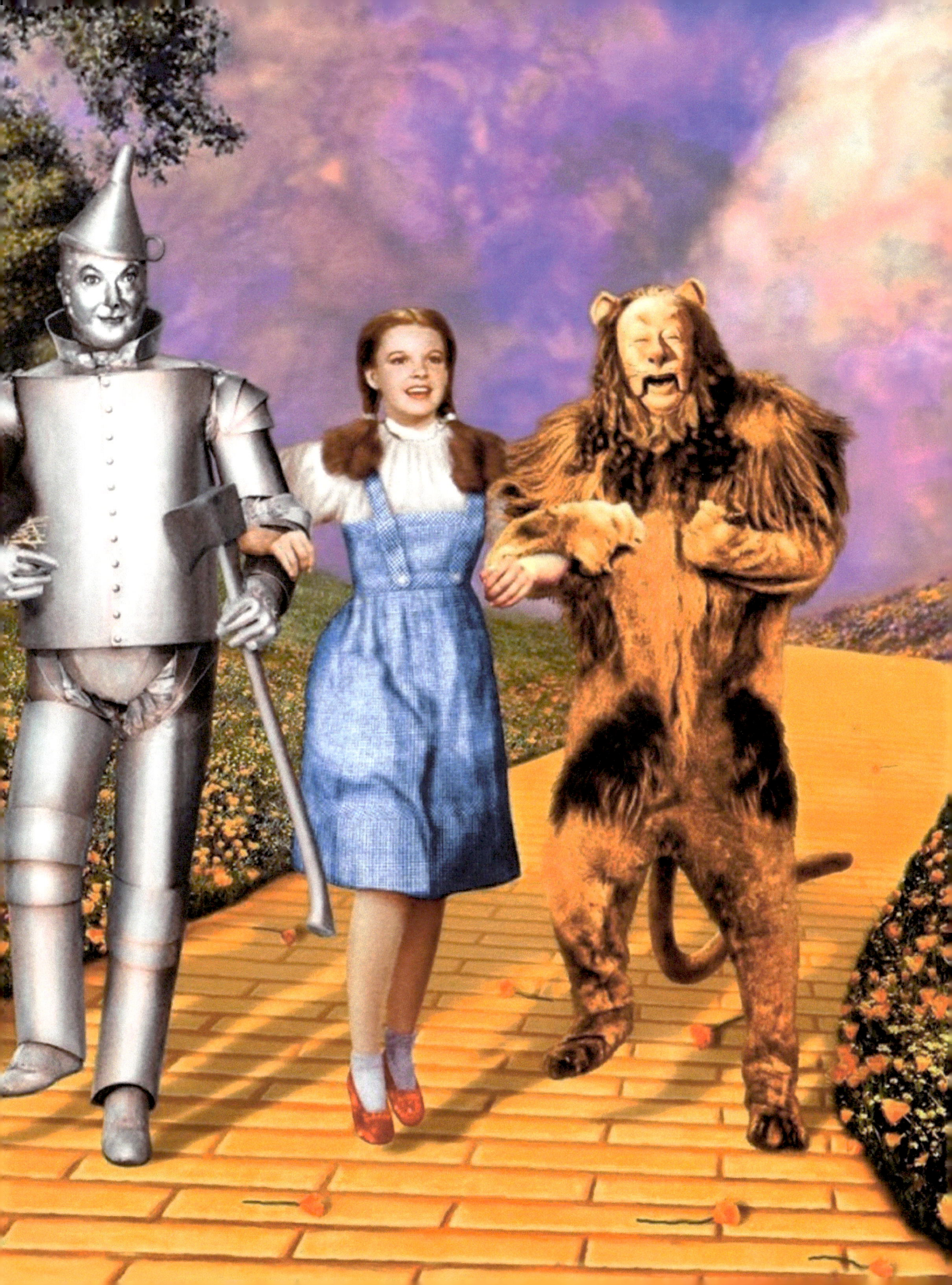

Creu rhestr caneuon

Bydd ei gwneud hi'n haws dod o hyd i'ch hoff gerddoriaeth yn eich annog i wrando mwy, felly beth am fynd ati i greu eich rhestrau eich hun o draciau neu ganeuon sy'n addas i'ch gwahanol hwyliau.

Sut mae mynd ati

Ewch ati i greu un neu fwy o restrau chwarae o'ch hoff gerddoriaeth. Gallwch drefnu'r recordiadau yn ôl arddull neu genre cerddorol, yn nhrefn yr wyddor neu'n gronolegol.

■ Os nad ydych chi'n gwybod sut i greu rhestr ddigidol, gofynnwch am help gan aelod o'r teulu neu ar wefan elusen.

■ Beth am ddefnyddio adnoddau ar-lein i lawrlwytho eich hoff ganeuon.

■ Crëwch yr awyrgylch iawn i wrando ar bob rhestr caneuon. Pylwch y goleuadau ar gyfer cerddoriaeth sy'n ymlacio, neu trowch y sain yn uwch ar gyfer cerddoriaeth sy'n codi calon.

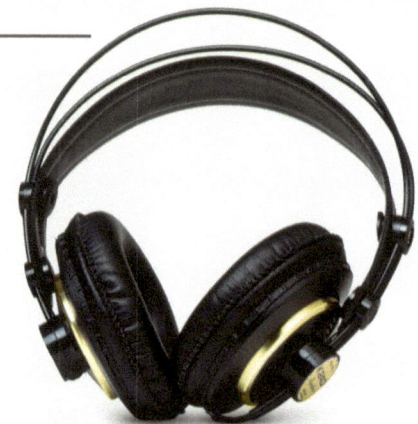

▲ Clustffonau dros y clustiau sydd orau: maen nhw'n eich helpu chi i ganolbwyntio ar y gerddoriaeth ac yn rhwystro synau cefndir a all amharu arnoch chi.

GOLWG GRYNO

✓ Ar eich eistedd

✓ 1 person neu fwy

✓ Cynhyrchiol / hamdden

✓ Amser amrywiol

✓ Anhawster amrywiol

! Gall ysgogi emosiynau negyddol

SUT MAE'N HELPU

Gall cerddoriaeth roi hwb i'ch hwyliau a'ch helpu i gadw ymdeimlad o hunaniaeth, drwy eich ailgysylltu â'r unigolyn oeddech chi yn y gorffennol, ac â theimladau o'r cyfnod y clywsoch chi'r gerddoriaeth am y tro cyntaf.

• Gall gwrando ar ganeuon cyfarwydd ysgogi sawl rhan wahanol o'r ymennydd, gan gynnwys y rhai sy'n gyfrifol am y cof, emosiwn, y clyw, iaith, a rhythm.

• Mae trefnu yn cynnwys sgiliau gwybyddol – adnabod, gwneud penderfyniadau, cychwyn tasgau, a chanolbwyntio.

SIARADWCH AM...

Eich hoff gerddorion pan yn ifanc

•

Digwyddiadau cerddoriaeth byw y buoch chi iddyn nhw

•

Cerddoriaeth acwstig neu roc a rôl?

•

Eich hoff ganwr neu gerddor

▶ Ewch i chwilio am eich casgliad o gerddoriaeth, boed ar finyl, cryno ddisgiau, tapiau casét, neu ar ddyfeisiau digidol fel ffonau neu chwaraewyr MP3, i greu eich rhestrau caneuon eich hun.

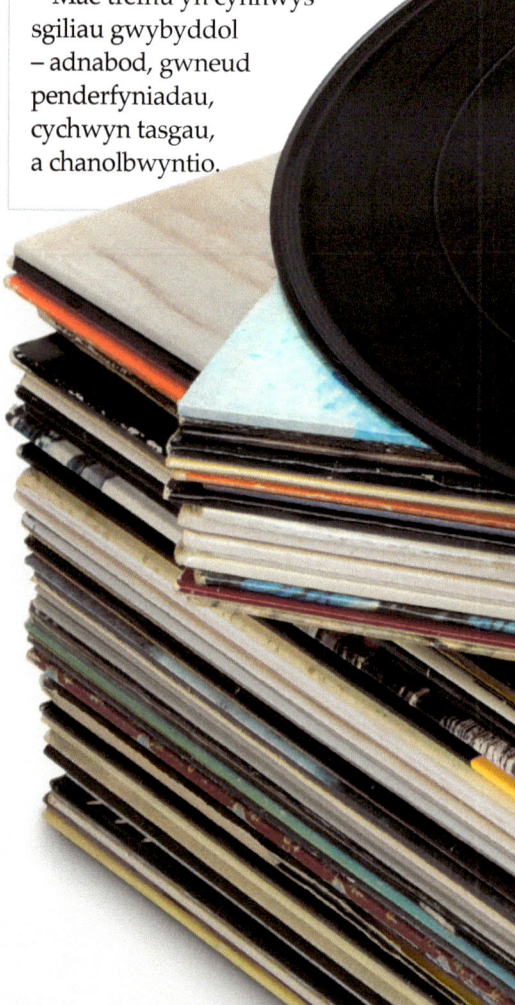

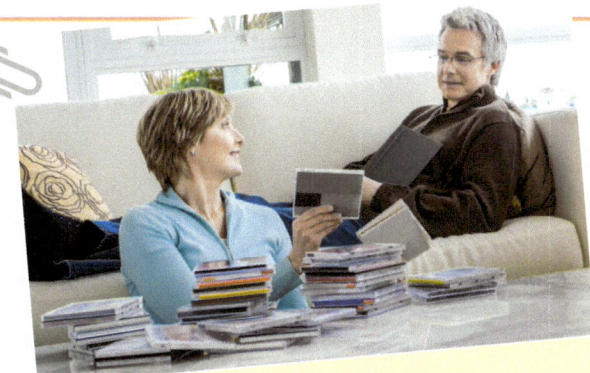

Dewiswch eich ffefrynnau
Gwrandewch ar bob albwm a gwnewch nodyn o'ch hoff ganeuon i'w hychwanegu at restr chwarae.

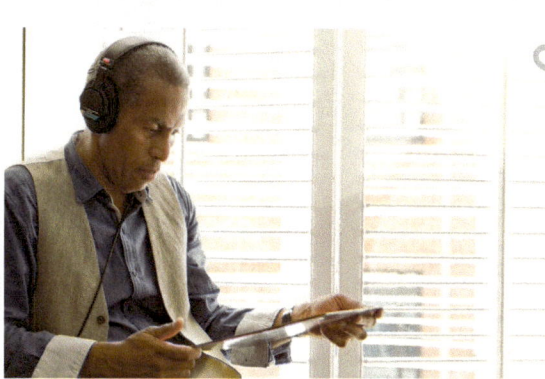

Cerddoriaeth i'r hwyliau
Ewch ati i greu rhestrau caneuon sy'n addas i'ch gwahanol hwyliau, un gyda cherddoriaeth sy'n ymlacio ac un gyda cherddoriaeth egnïol er enghraifft.

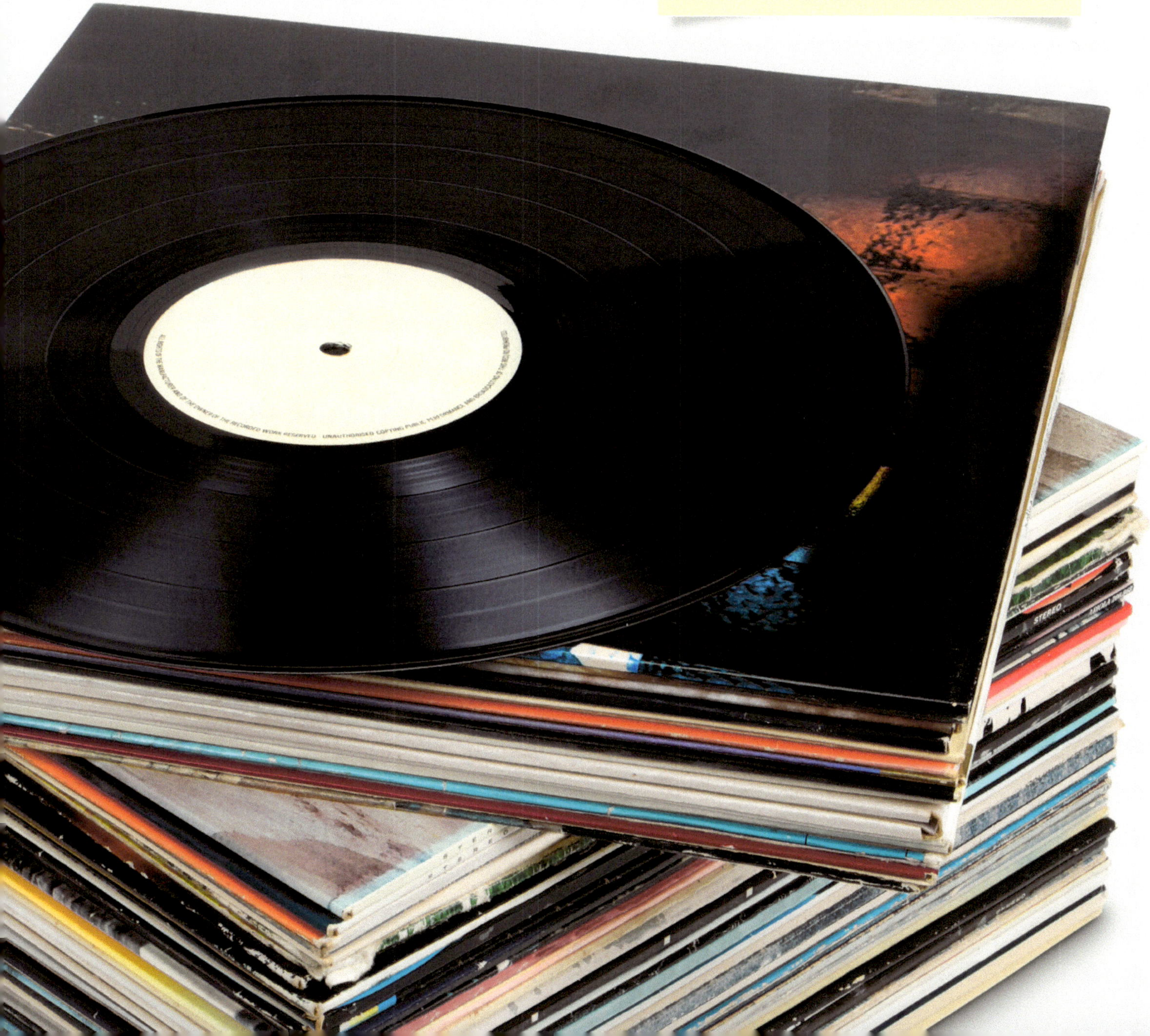

Mae canu'n llesol

Pan fyddwch yn ymbalfalu am eiriau, bydd y gallu i ganu yn parhau. Hyd yn oed os yw eich cof chi'n annibynadwy, byddwch yn aml yn cofio geiriau ac alawon eich hoff ganeuon.

Sut mae mynd ati

Does dim ffordd gywir nac anghywir o ganu. Does dim angen poeni a allwch chi ganu mewn tiwn ai peidio – ewch ati i ganu a mwynhau eich hun.

■ Os ydych chi'n ansicr ynglŷn ag ymuno â chôr lleol, beth am fynd i grŵp canu ar gyfer pobl sy'n byw gyda dementia. Bydd hyn yn eich helpu i wneud cysylltiadau cymdeithasol a'ch cadw mewn cysylltiad ag eraill.

■ Bydd sgrin carioci yn rhoi'r geiriau, ac mae'n bosib ei defnyddio os nad ydych chi'n cofio'r geiriau.

GOLWG GRYNO

✓ Gweithgaredd ysgafn

✓ 1 person neu fwy

✓ Hamdden

✓ Hyd amrywiol

✓ Hawdd

! Gall sbarduno atgofion a theimladau pwerus

SUT MAE'N HELPU

Mae'r gallu i ganu a dilyn rhythm wedi'i leoli mewn rhan wahanol o'r ymennydd i'r un sy'n delio â chyfathrebu. Mae canu'n gallu cryfhau'r cysylltiadau rhwng ardaloedd o'r fath a gall wella cyfathrebu wedyn.

• Does dim posib methu gyda'r gweithgaredd hwn, felly gall gael effaith gadarnhaol ar hwyliau.

• Gall caneuon greu atgof emosiynol pwerus o adeg yn y gorffennol, gan helpu i gofio manylion fel pobl, dyddiadau a llefydd.

▼ O ganu yn y bath i ganu gyda'r teulu neu mewn grŵp, gall canu godi'ch hwyliau.

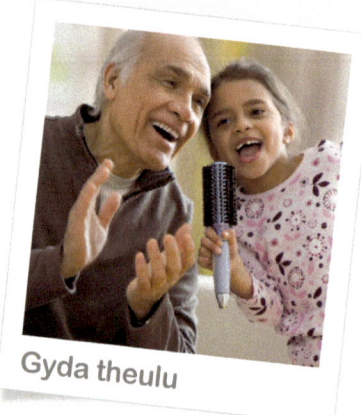
Gyda theulu

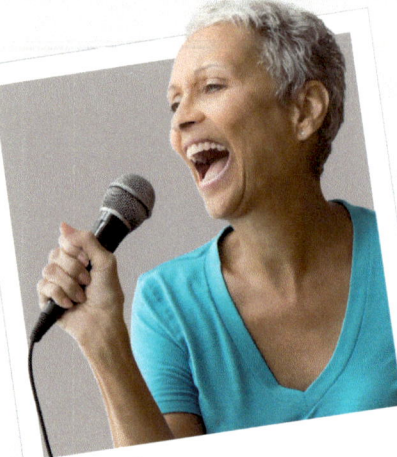
Carioci

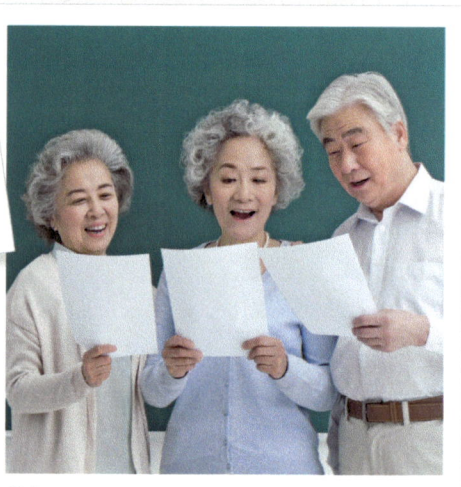
Côr

SIARADWCH AM…

Caneuon o'ch man addoli

•

Caneuon y gellir eu canu fel tôn gron

•

Caneuon o bob cwr o'r byd

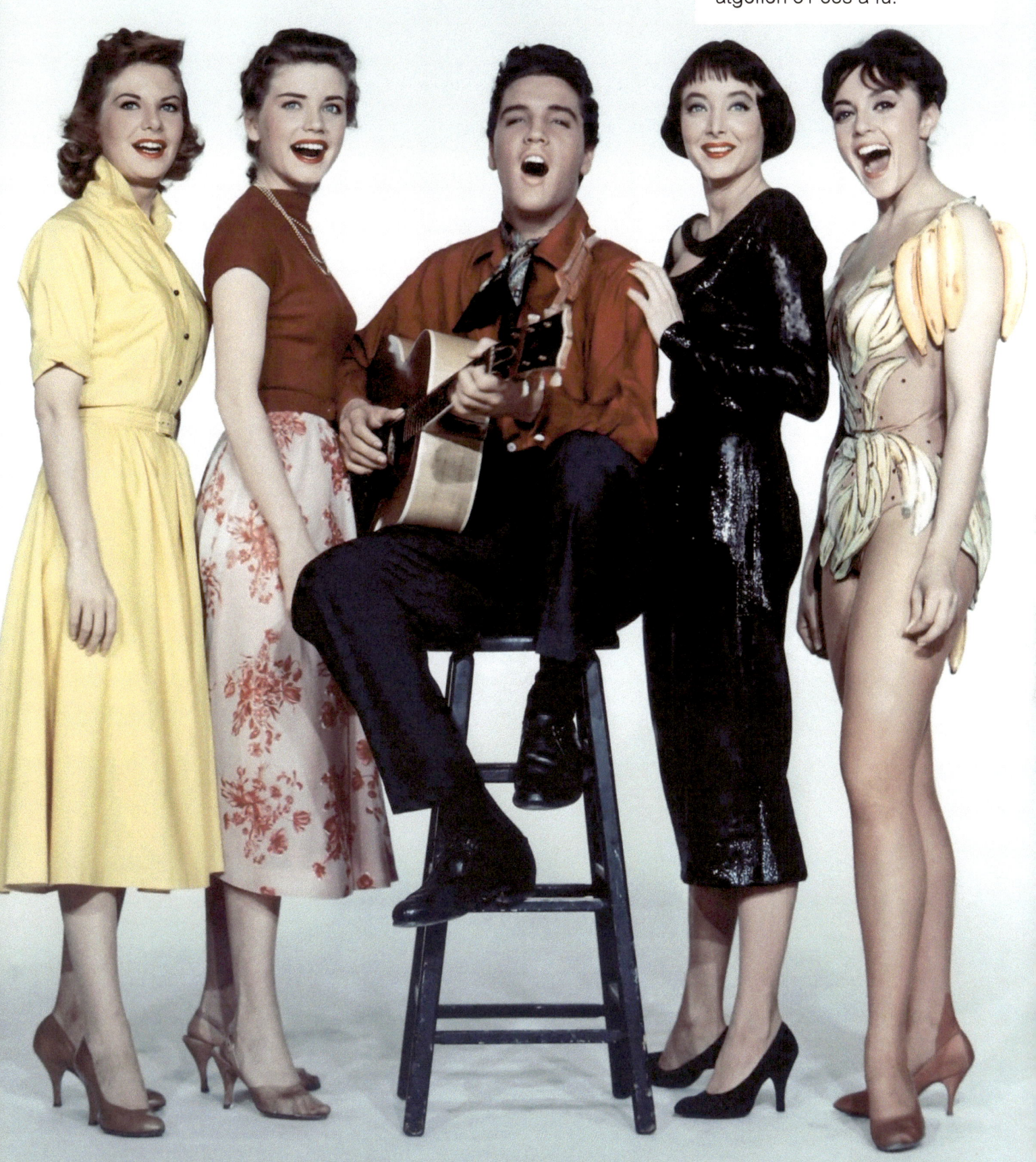

Cydganwch i ganeuon cyfarwydd neu i recordiadau o'ch hoff gantorion i sbarduno atgofion o'r oes a fu.

Chwarae'r gêm taith gerddorol

Yn y gêm hon, gallwch fwynhau cydganu wrth i chi rannu atgofion o ganeuon sy'n gysylltiedig â cherrig milltir a gweithgareddau arwyddocaol yn eich bywyd.

Sut mae mynd ati

Paratowch gardiau: cymerwch ddeg cerdyn neu ddarn o bapur ac ysgrifennwch un garreg filltir allweddol, digwyddiad cofiadwy, neu weithgaredd arnyn nhw, fel priodasau.

■ Chwaraewch y gêm gyda dau i bedwar chwaraewr. Mwya'n byd o chwaraewyr fydd yna, mwyaf amrywiol fydd y dewisiadau o ganeuon.

■ Gadewch i'ch dychymyg fynd yn drên, ewch gyda'r thema, ac efallai y synnwch chi faint o ganeuon y gallwch eu cofio.

■ Nid prawf cof yw hwn. Os byddwch yn anghofio rhai o'r geiriau, gallwch hymian.

GOLWG GRYNO

✓ Ar eich eistedd
✓ 2 berson neu fwy
✓ Hamdden
✓ Amser amrywiol
✓ Hawdd

SUT MAE'N HELPU

Mae'r gêm taith gerddorol yn ysgogi chwaraewyr i hel atgofion, am eu plentyndod, eu hoff wyliau, a dathliadau teuluol.

• Dylai'r gêm fod yn ddigymell ac yn hwyl, a bydd yn hwb i'ch ymdeimlad o les.

• Mae cymharu eich dewisiadau gyda theulu a ffrindiau yn ffordd dda o ddechrau sgwrs ac yn eich helpu i fod yn gymdeithasol, sy'n annog bywiogrwydd yr ymennydd.

• Does dim atebion anghywir na therfynau amser, felly gallwch fwynhau ymarfer hel atgofion heb unrhyw bwysau i'w wneud yn iawn.

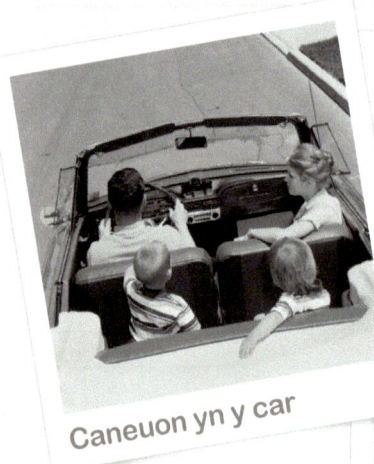

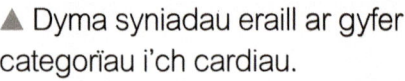
Caneuon yn y car

Caneuon priodas

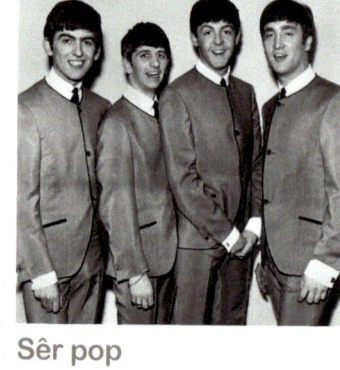
Sêr pop

Hwiangerddi

▲ Dyma syniadau eraill ar gyfer categorïau i'ch cardiau.

Rheolau'r gêm taith gerddorol

■ Dewiswch gerdyn a meddyliwch am gân sy'n cyfateb i'r categori. Canwch linell gyntaf neu gytgan y gân.

■ Cymerwch eich tro i feddwl am gân sy'n cyfateb i'r un categori, a chanu ychydig o'r gân rydych chi'n ei chofio.

■ Gall chwaraewyr eraill ymuno yn y gân os ydyn nhw'n dymuno gwneud hynny.

■ Pan na allwch chi feddwl am fwy o ganeuon yn y categori hwnnw, dewiswch gerdyn arall.

■ Gallwch ddewis pa mor hir i chwarae'r gêm. Efallai y gwelwch na fyddwch yn mynd heibio'r cerdyn cyntaf.

SIARADWCH AM...

Oes gennych chi ganeuon sy'n gysylltiedig ag adegau neu ddigwyddiadau arbennig yn eich bywyd?

•

Disgrifiwch nodweddion gân glasurol.

•

Pa gân sydd bob amser yn eich gwneud chi'n hapus?

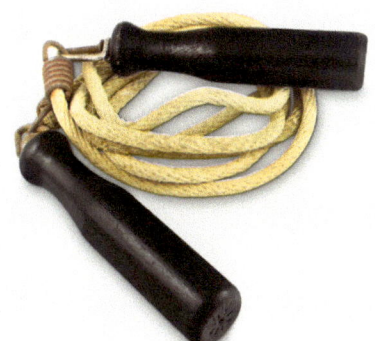

Caneuon o ddyddiau ysgol

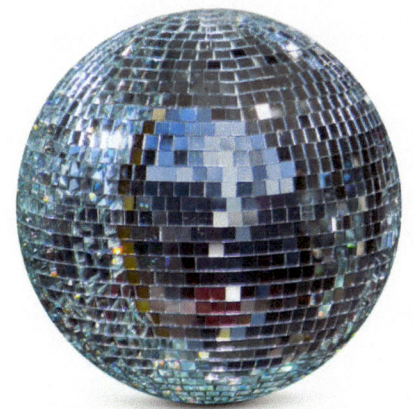

Caneuon i ddawnsio iddyn nhw

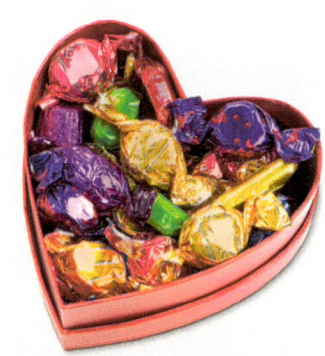

Caneuon serch

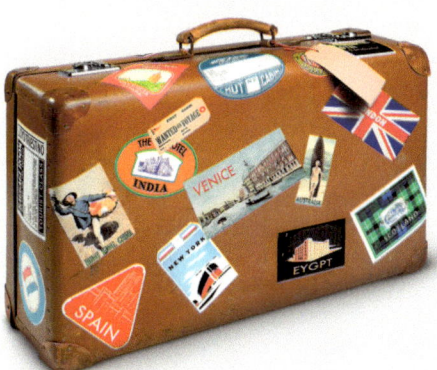

Caneuon gwyliau

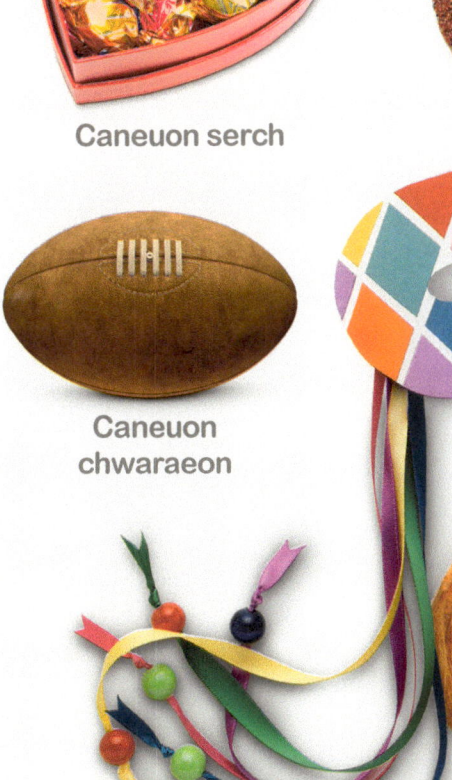

Caneuon chwaraeon

Caneuon gwyliau cerddorol

▶ Os nad ydych chi eisiau gwneud cardiau, defnyddiwch yr enghreifftiau hyn o gategorïau caneuon ar gyfer eich gêm.

Chwarae offeryn

Mae chwarae offeryn yn fwy llesol i'ch ymennydd na gwrando ar gerddoriaeth yn unig, a does dim ots a ydych chi'n gerddor medrus neu'n ddechreuwr brwd.

Sut mae mynd ati

Nid oes ots a ydych chi'n chwarae ar eich pen eich hun neu mewn grŵp, yr hyn sy'n bwysig yw eich bod chi'n mwynhau creu cerddoriaeth, felly gallwch addasu faint rydych yn ei wneud i'ch gallu.

■ Dydy hi byth yn rhy hwyr i ddysgu sut i chwarae offeryn. Dewiswch un eithaf hawdd, fel gitâr neu ddrymiau.

■ Os yw chwarae'n rhy anodd, beth am guro drwm neu ben bwrdd neu glapio i alawon cyfarwydd.

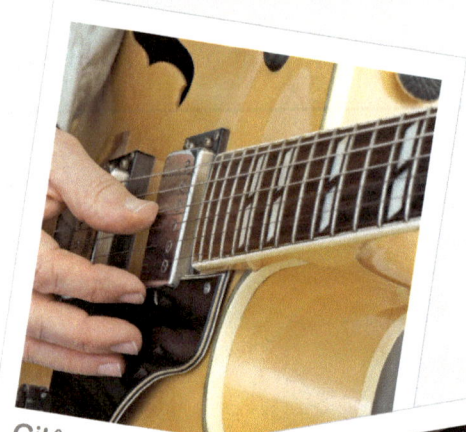

▲ Mae offerynnau taro fel maracas, clychau, symbalau, a chastanetau yn ffyrdd o greu cerddoriaeth lle na allwch fethu

GOLWG GRYNO

✓ Gweithgaredd ysgafn
✓ 1 person neu fwy
✓ Hamdden
✓ Hyd amrywiol
✓ Anhawster amrywiol

SUT MAE'N HELPU

Mae'r rhan o'r ymennydd sy'n dehongli cerddoriaeth ac yn adnabod rhythm yn parhau'n gyfan yn hwy na rhai rhannau eraill o'r ymennydd.

• Mae tystiolaeth yn awgrymu bod chwarae offeryn yn gallu gohirio dirywiad gwybyddol.

• Mae chwarae offeryn yn gwneud i wahanol rannau o'ch ymennydd gydweithio, gan gynnal y cysylltiadau hynny.

• Mae lefelau sylw yn cynyddu, sy'n gwella gwybyddiaeth a'ch gallu i alw i gof.

• Mae ymarfer yn rheolaidd yn eich helpu i gadw eich gallu cerddorol ac yn eich cadw'n gorfforol actif wrth i chi ddefnyddio sgiliau echddygol manwl neu fras (yn dibynnu ar eich offeryn).

◄ Pa offeryn bynnag rydych chi'n ei chwarae, mae creu cerddoriaeth yn fwy llesol i chi na gwrando yn unig.

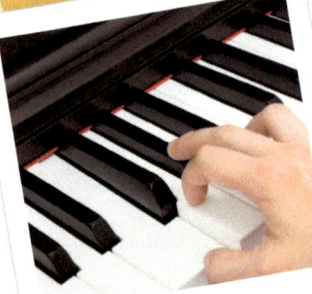

Gitâr

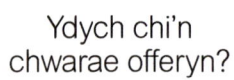

SIARADWCH AM...

Ydych chi'n chwarae offeryn?

•

Disgrifiwch rai grwpiau offerynnol gwahanol

•

Cerddorfa neu fand mawr – p'un yw eich ffefryn?

Piano

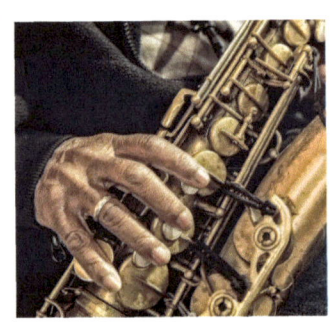

Sacsoffon

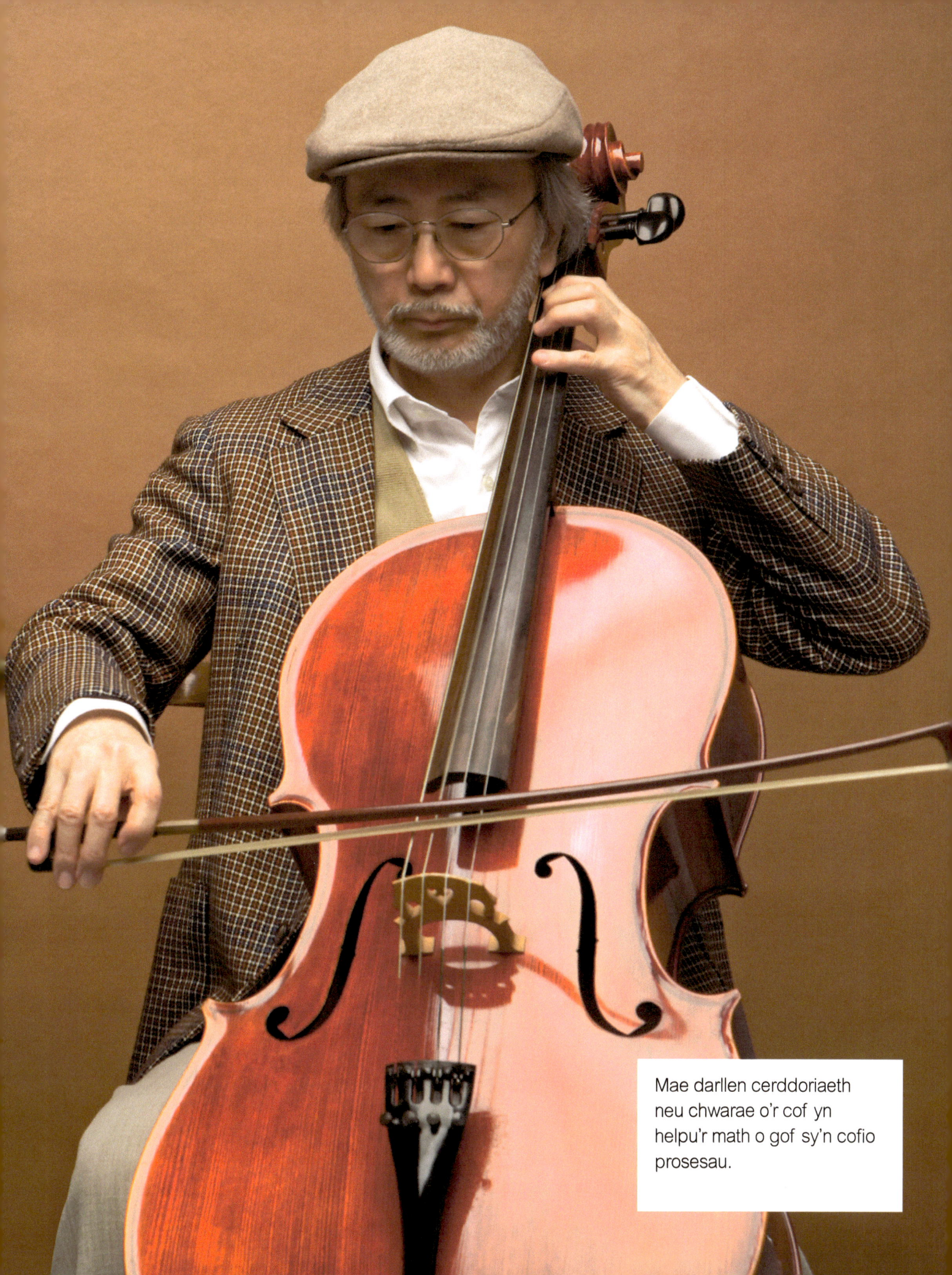

Mae darllen cerddoriaeth neu chwarae o'r cof yn helpu'r math o gof sy'n cofio prosesau.

POSAU

A

GEMAU

Credir bod ysgogi'r meddwl gyda phosau a gemau yn rhoi hwb i'ch gallu i feddwl, rhesymu, canolbwyntio a delio â thasgau. Mae rhywfaint o wirionedd yn yr ymdarodd hwnnw, "ei ddefnyddio neu ei golli", a gall ymarfer eich ymennydd yn aml arafu datblygiad dementia. Mae dewis gêm neu bos addas yn allweddol. Dylai fod yn ddigon heriol i gadw eich diddordeb a gwneud i chi feddwl, ond nid mor anodd fel eich bod yn mynd yn rhwystredig.

Gwneud jig-so

Dyma i chi hobi poblogaidd iawn sy'n cynnig her bleserus; po fwyaf o ddarnau sydd i'r jig-so, mwyaf heriol fydd y pos. Gallech ei wneud ar eich pen eich hun neu weithio mewn tîm, gyda phob person yn gweithio ar ran gwahanol.

Sut mae mynd ati

Bydd angen ardal wastad arnoch chi i weithio arno, lle gallwch eistedd yn gyfforddus am ychydig.

■ Gwagiwch gynnwys y bocs ar y man gwaith. Os oes llawer o ddarnau, gallech dynnu rhai ohonyn nhw allan ar y tro; efallai y bydd cael gormod ar y bwrdd yn ddryslyd.

■ Trowch bob darn drosodd fel bod y llun yn dangos. Trefnwch nhw'n grwpiau tebyg cyn i chi ddechrau.

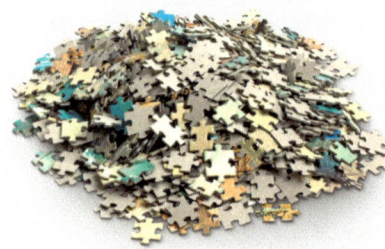

▲ Mae trefnu darnau yn bentyrrau o liwiau tebyg yn ei gwneud hi'n haws gwneud y jig-so.

■ Gweithiwch ar ddarnau bach ar y tro.

■ Rhowch yr holl ddarnau sydd ag ymyl mewn un pentwr. Os oes rhai o'r darnau sydd ar ôl yn amlwg yn perthyn i'w gilydd, rhowch y darnau hynny yn eu pentwr eu hunain.

■ Gwnewch yn siŵr bod pob darn yn hawdd i chi ei weld ac yn hawdd dod o hyd iddo ar y bwrdd.

■ Rhowch y darnau ymyl at ei gilydd yn gyntaf – bydd hynny'n creu ffrâm i weithio ynddi.

GOLWG GRYNO

✓ Ar eich eistedd
✓ 1 neu 2 berson
✓ Hamdden
✓ 30–60 munud ar y tro, ond gallech fynd yn ôl ato nes ymlaen
✓ Hawdd

SUT MAE'N HELPU

Mae datrys jig-so yn gweithio ac yn cysylltu dwy ochr yr ymennydd, yn ogystal â chysylltiadau rhwng celloedd yr ymennydd. Mae hyn yn helpu i gynnal eich gallu i ddeall, dysgu, a chofio.

• Mae'r elfen weledol yn gwella canfyddiad gweledol a phrosesu gofodol yn yr ymennydd.

• Mae trafod y darnau a'u rhoi yn y lle cywir yn gweithio'r rhannau o'r ymennydd sy'n ymwneud â sgiliau echddygol a chydsymud.

• Mae rhoi'r darnau at ei gilydd yn ysgogi'r ymennydd i gadw gwybodaeth am siapiau a lliwiau. Bydd ailadrodd y gweithgaredd hwn yn helpu'r cof tymor byr.

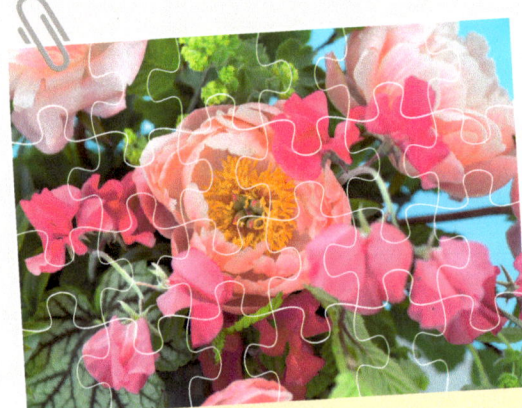

Posau ystyrlon
Gall cwblhau pos sy'n ymwneud â diddordeb, fel garddio, fod hyd yn oed yn fwy pleserus.

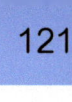

SIARADWCH AM...

Beth yw'r pwnc
gorau ar gyfer
posau jig-so?

•

Anifeiliaid anwes y teulu,
ddoe a heddiw

•

Bridiau cŵn gwahanol:
chihuahua neu gi defaid?

•

Beth sy'n gwneud
jig-so anodd?

Creu jig-so

Mae creu eich pos jig-so eich hun yn golygu bod gennych chi fwy o luniau i ddewis ohonyn nhw a gallwch ddewis pa mor hawdd neu anodd fydd y jig-so.

Dewiswch lun

Gallwch ddewis unrhyw bwnc sydd o ddiddordeb i chi, ond efallai y bydd llun sydd â rhywfaint o ystyr personol yn ennyn mwy o ddiddordeb.

■ Meddyliwch am ba mor anodd yw'r llun ei hun. Bydd llawer o rannau heb lawer o fanylion, os o gwbl, yn gwneud y jig-so yn fwy anodd.

■ Bydd lluniau gyda siapiau wedi'u diffinio'n dda a chyferbyniadau lliw da yn gwneud y jig-so yn haws.

■ Chwiliwch am luniau o bethau cyfarwydd: maen nhw'n haws eu dychmygu a'u rhoi at ei gilydd ar ôl i'r jig-so gael ei rannu a'i gymysgu.

■ Mae yna gwmnïau sy'n gallu troi eich hoff luniau yn jig-sos. Gofynnwch am help i chwilio amdanyn nhw ar-lein os oes angen.

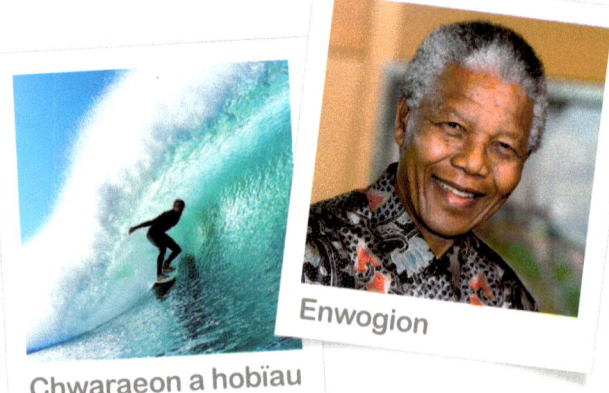
Chwaraeon a hobïau

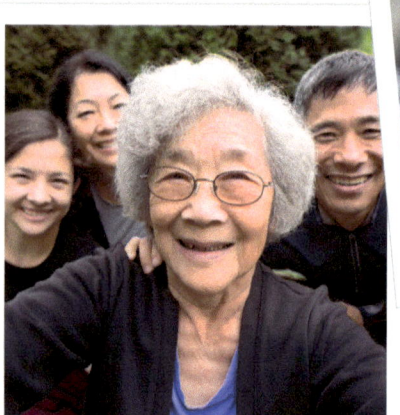
Ffrindiau a theulu

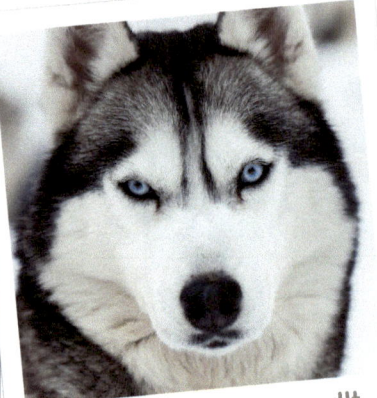
Anifeiliaid anwes a gwyllt

Enwogion

▲ Gallwch ddod o hyd i luniau mewn cylchgronau, ffotograffau, cardiau post, hen galendrau, ac ar-lein.

SUT MAE'N HELPU

O ddewis llun i dorri allan, mae'r gweithgaredd hwn yn defnyddio nifer o sgiliau.

• Mae dewis llun yn tanio diddordeb yr ymennydd ac yn ysgogi'r emosiynau. Gall atgofion chwarae rhan yma, wrth i rywun alw i gof digwyddiadau, llefydd a phobl o'r gorffennol.

• Mae cynllunio gweithgaredd a chofio'r camau yn defnyddio'r cof tymor byr.

• Rhaid wrth ddeheurwydd a chydsymud i greu'r llun a thorri'r darnau.

Dewis patrwm torri

Bydd jig-so sydd â mwy o ddarnau yn anoddach, felly dewiswch batrwm sy'n rhoi digon o her i chi, ac sydd ddim yn rhy anodd nac yn rhy hawdd. Meddyliwch hefyd pa siapiau y gallwch chi eu torri'n hawdd.

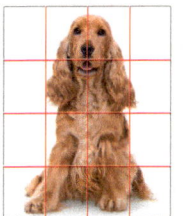
Sgwariau mawr

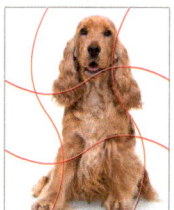
Llinellau tonnog

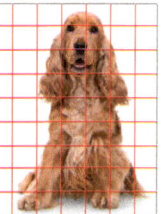
Sgwariau bach

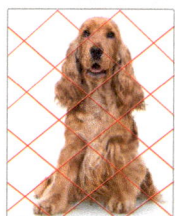
Diemwntau

Sut mae mynd ati

Unwaith y bydd gennych eich llun, casglwch eich holl offer ynghyd a dilynwch y camau hawdd hyn. Cofiwch adael i'r glud sychu cyn i chi ddechrau torri'r llun. Mae posau symlach sydd â llai o ddarnau yn gallu bod yn hwyl ac yn gyflym i'w creu a'u gwneud.

BYDD ANGEN
- Pren mesur
- Pen du, trwchus
- Eich llun
- Siswrn
- Glud PVA
- Darn o gardbord

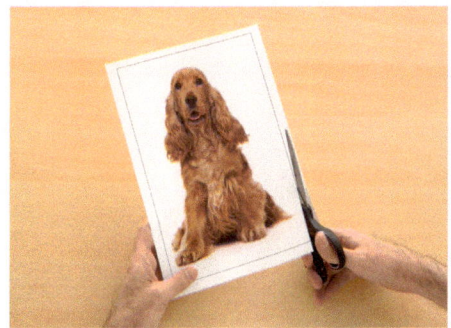

1 Defnyddiwch bren mesur a phen i dynnu ochrau syth o amgylch y llun. Torrwch y llun ar hyd y llinellau rydych chi wedi'u tynnu.

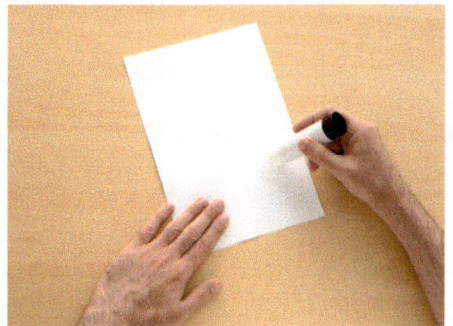

2 Trowch y llun drosodd a rhowch haenen gytbwys o lud ar y cefn. Gwnewch yn siŵr eich bod yn gorchuddio pob rhan ohono.

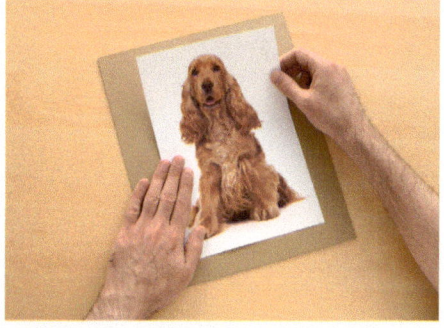

3 Rhowch y llun ar ddarn o gardbord cadarn sy'n fwy na'r llun. Pwyswch y llun yn gadarn ar y cardbord.

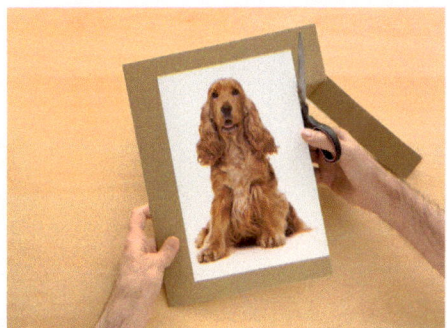

4 Defnyddiwch siswrn i dorri'r cardbord sydd dros ben, gan dorri'n ofalus o amgylch y llun.

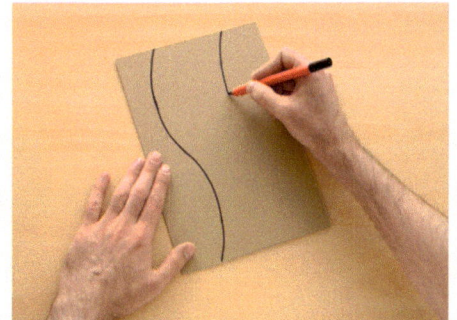

5 Trowch y cardbord drosodd a defnyddiwch ben du, trwchus i dynnu llun o'ch patrwm torri ar y cefn.

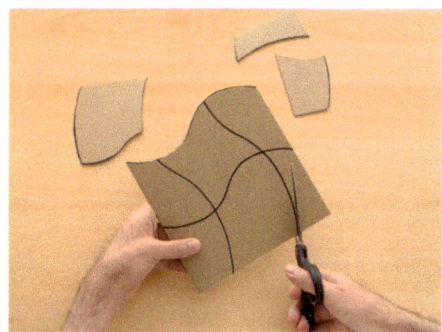

6 Unwaith bydd y glud wedi sychu'n llwyr, torrwch y darnau allan gan ddilyn y llinellau y gwnaethoch chi eu tynnu ar y cefn.

Profi'ch synnwyr arogli a blasu

Mae arogli a blasu yn synhwyrau pwerus iawn ac mae eu hysgogi'n rheolaidd yn ymarfer gwych i'ch ymennydd.

Sut mae mynd ati

Gwnewch yn fawr o bob cyfle i ysgogi eich synhwyrau arogli a blasu.

■ Yn y gegin, arbrofwch gyda phrofi blasau newydd. Ceisiwch gymharu blas ffrwyth neu berlysieuyn cyfarwydd ag un mwy egsotig neu lai cyfarwydd.

■ Blaswch berlysiau, ffrwythau a llysiau rydych chi wedi'u tyfu.

■ Yn eich cartref, mwynhewch arogleuon fel dillad sydd newydd eu golchi, polish cwyr gwenyn, neu siampŵ.

GOLWG GRYNO

✓ Ar eich eistedd
✓ 1 unigolyn
✓ Hamdden
✓ Hyd amrywiol
✓ Hawdd

! Peidiwch ag arogli na blasu unrhyw beth rydych chi'n ansicr ohono

SUT MAE'N HELPU

Mae cysylltiad cryf rhwng arogl a blas a chof emosiynol. Mae mewnbwn synhwyraidd o'r trwyn - sy'n ymwneud ag arogl a blas - yn teithio'n uniongyrchol i ganolbwynt emosiynol yr ymennydd, sydd â rôl bwysig wrth alw i gof.

• Mae siarad am yr atgofion hynny yn eich helpu i deimlo'n gysylltiedig ac yn defnyddio eich sgiliau cyfathrebu.

• Mae ysgogi'r synhwyrau yn gallu lleihau aflonyddwch a chynnwrf a gwella cwsg.

• Gall blasu bwyd, melysion, neu ddiodydd o'ch ieuenctid ysgogi atgofion cryf.

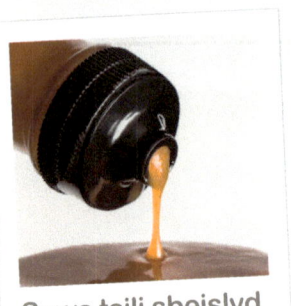

Saws tsili sbeislyd

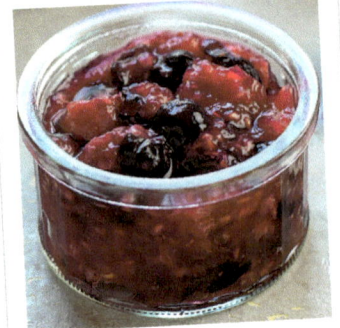

Jam melys

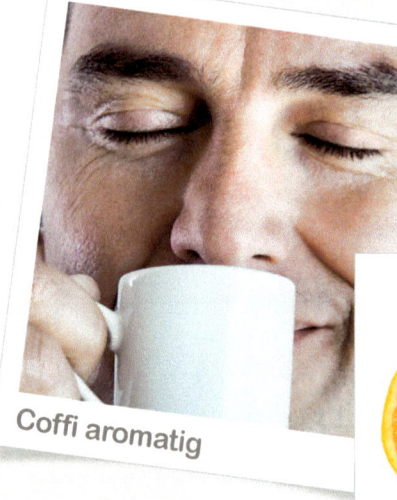

Coffi aromatig

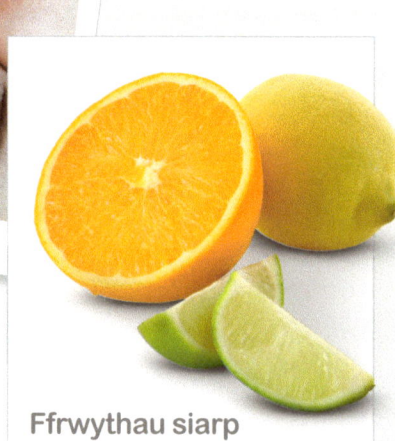

Ffrwythau siarp

SIARADWCH AM...

Disgrifiwch eich hoff arogleuon a blasau

•

Pa anifail sydd â'r synnwyr arogli gorau?

•

Ydych chi'n hoffi neu'n casáu arogl tar?

▲ Mwynhewch flas eich bwyd; gallech hefyd herio'ch blasbwyntiau trwy roi cynnig ar brofiadau blas newydd.

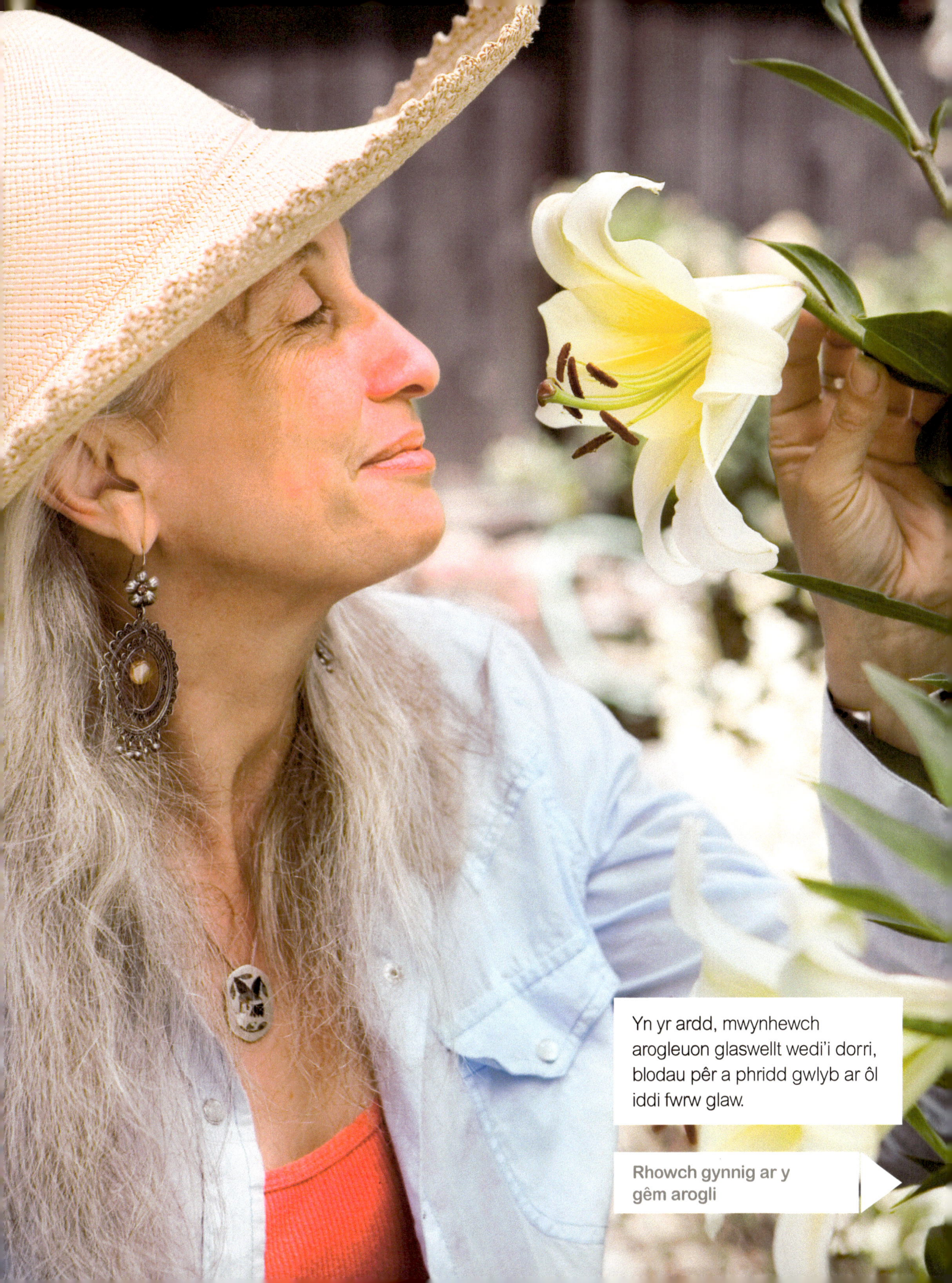

Yn yr ardd, mwynhewch arogleuon glaswellt wedi'i dorri, blodau pêr a phridd gwlyb ar ôl iddi fwrw glaw.

Rhowch gynnig ar y gêm arogli

Chwarae'r gêm arogli

Rhowch eich synhwyrau ar brawf trwy chwarae gêm arogli: rydych chi'n ceisio adnabod arogl gwahanol bethau heb eu gweld. Mae'n siŵr o'ch ysgogi ac mae'n llawer o hwyl.

Sut mae mynd ati

Paratowch 6–12 o eitemau sy'n arogli'n gryf, pob un mewn cynhwysydd. Gwnewch gardiau ateb gyda phob un yn dangos llun o un eitem.

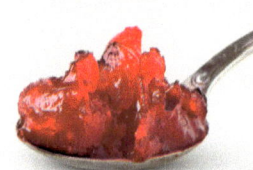

▲ Rhowch brawf ar eich sgiliau blasu hefyd drwy gael ffrind i roi gwahanol bethau y gallwch eu bwyta ar lwyau te, ac ewch ati i flasu pob un gyda'ch llygaid ar gau.

■ I chwarae'r gêm, rhowch y cardiau ateb mewn rhes ar fwrdd. Caewch eich llygaid neu gwisgwch fwgwd i arogli pob cynhwysydd yn ei dro. Rhowch bob cynhwysydd ar y cerdyn ateb sy'n cyfateb i'w arogl.

■ Efallai y byddai'n well gennych beidio â defnyddio cardiau, gan geisio adnabod yr arogleuon amrywiol yn unig.

GOLWG GRYNO

✓ Ar eich eistedd (chwarae)/ gweithgaredd ysgafn (paratoi)

✓ 2 berson neu fwy

✓ Hamdden

✓ Hyd amrywiol

✓ Hawdd

! Peidiwch â defnyddio olew naws heb gyngor arbenigol

! Byddwch yn wyliadwrus o gemegau gwenwynig wrth ddewis samplau arogli

! Peidiwch ag arogli na blasu unrhyw beth rydych chi'n ansicr ohono

SUT MAE'N HELPU

Gall atgofion arogl ysgogi gwahanol emosiynau. Er enghraifft, gall arogl powdr babi ddod ag atgofion o fod yn blentyn yn ôl.

• Byddwch yn defnyddio amrywiaeth o sgiliau gwybyddol wrth baratoi a chwarae'r gêm, gan gynnwys canolbwyntio, adnabod, a gwneud penderfyniadau. Gall eich helpu i gofio geiriau hefyd.

• Mae'r gêm hon yn gyfle i gael hwyl a chwerthin. Gall ymgysylltu'n gymdeithasol fel hyn godi'ch hwyliau a rhoi hwb i'ch lles.

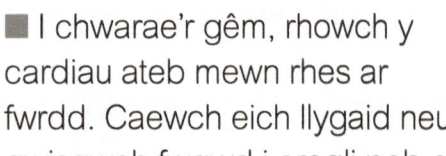

Hylifau sy'n arogli
I wneud sampl o arogl hylif, fel finegr neu win, mwydwch bêl gotwm gydag ychydig bach o'r hylif.

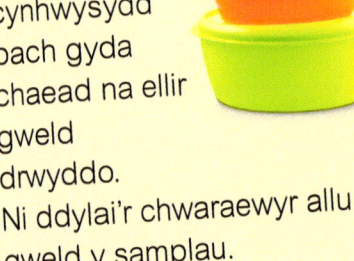

Cynwysyddion sy'n arogli
Rhowch bob sampl mewn cynhwysydd bach gyda chaead na ellir gweld drwyddo.
Ni ddylai'r chwaraewyr allu gweld y samplau.

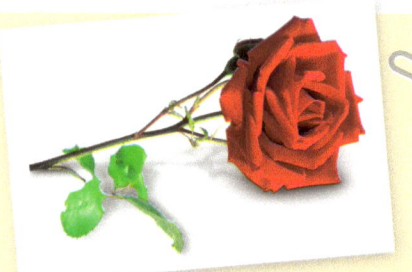

Gwnewch gardiau ateb
Gludwch lun wedi'i dorri allan neu wedi'i argraffu ar ddarn o gerdyn A5 i wneud pob cerdyn ateb.

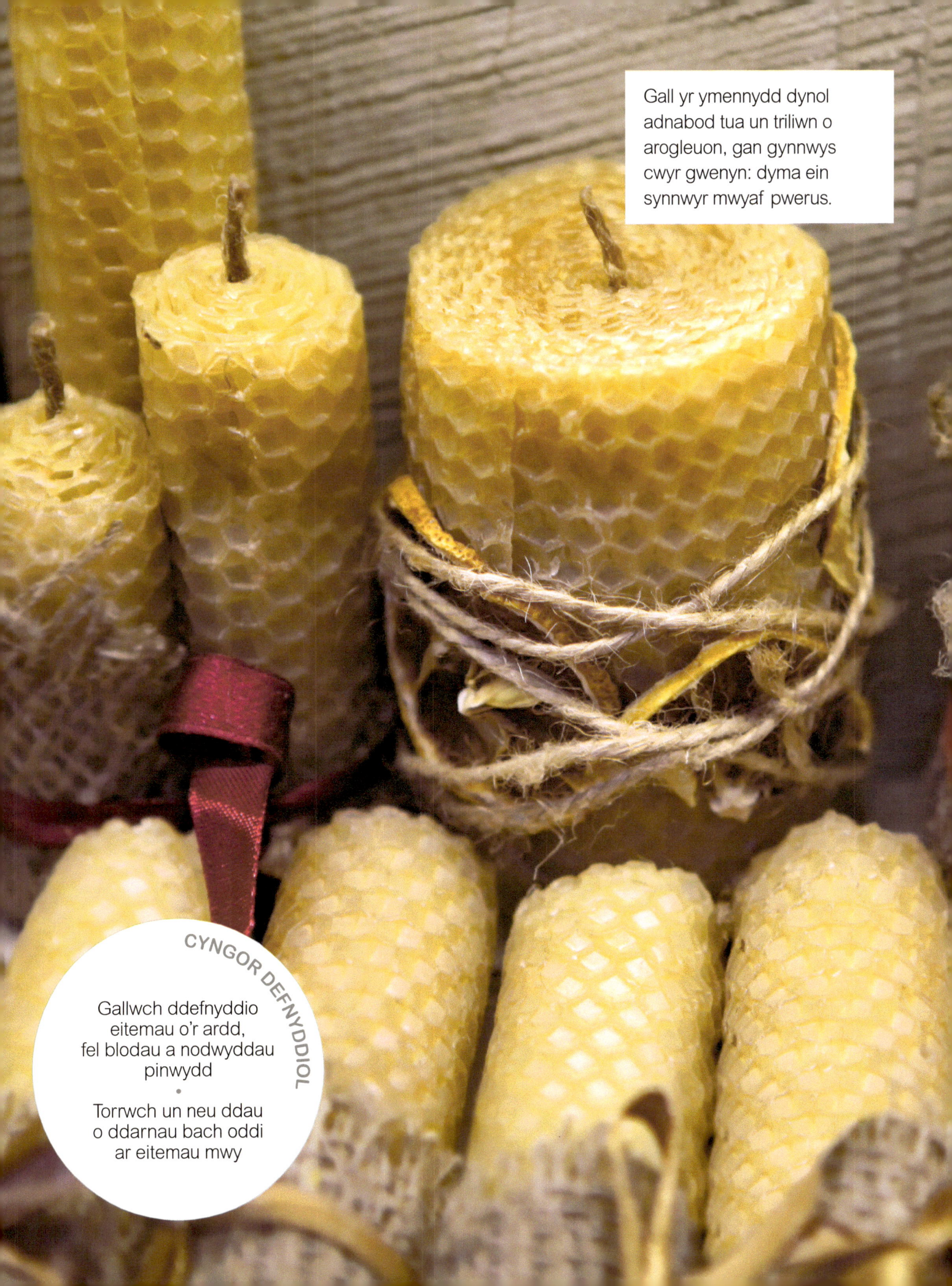

Gall yr ymennydd dynol adnabod tua un triliwn o arogleuon, gan gynnwys cwyr gwenyn: dyma ein synnwyr mwyaf pwerus.

CYNGOR DEFNYDDIOL

Gallwch ddefnyddio eitemau o'r ardd, fel blodau a nodwyddau pinwydd

Torrwch un neu ddau o ddarnau bach oddi ar eitemau mwy

Chwarae gêm geiriau

Mae amrywiaeth enfawr o gemau geiriau y gallwch eu mwynhau, naill ai ar eich pen eich hun, fel croeseiriau, neu gydag eraill, fel hangman.

Sut mae mynd ati

Peidiwch â meddwl gormod am y peth. Does dim angen strwythuro na chynllunio pob gêm geiriau; gwnewch nhw pan fyddwch chi'n teimlo fel gwneud hynny, nid fel ymarfer.

■ Gallech wneud eich hoff bosau yn fwy syml trwy ddewis rhai tebyg sy'n llai cymhleth. Er enghraifft, yn hytrach na cheisio datrys grid chwilair o 20 x 20 llythyren, chwiliwch am un gyda 10 x 10 llythyren.

■ Defnyddiwch lythrennau magnetig i ddatrys anagram neu aildrefnwch ddetholiad ar hap o saith llythyren i greu cymaint o eiriau ag y gallwch chi.

▲ Gall llythrennau magnetig fod yn hwyl: rhowch nhw ar yr oergell a gwnewch bos geiriau, bob yn dipyn.

CYNGOR DEFNYDDIOL

Dewiswch gêm ar lefel addas i'ch anghenion sy'n newid

•

Peidiwch â meddwl am gemau geiriau fel prawf - bydd y straen yn ei gwneud hi'n anoddach i chi gofio geiriau.

Gwnewch lungopi o bosau
Gwnewch bosau geiriau yn haws drwy wneud fersiwn fwy ar lungopïwr

GOLWG GRYNO

✓ Ar eich eistedd

✓ 1 person neu fwy

✓ Hunanofal/hamdden

✓ 5–30 munud

✓ Hawdd

SUT MAE'N HELPU

Mae system archifo gymhleth a threfnus iawn yn cael ei defnyddio i storio gwahanol grwpiau o eiriau mewn gwahanol rannau o'r ymennydd, fel bod eich ymennydd cyfan ar waith wrth chwilio am air.

• Mae'r gweithgaredd hwn yn cynyddu llif y gwaed i'r ymennydd ac yn ei ymarfer yn yr un modd ag y mae rhedeg yn ymarfer y corff.

• Mae gemau geiriau yn helpu i gofio geiriau, sydd hefyd yn cynnal sgiliau cyfathrebu ac yn arafu dirywiad gwybyddol.

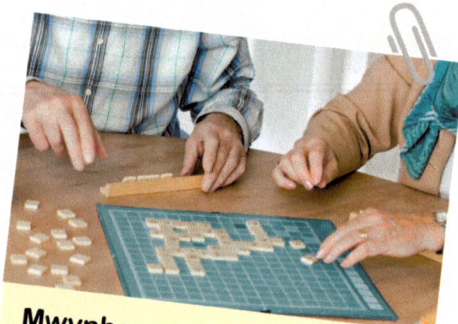

Mwynhewch gêm gydag eraill
Gallwch fwynhau gemau geiriau gyda theulu a ffrindiau, neu ddatrys bos geiriau gyda'ch gilydd.

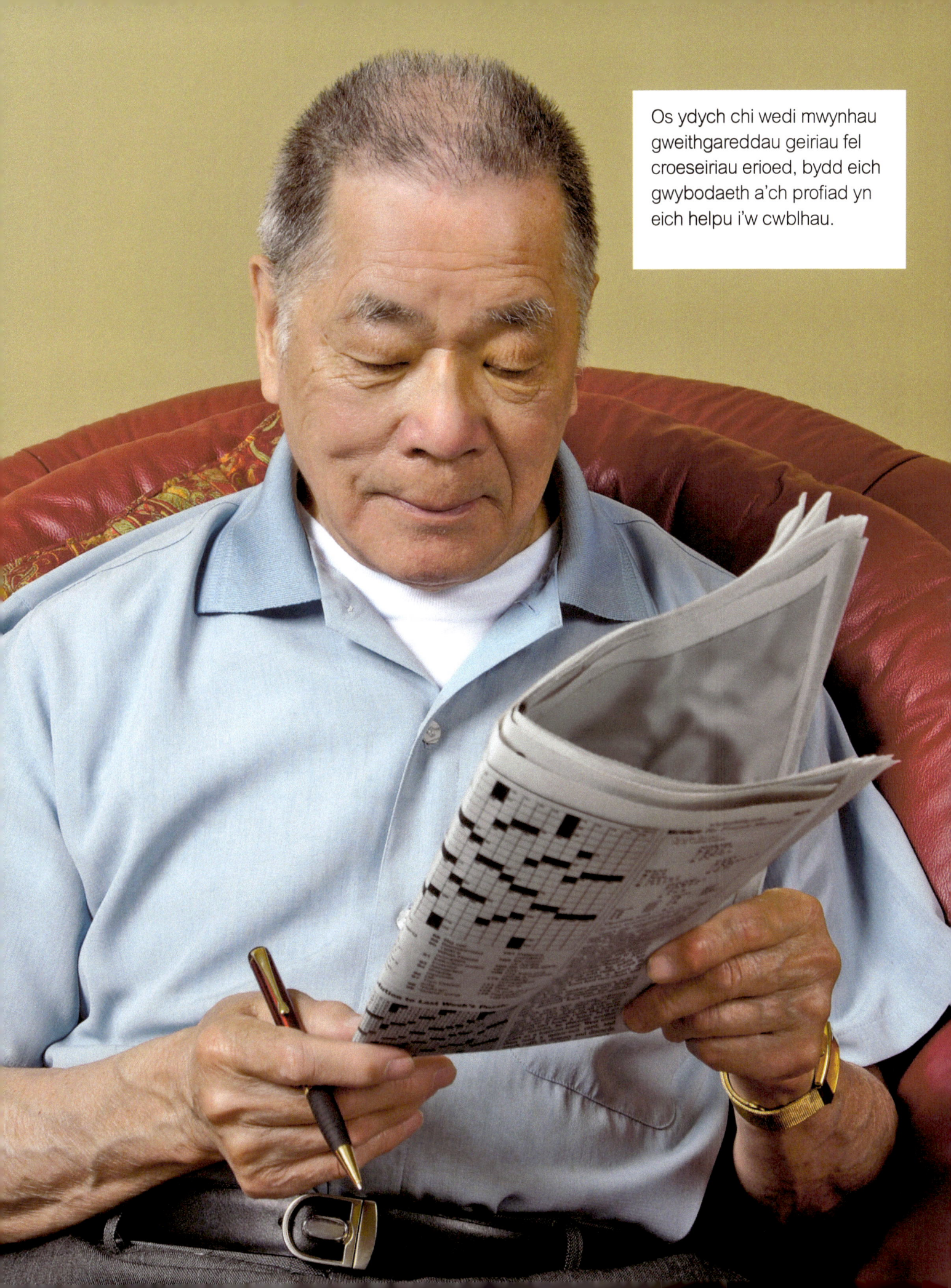

Os ydych chi wedi mwynhau gweithgareddau geiriau fel croeseiriau erioed, bydd eich gwybodaeth a'ch profiad yn eich helpu i'w cwblhau.

Chwarae'r gêm cadwyn eiriau

Mae'r gêm hon yn ffordd hwyliog, ddi-straen o ddefnyddio'ch cof ac adalw geiriau.

Sut mae mynd ati

Mwya'n byd o bobl rydych chi'n chwarae'r gêm cadwyn eiriau gyda nhw, mwyaf ar hap a hwyliog fydd hi.

■ Efallai y bydd hi'n haws i chi beidio â chael mwy na phedwar chwaraewr, er mwyn cyfyngu ar faint o wybodaeth sydd i'w phrosesu.

■ Nid prawf cof yw hwn. Does dim angen i chi gofio'r holl eiriau yn y gadwyn, dim ond y gair olaf a gafodd ei ddweud.

■ Chi sydd i benderfynu pa mor hir rydych chi am chwarae. Yn syml, stopiwch pan fyddwch wedi cael digon.

SUT MAE'N HELPU

Does dim atebion anghywir yn y gêm hon, felly gallwch fwynhau'r broses o alw i gof eiriau heb unrhyw bwysau i'w cael yn iawn. Mae hyn yn arafu dirywiad ac yn eich helpu i deimlo'n bositif amdanoch chi'ch hun.

• Pan fyddwn yn dysgu geiriau, rydyn ni'n eu trefnu a'u storio fesul categori mewn rhannau penodol o'r ymennydd, ond yn defnyddio'r ymennydd cyfan i ddod o hyd iddyn nhw. Os ydych chi'n meddwl am Awstralia, efallai y byddwch chi'n datgloi geiriau eraill yn y categori enwau llefydd.

• Mae chwarae'r gêm yn golygu bod yn gymdeithasol, sy'n gallu helpu i gynnal bywiogrwydd yr ymennydd a lleihau straen.

• Does dim brys gyda'r gêm hon – gall chwaraewyr ddod o hyd i eiriau yn eu pwysau.

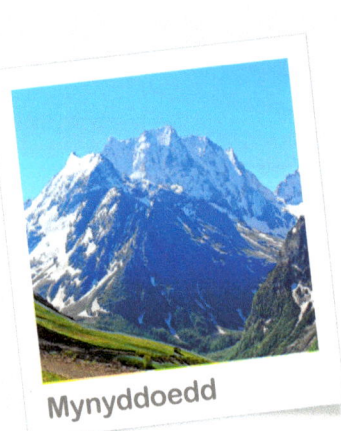

Mynyddoedd

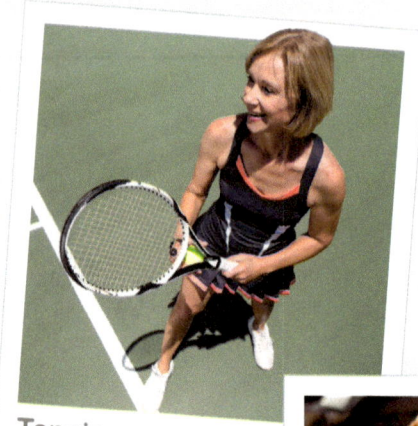

Tennis

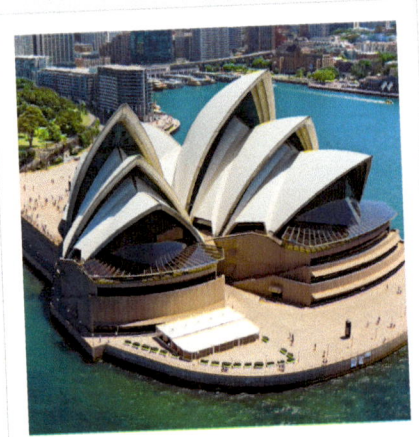

Bara

▲ Dyma ragor o syniadau am eiriau i ddechrau eich gêm cadwyn eiriau

Tŷ Opera Sydney

Rheolau'r gêm

■ I ddechrau, mae un unigolyn yn dweud gair.

■ Mae'r unigolyn nesaf yn dweud gair sydd â rhyw fath o gysylltiad â'r gair cyntaf.

■ Mae'r trydydd unigolyn yn meddwl am drydydd gair cysylltiedig, ac ati.

■ Chi sydd i benderfynu ar hyd y gadwyn eiriau. Os yw'r gadwyn yn torri, dewiswch air newydd a dechrau eto.

SIARADWCH AM...

Cwblhewch enwau cyplau enwog – er enghraifft Fred Astaire a ?

Meddyliwch am eiriau croes – er enghraifft "i fyny" ac "i lawr"

Ydych chi'n gwybod am unrhyw glymau tafod?

▶ Dyma enghraifft o gadwyn eiriau sy'n dechrau gydag "aderyn".

Allwch chi feddwl am y gair nesaf?

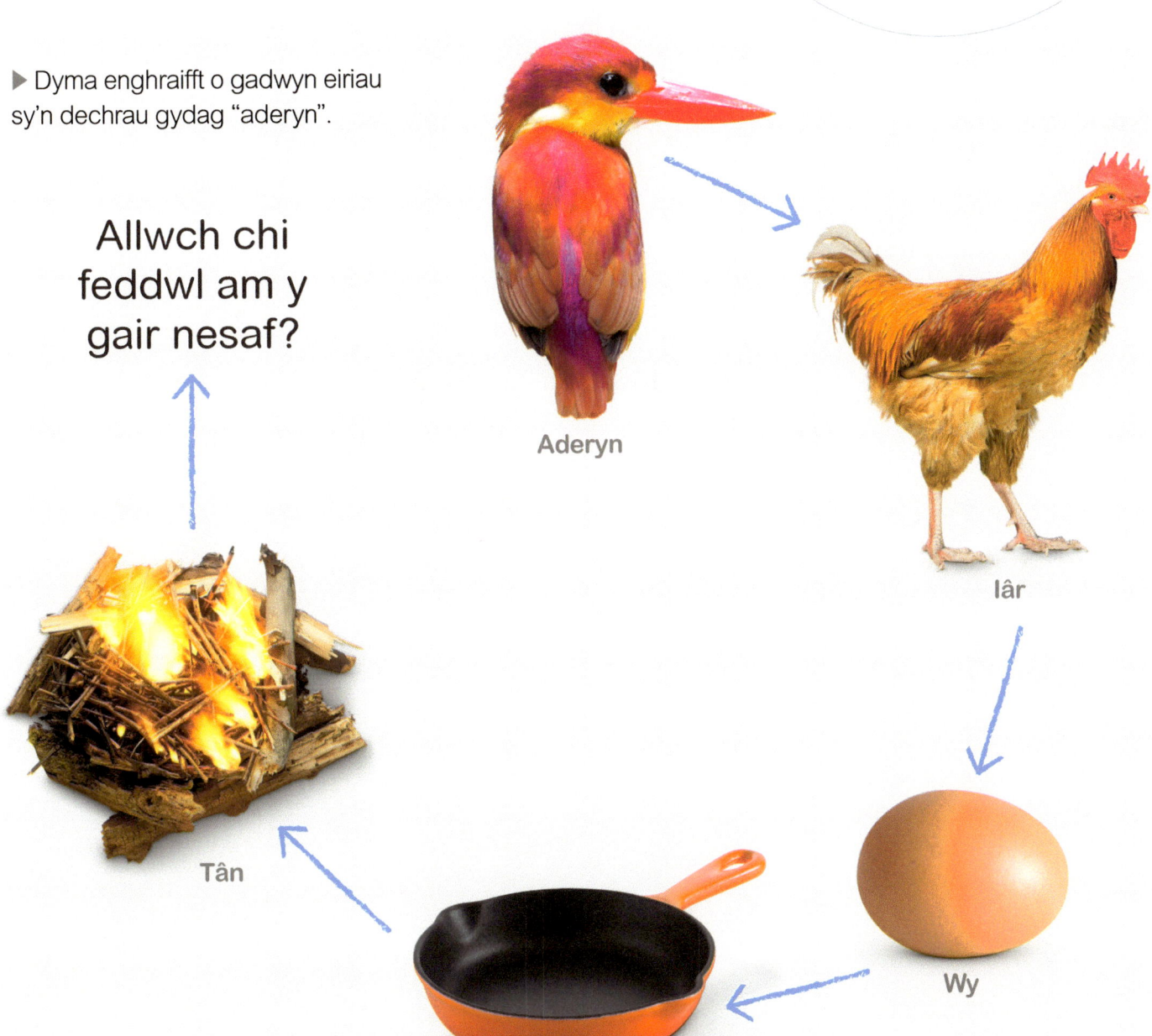

Aderyn

Iâr

Wy

Padell ffrio

Tân

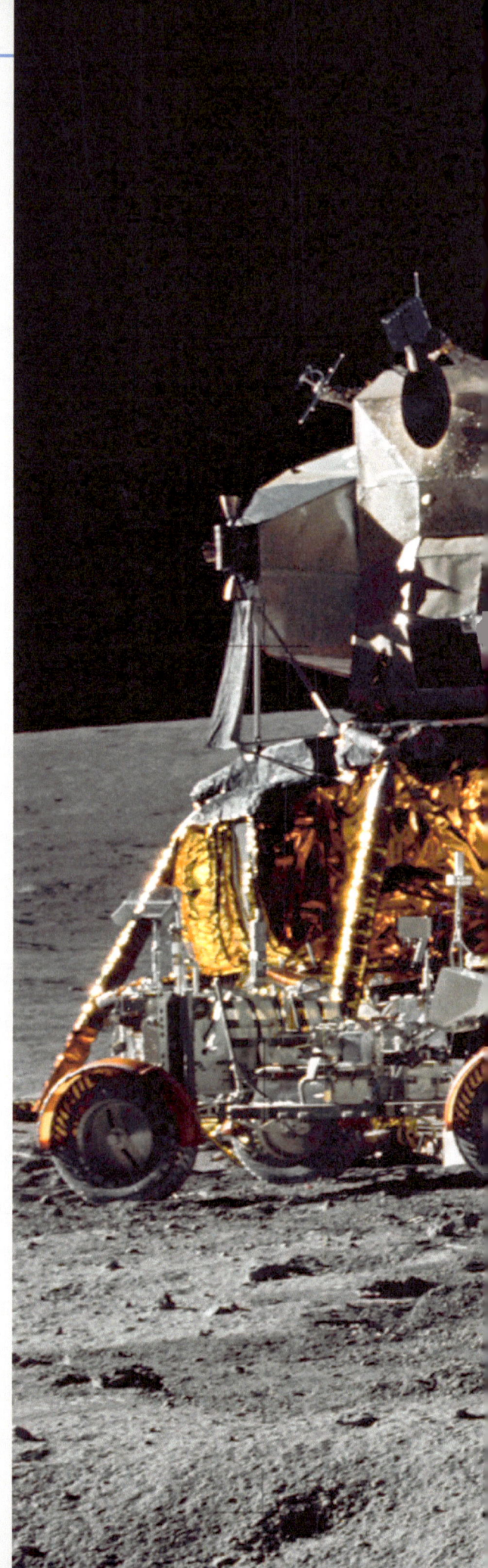

Glanio ar y lleuad

Ar yr 20fed o Orffennaf 1969, gwyliodd miliynau o gwmpas y byd wrth i'r llong ofod Apollo 11 lanio ar y lleuad. Drannoeth, Neil Armstrong a Buzz Aldrin oedd y bobl gyntaf i gamu ar wyneb y lleuad. Dechreuodd geiriau cyntaf enwog Armstrong gyda'r ymadrodd, "*One small step for [a] man...*". Yn y blynyddoedd ers hynny, mae teithio i'r gofod wedi dod yn ddigwyddiad rheolaidd, ac mae cymdeithas fodern bellach yn dibynnu'n fawr ar dechnoleg gofod fel lloerennau cyfathrebu.

▶ Aeth y daith Apollo 16 yma i'r lleuad ym mis Ebrill 1972. Glaniodd dau ofodwr yn y modiwl bach, "Orion", sydd i'w weld yma y tu ôl i'w cerbyd lleuad.

A fydd twristiaeth i'r gofod yn fforddiadwy cyn hir?

Pe gallech deithio i'r lleuad, fyddech chi'n mynd?

Neu ai syllu ar y sêr o ddiogelwch y Ddaear sydd orau gennych chi?

SIARADWCH AM...

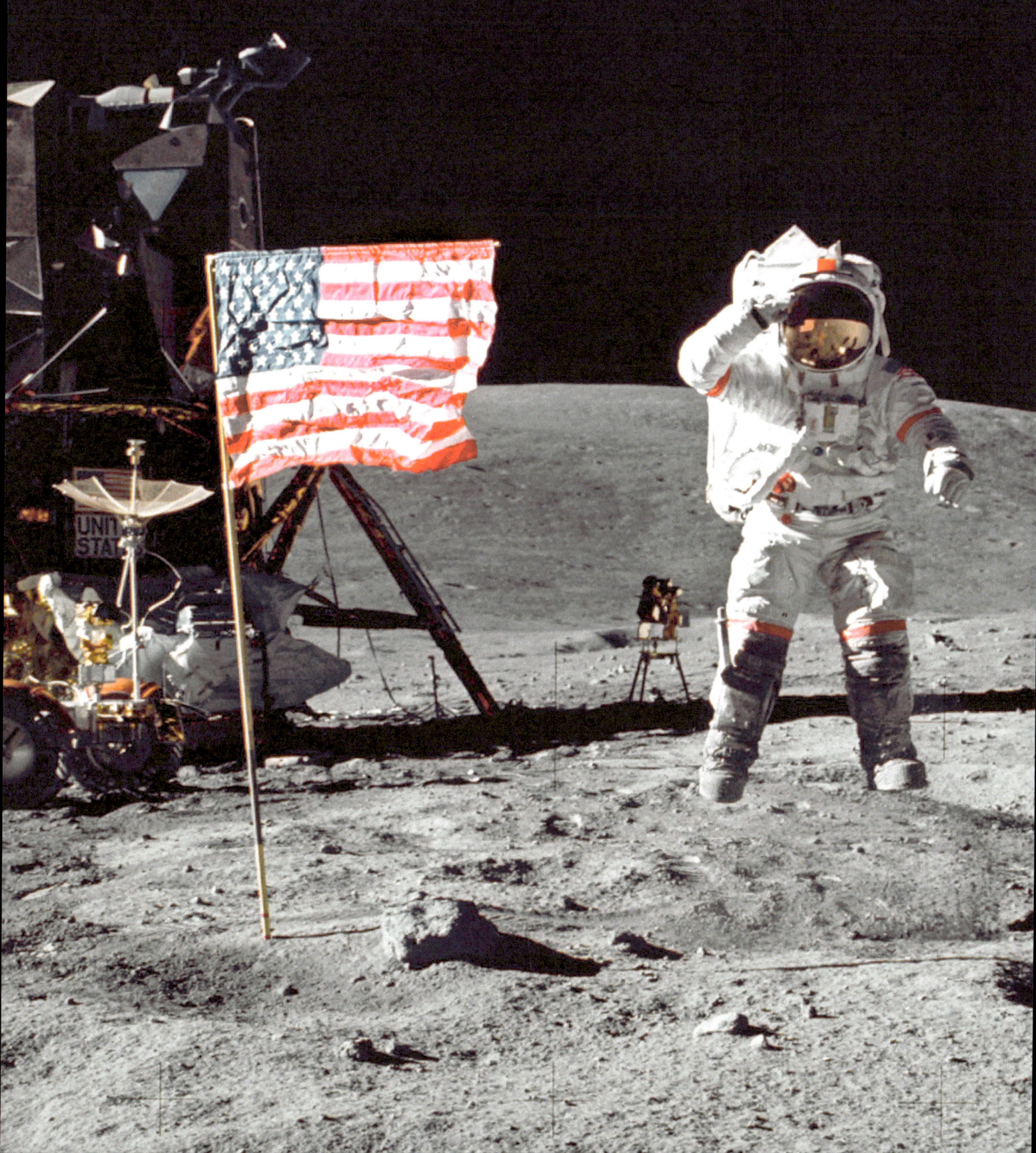

Chwarae gyda rhifau

Efallai y bydd gemau rhif yn apelio atoch chi'n fwy na gemau geiriau, naill ai ar eich pen eich hun neu gyda ffrindiau.

Sut mae mynd ati

Ewch ati i gwblhau'r gêm yn eich amser eich hun, bob yn dipyn, os mai dyna sydd orau gennych. Peidiwch â rhoi pwysau arnoch chi'ch hun i'w chwblhau yn yr amser cyflymaf.

■ Symleiddiwch y gêm trwy leihau nifer yr opsiynau, fel llai o atebion posib neu gridiau llai.

■ Mae dartiau yn ffordd wych o ddefnyddio sgiliau mathemateg. Gallech ymarfer ar eich pen eich hun neu mewn tîm. Ceisiwch chwarae "O gwmpas y cloc": mae'n rhaid i chi daro rhif 1, yna 2, ac ati, nes cyrraedd rhif 20.

▶ Mae yna gant a mil o ffyrdd i chi fwynhau defnyddio rhifau, o ddatrys posau i chwarae chwaraeon lle mae angen i chi gadw sgôr.

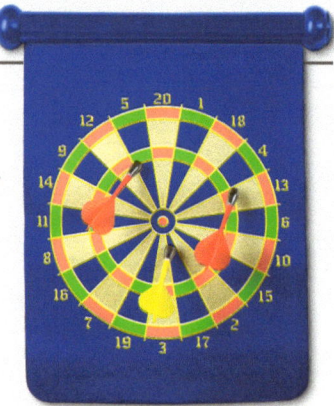

▲ Mae bwrdd dartiau sy'n defnyddio dartiau magnetig yn hytrach na'r rhai miniog safonol yn fwy diogel.

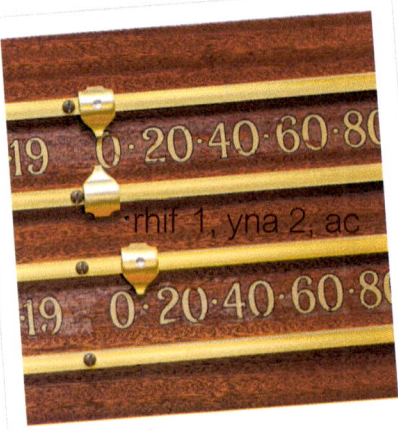

Cadw sgôr

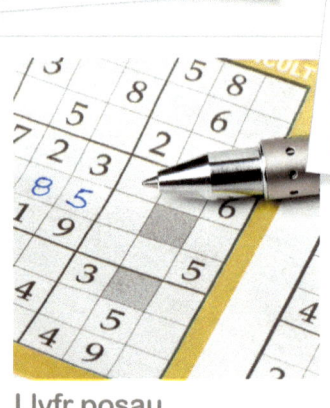

Llyfr posau

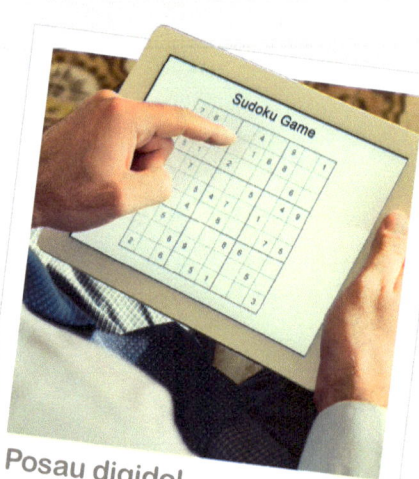

Posau digidol

SIARADWCH AM...

Gemau rhif eraill rydych chi'n eu mwynhau

•

P'un sydd well gennych chi: rhifau neu eiriau?

•

Swyddi sy'n gofyn am sgiliau mathemateg da

GOLWG GRYNO

✓ Ar eich eistedd

✓ 1 person neu fwy

✓ Hunanofal / hamdden

✓ Amser amrywiol

✓ Anhawster amrywiol

SUT MAE'N HELPU

Mae gemau a phosau sy'n cynnwys rhifau yn helpu i gadw'ch ymennydd yn fywiog, yn benodol rhannau o labed yr arlais, yn agos at y glust, sydd hefyd yn gysylltiedig â sgiliau iaith.

• Gall chwarae gyda rhifau helpu i gynnal sgiliau gwybyddol fel meddwl rhesymegol, rhesymu, datrys problemau, canolbwyntio a thalu sylw.

• Mae cwblhau gemau gyda theulu a ffrindiau yn ychwanegu elfen gymdeithasol, sy'n gallu lleihau straen a phryder, gostwng pwysedd gwaed, lleddfu teimladau o unigrwydd ac iselder, a gwella cwsg.

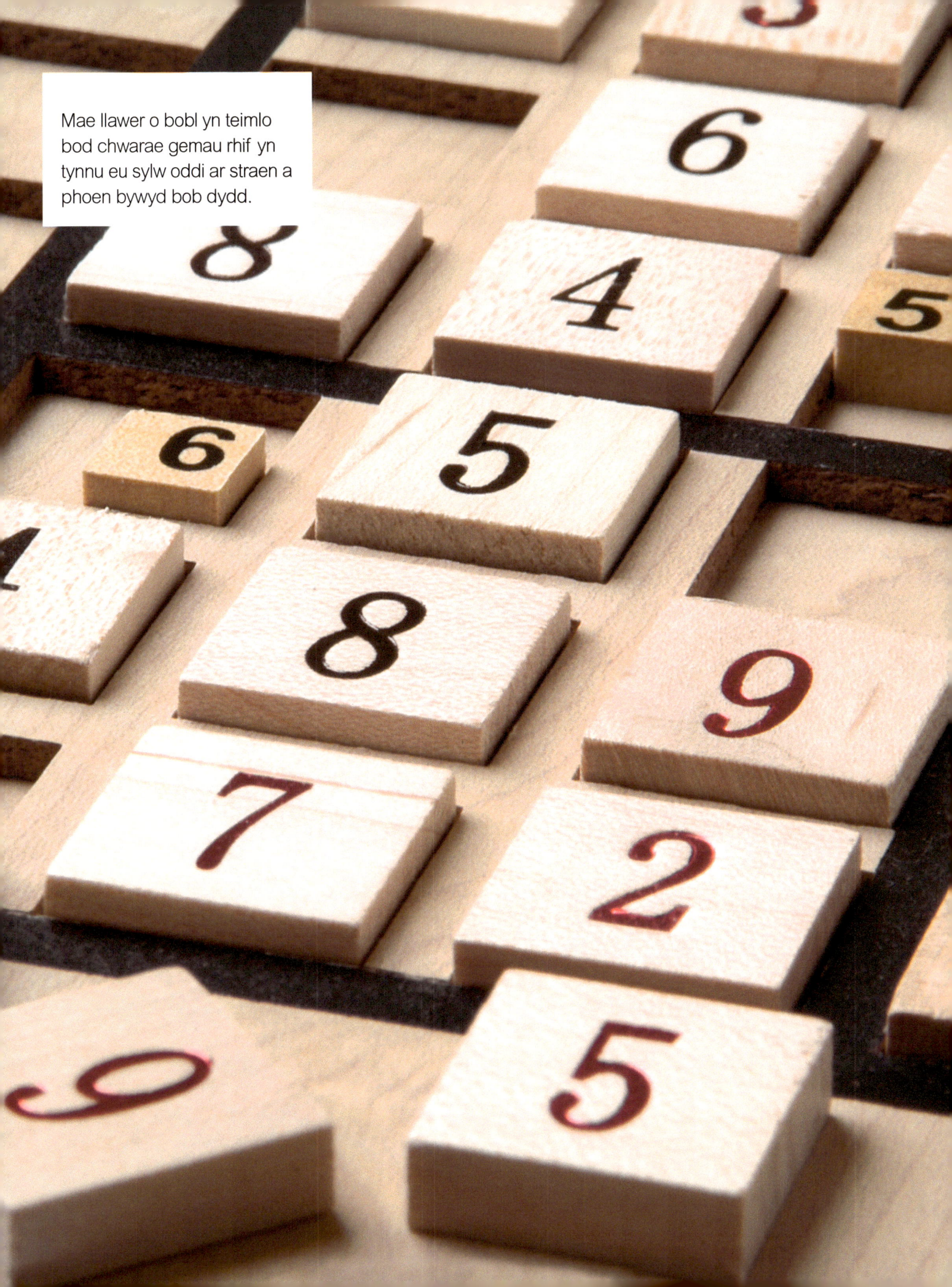

Mae llawer o bobl yn teimlo bod chwarae gemau rhif yn tynnu eu sylw oddi ar straen a phoen bywyd bob dydd.

Chwarae bingo

Mae bingo yn gêm bleserus sydd hefyd yn cadw'r ymennydd yn fywiog. Gallwch newid y gêm yn hawdd, fel ei bod yn addas i chwaraewyr o unrhyw lefel.

Sut mae mynd ati

Yn chwarae bingo mewn clwb cymdeithasol neu gyda theulu neu ffrindiau, dilynwch y camau sylfaenol hyn.

■ Dewiswch un unigolyn fel y galwr bingo a rhowch gerdyn bingo a chownteri i bob chwaraewr.

■ Mae'r galwr yn galw un rhif ar y tro. Gofynnwch i'r galwr bingo ddal taflen A4 wedi'i lamineiddio i fyny ar yr un pryd, gyda phob rhif arni, i wneud pethau'n haws.

■ Os oes gan unrhyw chwaraewr y rhif hwnnw ar ei gerdyn, bydd yn gosod cownter arno. Unwaith y bydd gan chwaraewr linell o gownteri, bydd yn galw "Bingo!" a bydd y galwr yn gwirio'r cerdyn.

■ Gallech wneud neu brynu cardiau bingo neu eu lawrlwytho a'u hargraffu o wefannau ar-lein.

GOLWG GRYNO

✓ Ar eich eistedd

✓ 2 berson neu fwy

✓ Hamdden

✓ 30-60 munud

✓ Hawdd

SUT MAE'N HELPU

Mae bod yn gymdeithasol a chwerthin gyda'ch gilydd yn rhyddhau endorffinau (hormonau teimlo'n dda), gan roi hwb i'r system imiwnedd, lleddfu straen, a lleihau poen.

● Mae canolbwyntio ar rifau sy'n cael eu galw a'u hadnabod a'u marcio ar gerdyn yn cynnwys llawer o sgiliau gwybyddol, fel dehongli a deall lleferydd, a throi dealltwriaeth yn weithred.

● Gall chwarae bingo helpu i gynnal cydsymud llaw-llygad a deheurwydd.

● Mae bingo yn cyfuno ysgogiad cymdeithasol a meddyliol, sy'n lleihau pryder ac iselder.

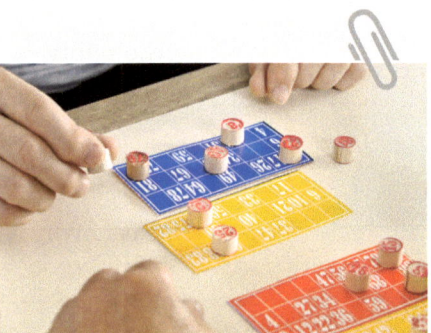

Cardiau bingo grid llai
Mae cardiau bingo gyda llai o sgwariau yn gwneud y gêm yn haws.

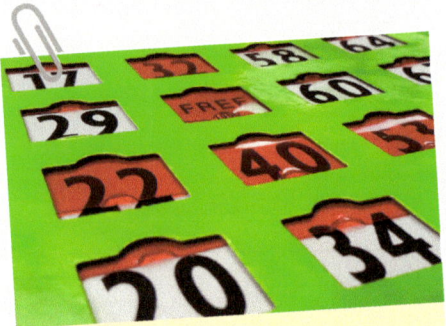

Byrddau bingo
Gallwch ddefnyddio byrddau bingo hefyd. Newidiwch y cardiau papur y tu mewn ar gyfer gêm newydd.

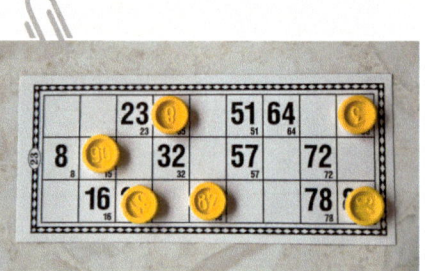

Llai o rifau
Mae gan rai cardiau bingo sgwariau gwag a llai o rifau, sy'n ei gwneud hi'n haws ei chwarae.

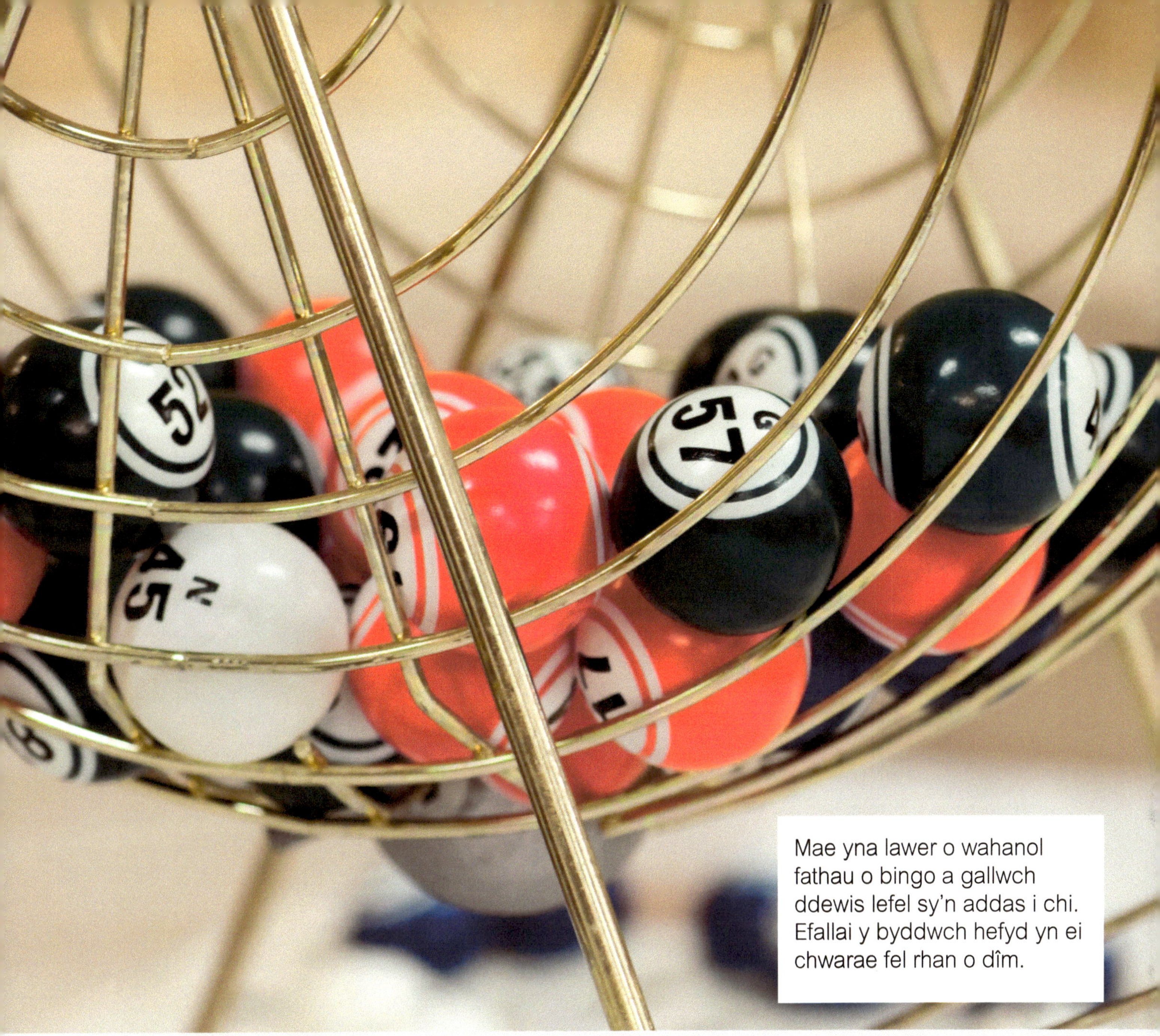

Mae yna lawer o wahanol fathau o bingo a gallwch ddewis lefel sy'n addas i chi. Efallai y byddwch hefyd yn ei chwarae fel rhan o dîm.

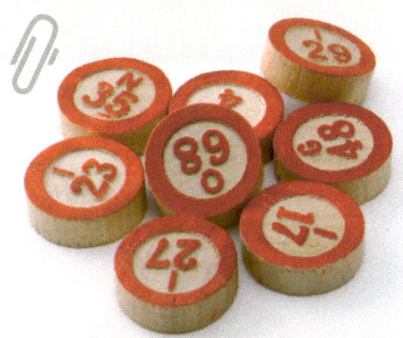

Cownteri mawr

Os yw cownteri bingo yn mynd yn anodd eu trafod, rhowch gynnig ar gownteri corc mwy.

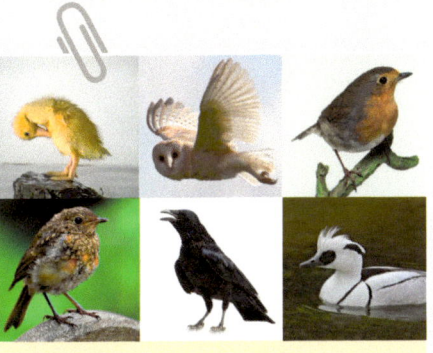

Bingo lluniau

Efallai y bydd gan y cardiau bingo luniau â thema. Dewiswch y cerdyn sydd yr un fath â'r cerdyn mae'r galwr bingo yn ei ddal.

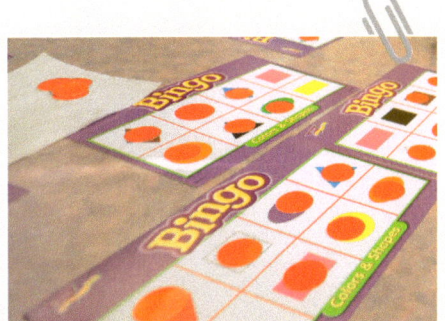

Bingo siapiau

Mae gan y cardiau hyn siapiau yn lle rhifau. Gwnewch yn siŵr fod y lliwiau neu'r siapiau yr un fath i ennill.

Her gêm fwrdd

Mae chwarae gêm fwrdd yn gyfle i ymlacio, siarad a chwerthin gyda'ch gilydd. Rhowch gynnig ar gêm newydd neu mwynhewch hen ffefrynnau'r teulu.

Sut mae mynd ati

Dewiswch gêm sy'n ddigon anodd i'ch herio, ond nid mor anodd fel ei bod yn rhwystredig.

■ Mae'n well chwarae gemau bwrdd mewn timau, er mwyn i chi allu manteisio ar sgiliau a galluoedd gwahanol eich gilydd.

■ Er mwyn osgoi straen, rhowch fwy o amser i chi'ch hun gwblhau tasg gêm, gosodwch derfyn ar amser chwarae cyffredinol, neu beth am gynnwys hoe paned yn y canol?

■ Prif nod unrhyw gêm fwrdd yw ei mwynhau, nid ei hennill.

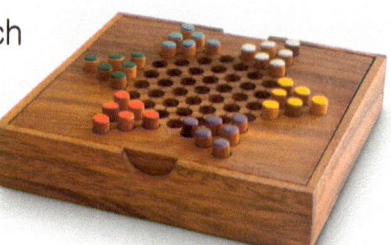

▲ Gellir symleiddio gemau drwy leihau nifer y sgwariau neu ddarnau.

GOLWG GRYNO

✓ Ar eich eistedd

✓ 2 berson neu fwy

✓ Hunanofal / hamdden

✓ Hyd amrywiol

✓ Anhawster amrywiol

SUT MAE'N HELPU

Mae chwarae gemau bwrdd yn ysgogi llawer o wahanol rannau o'r ymennydd i gydweithio'n greadigol ac yn rhesymegol, sy'n helpu gyda gweithredu gwybyddol.

• Mae llawer o gemau'n procio'r meddwl ac yn gofyn am sgiliau sylw, canolbwyntio, cynllunio, cymryd tro, a galw i gof.

• Mae sgiliau echddygol manwl yn cael eu defnyddio i drin darnau'r gêm.

• Mae gemau yn weithgareddau cymdeithasol, a gallant leddfu straen ac iselder, sydd yn eu tro yn lleihau'r pwysau ar y cof ac ar weithrediad gwybyddol.

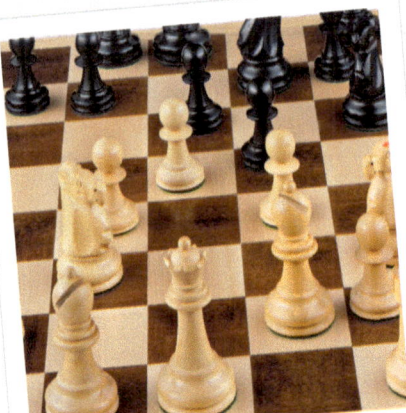

Gwyddbwyll

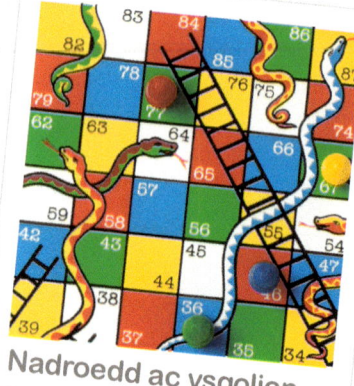

Nadroedd ac ysgolion

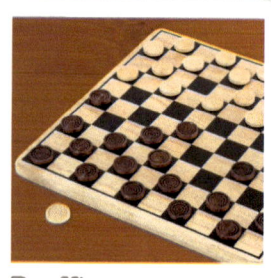

Draffts

▶ Mae gemau bwrdd yn herio'r cof, y gallu i dynnu llun, rhesymu, a sgiliau geiriau neu rifau, yn dibynnu ar ba un ddewiswch chi.

SIARADWCH AM...

Beth oedd eich hoff gemau fel teulu?

•

Disgrifiwch gemau bwrdd traddodiadol

•

"Nid yr ennill, ond y cymryd rhan sy'n bwysig"...ydych chi'n cytuno?

•

Fyddech chi'n disgrifio eich hun fel person cystadleuol?

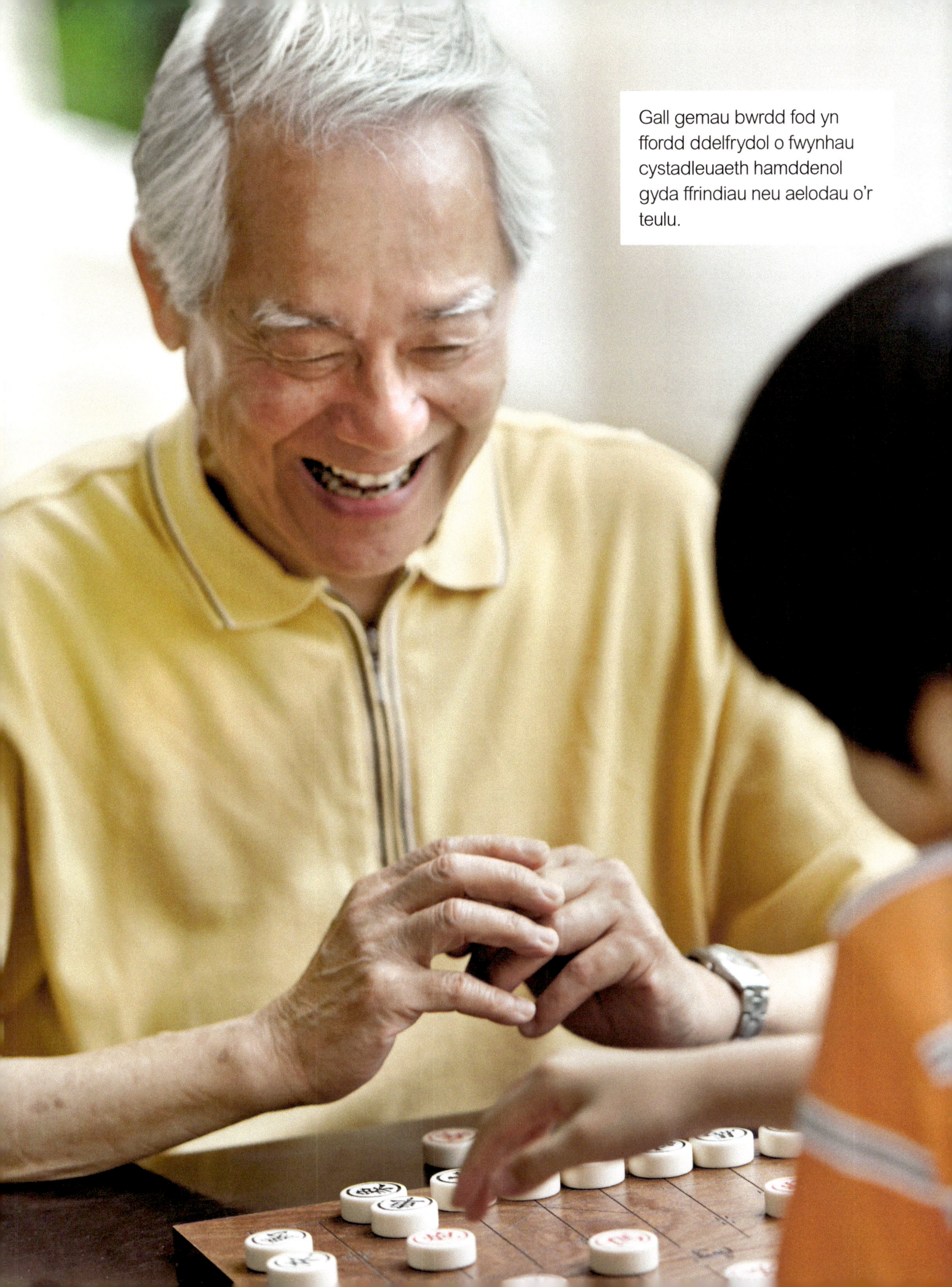

Gall gemau bwrdd fod yn ffordd ddelfrydol o fwynhau cystadleuaeth hamddenol gyda ffrindiau neu aelodau o'r teulu.

Saith Rhyfeddod y Byd

Yn yr oes a fu, roedd athronwyr ac ysgolheigion mawr wedi disgrifio saith rhyfeddod pensaernïol y byd. Gwaetha'r modd, dim ond un o'r tirnodau gwreiddiol hynny – y Pyramidiau Mawr – sy'n dal i fodoli. Felly, yn 2007, dewiswyd saith rhyfeddod y byd modern trwy bleidlais boblogaidd mewn arolwg barn byd-eang. Mae yna luniau ohonyn nhw yma.

Allwch chi feddwl am unrhyw ryfeddodau eraill o waith dyn a fyddai wedi gallu cael eu hystyried ar gyfer y rhestr?

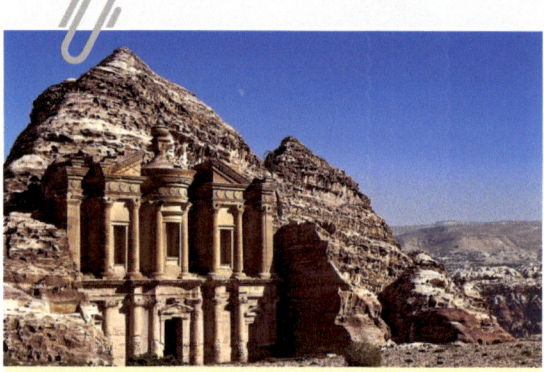

Petra
Mae'r ddinas hynafol hon, sy'n cael ei hadnabod hefyd fel Dinas y Rhosyn, yng Ngwlad yr Iorddonen ac mae'n cynnwys llawer o feddrodau a themlau addurnol wedi'u cerfio i mewn i'r clogwyni tywodfaen pinc.

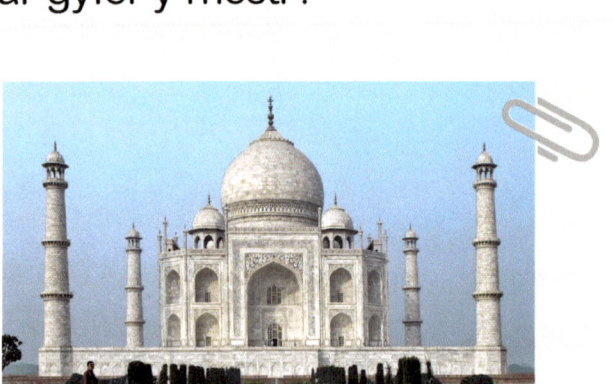

Taj Mahal
Cafodd yr adeilad hardd hwn, yn Agra, India, ei adeiladu gan yr ymerawdwr Mughal Shah Jahan i anrhydeddu Mumtaz Mahal, ei drydedd wraig hoff.

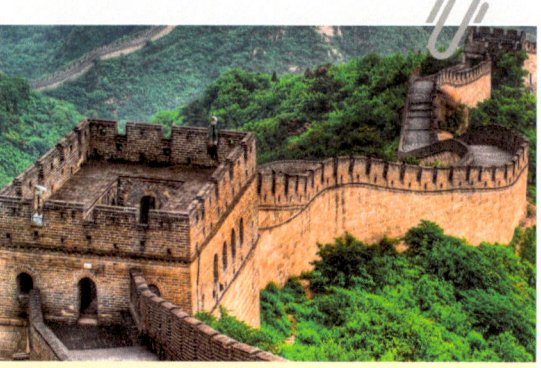

Mur Mawr Tsieina
Wedi'i adeiladu rhwng y 5ed ganrif OC a'r 16eg ganrif, dyma'r strwythur hwyaf o waith dyn yn y byd, sy'n ymestyn dros 6,440km (4,000 milltir).

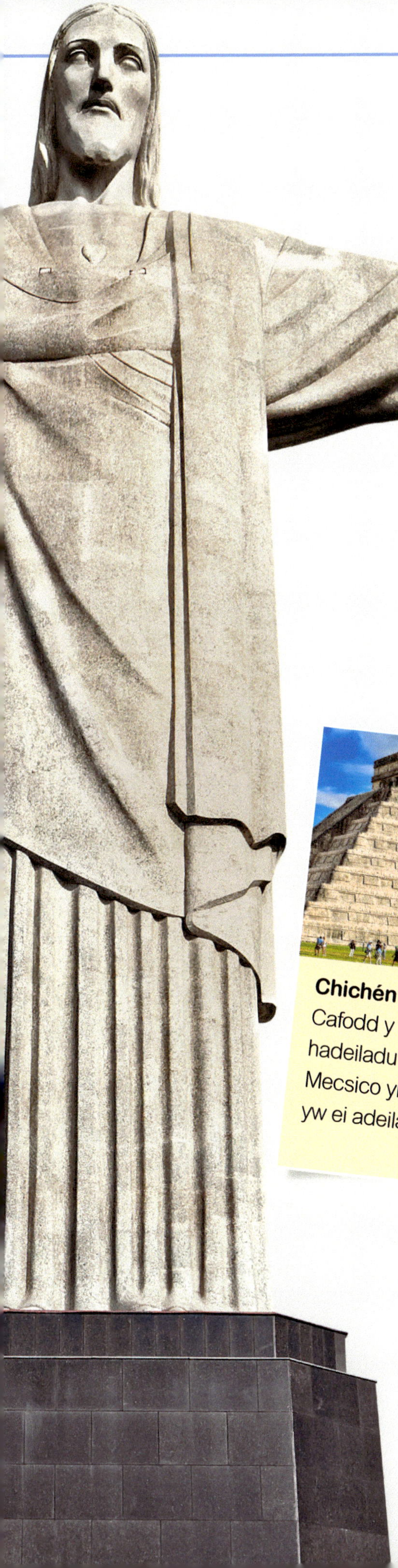

Crist y Gwaredwr

Mae'r cerflun hwn yn sefyll ar fynydd Corcovado yn edrych dros Rio de Janeiro ym Mrasil. Mae'n 30m (98 troedfedd) o daldra ac mae'r breichiau'n ymestyn 28m (92 troedfedd).

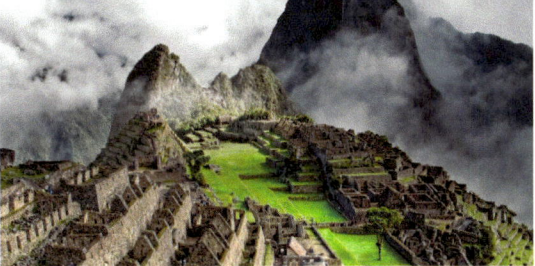

Machu Picchu

Wedi'i leoli ym mynyddoedd yr Andes ym Mheriw, cafodd y cadarnle Inca hynafol hwn ei ailddarganfod ym 1911. Mae ei enw yn golygu "hen fynydd".

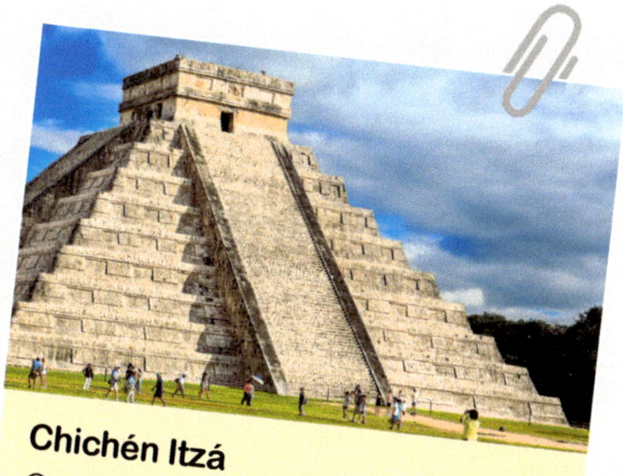

Chichén Itzá

Cafodd y ddinas Maiaidd hon ei hadeiladu ar benrhyn Yucatan ym Mecsico yn 900-1100 OC. Pyramid yw ei adeilad talaf, teml Kukulcan.

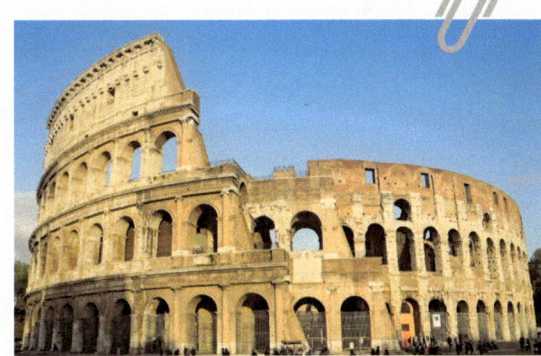

Colisëwm Rhufain

Adeiladodd yr Ymerawdwr Vespasian yr amffitheatr enfawr hon yn Rhufain rhwng 68 a 79 OC. Gallai ddal hyd at 50,000 o bobl.

Posau a gemau patrymau

Mae amrywiaeth fawr o bosau patrymau ar gael. Rhowch gynnig ar ambell un – ar eich pen eich hun neu gyda theulu a ffrindiau. Y peth pwysig yw cael hwyl.

Sut mae mynd ati

Dewiswch bos patrymau sy'n addas i'ch cryfderau a'ch profiad. Er enghraifft, os ydych chi wedi mwynhau chwarae dominos erioed, efallai y bydd hynny'n haws ac yn fwy pleserus na chwarae gêm newydd.

■ Efallai y bydd yn ddefnyddiol i chi greu cerdyn cof (gweler tudalennau 204–205) i'ch atgoffa o reolau gêm arbennig.

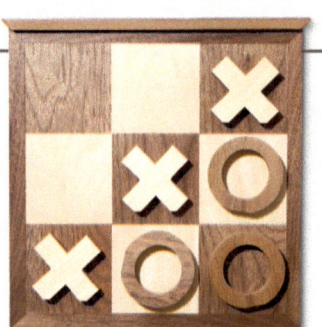

▲ Mae gêm OXO yn gêm strategaeth sy'n cael ei chwarae gan ddau unigolyn.

SUT MAE'N HELPU

Bydd mwynhau pos yn rhyddhau endorffinau (hormonau teimlo'n dda) i'r corff, gan roi hwb i'ch lles, a lleihau straen a phryder, sydd yn ei dro yn gostwng pwysedd gwaed.

• Mae datrys posau yn defnyddio sgiliau gwybyddol fel cof tymor byr, canolbwyntio, rhesymu, gwneud penderfyniadau a datrys problemau.

• Mae angen canfyddiad gweledol a phrosesu gofodol i adnabod patrymau.

• Mae trafod darnau o gêm yn ymarfer cydsymud llaw-llygad, ymwybyddiaeth weledol-ofodol, a sgiliau echddygol manwl.

• Bydd y cof trefniadol yn cael ei ddefnyddio wrth gwblhau posau a gemau cyfarwydd.

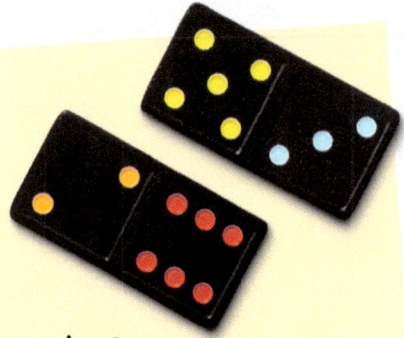

Dominos
Mae'r patrymau yn haws i'w gweld os yw'r dotiau mewn lliwiau cyferbyniol i'r dominos.

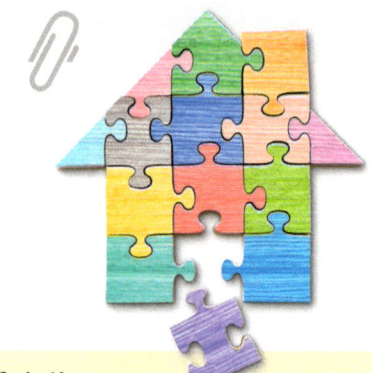

Meintiau mwy
Os yw eich golwg yn dechrau methu, chwiliwch am bosau neu ddarnau chwarae mwy.

SIARADWCH AM...

Gemau posau patrymau eraill rydych chi'n hoffi eu chwarae

•

Oeddech chi'n chwarae marblis fel plentyn?

•

Posau y gallwch eu mwynhau gydag aelodau iau o'r teulu

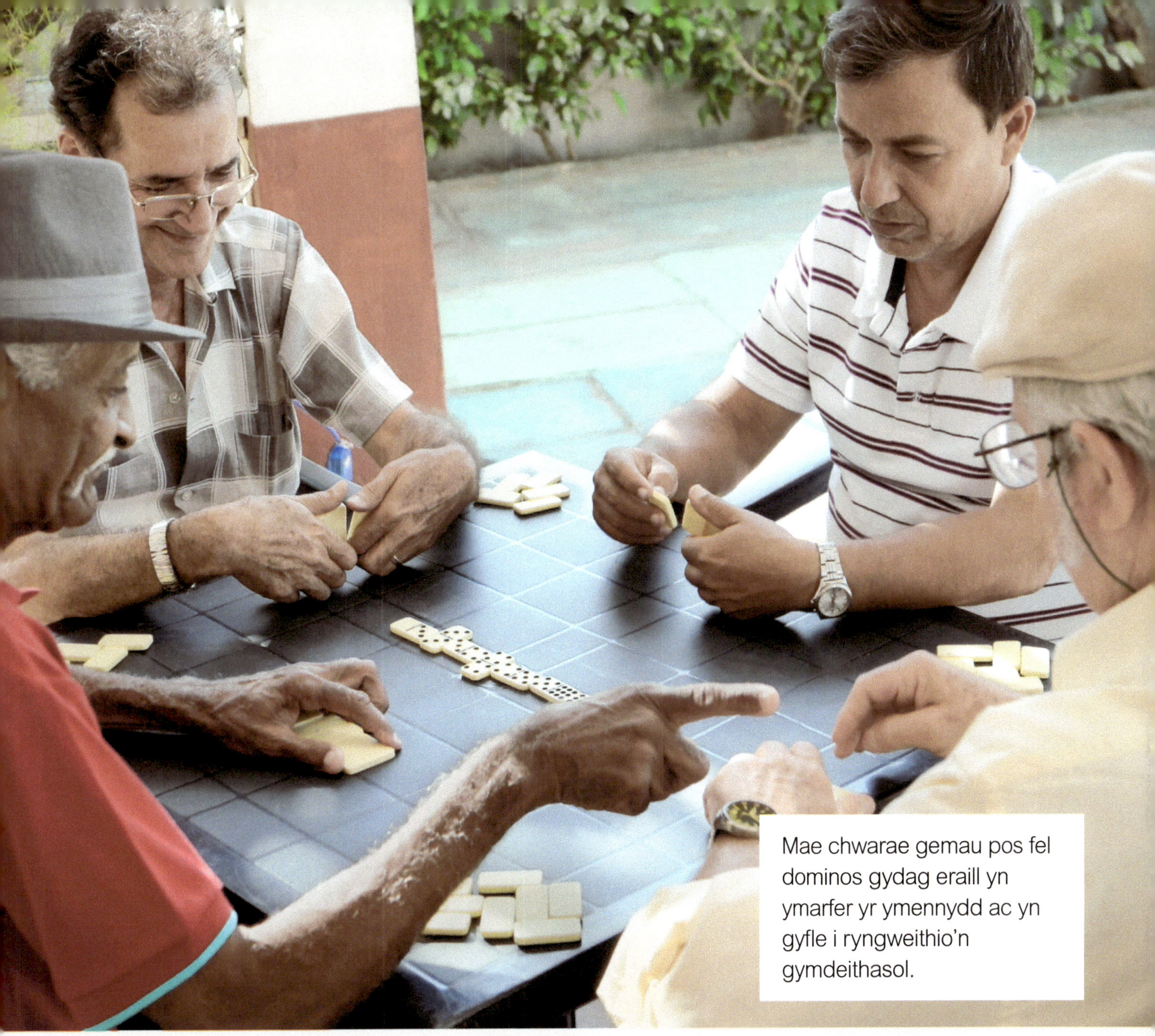

Mae chwarae gemau pos fel dominos gydag eraill yn ymarfer yr ymennydd ac yn gyfle i ryngweithio'n gymdeithasol.

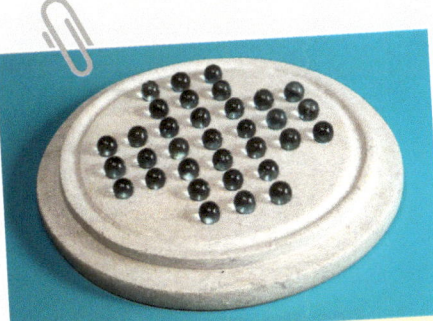

Solitaire Marblis
Rydych chi'n chwarae'r pos bwrdd hwn ar eich pen eich hun. Mae'n hawdd ei adael a dod yn ôl ato yn nes ymlaen.

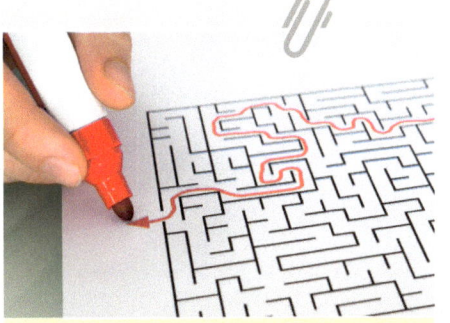

Posau ar bapur
Gallech greu fersiwn fwy o bos papur ar lungopïwr fel ei fod yn haws ei gweld.

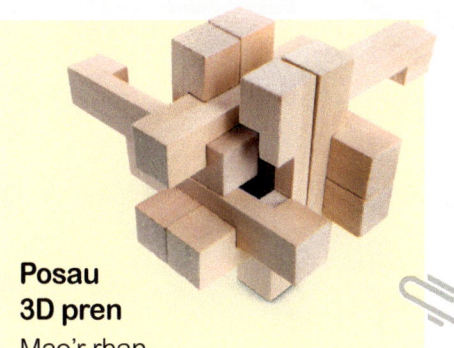

Posau 3D pren
Mae'r rhan fwyaf o bosau 3D yn gymhleth ond hyd yn oed os na allwch chi eu datrys, mae'n braf eu trafod.

Chwarae cardiau

Os ydych chi'n mwynhau chwarae cardiau, gall addasiadau syml eich helpu i barhau i chwarae eich hoff gemau neu gallech roi cynnig ar gêm newydd.

Sut mae mynd ati

Dewch o hyd i gêm gardiau sy'n ddigon heriol i chi fwynhau ei chwarae. Does dim angen i chi ymdrechu gyda gêm gymhleth.

■ Rhowch gynnig ar amrywiadau o'ch hoff gemau. Er enghraifft: mae pob chwaraewr yn troi cerdyn drosodd a phwy bynnag sydd â'r rhif uchaf sy'n ennill y pâr.

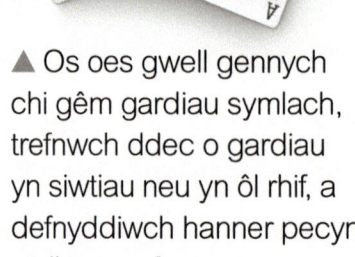

▲ Os oes gwell gennych chi gêm gardiau symlach, trefnwch ddec o gardiau yn siwtiau neu yn ôl rhif, a defnyddiwch hanner pecyn yn lle un cyfan.

■ Gosodwch nifer fach o gardiau am i lawr. Codwch un cerdyn a dyfalwch lle mae'r un arall sydd yr un fath. Os yw'r un fath, tynnwch y pâr. Gwnewch hyn nes bod pob cerdyn wedi cael eu defnyddio.

GOLWG GRYNO

✓ Ar eich eistedd
✓ 1 person neu fwy
✓ Hamdden
✓ Hyd amrywiol
✓ Anhawster amrywiol
! Byddwch yn wyliadwrus o gemau sy'n cynnwys arian neu gamblo

SUT MAE'N HELPU

Mae chwarae cardiau yn cynnwys sgiliau gwybyddol canolbwyntio, talu sylw, gwneud penderfyniadau, datrys problemau, rhifyddeg pen, a rhesymu.

• Mae gemau cardiau yn ymarfer adnabod lliwiau, siapiau a rhifau.

• Gyda llawer o gemau cardiau, rhaid gallu galw i gof yn gyflym, sy'n helpu i gadw'r cof gweithredol ac arafu ei ddirywiad.

• Mae trafod cardiau yn ymarfer amrywiaeth o sgiliau echddygol manwl a chydsymud llaw-llygad.

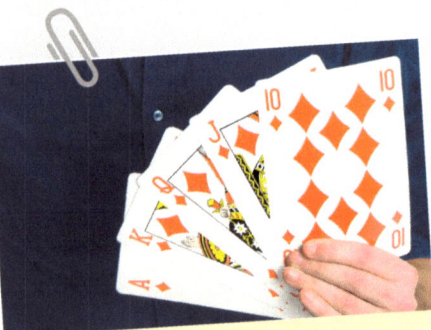

Cardiau chwarae mawr
Os oes gennych chi broblemau deheurwydd neu broblemau golwg, mae cardiau chwarae mawr iawn yn haws i'w trafod a'u gweld: archebwch nhw ar-lein.

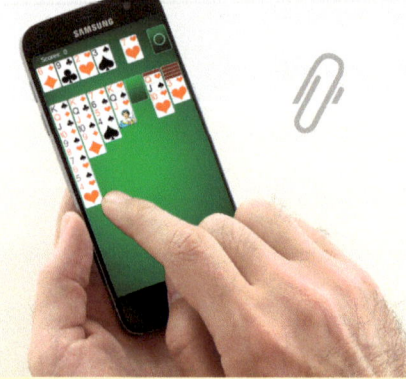

Gemau cardiau ar-lein
Mae fersiynau electronig o gemau cardiau ar gael fel apiau i'w lawrlwytho i'ch llechen, ffôn clyfar neu gyfrifiadur.

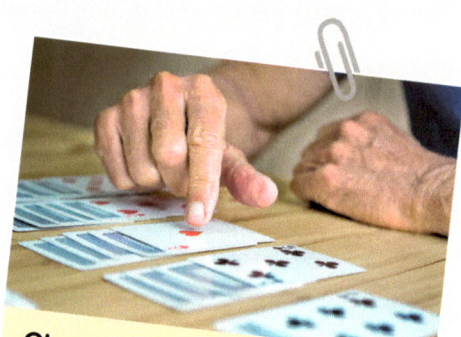

Chwarae solitaire
Mae solitaire yn gêm eithaf cymhleth y gallwch ei chwarae ar eich pen eich hun ac ymarfer sgiliau adnabod rhifau.

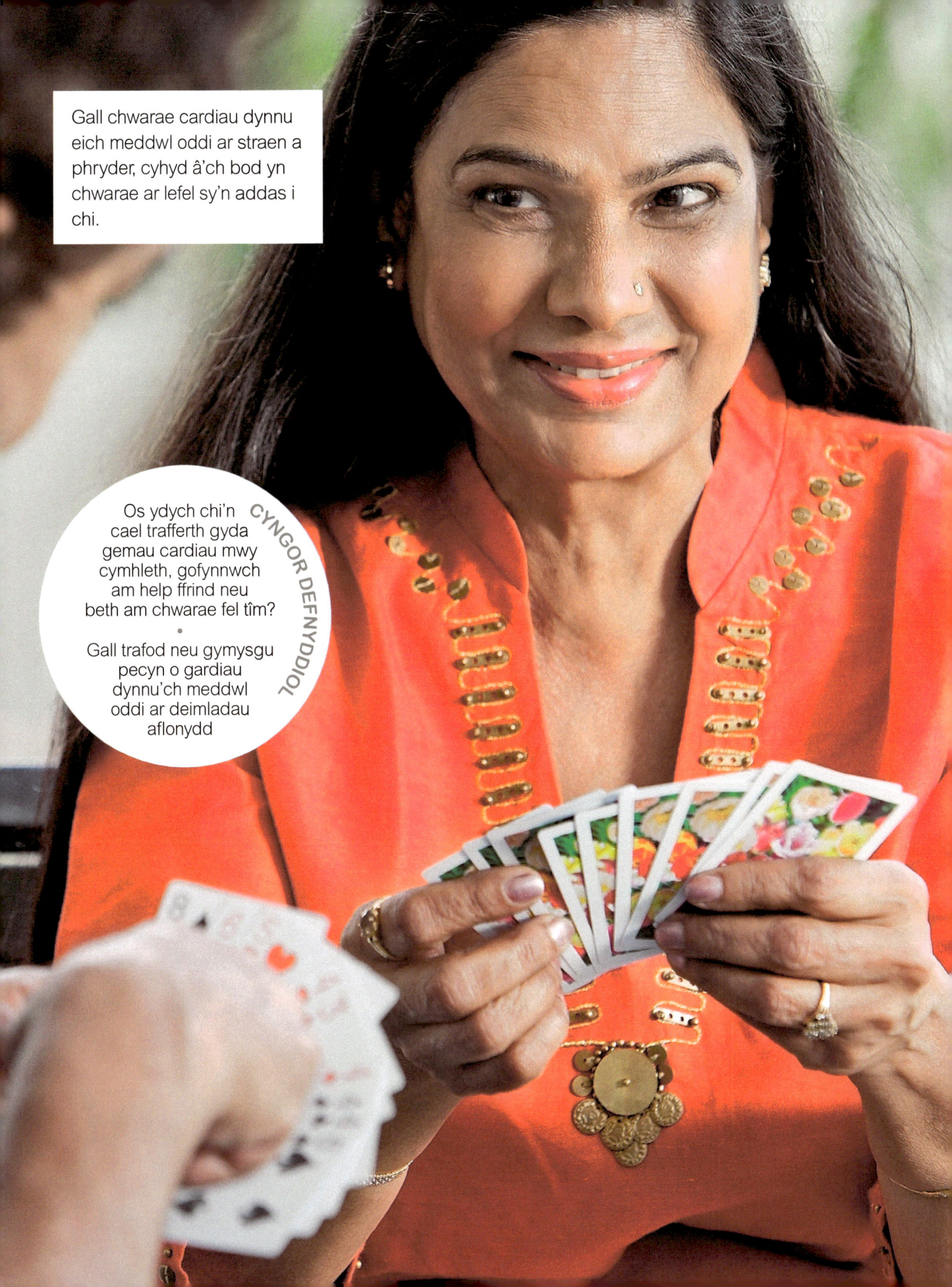

Gall chwarae cardiau dynnu eich meddwl oddi ar straen a phryder, cyhyd â'ch bod yn chwarae ar lefel sy'n addas i chi.

Os ydych chi'n cael trafferth gyda gemau cardiau mwy cymhleth, gofynnwch am help ffrind neu beth am chwarae fel tîm?

·

Gall trafod neu gymysgu pecyn o gardiau dynnu'ch meddwl oddi ar deimladau aflonydd

CYNGOR DEFNYDDIOL

Chwarae gêm cardiau llun

Os ydych chi'n gweld cardiau chwarae safonol yn rhy anodd, gallwch fwynhau gêm o gardiau drwy ddefnyddio cardiau llun. Gallech hyd yn oed wneud eich cardiau eich hun.

Sut mae mynd ati

Penderfynwch pa gêm rydych chi am ei chwarae ac ewch ati i hel eich cardiau ynghyd. Efallai y byddwch am wneud eich cardiau eich hun, prynu rhai parod, neu lawrlwytho cardiau o wefan.

■ I chwarae Snap, mae gan ddau neu fwy o chwaraewyr set o 12 cerdyn tebyg yr un. Mae pob chwaraewr yn troi un cerdyn drosodd ar y tro, ar yr un pryd. Pan fydd dau gerdyn gyda'r un anifail, y person cyntaf i weiddi "Snap!" sy'n ennill y pentwr. Y chwaraewr fydd â'r holl gardiau fydd yn ennill.

▶ Yn lle cardiau anifeiliaid ar gyfer y gêm "Dyfalu'r anifail" sydd dros y dudalen, gallech wneud cardiau â thema wahanol.

SUT MAE'N HELPU

Mae chwarae gêm gardiau yn cynnwys amrywiaeth o sgiliau gwybyddol, gan gynnwys canolbwyntio, talu sylw, cofio, a datrys problemau.

• Mae'n bosib graddio gemau trwy gyfyngu ar nifer y cardiau neu hyd chwarae'r gêm. Mae trefnu cardiau yn ôl categorïau yn defnyddio sgil gwybyddol sylfaenol.

• Mae chwarae'r gêm yn annog cyfathrebu, a gall chwaraewyr fwynhau cystadleuaeth hwyliog.

• Mae elfennau cymdeithasol y gêm yn helpu i wella'ch hwyliau a'ch ymdeimlad o les.

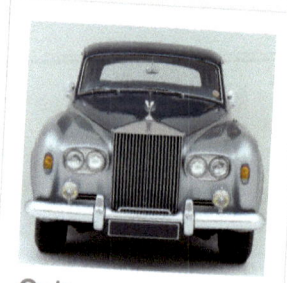
Ceir

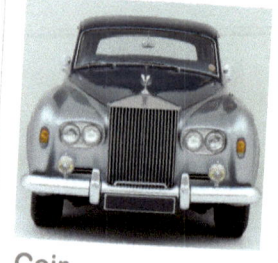
Eitemau'r cartref

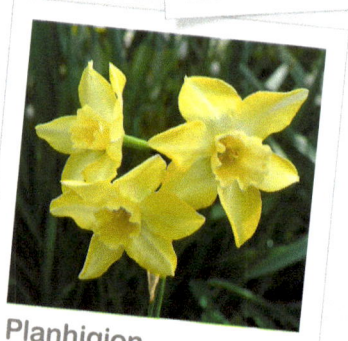
Planhigion

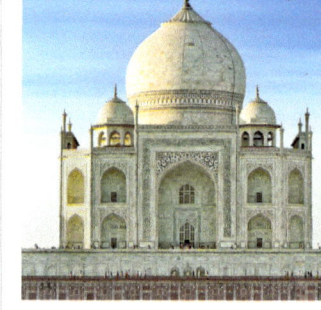
Tirnodau enwog

Disgrifiwch anifeiliaid anwes o'ch eiddo

Pa anifeiliaid ydych chi'n eu gweld ar fferm, mewn sw, neu yn y môr?

Beth yw eich hoff anifail

Beth yw'r anifail mwyaf anarferol i chi ei weld?

SIARADWCH AM...

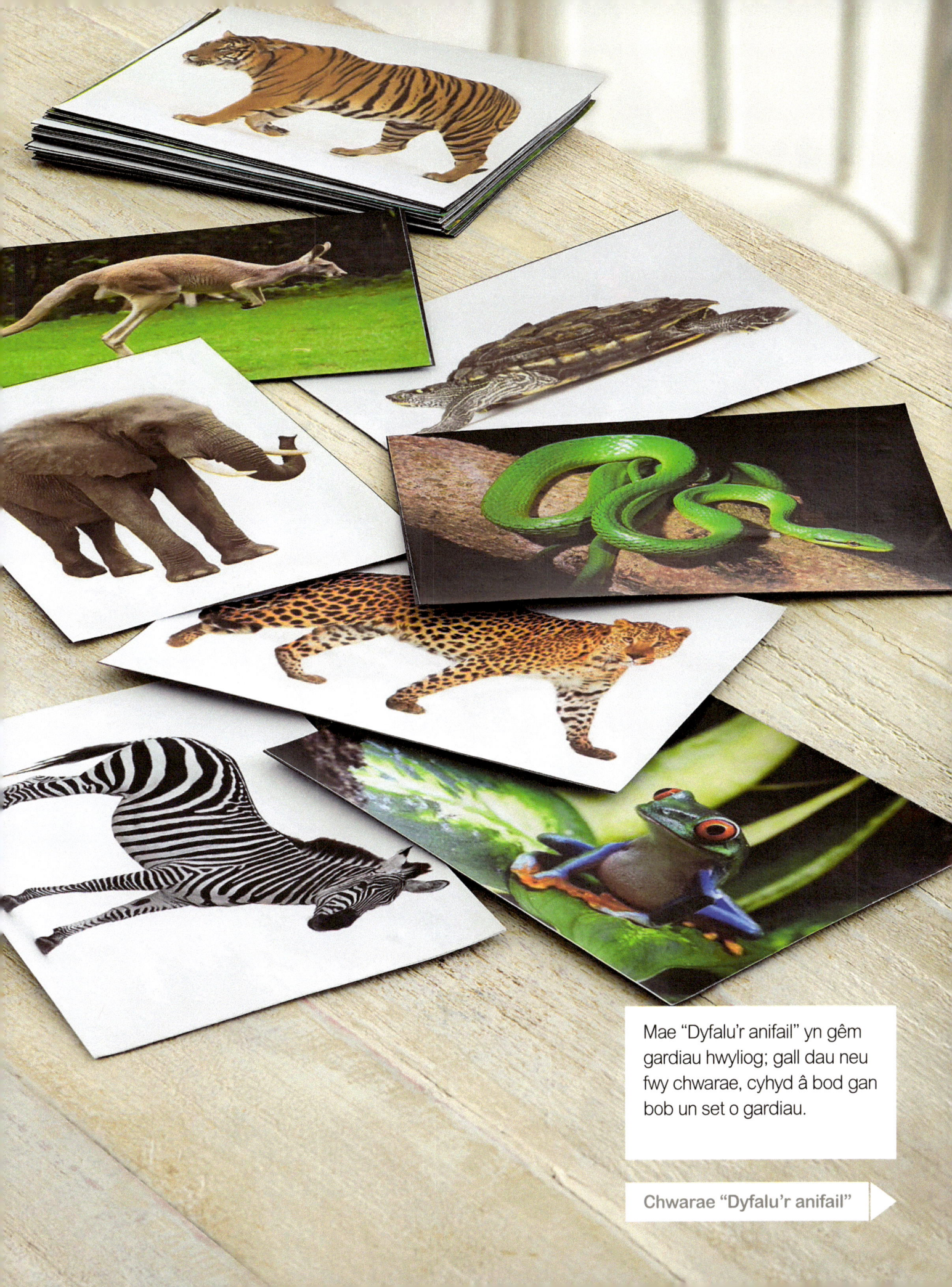

Mae "Dyfalu'r anifail" yn gêm gardiau hwyliog; gall dau neu fwy chwarae, cyhyd â bod gan bob un set o gardiau.

Chwarae "Dyfalu'r anifail" ➤

Gwneud y cardiau chwarae

Wrth ddewis lluniau o anifeiliaid, ceisiwch gael rhai â nodweddion gwahanol, er enghraifft ffwr, croen, gwlân, smotiau, streipiau, pigau, wisgers, adenydd, carnau, neu fwng. Bydd hyn yn gwneud y gêm yn fwy o hwyl i'w chwarae.

BYDD ANGEN
- Hen gylchgronau
- Argraffydd a phapur
- Siswrn
- 24 darn A5 o gerdyn du
- Glud PVA

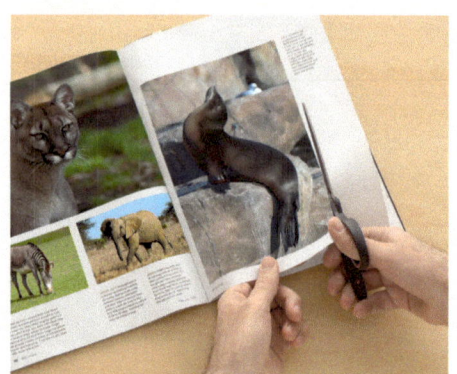

1 Edrychwch drwy hen gylchgronau i ddod o hyd i 2 lun tebyg o bob anifail a thorrwch nhw allan. Mae angen lluniau 12 anifail arnoch chi.

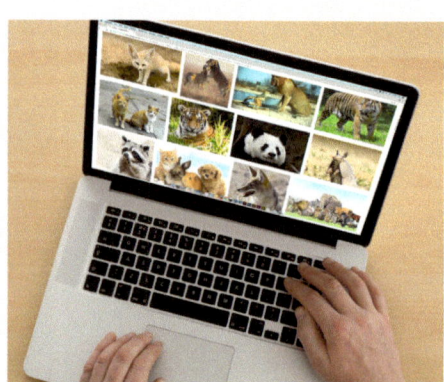

2 Gallech argraffu lluniau rydych chi wedi dod o hyd iddyn nhw ar-lein. Argraffwch nhw i ffitio tudalen A5.

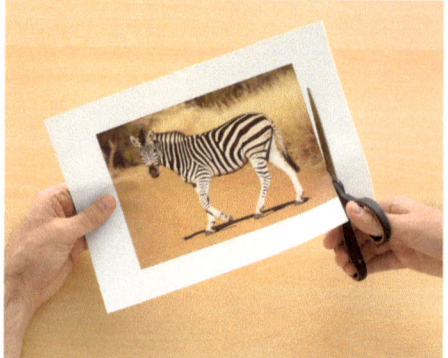

3 Torrwch bob llun i ffitio'r darnau o gerdyn. Gallai fod yr un maint â'r cerdyn neu ychydig yn llai.

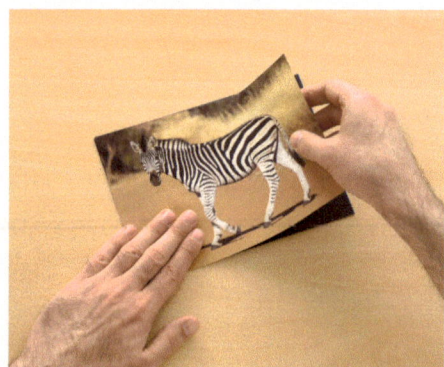

4 Rhowch lud ar gefn pob llun a'u gludo i ddarn o gerdyn. Gwnewch y cerdyn yn wastad ac yna ei roi o'r neilltu i sychu.

▶ Ar ôl sychu, bydd y cardiau'n barod ar gyfer y gêm. Gallech roi amlinelliad du trwchus o amgylch pob cerdyn i'w gwneud yn fwy clir.

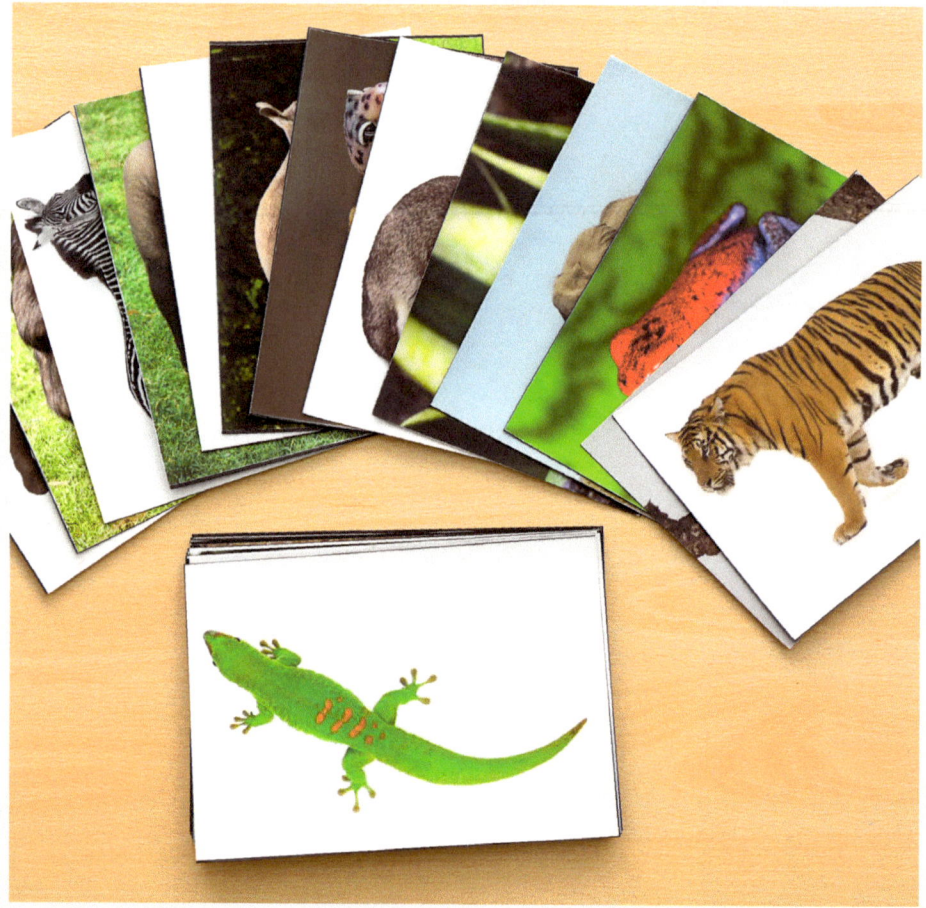

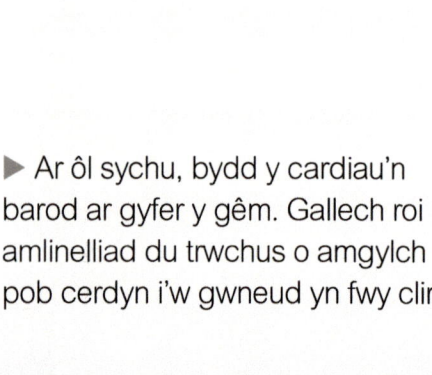

Chwarae "Dyfalu'r anifail"

Gyda'r gêm hon, rhaid cael gwared ar gardiau i ddyfalu'r anifail. Mae cael mwy na 12 o gardiau anifeiliaid ar gyfer pob set yn gwneud y gêm yn anoddach. Os oes gennych chi setiau ychwanegol o 12 cerdyn, gall mwy o bobl chwarae'r gêm.

BYDD ANGEN

Dwy set o 12 cerdyn anifail, yn dangos lluniau tebyg o 12 anifail gwahanol. Dyma rai awgrymiadau:

- Tsimpansî
- Ci
- Gorila
- Cath
- Buwch
- Eliffant
- Madfall
- Neidr
- Sebra
- Teigr
- Crwban
- Broga

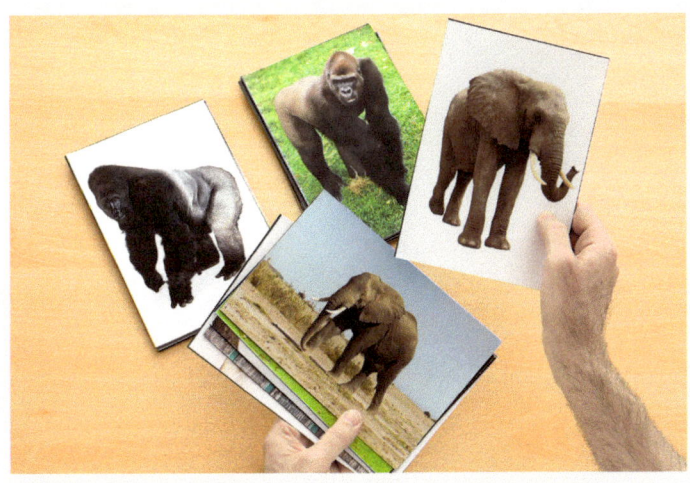

1 Rhannwch y cardiau yn 2 set, fel bod gan bob chwaraewr gerdyn ar gyfer pob anifail. Mae pob chwaraewr yn gosod ei bentwr o gardiau gyda'r llun am i lawr.

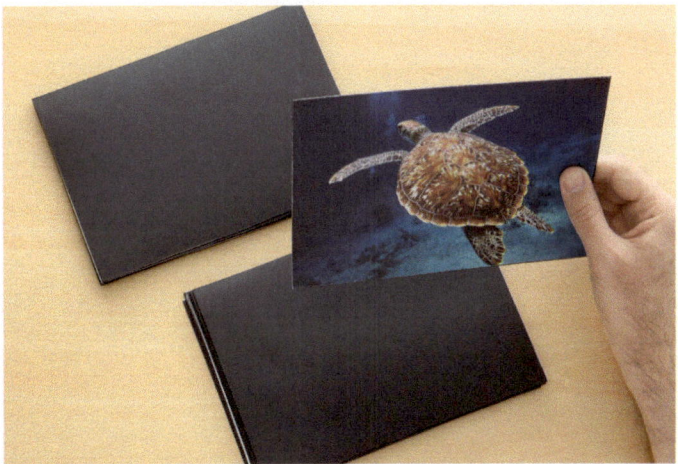

2 Mae Chwaraewr 1 yn dewis cerdyn o unrhyw le yn eu set – hynny yw hanner y pecyn – ac yn ei gadw'n gudd rhag yr ail chwaraewr.

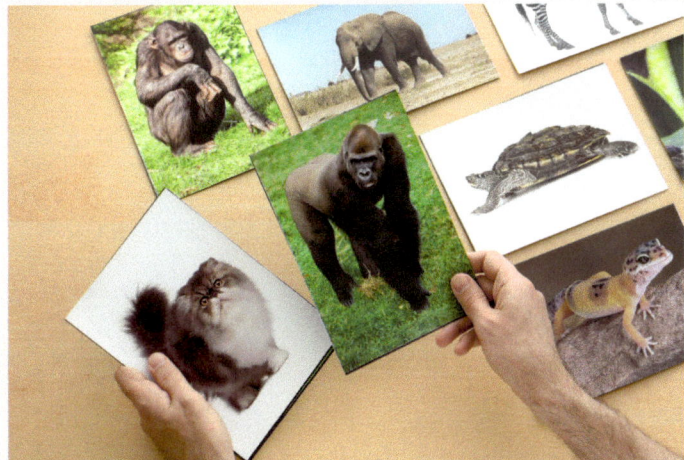

3 Mae Chwaraewr 2 yn gosod ei holl gardiau wyneb i fyny. Yna mae'n holi cwestiynau i Chwaraewr 1 a rhaid i'r atebion fod yn "Ydy/Oes" neu "Nac ydy/Nac oes". Er enghraifft, "Ydy'r anifail yn flewog?". Os mai "nac ydy" yw'r ateb, bydd pob anifail blewog yn cael ei droi wyneb i waered.

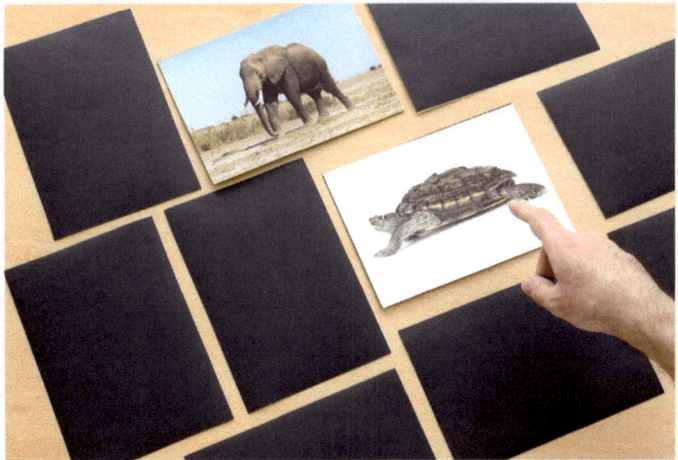

4 Rydych chi'n dal ati i ofyn cwestiynau perthnasol hyd nes y bydd gan Chwaraewr 2 un anifail yn unig. Os yw'r gêm yn cael ei chwarae'n gywir, dylai cerdyn olaf Chwaraewr 2 fod yr un fath â'r un sydd wedi'i ddewis gan Chwaraewr 1.

CELF
A
CHREFFT

Mae gwneud rhywbeth eich hun yn rhoi ymdeimlad mawr o foddhad a chyflawniad. Mae celf a chrefft yn eich galluogi i fod yn greadigol a mynegi eich hun, heb fod angen geiriau. Gallwch fwynhau gwneud bwyd a phobi danteithion blasus ar eich pen eich hun neu fel gweithgaredd cymdeithasol. Mae'r gweithgareddau hyn yn aml yn cynnwys ymarfer corff ysgafn hefyd ac yn ysgogi eich synhwyrau. Mae yna bob math o brosiectau a syniadau ar gyfer creu eitemau defnyddiol, addurniadol neu fwytadwy yma – chi piau'r dewis!

Peintio a darlunio

Yn arlunydd brwd neu'n ddechreuwr llwyr, mae celf yn caniatáu i chi fod yn greadigol a chael hwyl, ac mae'n llesol i'ch iechyd corfforol a meddyliol, ac i'ch hunanhyder, hefyd.

Sut mae mynd ati

Mae yna ddull o beintio neu ddarlunio sy'n gweddu i bawb. Arbrofwch nes i chi ddod o hyd i gyfrwng sy'n rhoi'r cyfle i chi fynegi'ch creadigrwydd.

■ Paratowch eich deunyddiau a'ch man gwaith a chasglwch bopeth ynghyd cyn bwrw iddi.

■ Byddwch yn canolbwyntio'n well os nad oes dim i dynnu'ch sylw.

■ Dewiswch frandiau o baent olew nad ydyn nhw'n wenwynig, gan osgoi toddyddion fel tyrpentein. Neu defnyddiwch baent acrylig neu baent poster.

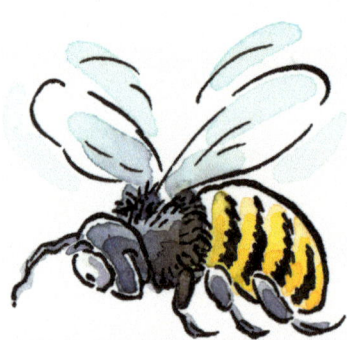

▲ Mae llinellau syml lluniau cartŵn yn rhai da i'w copïo. Gallech hefyd eu llungopïo i'w defnyddio ar gyfer lliwio.

GOLWG GRYNO

✓ Ar eich eistedd

✓ 1 person neu fwy

✓ Cynhyrchiol/hamdden

✓ Hyd amrywiol

✓ Anhawster amrywiol

! Gall rhai deunyddiau celf a glanhau fod yn wenwynig

SUT MAE'N HELPU

Mae celf yn ffordd bleserus o fynegi meddyliau ac emosiynau os yw geiriau'n mynd yn anodd.

• Rydych chi'n defnyddio sgiliau canfyddiad gweledol i greu gwaith celf, a sgiliau echddygol manwl a chydsymud llaw-llygad i drin pensil neu frwsh paent.

• Mae angen sgiliau gwybyddol fel cynllunio, trefnu, cychwyn, strwythuro a chanolbwyntio.

• Gall gweithgareddau celf leihau pwysedd gwaed a chyfradd curiad y galon a'ch helpu i reoli poen yn well.

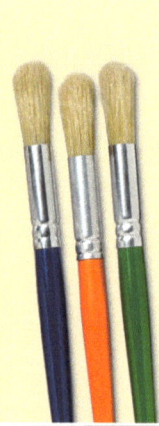

Dewis brws paent
Efallai y bydd brwsys â gafael trwchus yn haws i'w rheoli. Gallech hefyd ddefnyddio pêl tennis gyda thwll ynddi ar yr handlen i wella'ch gafael.

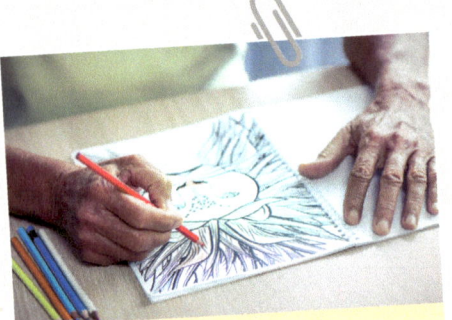

Lliwio
Rhowch gynnig ar batrymau neu luniau lliwio i oedolion. Gallwch lawrlwytho delweddau ar-lein neu brynu llyfr.

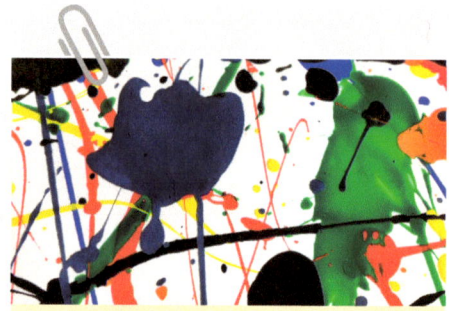

Peintio diferion
Gydag arddull haniaethol, does dim pwysau i gynhyrchu union debygrwydd. Y cyfan sydd angen ei wneud yw diferu neu dasgu paent ar gynfas.

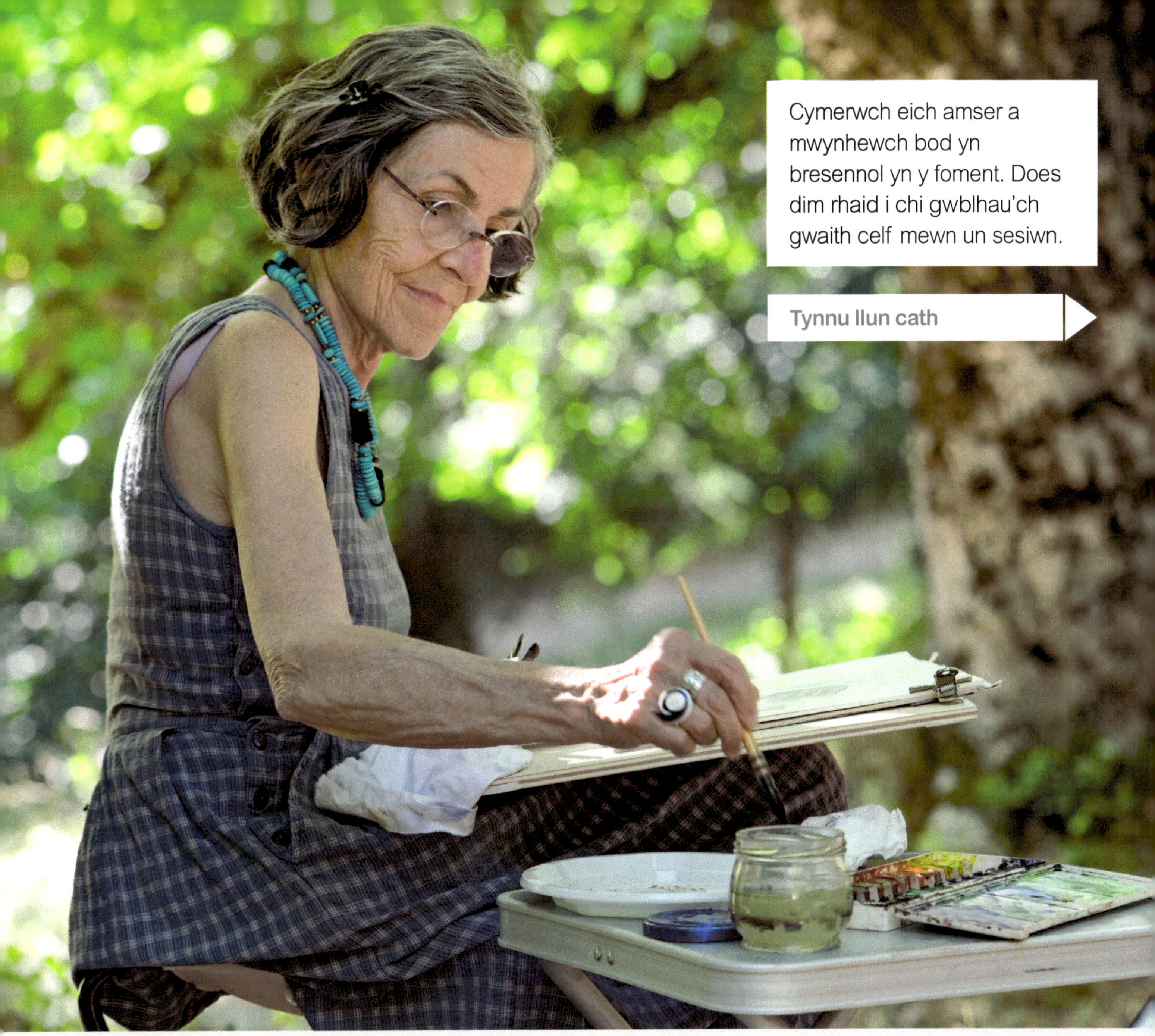

Cymerwch eich amser a mwynhewch bod yn bresennol yn y foment. Does dim rhaid i chi gwblhau'ch gwaith celf mewn un sesiwn.

Tynnu llun cath ▷

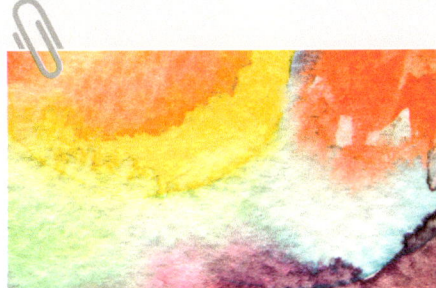

Dyfrlliwiau

Gall dyfrlliwiau syml greu paentiad hyfryd. Beth am wneud cyfres, gyda chyfuniadau o wahanol liwiau?

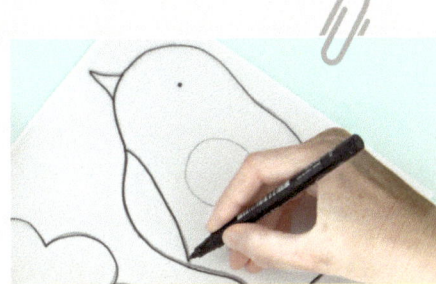

Copïo amlinelliad

Os ydych chi'n nerfus am greu celf, dechreuwch trwy gopïo. Gofynnwch i rywun eich helpu i drasio neu gopïo llinellau os yw'ch golwg yn gwneud hynny'n anodd.

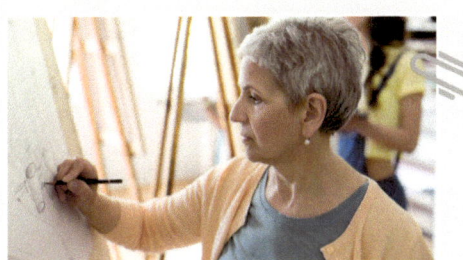

Dosbarthiadau celf

Beth am ymuno â dosbarth neu grŵp celf fel y gallwch gyfnewid anogaeth, cyngor ac awgrymiadau, yn ogystal ag arddangos eich celf.

Tynnu llun cath

Gall tynnu llun o anifail ymddangos fel tipyn o her, ond os dechreuwch chi gyda siapiau syml ac adeiladu ar hynny, mae'n haws nag y byddech chi'n meddwl. Mae'n well defnyddio ffotograff yn hytrach na cheisio darlunio anifail byw.

▶ Gallwch dynnu ffotograff o gath anwes, dod o hyd i lun mewn llyfr neu gylchgrawn, neu lawrlwytho un o'r rhyngrwyd.

BYDD ANGEN
- Llyfr darlunio neu bapur
- Pensil
- Rwber
- Templed cylchoedd (stensil plastig a ddefnyddir mewn geometreg – dewisol)
- Pensiliau lliw neu basteli

1 Tynnwch gylch mewn pensil llwyd i ddynodi pen y gath. Ychwanegwch 2 gylch ar gyfer y corff a 3 chylch bach ar gyfer y pawennau.

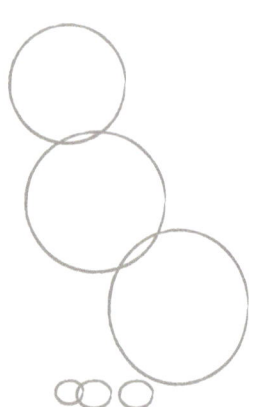

2 Gan ddefnyddio pensil lliw, unwch ymylon allanol y 3 chylch mawr i greu siâp corff y gath.

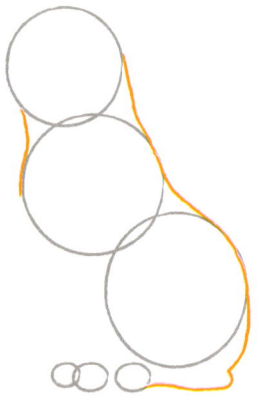

3 Tynnwch 3 llinell o'r cylch canol i 2 o'r cylchoedd bach i greu'r coesau blaen.

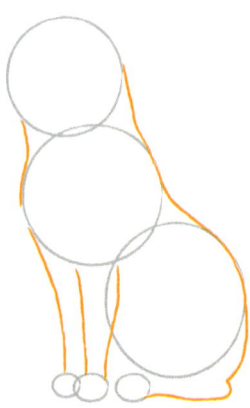

4 Ychwanegwch gylch bach y tu mewn i'r pen i gynrychioli trwyn a cheg y gath.

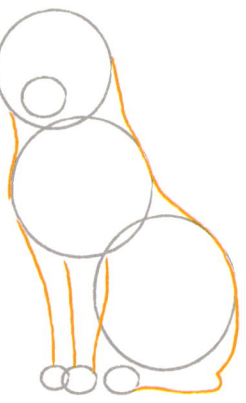

5 Trasiwch dros amlinelliad y pen, y trwyn a'r geg, a'r pawennau gyda phensil lliw. Ychwanegwch ychydig linellau byr ar y pawennau ar gyfer y bodiau.

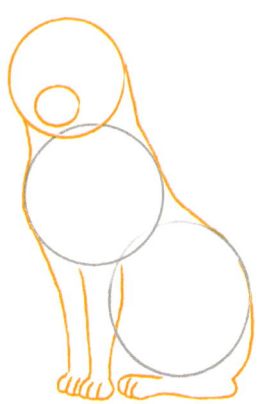

6 Ychwanegwch gynffon y gath. Dilewch yr hen linellau pensil llwyd sydd i'w gweld y tu mewn i'r corff o hyd.

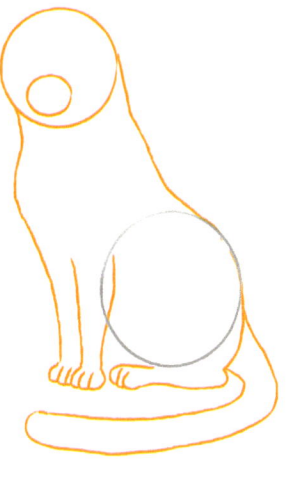

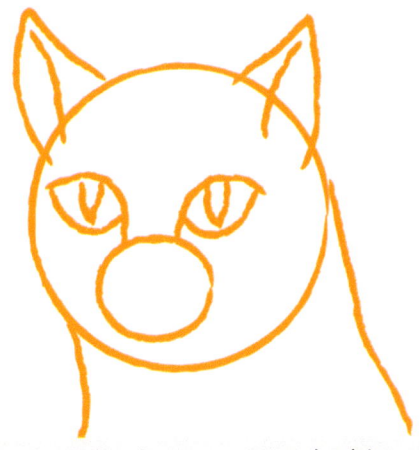

7 I fraslunio pob clust, gwnewch driongl gyda llinell i lawr y canol. Gwnewch y llygad drwy greu siapiau hirgrwn, gyda hirgrwn arall ymhob un.

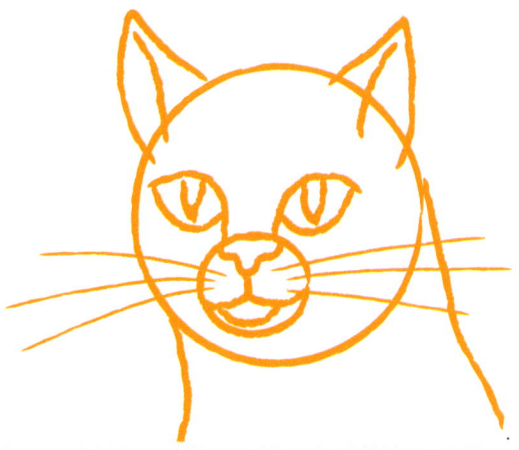

8 Ychwanegwch fanylion y trwyn ar y pen ac ychwanegwch ychydig linellau ar gyfer y wisgers. Lliwiwch y llygaid.

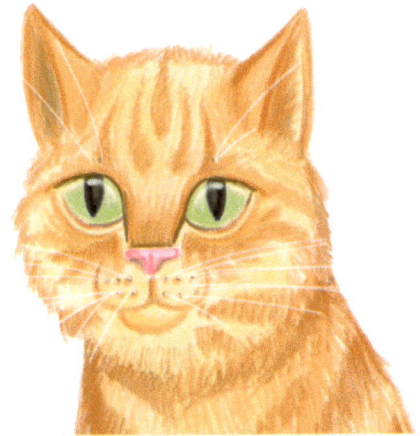

9 Tynnwch linellau ar ogwydd ar draws y corff mewn gwahanol arlliwiau i roi lliw i'r ffwr.

◄ Mae'r braslun hwn o gath anwes sinsir, ond gallech ddefnyddio gwahanol liwiau i ddarlunio bridiau eraill o gath.

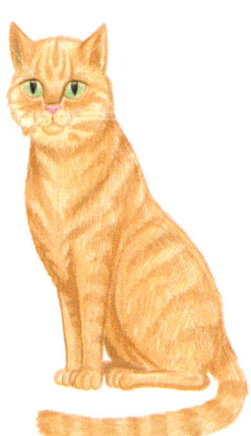

Gwneud cerdyn â blodau wedi'u gwasgu

Mae'r grefft o wasgu blodau, a oedd yn boblogaidd yn oes Victoria, yn cofnodi moment mewn amser. Gwasgwch flodau o dusw neu o'ch gardd i greu atgof o ddigwyddiad arbennig.

Sut mae mynd ati

Mae modd defnyddio blodau wedi'u gwasgu mewn cant a mil o brosiectau crefft, fel labeli anrhegion a deunyddiau ysgrifennu eraill, yn ogystal ag ar gyfer cardiau cyfarch, fel y cerdyn sydd yma.

■ Cynlluniwch ymlaen llaw gan gasglu blodau o'ch gardd yn rheolaidd, fel bod gennych chi ddewis da o flodau sych i weithio gyda nhw.

■ Bydd angen arwyneb gwaith glân gyda digon o olau – mae'r prosiect hwn yn cynnwys gwaith manwl gywir.

■ Gallech hefyd greu darlun o flodau wedi'u gwasgu. Bydd yn dod â'r tu allan i mewn, yn ysgogi sgwrs ac yn annog atgofion.

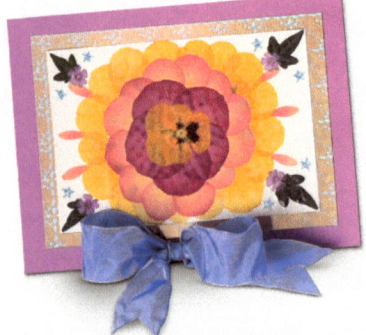

▲ Gallech ddefnyddio petalau unigol i greu eich patrymau blodau eich hun.

GOLWG GRYNO

✓ Ar eich eistedd

✓ 1 person neu fwy

✓ Cynhyrchiol / hamdden

✓ 4 wythnos, yna 60 munud

! Gwaith cywrain, felly nid yw'n addas os oes gennych chi wynegon yn eich bysedd

! Mae angen defnyddio siswrn

SUT MAE'N HELPU

Mae creu eitemau gyda blodau wedi'u gwasgu yn arfer amynedd, canolbwyntio a sgil.

• Mae gosod blodau brau yn fanwl gywir yn gofyn am law gadarn, cydsymud llaw-llygad da, a deheurwydd.

• Gall cwblhau prosiect heriol fel hwn hybu hyder a hunan-barch.

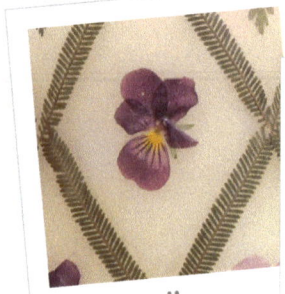

Cannwyll

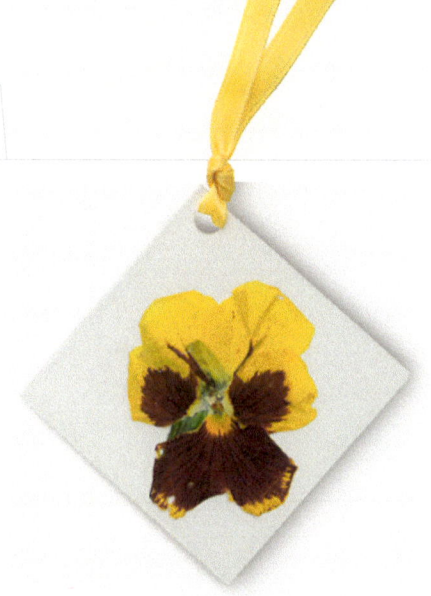

Labeli anrhegion

▲ Defnyddiwch flodau a dail wedi'u gwasgu i addurno mathau eraill o ddeunyddiau ysgrifennu, neu i greu lluniau blodau.

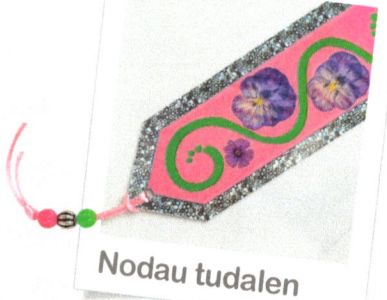

Nodau tudalen

SIARADWCH AM ...

Pa flodau ydych chi'n eu hoffi mewn tusw?

•

Sut i ddefnyddio blodau wedi'u gwasgu o dusw neu corsage priodas

•

Beth arall allech chi ei addurno gan ddefnyddio'r dechneg hon?

▶ Gallech ddefnyddio blodau wedi'u gwasgu i addurno pob math o eitemau.

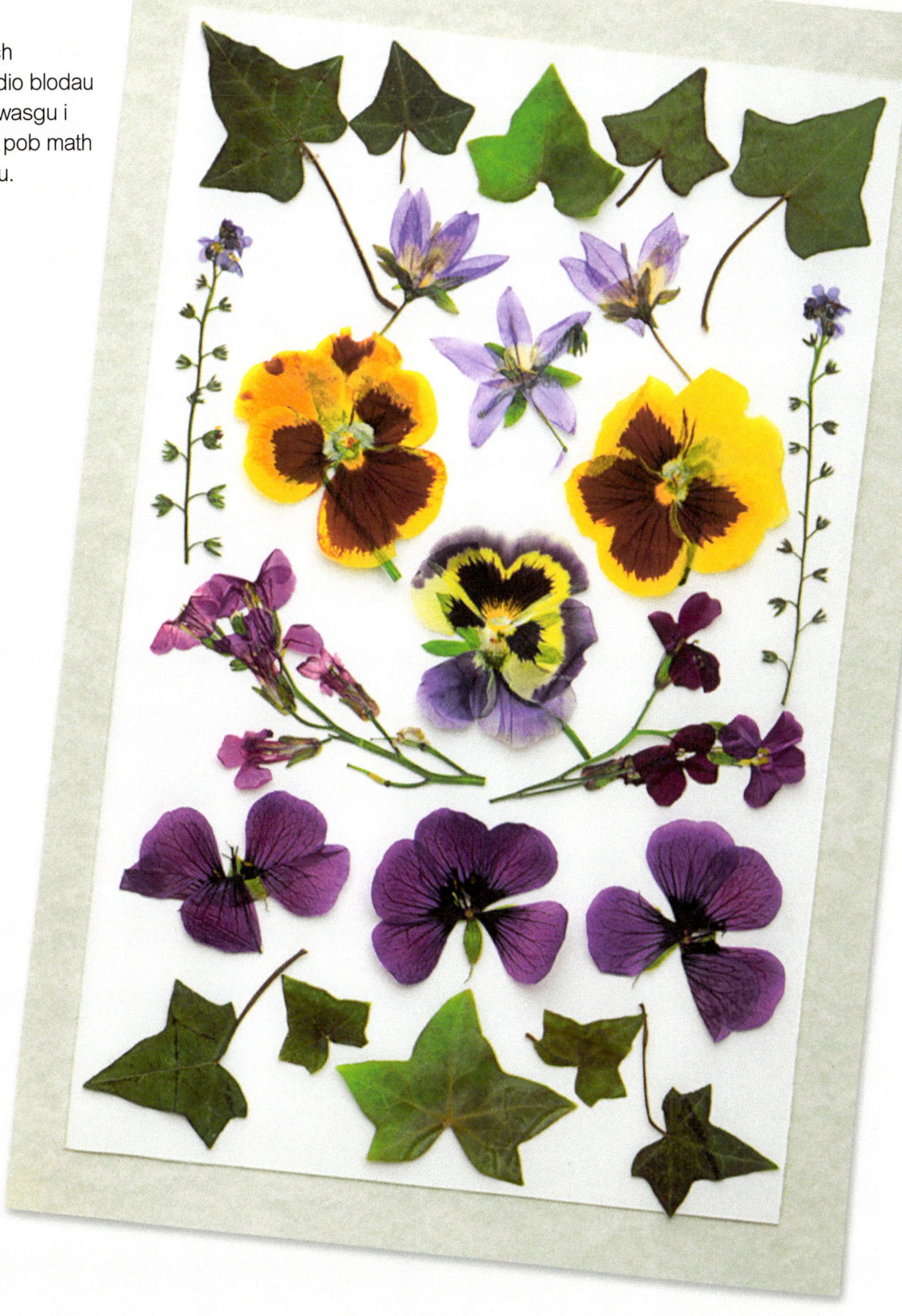

Gwneud cerdyn â blodau wedi'u gwasgu

Gwasgu blodau

Casglwch flodau ffres ar ddiwrnod sych. Blodau fflat fel pansi neu lygad y dydd sydd orau. Ceisiwch osgoi blodau gyda phaill sy'n staenio, fel lilis. Gwasgwch betalau blodau swmpus yn unigol. Cofiwch gasglu dail a choesynnau'r blodau hefyd.

BYDD ANGEN
- Siswrn
- Papur blotio neu bapur cegin
- Llyfrau trwm

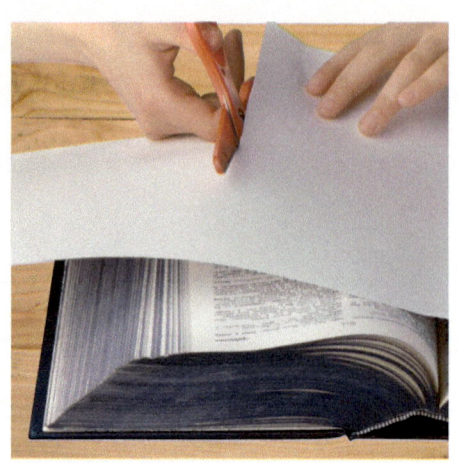

1 Agorwch lyfr trwm a thorrwch bapur blotio neu bapur cegin i'r un maint â'r tudalennau agored. Plygwch y papur yn ei hanner a'i agor eto.

Gwneud eich cerdyn gyda blodau wedi'u gwasgu

Agorwch dudalennau'r llyfr yn ofalus a thynnu'r dalenni papur sy'n cynnwys y blodau. Plygwch y darn o gerdyn a defnyddiwch y blodau sych i addurno blaen y cerdyn.

BYDD ANGEN
- Llyfr gyda blodau wedi'u gwasgu
- Gefeiliau bach (*tweezers*)
- Pren coctel
- Glud seiliedig ar rwber (PVA)
- Cerdyn plaen
- Siswrn
- Ffilm dryloyw ludiog neu i'w smwddio (dewisol)

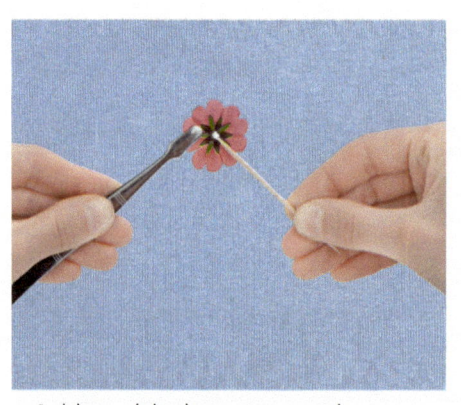

1 I lynu blodyn ar y cerdyn, gafaelwch yn y blodyn gyda'r gefeiliau bach a rhowch ddiferyn o lud ar ei gefn gyda phren coctel.

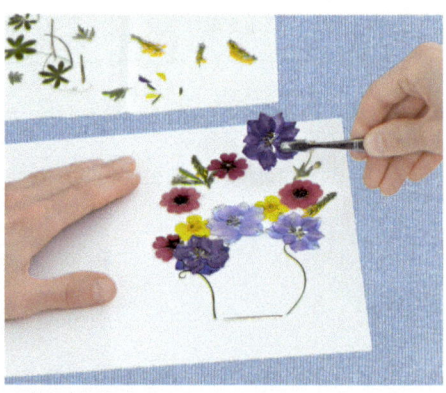

2 Defnyddiwch y gefeiliau bach i osod y blodyn ar y cerdyn. Pwyswch yn ysgafn gyda'r gefeiliau bach i'w bwyso i lawr.

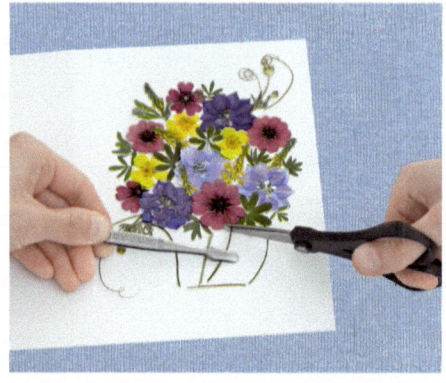

4 I ychwanegu darn o goesyn neu laswellt sych, rhowch lud ar ei gefn. Daliwch ef yn ei le ac yna ei dorri i'r maint cywir.

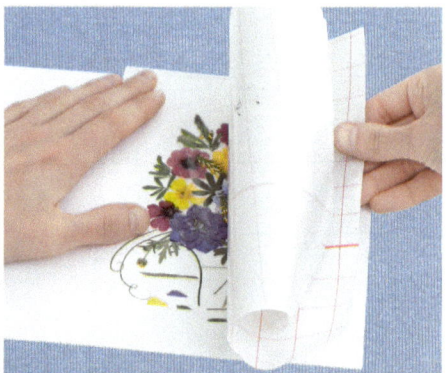

5 Gadewch i'r llun gorffenedig sychu. Gallech selio'r blodau yn eu lle gyda ffilm dryloyw ludiog neu un sydd angen haearn smwddio i'w gludo.

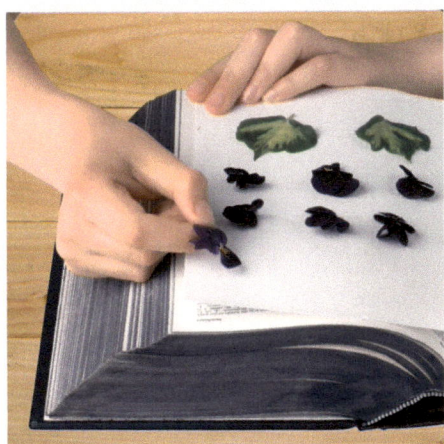

2 Gosodwch eich blodau dros un hanner y papur blotio. Gwnewch yn siŵr nad ydyn nhw'n cyffwrdd â'i gilydd.

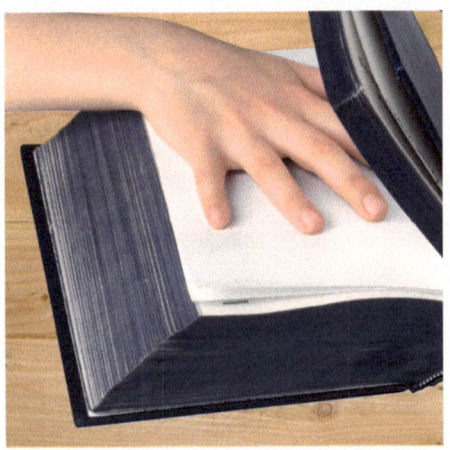

3 Plygwch y papur dros y blodau. Daliwch yn ei le wrth i chi gau'r llyfr. Ychwanegwch mwy o flodau rhwng tudalennau eraill.

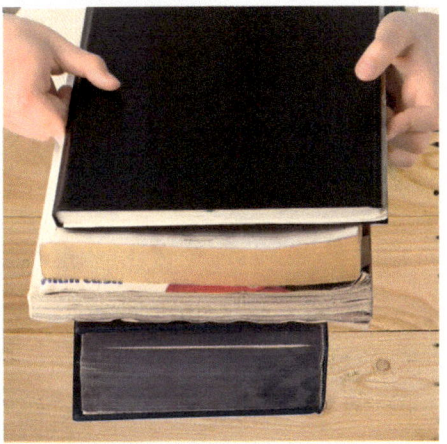

4 Rhowch lyfrau trwm ar ben yr un cyntaf a'u gadael i sychu mewn lle cynnes a sych am ryw 4 wythnos.

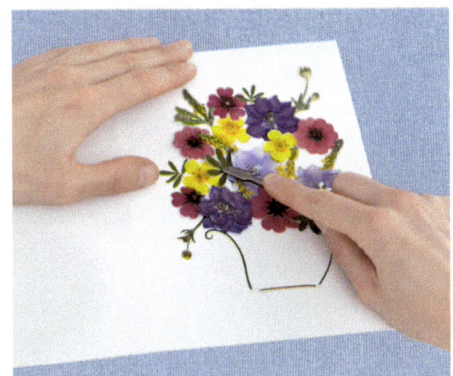

3 Gludwch ddail yn y bwlch rhwng y blodau. Gosodwch y blodau fel eu bod yn gorgyffwrdd rhai o'r dail fel eu bod yn edrych yn realistig.

▶ Mae gan y cerdyn gorffenedig hwn gymysgedd o flodau a dail yn y tusw. Mae coesynnau glaswellt wedi cael eu defnyddio i "greu" fâs.

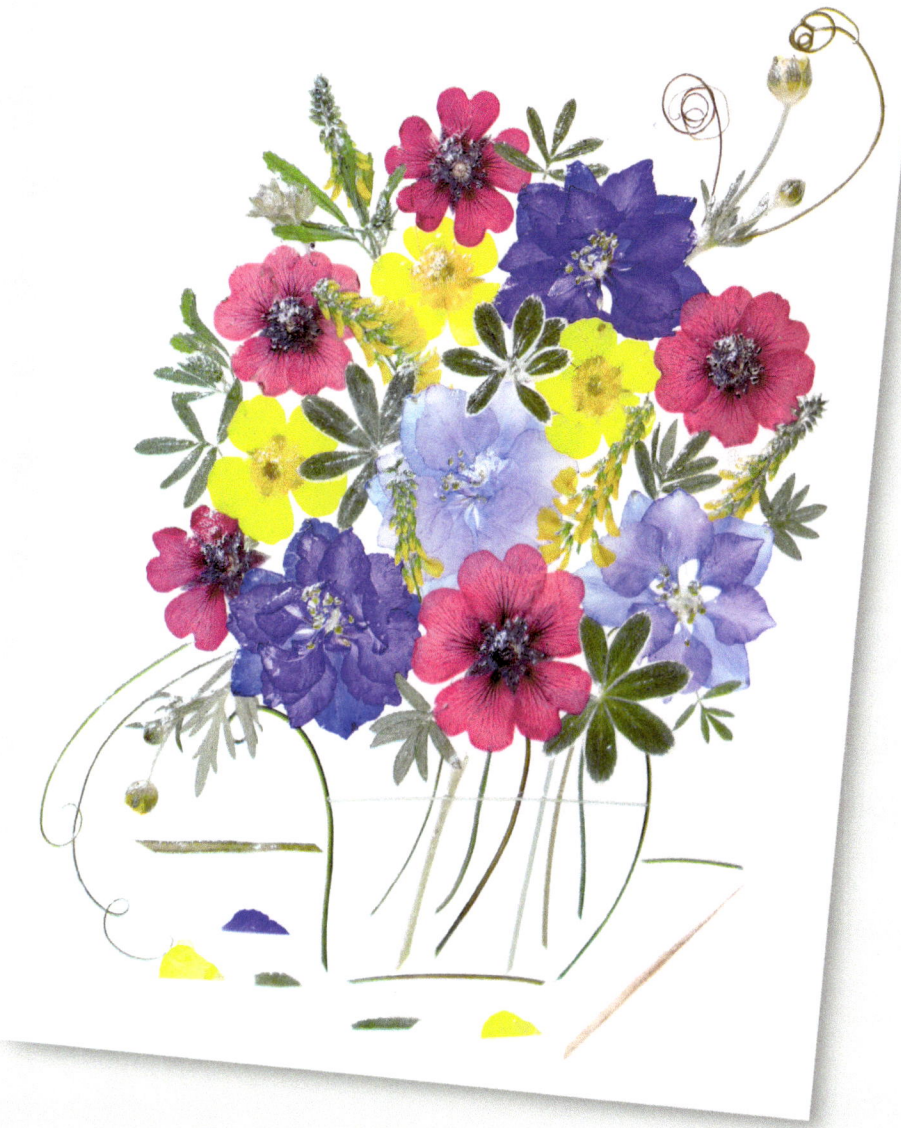

Creu *collage*

Os nad oes gennych chi'r hyder i ddarlunio neu beintio, beth am roi cynnig ar greu *collage*? Chi sydd i ddewis pa mor syml neu gymhleth yw'r *collage* a bydd yn gyfle i chi fynegi'ch hun.

Sut mae mynd ati

Penderfynwch ar y math o *collage* yr hoffech ei wneud. Dewiswch y deunyddiau ar gyfer y *collage*: unrhyw beth o hen ddarnau o ddefnydd neu bapur wal i dudalennau o gylchgrawn neu ddalennau o gerddoriaeth.

■ Rhowch ddarn o liain neu bapur newydd dros eich man gweithio fel nad ydych chi'n ei ddifetha gyda glud.

■ Trefnwch eich deunyddiau *collage* trwy eu didoli yn bentyrrau o liwiau penodol.

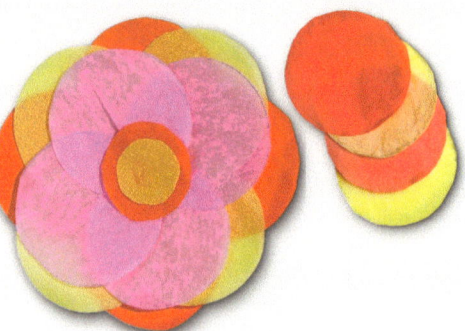

▲ Gosodwch siapiau syml fesul haen i adeiladu delwedd, fel cylchoedd i ffurfio blodyn.

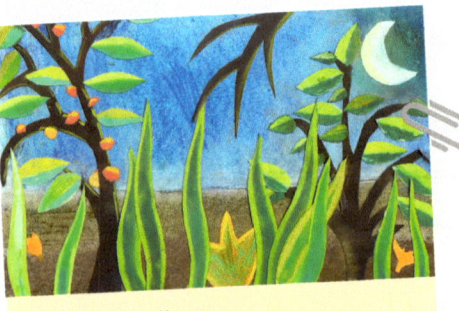

Haenu *collage*
Torrwch rannau o lun ar ddarnau o gerdyn lliw gwahanol cyn eu gludo ar ben ei gilydd i greu effaith 3D.

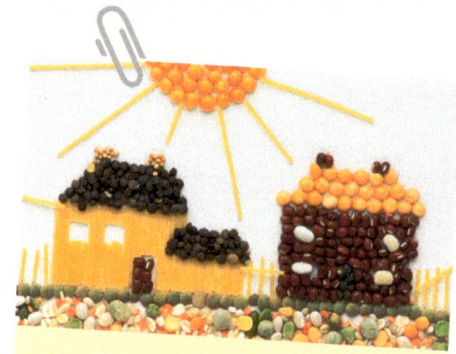

Rhoi cynnig ar wahanol ddeunyddiau
Defnyddiwch eich dychymyg wrth chwilio am ddeunyddiau i'w defnyddio. Cafodd y ddelwedd hon ei chreu gan ddefnyddio ffacbys, ffa a spaghetti sych.

GOLWG GRYNO

✓ Ar eich eistedd
✓ 1 person neu fwy
✓ Cynhyrchiol
✓ Hyd amrywiol
✓ Hawdd
! Mae angen defnyddio siswrn

SUT MAE'N HELPU

Mae'r dechneg hon yn ffordd hwyliog o greu gwaith celf. Mae'n ysgogi'r dychymyg, a does dim posib methu.

• Mae didoli lliwiau a gweadau i greu dyluniad yn eich annog i gynllunio a threfnu.

• Mae angen sgiliau echddygol manwl a chydsymud llaw-llygad, a bydd yn eich helpu i gynnal deheurwydd.

• O rannu'r gweithgaredd gydag eraill, bydd y broses yn cynnwys rhyngweithio cymdeithasol a chyfathrebu.

SIARADWCH AM...

Ydych chi'n gwybod am unrhyw artistiaid enwog a oedd yn gwneud *collages*?

•

P'un sy'n well gennych - gwneud lluniau neu batrymau haniaethol?

•

Meddyliwch am ddeunyddiau eraill i'w defnyddio mewn *collage*

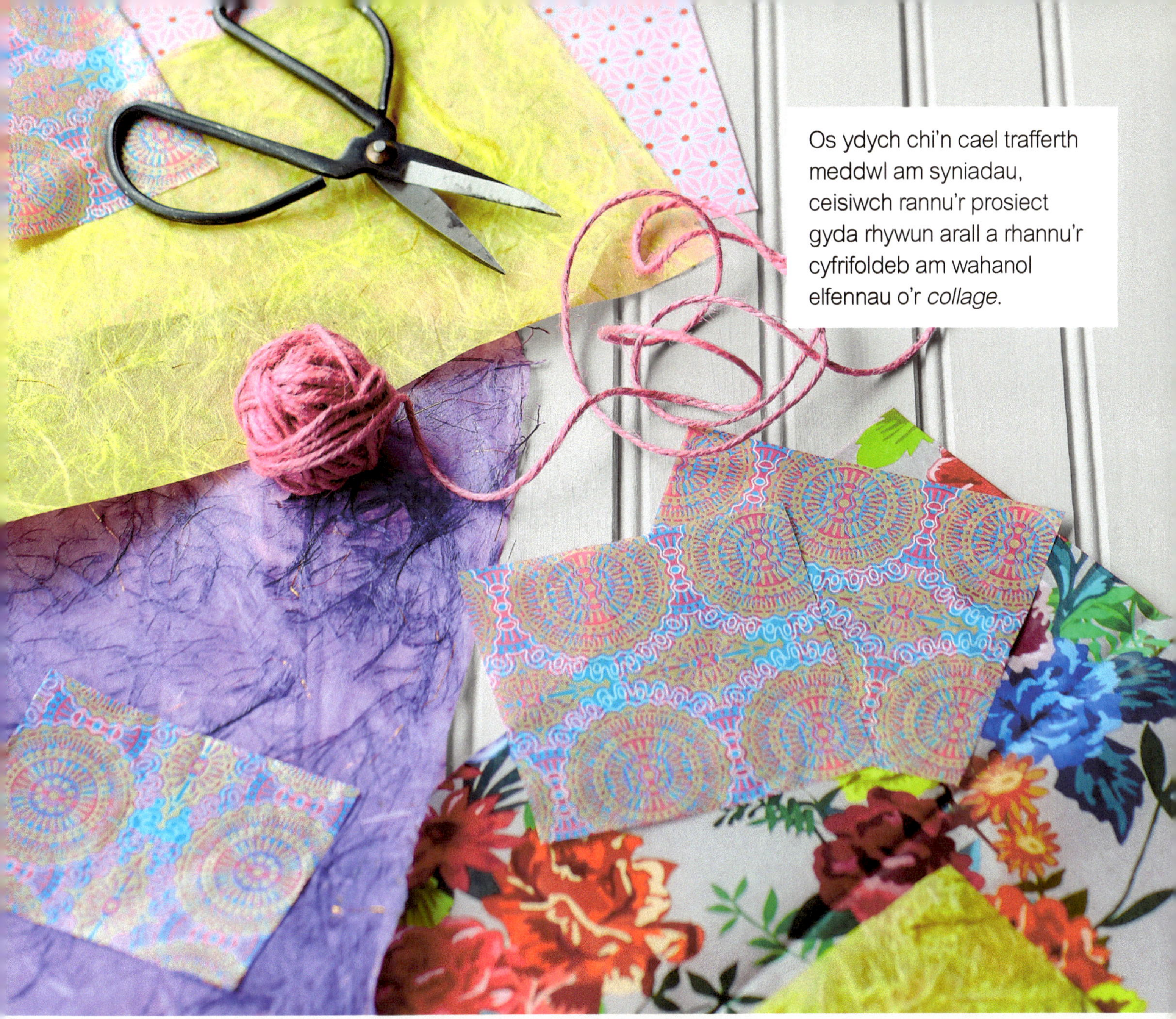

Os ydych chi'n cael trafferth meddwl am syniadau, ceisiwch rannu'r prosiect gyda rhywun arall a rhannu'r cyfrifoldeb am wahanol elfennau o'r *collage*.

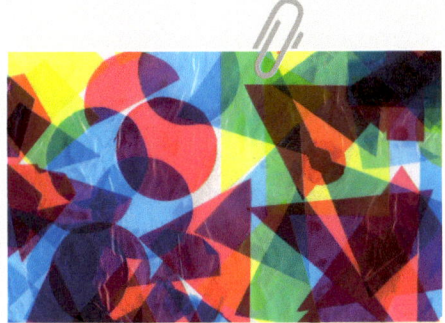

Lliwiau a siapiau
Mae patrymau haniaethol yn gyfle i chi fod yn greadigol heb unrhyw bwysau i gynhyrchu tebygrwydd sy'n argyhoeddi.

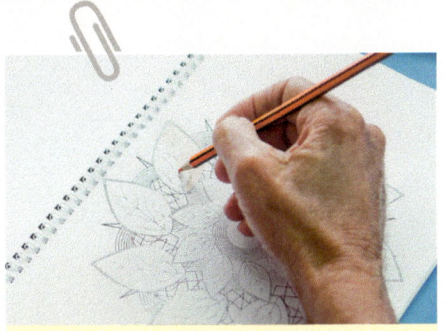

Darlunio amlinelliad syml
Gallech greu amlinelliad o'ch delwedd neu'ch patrymau eich hun, fel sail i'r cyfan, a llenwi'ch amlinelliadau gyda gwahanol ddeunyddiau.

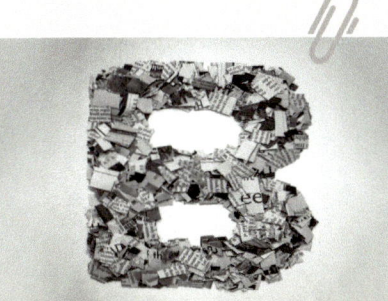

Defnyddiwch lun parod
Os nad ydych chi'n siŵr beth i'w greu, beth am orchuddio templed neu ddelwedd brintiedig gyda deunyddiau'ch *collage*.

Gwneud *collage* haniaethol

Yn ogystal â'r siapiau papur sidan sydd yma, gallech ddefnyddio dalenni mwy o bapur sidan neu dudalennau cylchgronau i greu *collage* mwy haenog. Lleia'n byd fydd y darnau, mwyaf cymhleth fydd y dyluniad terfynol a hwya'n byd y bydd y prosiect yn ei gymryd.

> **BYDD ANGEN**
> - Papur sidan o amrywiol liwiau
> - Siswrn
> - Glud
> - Taflen o bapur neu gerdyn trwchus

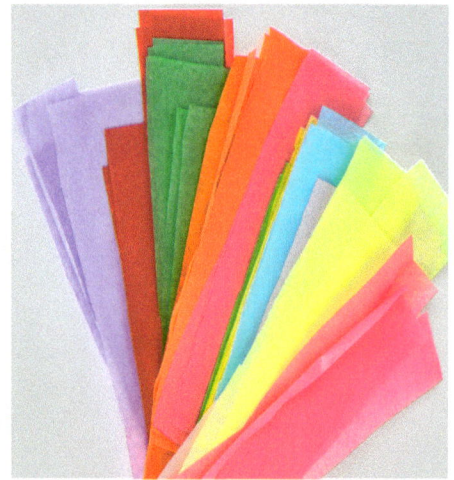

1 Casglwch eich offer ynghyd. Dewiswch liwiau'r papur sidan rydych chi am eu cynnwys yn eich *collage*.

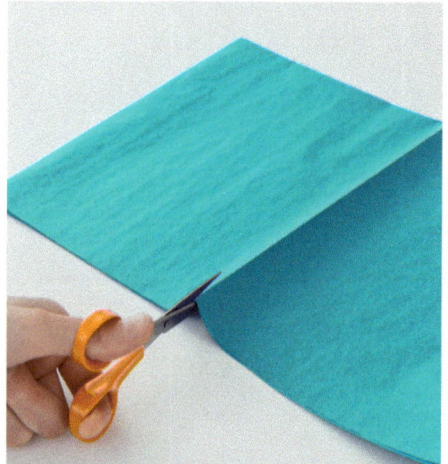

2 Torrwch ddarnau o'r papur sidan yn drionglau o wahanol feintiau nes bod gennych chi ryw 60 o ddarnau unigol.

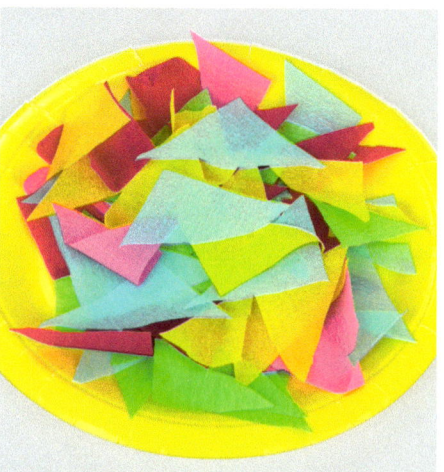

3 Bydd rhoi'r siapiau papur sidan ar blât neu mewn cynhwysydd bach yn help, fel y gallwch eu defnyddio un ar y tro.

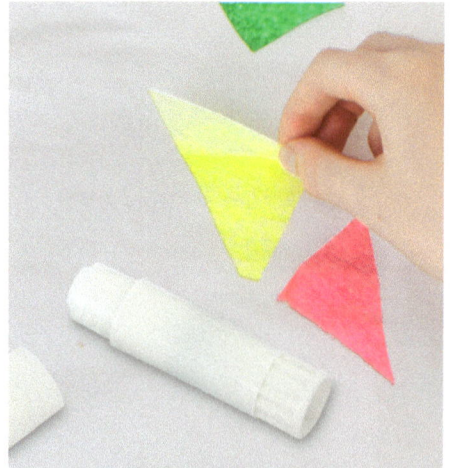

4 Er mwyn gludo pob triongl papur sidan, gorchuddiwch un ochr â glud a'i ludo ar y papur.

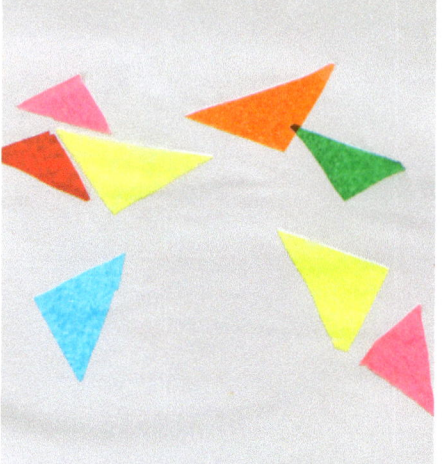

5 Gwasgwch bob darn yn fflat i gael gwared ar unrhyw swigod aer neu lud. Daliwch ati i ludo trionglau ar y papur.

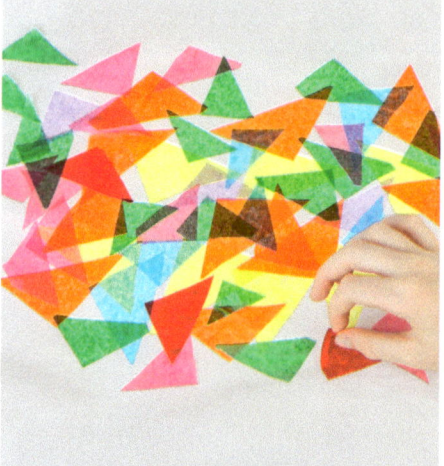

6 Wrth i chi ludo mwy o ddarnau, ewch ati i'w gorgyffwrdd fel eu bod nhw'n creu siapiau cydgysylltiedig i orffen eich dyluniad haniaethol.

Collage fel addurn

Gallech ychwanegu ychydig o liw o gwmpas y cartref drwy ychwanegu *collages* lliwgar. Er enghraifft, defnyddiwch y dechneg hon i addurno pethau fel fframiau lluniau neu ffotograffau, clawr dyddiadur neu lyfr lloffion, cardiau cyfarch, neu'ch bocs atgofion (gweler tudalennau 88–89).

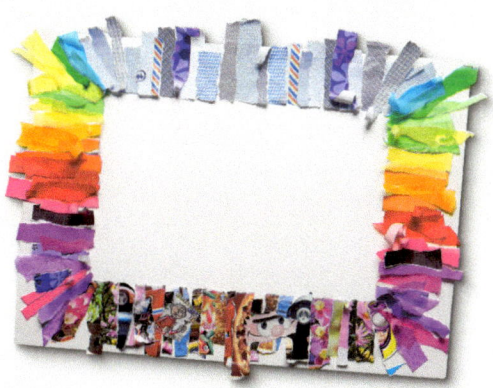

Ffrâm luniau

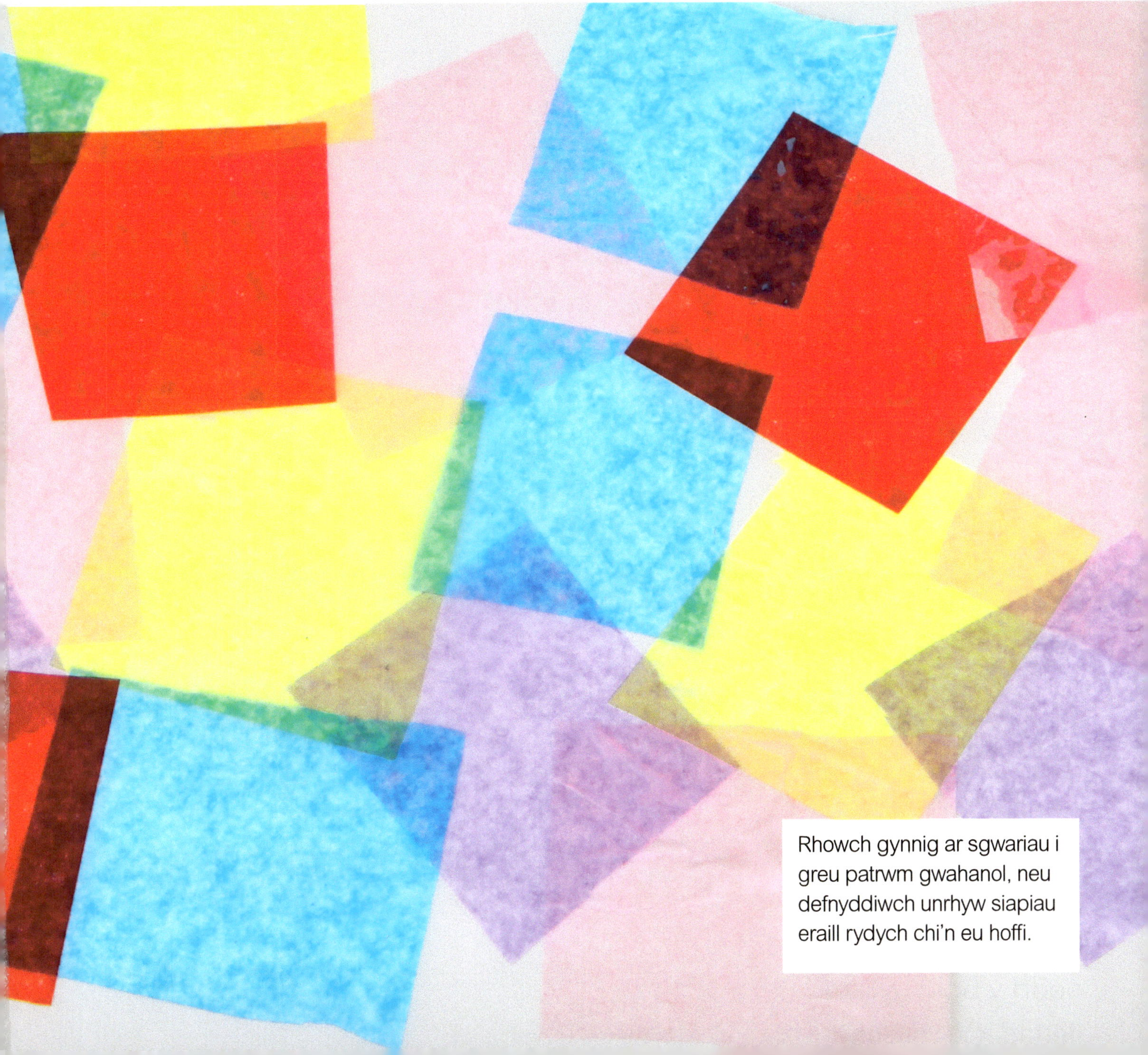

Rhowch gynnig ar sgwariau i greu patrwm gwahanol, neu defnyddiwch unrhyw siapiau eraill rydych chi'n eu hoffi.

Gweithiau celf enwog

Mae pobl wedi bod yn cynhyrchu gweithiau celf ers dros 40,000 o flynyddoedd ac mae rhai o'r enghreifftiau cynharaf, paentiadau mewn ogofâu, wedi goroesi hyd heddiw. Bellach mae'n bosib gweld llawer o'r gweithiau celf mwyaf adnabyddus mewn llyfrau neu ar-lein. Neu efallai eich bod chi wedi gweld rhai ohonyn nhw ar eich teithiau. Mae'n siŵr mai'r paentiad mwyaf adnabyddadus yn y byd yw'r *Mona Lisa*, a beintiwyd gan Leonardo da Vinci. Cymerodd 4 blynedd i beintio'r darlun ac mae bellach i'w weld yn y Louvre ym Mharis.

▶ Peintiodd yr artist ôl-argraffiadol Georges Seurat y cynfas mawr hwn, *Prynhawn Sul ar Ynys La Grande Jatte*, ym 1886 gan ddefnyddio arddull Pwyntiliaeth.

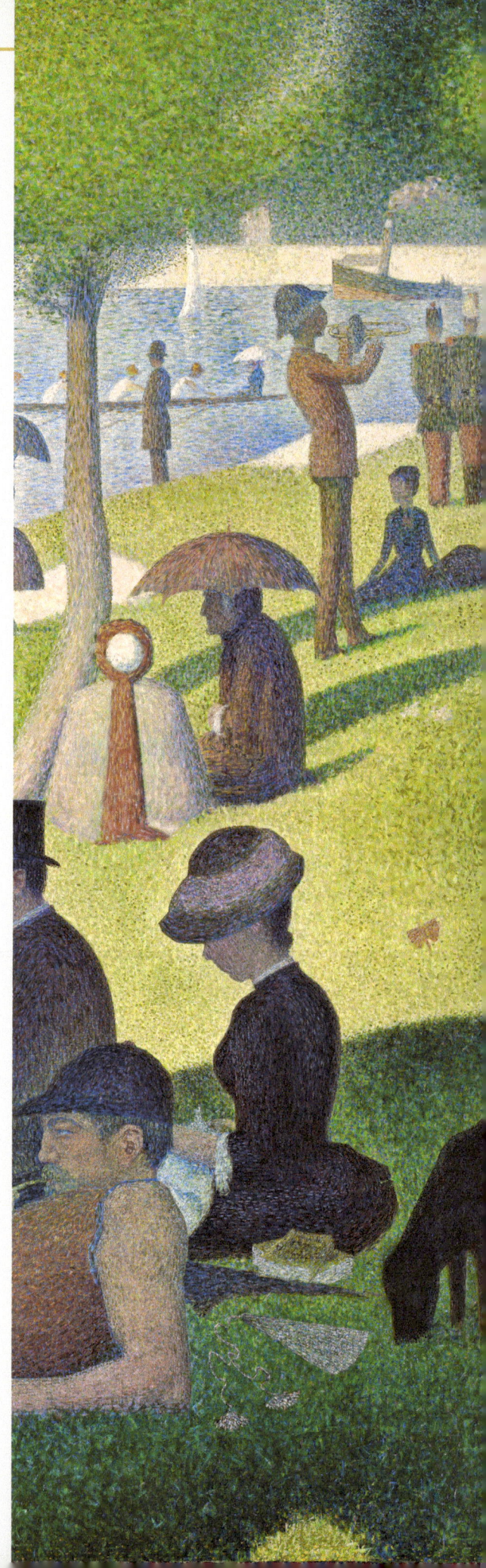

Oes gennych chi hoff artist neu hoff ddarlun?

P'un sydd orau gennych chi: yr Hen Feistri neu gelf fodern; bywyd llonydd neu arddulliau haniaethol; portreadau neu dirluniau?

Paentiadau neu gerfluniau - p'un sydd well gennych chi?

SIARADWCH AM...

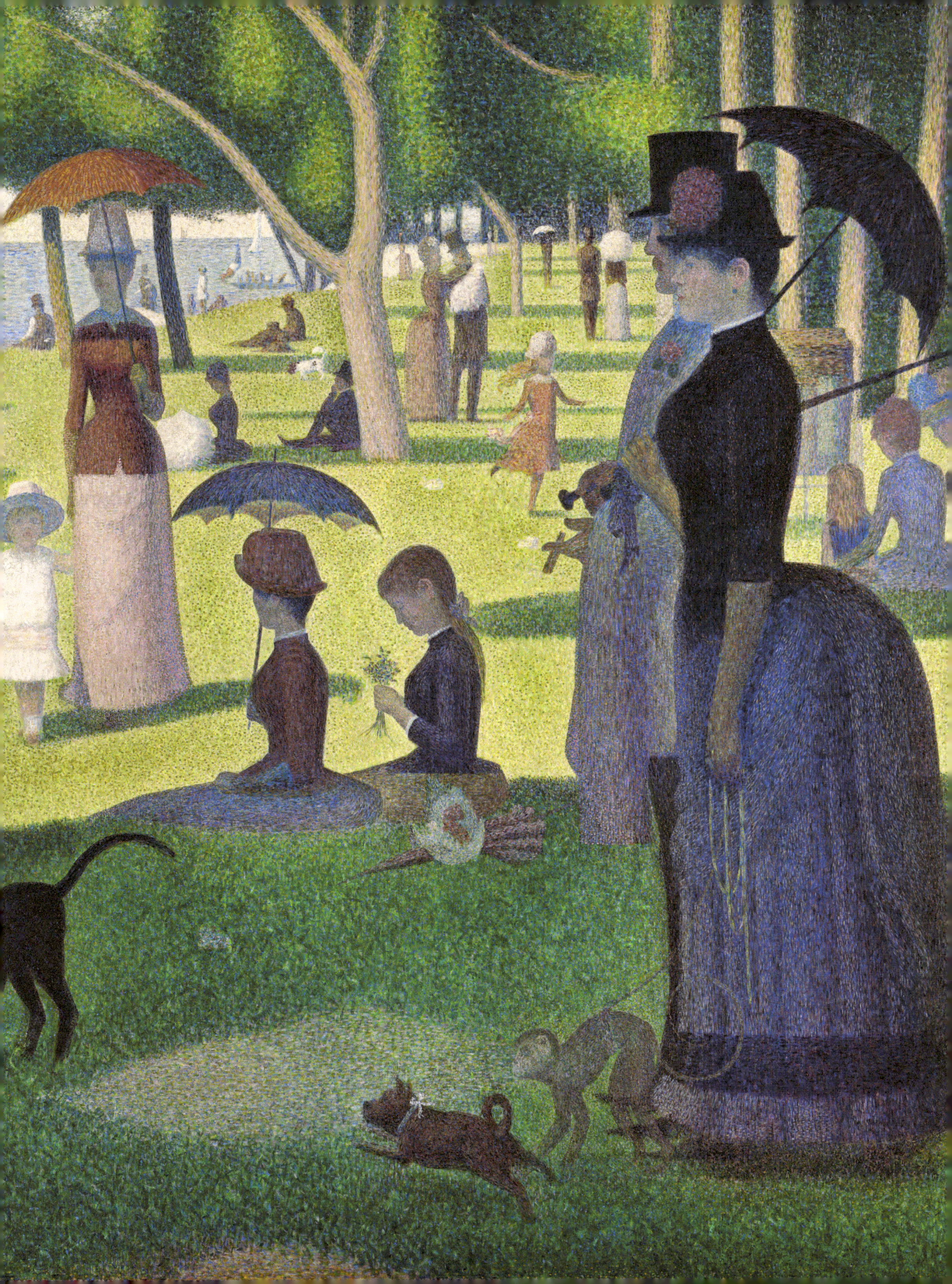

Argraffu hawdd

Mae argraffu'n ffordd hyfryd o addurno dillad plaen a chreu gwaith celf, cardiau cyfarch, a phapurau lapio.

Sut mae mynd ati

Gorchuddiwch eich man gwaith gyda hen liain a gwisgwch ffedog neu hen ddillad – gall argraffu fod yn flêr – a chasglwch bopeth ynghyd i greu eich print.

■ Rhowch baent neu inc ar eich stamp gan ddefnyddio rholer bach, neu drwy osod y stamp ar bad inc neu ddysgl fach o baent.

■ Pwyswch y stamp yn llyfn ar gerdyn, defnydd, neu gynfas i greu'ch print.

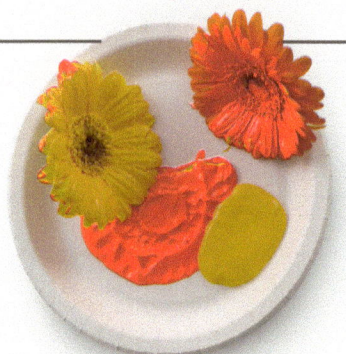

▲ Chwiliwch am bethau o'ch cwmpas i'w defnyddio fel stampiau argraffu – mae pennau blodau fflat yn gwneud stampiau da.

GOLWG GRYNO

✓ Gweithgaredd ysgafn

✓ 1 person neu fwy

✓ Cynhyrchiol

✓ Hyd amrywiol

✓ Anhawster amrywiol

! Mae gwneud eich stampiau eich hun yn golygu defnyddio cyllyll crefftio

! Gall gynnwys defnyddio siswrn a haearn smwddio poeth; defnyddiwch baent nad yw'n wenwynig

SUT MAE'N HELPU

Gall y celfyddydau creadigol, fel argraffu, hybu hyder a hunan-barch a chynnig ffordd o fynegi eich hun pan fydd geiriau'n anodd.

• Mae argraffu yn hwyl, yn syml a does dim posib methu.

• Mae'r ffaith nad oes rhaid i chi aros i weld canlyniadau argraffu yn helpu i'ch ysgogi i wneud mwy.

• Mae pob cam o'r dechneg hon yn gofyn am ganolbwyntio, cydsymud llaw-llygad da, a llaw gadarn.

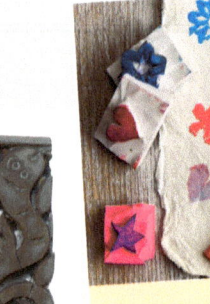

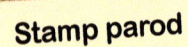

Stamp parod
Mae yna ddewis eang o stampiau a stensiliau parod ar gael mewn siopau crefft ac ar-lein.

Bloc torlun leino
Os nad ydych chi'n siŵr am greu eich dyluniad eich hun, gallech ddefnyddio bloc argraffu gyda dyluniad torlun leino parod arno.

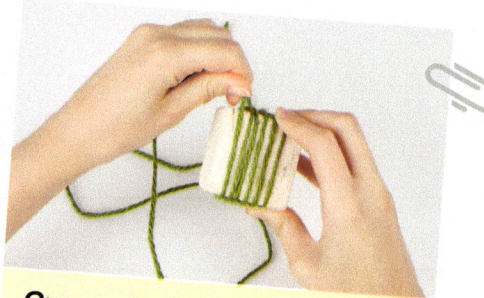

Gwneud eich stamp eich hun
Gludwch linyn o amgylch bloc pren i greu patrwm geometrig; daliwch y bloc ar onglau gwahanol wrth argraffu.

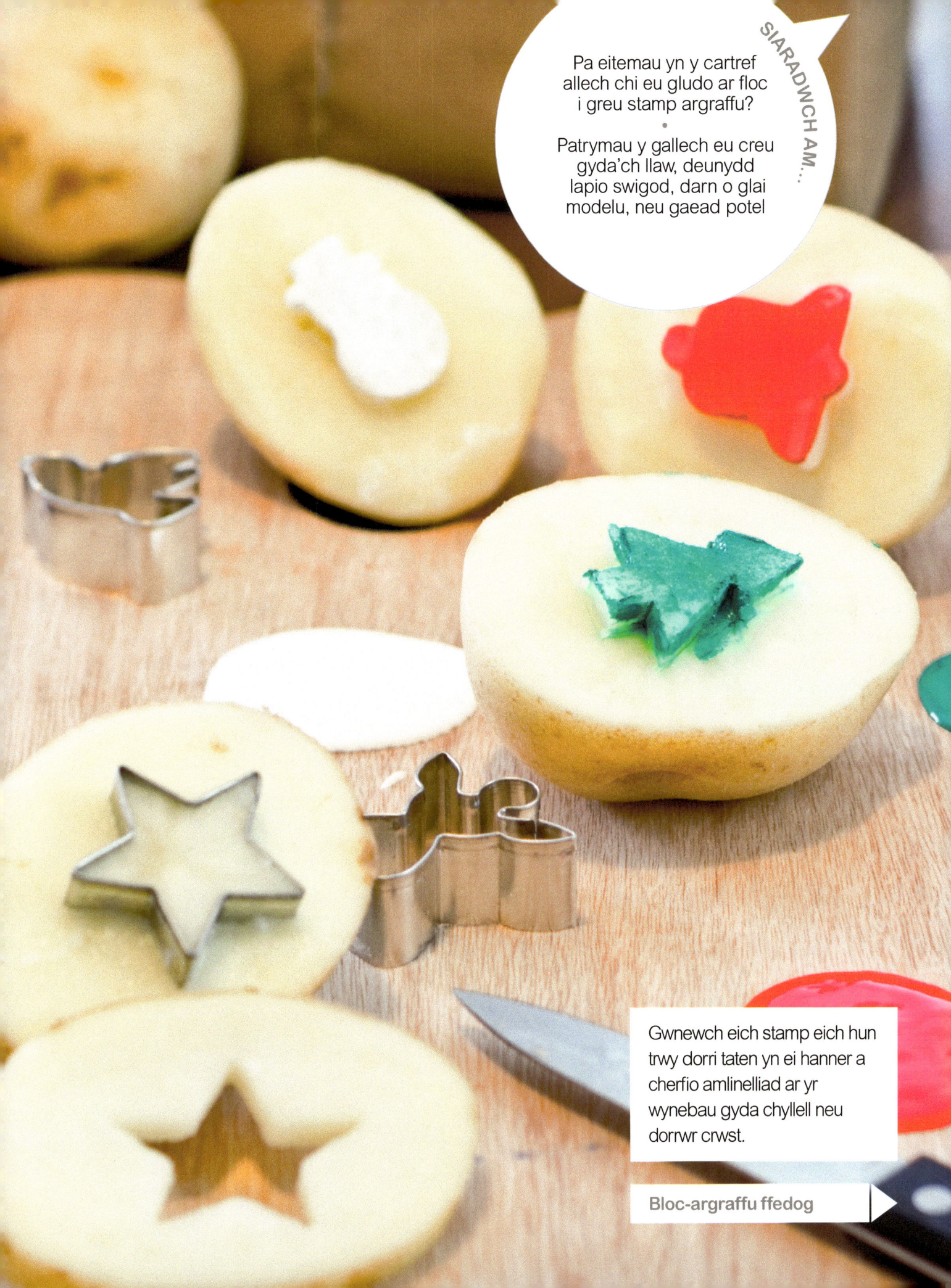

Pa eitemau yn y cartref allech chi eu gludo ar floc i greu stamp argraffu?

Patrymau y gallech eu creu gyda'ch llaw, deunydd lapio swigod, darn o glai modelu, neu gaead potel

Gwnewch eich stamp eich hun trwy dorri taten yn ei hanner a cherfio amlinelliad ar yr wynebau gyda chyllell neu dorrwr crwst.

Bloc-argraffu ffedog ▶

Creu templedi ar gyfer eich dyluniad

Defnyddiwch y motiffau pysgod a sitrws hyn trwy gopïo'r siapiau ar bapur, neu greu fersiynau mwy ar lungopïwr a'u trasio i wneud templedi. Fel arall, gallech fod yn greadigol a chreu'ch dyluniadau eich hun. Efallai y byddwch am baratoi'r stampiau bloc ac yna gwneud yr argraffu rywbryd eto rhag i chi flino.

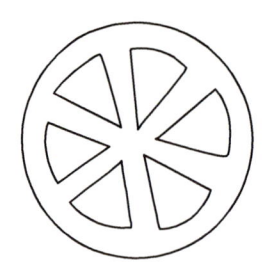

Sleisen sitrws

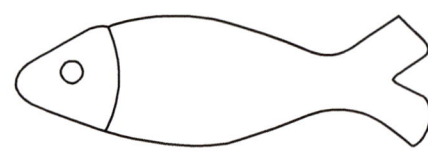

Pysgodyn

▲ Defnyddiwch feiro du, trwchus i ddarlunio neu drasio'r dyluniadau hyn ar bapur.

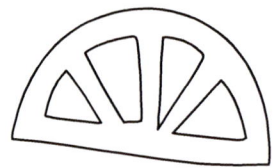

Hanner sleisen sitrws

Bloc-argraffu ffedog

Mae angen "sefydlogi" y rhan fwyaf o lifynnau trwy eu smwddio, felly cofiwch ddilyn cyfarwyddiadau'r gwneuthurwr ar y paent cyn i chi ei ddefnyddio. Gofynnwch am help gyda'r camau mwy cymhleth, os ydyn nhw'n rhy heriol.

BYDD ANGEN
- Ffedog gotwm neu liain blaen
- Templedi papur
- Siswrn
- Dalen o sbwng crefft
- Pensil
- Glud pob pwrpas
- 3 bloc pren bach
- Brwsh paent canolig
- Paent ffabrig mewn 3 lliw gwahanol
- Lliain neu bapur glân
- Haearn smwddio

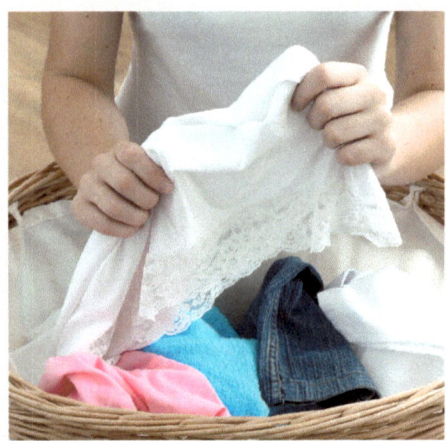

1 Golchwch eich ffedog cyn argraffu arno: mae llawer o baent ffabrig yn gweithio orau ar eitemau sydd newydd gael eu golchi. Cotwm neu liain yw'r ffabrigau gorau yn aml.

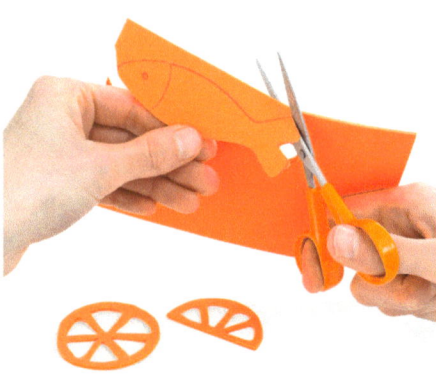

2 Torrwch eich templedi papur. Rhowch nhw ar ddarn o sbwng crefft. Tynnwch linell o gwmpas pob templed. Torrwch y sbwng i greu'r un siâp.

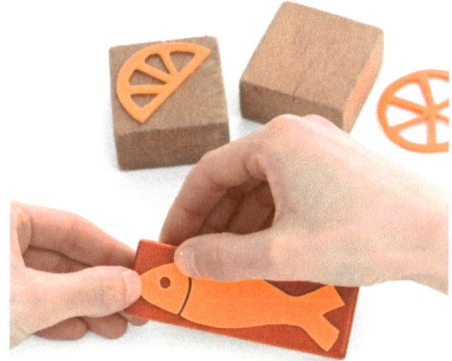

3 Gludwch bob siâp sbwng ar floc. Torrwch ben y pysgodyn oddi ar y templed. Gadewch fwlch bach rhwng y corff a'r pen wrth eu gludo yn eu lle.

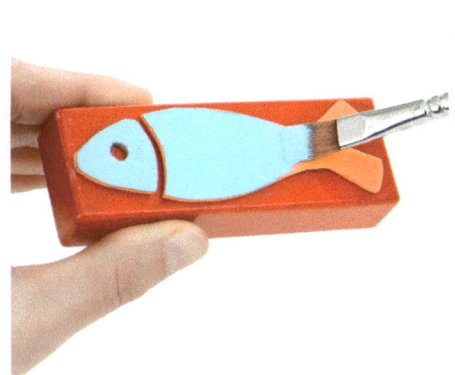

4 Defnyddiwch y brwsh paent i roi haen denau a llyfn o baent ffabrig ar y siâp sbwng o'r bloc pysgodyn.

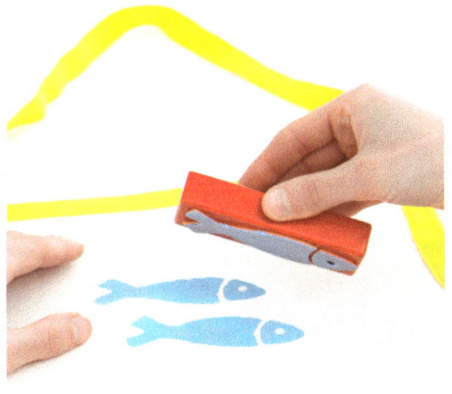

5 Gwasgwch y bloc wedi'i orchuddio â phaent ar y ffedog i argraffu'r pysgodyn. Rhowch haen arall o baent ar y bloc bob tro y byddwch am wneud print.

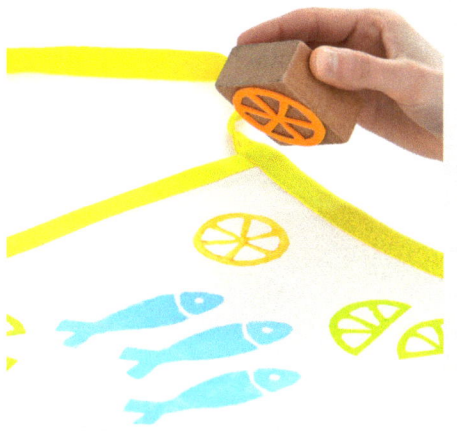

6 Ailadroddwch y broses gyda phaent melyn a gwyrdd i argraffu motiffau sitrws. Gadewch y ffedog wedi'i hargraffu i sychu'n llwyr.

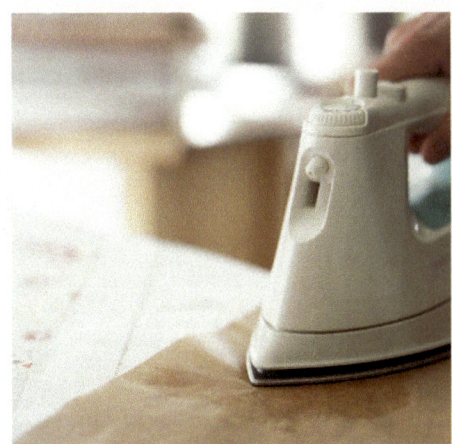

7 Os oes angen, gallwch selio'r paent trwy osod lliain glân neu bapur dros y rhan sydd wedi'i hargraffu a'i smwddio â haearn smwddio poeth.

▶ Beth am addurno llieiniau eraill eich cegin i gyd-fynd â'ch ffedog? Gallech argraffu menig popty neu lieiniau sychu llestri, er enghraifft.

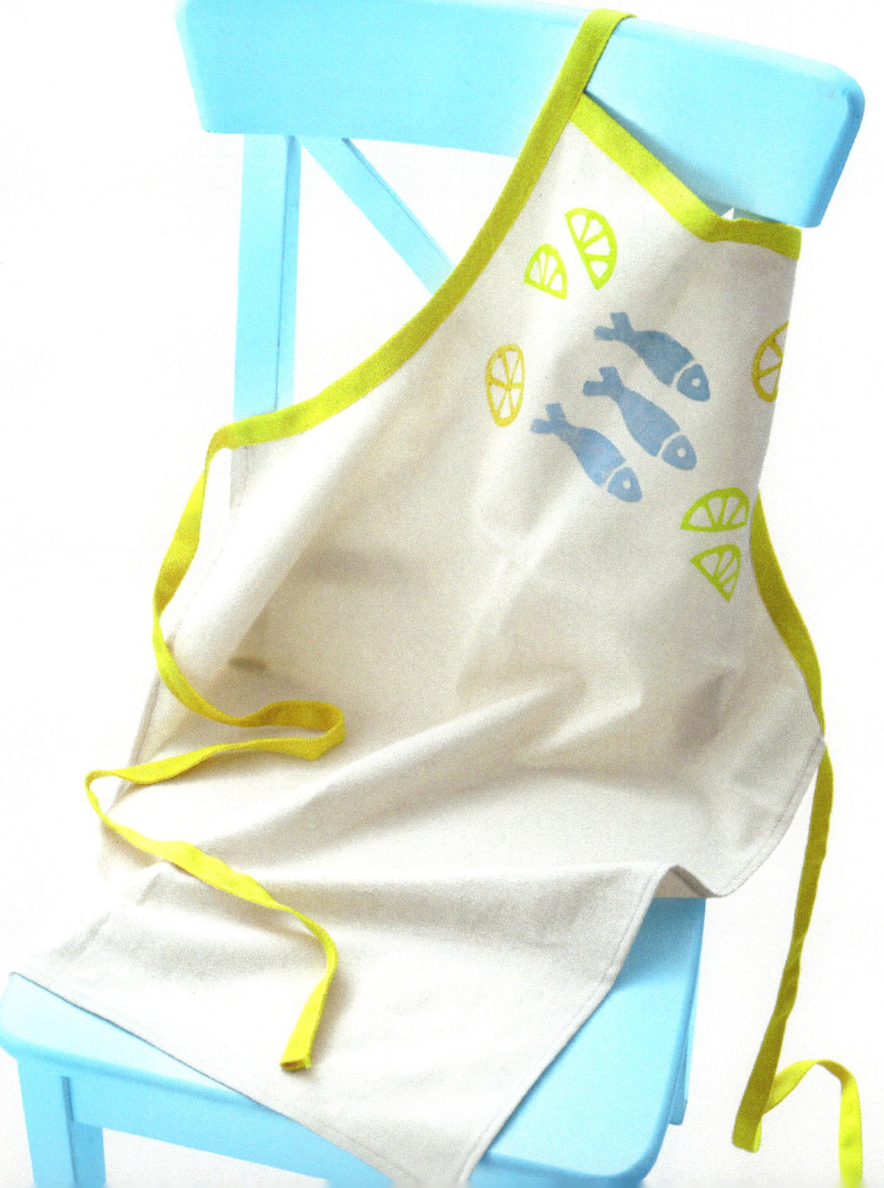

Gwneud powlen *papier-mâché*

Mae'r dechneg hawdd hon yn gyfle i chi fod yn greadigol. Does dim posib methu, ac mae'n hwyl rhannu'r prosiect gydag eraill.

Sut mae mynd ati

Penderfynwch beth fydd diben y bowlen. Ydych chi am ei defnyddio ar gyfer storio gemwaith, eich allweddi, neu botpourri? Neu efallai losin, ffrwythau neu gregyn? Bydd hyn yn pennu maint y bowlen.

■ Paratowch eich lle gwaith trwy ei orchuddio â hen bapurau newydd neu liain bwrdd y gallwch ei sychu. Dewch â phopeth ynghyd cyn dechrau.

■ Ar ôl i chi wneud y bowlen, gallwch benderfynu pa mor greadigol rydych chi am fod wrth ei haddurno. Os yw'r bowlen ar gyfer plentyn, gallwch ddewis lliwiau llachar. Os mai ar eich cyfer chi mae hi, gallech ddefnyddio'ch hoff liw.

▶ Gorffennwch y bowlen *papier-mâché* gyda haenau o bapur sidan lliw neu stribedi o gomig lliwgar, neu gallwch ei pheintio unwaith y bydd yn sych.

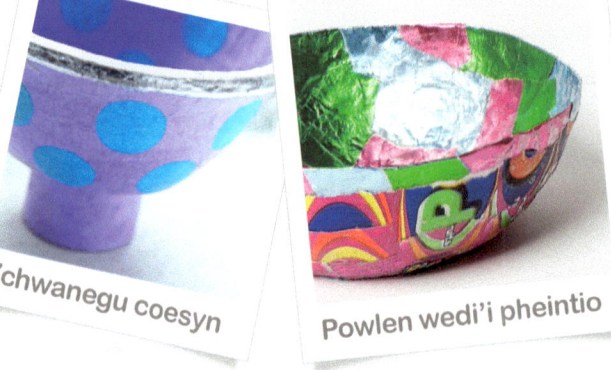

Ychwanegu coesyn

Powlen wedi'i pheintio

Ystyr *papier-mâché* yw "papur wedi'i gnoi" yn Ffrangeg

SIARADWCH AM...

Ar gyfer beth arall ydych chi'n defnyddio hen bapurau newydd?

Pethau eraill y gallech eu gwneud o papier-mâché

Oes gennych chi unrhyw beth wedi'i wneud o *papier-mâché* yn eich cartref?

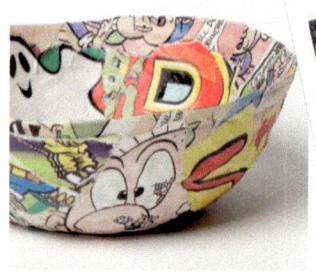

Powlen comig cartŵn

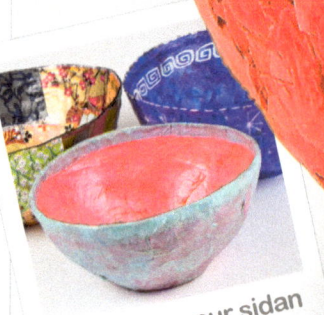

Powlenni papur sidan

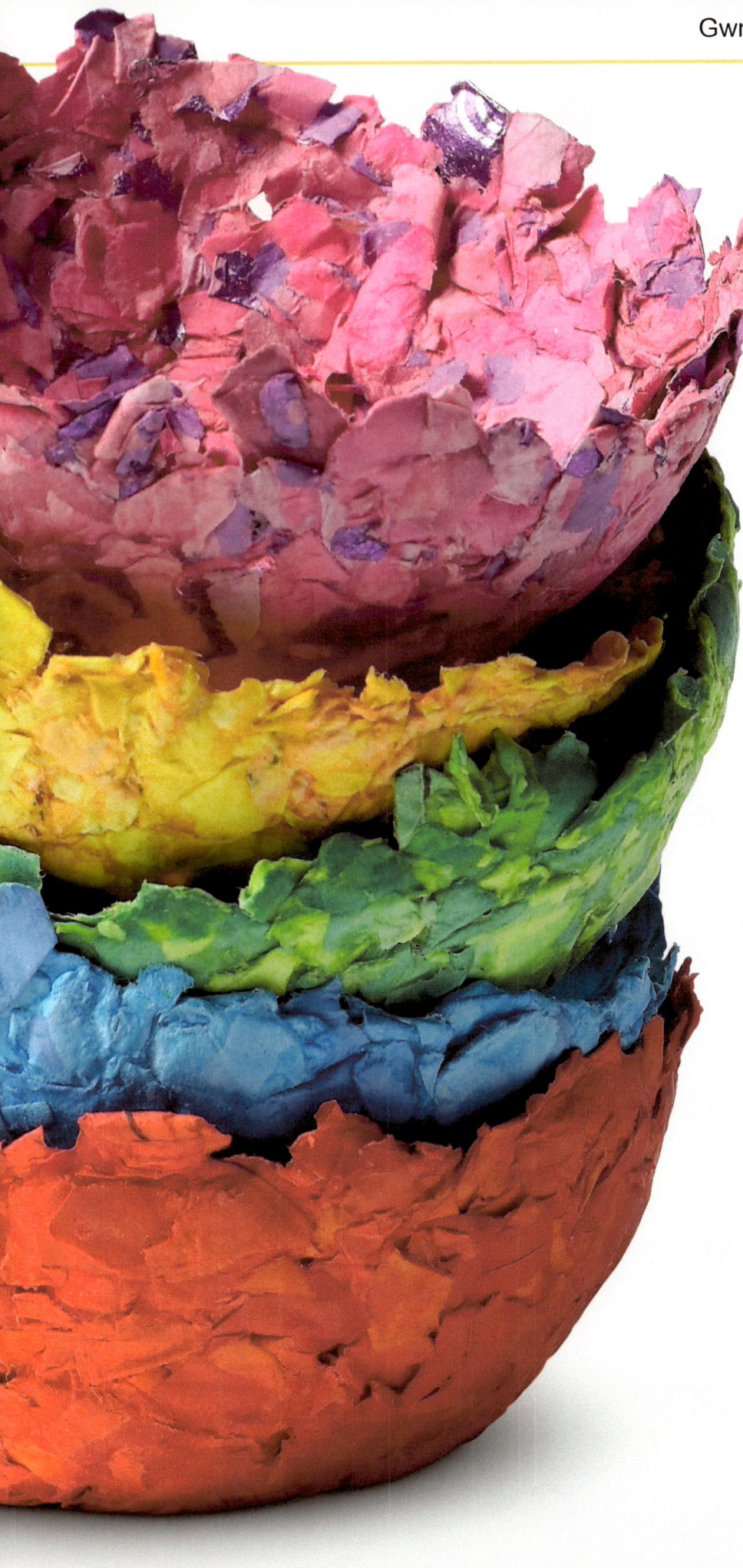

GOLWG GRYNO

✓ Ar eich eistedd

✓ 1 person neu fwy

✓ Cynhyrchiol

✓ 30 munud ar gyfer pob cam, yn ogystal ag amser sychu

✓ Hawdd

! Mae angen defnyddio popty neu bast papur wal yn cynnwys ffwngleiddiad, a siswrn

SUT MAE'N HELPU

Gallwch wneud y prosiect hwn mewn camau dros sawl diwrnod os na allwch chi ganolbwyntio am gyfnod hir.

• Bydd rhwygo'r papur yn eich ymlacio ac yn defnyddio symudiadau bysedd manwl, felly bydd yn ymarfer eich deheurwydd.

• Bydd gosod y *papier-mâché* mewn haenau yn helpu i gynnal cydsymud llaw-llygad.

• Bydd angen sgiliau cynllunio a threfnu ar gyfer y prosiect hwn; mae cwblhau'r gwahanol gamau mewn trefn hefyd yn ymarfer ac yn helpu i gynnal sgiliau gwybyddol.

◀ Os ydych chi'n defnyddio'r un mowld, gallech wneud set o bowlenni mewn lliwiau cyferbyniol.

Gwneud powlen *papier-mâché*

Casglwch rywfaint o bapur

Hen bapurau newydd sydd orau oherwydd bydd y papur yn amsugno'r past yn hawdd, ond bydd angen i chi ei beintio unwaith y bydd yn sych. Gallech ddefnyddio papur lliw, fel hen bapur lapio neu bapur sidan, i roi lliw sylfaenol i'r bowlen.

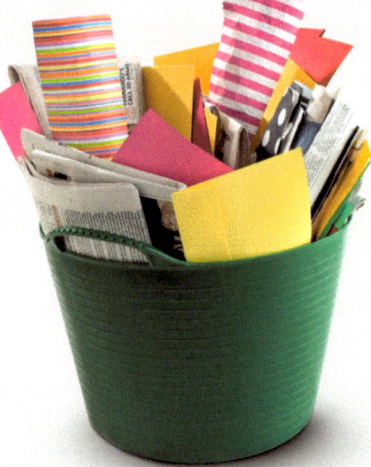

Papur lliw

BYDD ANGEN
- Hen bapurau newydd
- 3 chwpanaid o ddŵr
- 1 cwpanaid o flawd
- Sosban
- Llwy bren
- Potyn gwydr neu fîcer plastig
- Powlen blastig
- Jeli petrolewm
- Brwsh paent
- Siswrn
- Menig rwber (dewisol)
- Paent diogel i fwyd (dewisol)

Gwneud powlen *papier-mâché*

Mae'r bowlen hon yn cael ei gwneud gyda phast blawd a dŵr felly mae angen defnyddio'r past yn ffres. I wneud y bowlen fesul cam, cymysgwch bast papur wal a'i gadw mewn potyn gyda chaead i'w ddefnyddio eto. Mae past papur wal yn cynnwys ffwngleiddiad, felly golchwch eich dwylo neu gwisgwch fenig rwber.

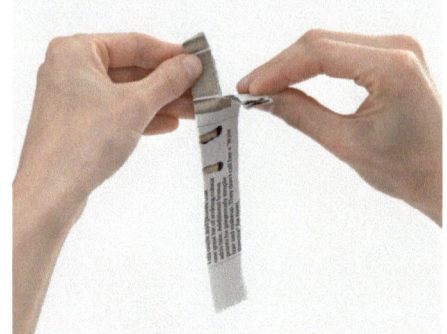

1 Torrwch y papur yn stribedi sydd tua'r un lled â'r bowlen. Does dim rhaid iddyn nhw i gyd fod yr un maint yn union.

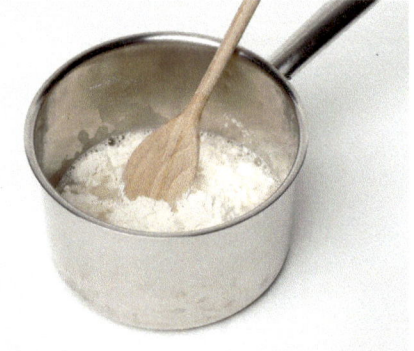

2 Rhowch 1 cwpanaid o ddŵr ac 1 cwpanaid o flawd yn y sosban. Cynheswch yn ofalus a throwch y gymysgedd nes bod gennych chi bast llyfn.

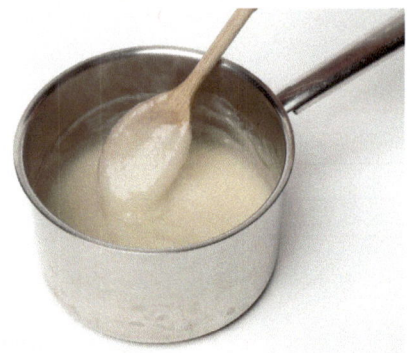

3 Ychwanegwch 2 gwpanaid arall o ddŵr. Dewch â'r cymysgedd i'r berw, gan ddal ati i'w droi. Arllwyswch y past i mewn i bowlen neu botyn a'i adael i oeri.

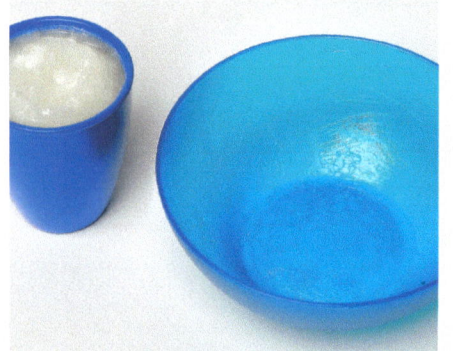

4 Irwch y bowlen blastig rydych chi'n ei defnyddio fel mowld gyda jeli petroliwm i atal y papur rhag glynu i'r bowlen.

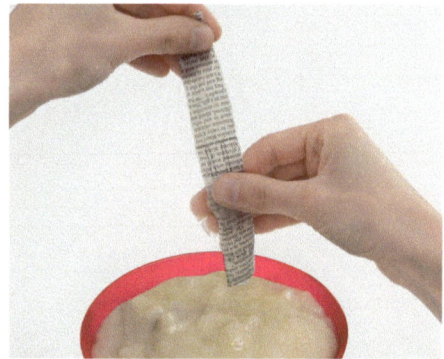

5 Cymerwch stribed o bapur a'i drochi yn y past nes ei fod wedi ei socian yn llwyr. Defnyddiwch eich bysedd i dynnu'r past dros ben o'r stribed.

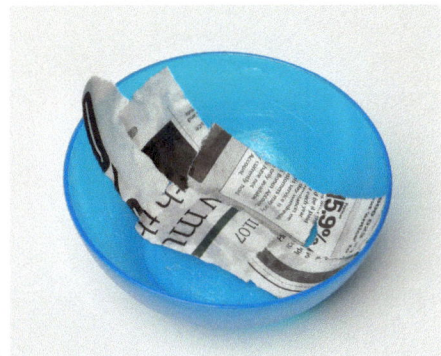

6 Gosodwch y stribed ar draws y tu mewn i'r bowlen. Rhowch stribed arall i socian yn y past. Gosodwch ef yn y bowlen fel ei fod yn gorgyffwrdd â'r stribed cyntaf.

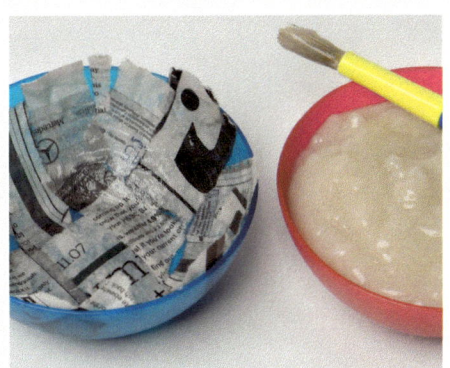

7 Daliwch ati nes bod y bowlen wedi'i gorchuddio â phapur heibio'r ymylon. Brwsiwch yr haen gyfan gyda mwy o bast.

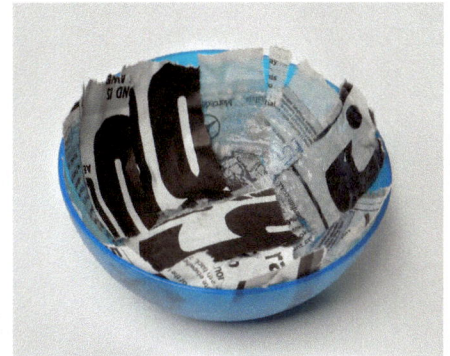

8 Ychwanegwch ragor o stribedi o bapur wedi'u socian ar draws y bowlen i adeiladu haen arall o bapur. Daliwch ati i osod y stribedi fel eu bod yn gorgyffwrdd â'i gilydd.

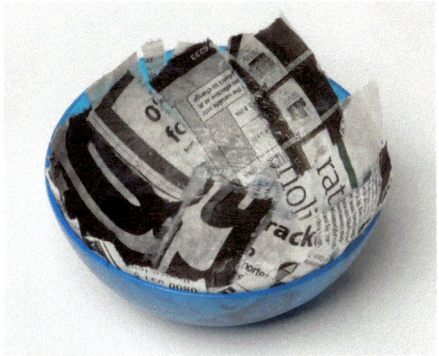

9 Brwsiwch got arall o bast dros yr ail haen o bapur. Daliwch ati i ychwanegu haenau o bapur nes bod gennych chi 6 haen.

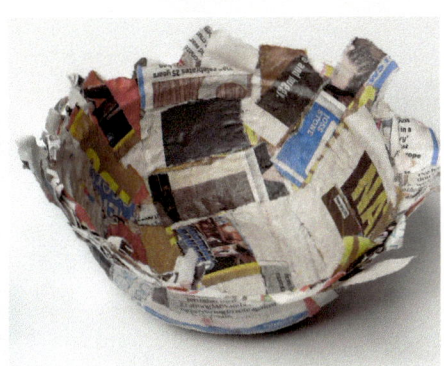

10 Gadewch y bowlen i sychu'n llwyr dros nos. Taflwch unrhyw bast dros ben; dylai olchi i ffwrdd gyda dŵr.

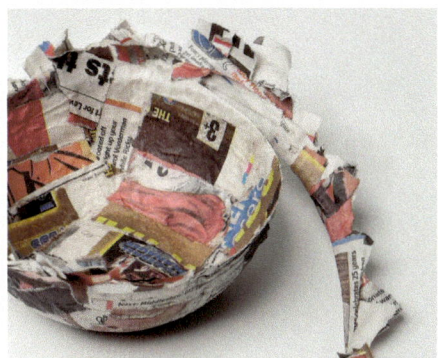

11 Tynnwch y bowlen o'i mowld yn ofalus. Trimiwch yr ymyl gyda siswrn. Mae'ch powlen yn barod i'w haddurno a'i pheintio.

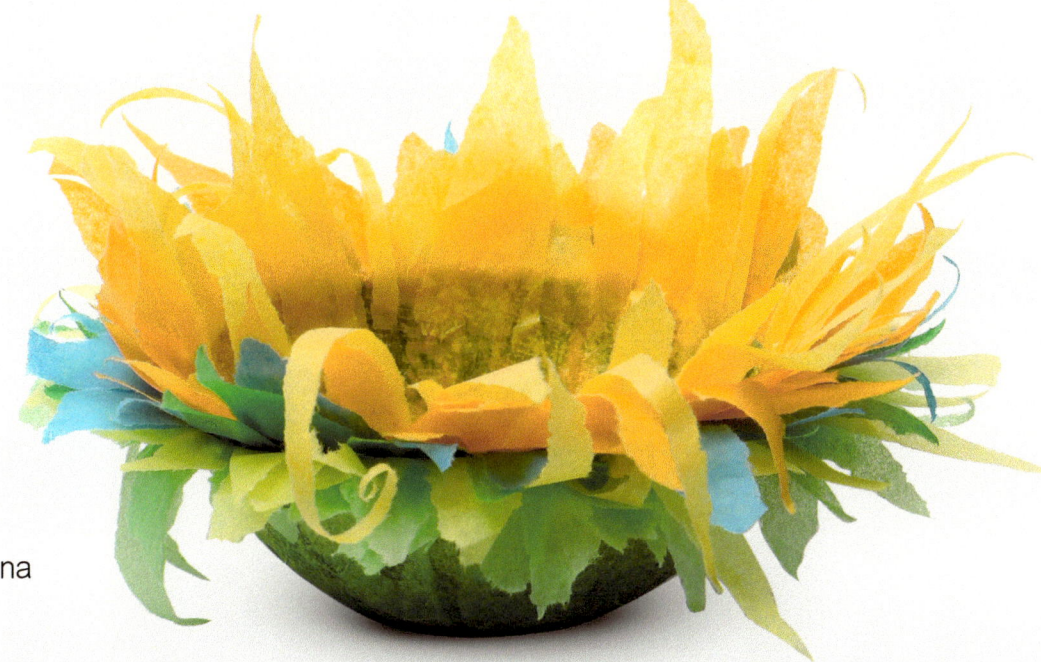

▶ Mae'r bowlen hon wedi'i gwneud gyda 10–12 haen o bapur sidan lliw yn hytrach na phapur newydd.

Gweithio gyda phren

Gall prosiect gwaith coed roi llawer o foddhad synhwyraidd a rhoi ymdeimlad o gyflawniad i chi. Gallech wneud rhywbeth o'r dechrau'n deg neu o bren wedi'i dorri'n barod.

Sut mae mynd ati

Dewiswch brosiect i'w gwblhau sy'n addas i'ch profiad a'ch lefel bresennol o sgiliau gwaith coed.

■ Os oes yn well gennych chi eistedd wrth fwrdd, rhowch gynnig ar sandio darnau o bren wedi'u torri'n barod o becyn a'u cydosod, eu peintio, neu eu farneisio.

■ Bydd prosiect tymor hir, fel adnewyddu hen gelficyn, yn cynnwys amrywiaeth o dasgau a gallwch ailgydio yn y prosiect pryd bynnag y mynnwch.

■ Beth am ymuno â chlwb gwaith coed lleol? Bydd yn gyfle i sgwrsio, hel atgofion a chefnogi eich gilydd.

GOLWG GRYNO

✓ Gweithgaredd ysgafn

✓ 1 person neu fwy

✓ Cynhyrchiol/hamdden

✓ Hyd amrywiol

✓ Anhawster amrywiol

! Mae'n cynnwys defnyddio offer miniog a thrydanol

SUT MAE'N HELPU

Mae gwaith coed yn cynnwys amrywiaeth o sgiliau sy'n defnyddio'ch cof trefniadol.

• Gall gweithio gyda phren sbarduno atgofion emosiynol ac annog hel atgofion.

• Mae cynllunio a chreu prosiect yn cynnwys sgiliau gwybyddol fel meddwl, rhesymu a datrys problemau.

• Mae angen sgiliau echddygol bras ar gyfer symudiadau mwy, fel llifio, a sgiliau echddygol manwl ar gyfer tasgau mân, fel tynhau sgriwiau.

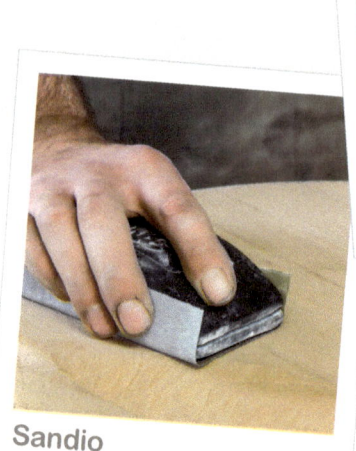

Sandio

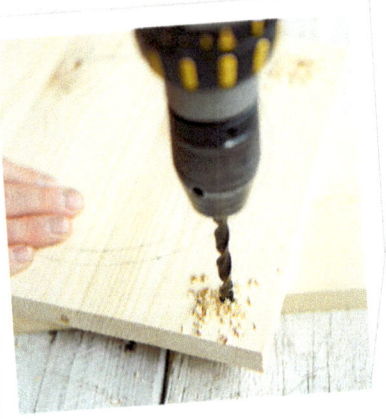

Drilio

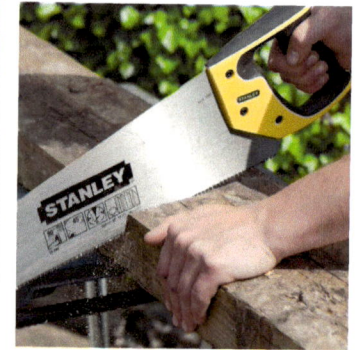

Morthwylio

Llifio

▲ Efallai y byddai'n well gennych chi ddefnyddio'ch profiad a'ch sgiliau gwaith coed trwy helpu gyda thasgau cyfarwydd mewn prosiect ar y cyd.

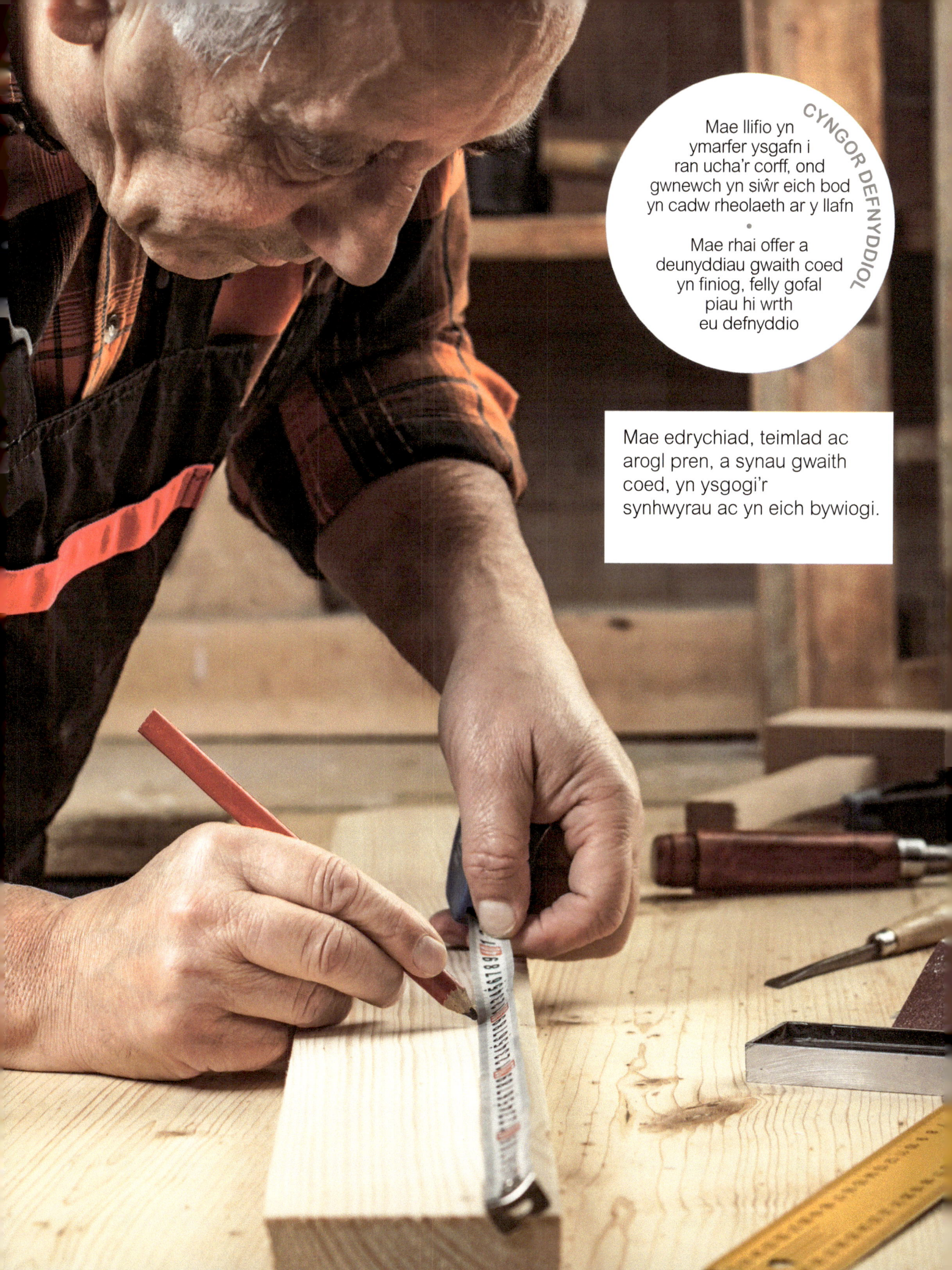

CYNGOR DEFNYDDIOL

Mae llifio yn ymarfer ysgafn i ran ucha'r corff, ond gwnewch yn siŵr eich bod yn cadw rheolaeth ar y llafn

Mae rhai offer a deunyddiau gwaith coed yn finiog, felly gofal piau hi wrth eu defnyddio

Mae edrychiad, teimlad ac arogl pren, a synau gwaith coed, yn ysgogi'r synhwyrau ac yn eich bywiogi.

Creu bocs ffenest

Mae bocs plannu yn gymharol hawdd i'w wneud gydag ambell ddarn o offer sylfaenol ac un darn o bren, yn enwedig os oes gennych brofiad o DIY.

Sut mae mynd ati

Canolbwyntiwch ar y camau rydych chi'n teimlo'n hyderus yn eu gwneud, boed yn llifio neu'n rhannu'ch doethineb.

■ Defnyddiwch y prosiect hwn fel cyfle i rannu'ch arbenigedd gydag aelodau iau o'r teulu.

■ Os ydych chi'n ei chael hi'n anodd delio â mesuriadau, gallech brynu pecyn, gyda'r darnau eisoes wedi'u torri i'r maint cywir, sy'n barod i'w rhoi at ei gilydd.

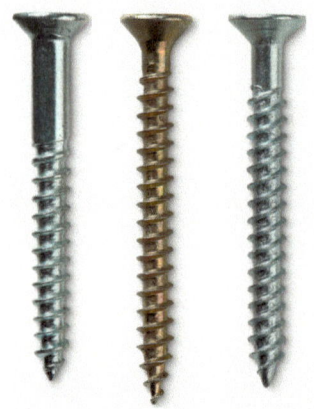

▲ Gofalwch eich bod yn defnyddio sgriwiau pren o'r hyd cywir.

GOLWG GRYNO

✓ Cymedrol egnïol

✓ 1 neu 2 o bobl

✓ Cynhyrchiol

✓ 1-2 awr

✓ Anhawster cymedrol

! Mae'n cynnwys defnyddio offer gwaith coed ac o bosib offer pŵer

SUT MAE'N HELPU

Os ydych chi'n mwynhau gweithio gyda phren, bydd prosiectau syml fel hwn yn cynnal eich sgiliau.

• Mae ymarfer hen sgil yn defnyddio'r cof trefniadol, yn rhoi ymdeimlad o gyflawniad i chi, ac yn hwb i'ch hyder a'ch hunan-barch.

• Gyda'r prosiect hwn, rhaid defnyddio amrywiaeth o sgiliau gwybyddol, gan gynnwys cynllunio, trefnu, dilyn camau mewn trefn, canolbwyntio, a datrys problemau.

• Rhaid wrth sgiliau cydsymud llaw-llygad a nerth.

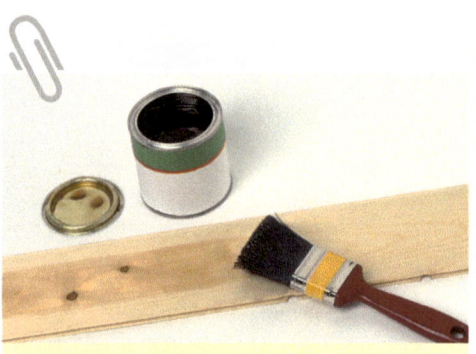

Paent pren
Gallech ddefnyddio staen pren diwenwyn sy'n seiliedig ar ddŵr i liwio'r bocs ffenest. Peintiwch y bocs cyn ychwanegu unrhyw dâp gwlithod.

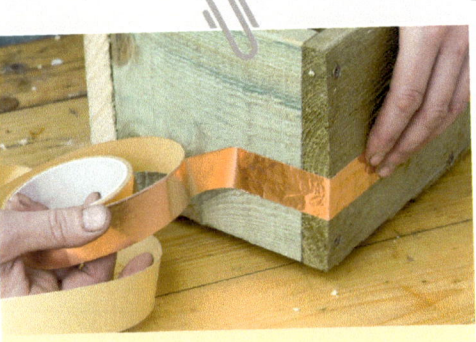

Tâp gwlithod
Er mwyn atal gwlithod rhag gwledda ar y planhigion, taciwch dâp gludiog copr o amgylch rhan isaf y bocs ffenest.

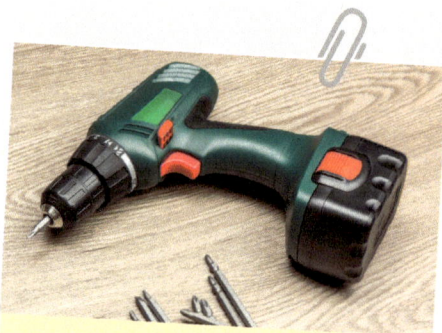

Offer pŵer
Os nad ydych chi'n siŵr am ddefnyddio offer pŵer, gofynnwch am help gyda chamau anodd fel drilio.

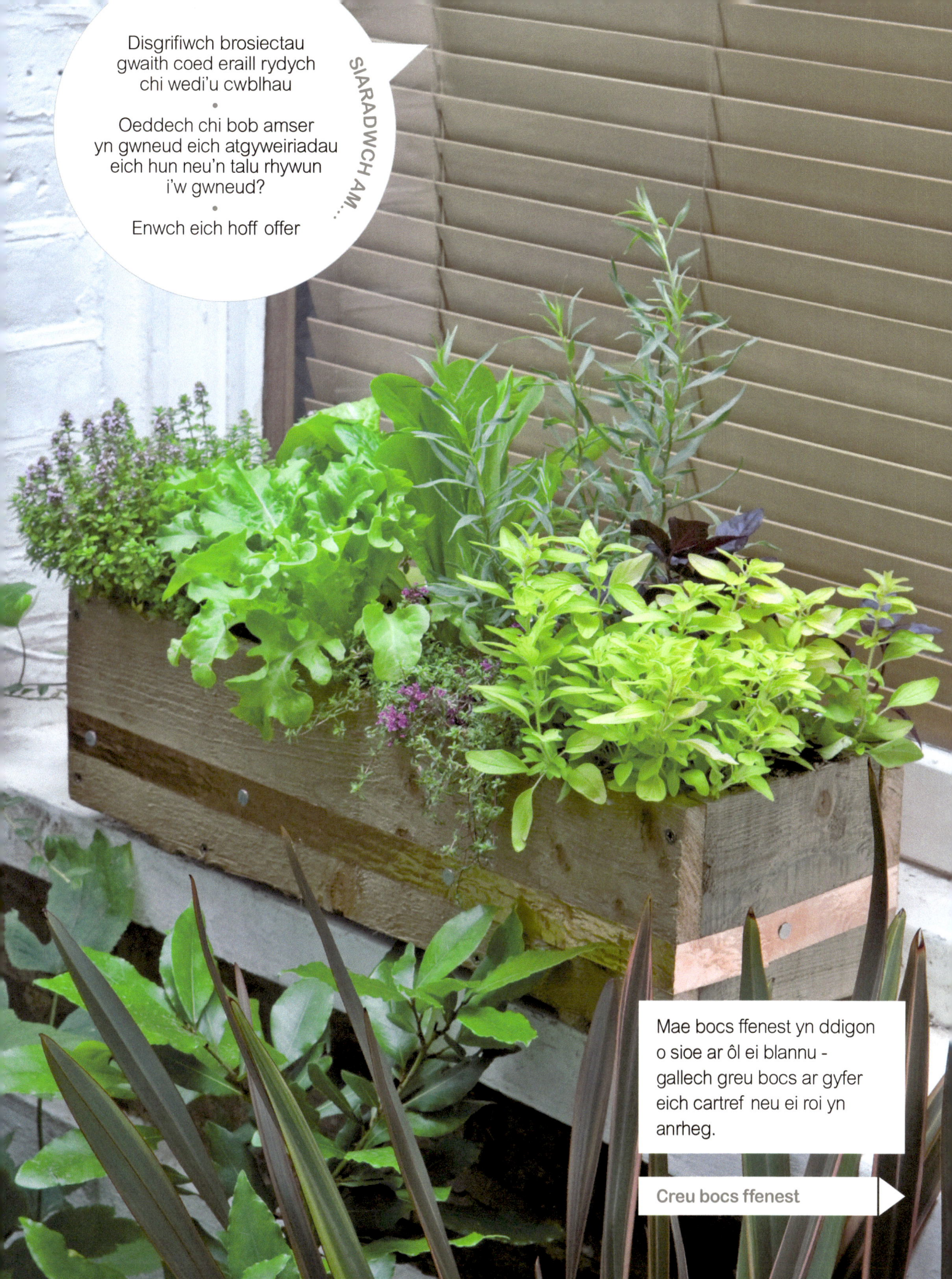

SIARADWCH AM…

Disgrifiwch brosiectau gwaith coed eraill rydych chi wedi'u cwblhau

•

Oeddech chi bob amser yn gwneud eich atgyweiriadau eich hun neu'n talu rhywun i'w gwneud?

•

Enwch eich hoff offer

Mae bocs ffenest yn ddigon o sioe ar ôl ei blannu - gallech greu bocs ar gyfer eich cartref neu ei roi yn anrheg.

Creu bocs ffenest →

Mesur y darnau

Dewiswch blanc 2.5cm (1 fodfedd) o drwch sy'n ddigon hir i dorri holl ddarnau'r bocs ffenest. Efallai y bydd yn rhaid i chi docio planc hirach i 205cm (82 modfedd). Dyma ganllaw ar sut i fesur y planc pan fyddwch chi'n ei farcio ar gyfer llifio.

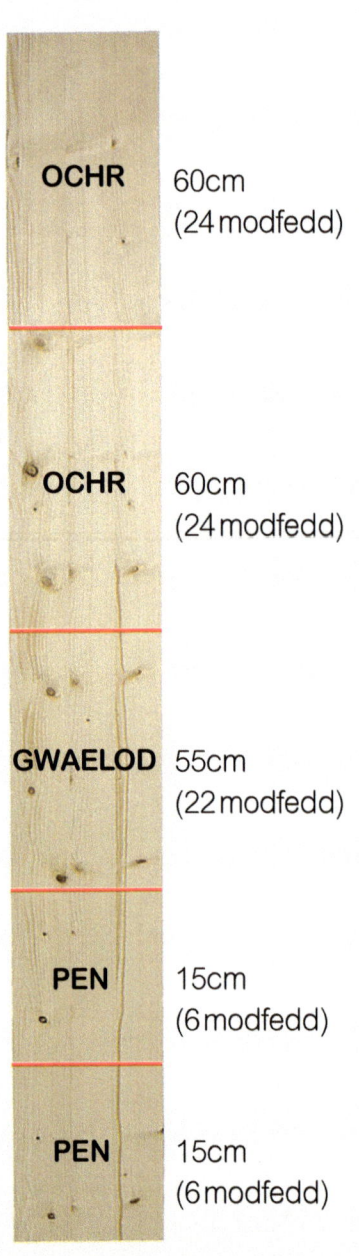

OCHR	60cm (24 modfedd)
OCHR	60cm (24 modfedd)
GWAELOD	55cm (22 modfedd)
PEN	15cm (6 modfedd)
PEN	15cm (6 modfedd)

Creu bocs ffenest

Wrth fesur y planc, defnyddiwch y diagram ar y chwith fel canllaw. Gwiriwch eto eich bod wedi mesur y cyfan yn gywir. Tynnwch linell yn syth ar draws y planc ar ongl sgwâr i bob pwynt sydd wedi'i fesur – gall defnyddio sgwaryn eich helpu gyda hyn.

Fel arall, gallech fesur y darnau ar ddarnau o bren sbâr, ond gwnewch yn siŵr eu bod i gyd yn 2.5cm (1 fodfedd) o drwch.

BYDD ANGEN

- 1 planc neu fwrdd wedi'i drin â Tanalith:
  15 x 2.5 x 205cm
  (6 x 1 x 82 modfedd)
- Pensil
- Pren mesur
- Tâp mesur
- Llif bren
- 20 sgriw bren hir hunan-dyllu, 50mm (2 fodfedd) o hyd
- 4 sgriw bren hir hunan-dyllu, 38mm (1 ½ fodfedd) o hyd (ar gyfer yr estyll)
- Tyrnsgriw pŵer
- Dril ac ebillion dril
- 2 astell: 25 x 12 x 180mm (1 x 12 x 7 modfedd)
- Sgwaryn (dewisol)

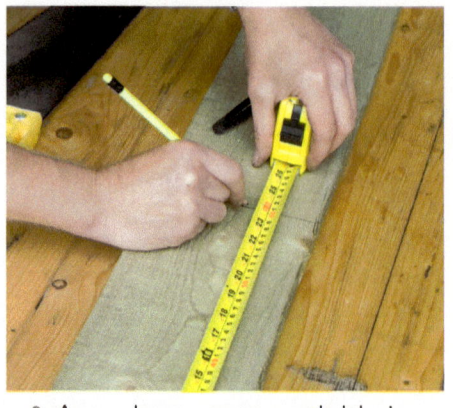

1 Ar y planc, mesurwch ble i dorri'r ddwy ochr, y gwaelod, a'r 2 ben. Tynnwch linellau pensil i farcio'r darnau.

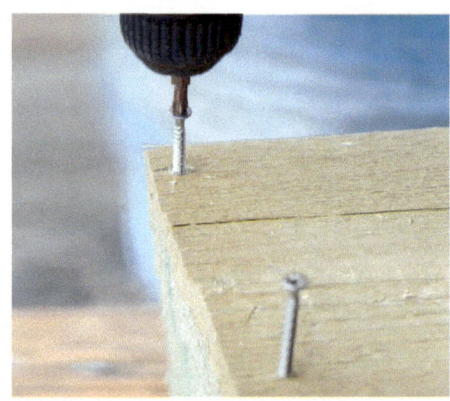

5 Defnyddiwch 2 sgriw i alinio'r ddau dwll arwain gyda'r rhai yn y darn pen. Defnyddiwch dyrnsgriw i orffen sgriwio'r sgriwiau yn eu lle.

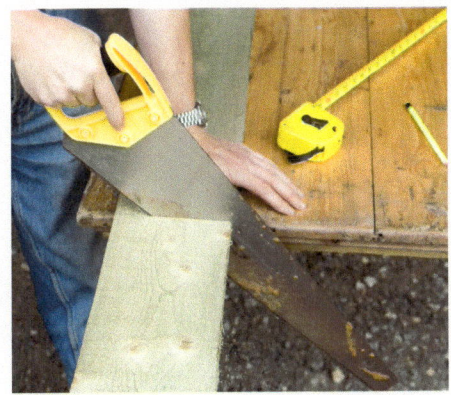

2 Llifiwch y planc yn ddarnau, gan ddilyn eich marciau. Am doriad taclus, gofynnwch i rywun ddal pen arall y planc.

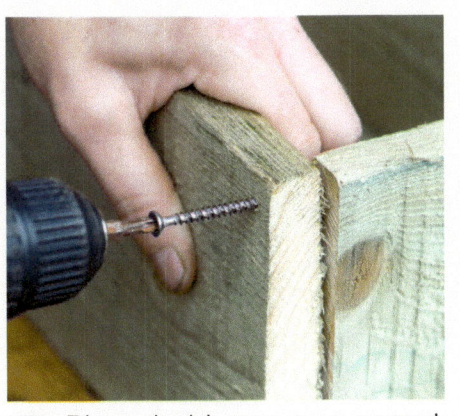

3 Rhowch ddarn pen yn sownd wrth ddarn ochr, i greu cornel. Gallech sgriwio'n syth i'r pren.

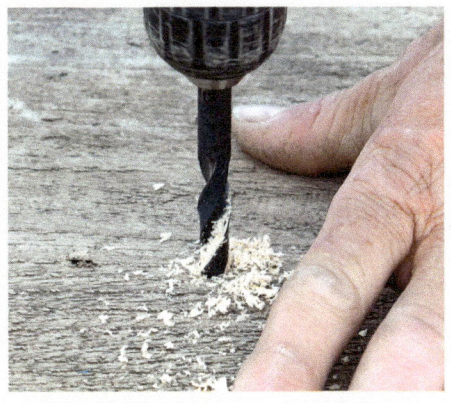

4 Fel arall, efallai y bydd hi'n haws i chi ddrilio tyllau arwain yn gyntaf. Defnyddiwch ebill dril sydd un maint yn llai na'r sgriwiau.

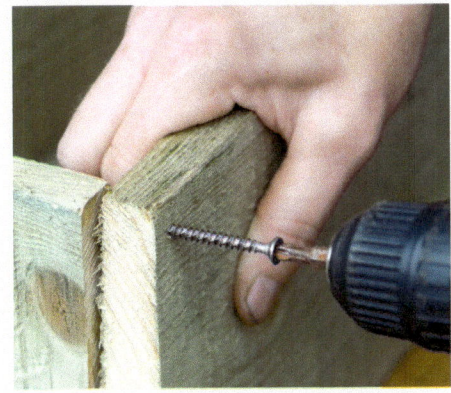

6 Ailadroddwch gamau 3 i 5 i osod yr ail ddarn pen ar y darn ochr. Bellach mae gennych chi ffrâm 3 ochr; rhowch hwn ar ei ochr.

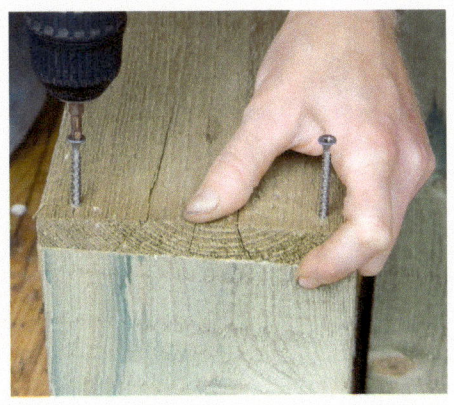

7 Gosodwch yr ail ddarn ochr ar ei ben, fel bod ei ymylon yn cyd-fynd â'r darnau pen. Sgriwiwch y darn ochr i'r darnau pen yn ei 4 cornel.

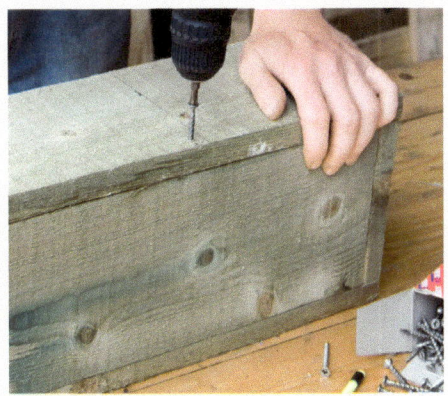

8 Gosodwch y darn gwaelod yn y ffrâm 4 ochr. Os nad yw'n ffitio, marciwch ble i dorri yn erbyn y ffrâm a'i docio.

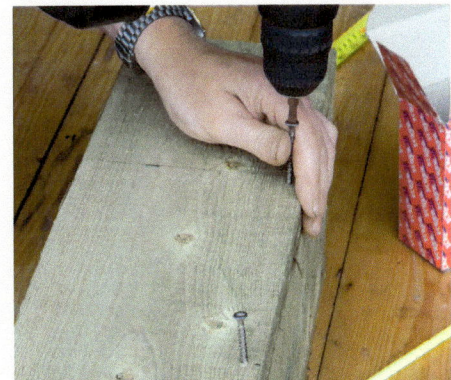

9 Gosodwch y gwaelod yn ei le trwy osod sgriwiau trwy dyllau arwain ar y ddwy ochr. Gosodwch nhw tua 15cm (6 modfedd) oddi wrth ei gilydd.

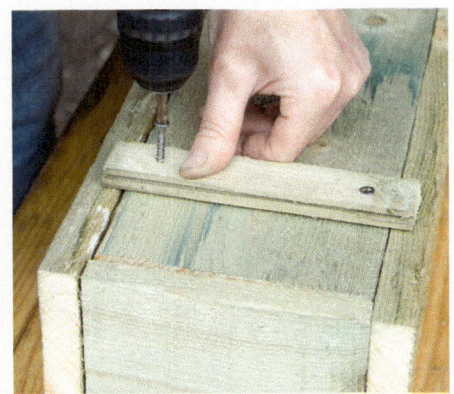

10 Rhowch y bocs wyneb i waered. Gosodwch y 2 astell bren pren ar draws y gwaelod, 1 ar bob pen. Rhowch bob astell yn ei lle gyda 2 sgriw.

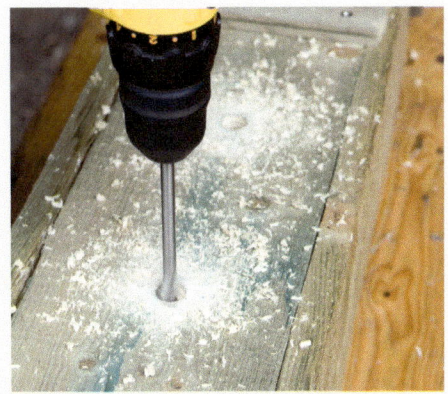

11 Driliwch dyllau draenio yn y gwaelod. Gosodwch y tyllau tua 10cm (4 modfedd) oddi wrth ei gilydd. Peidiwch â drilio'r bwrdd rydych yn gweithio arno!

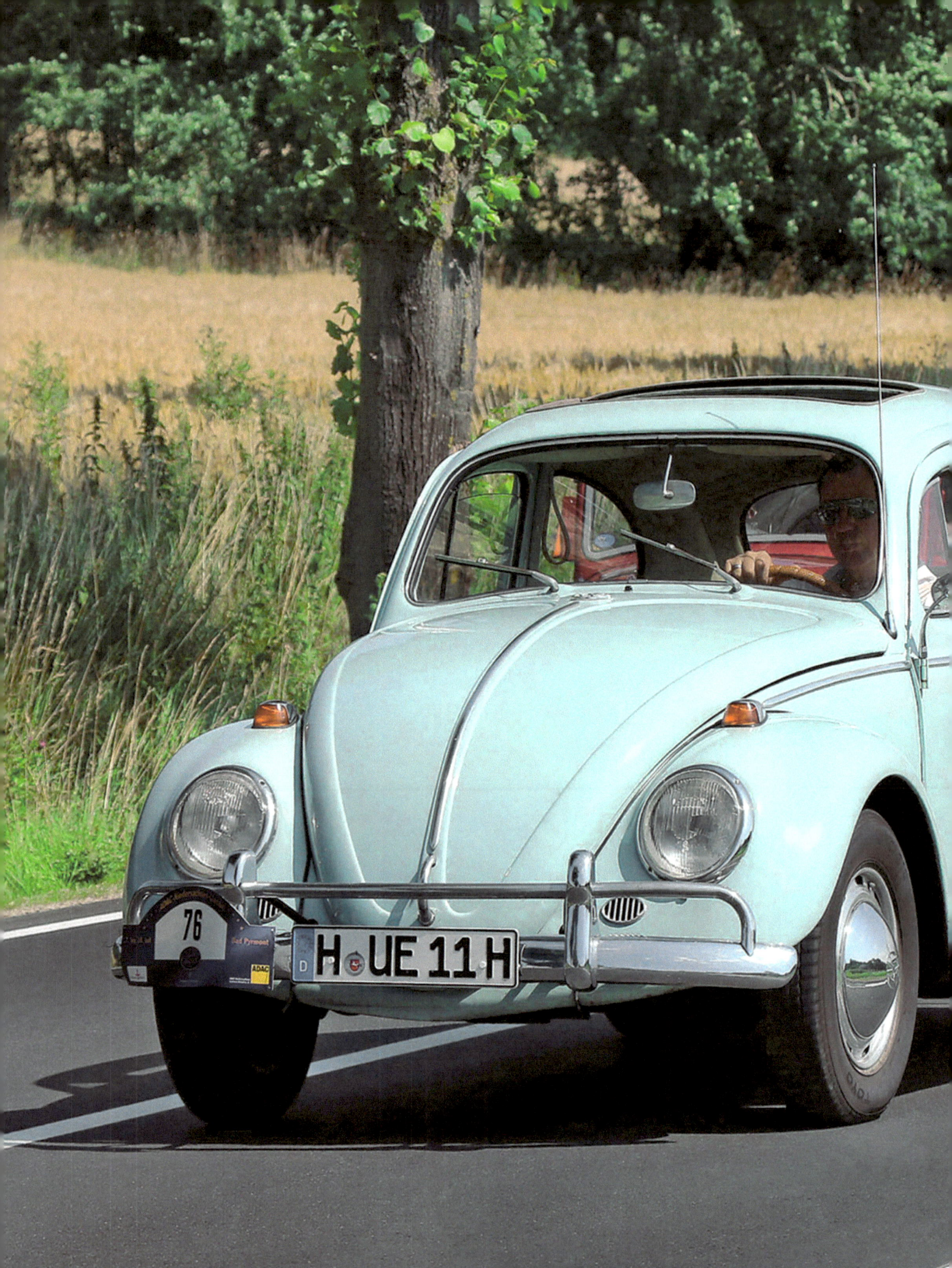

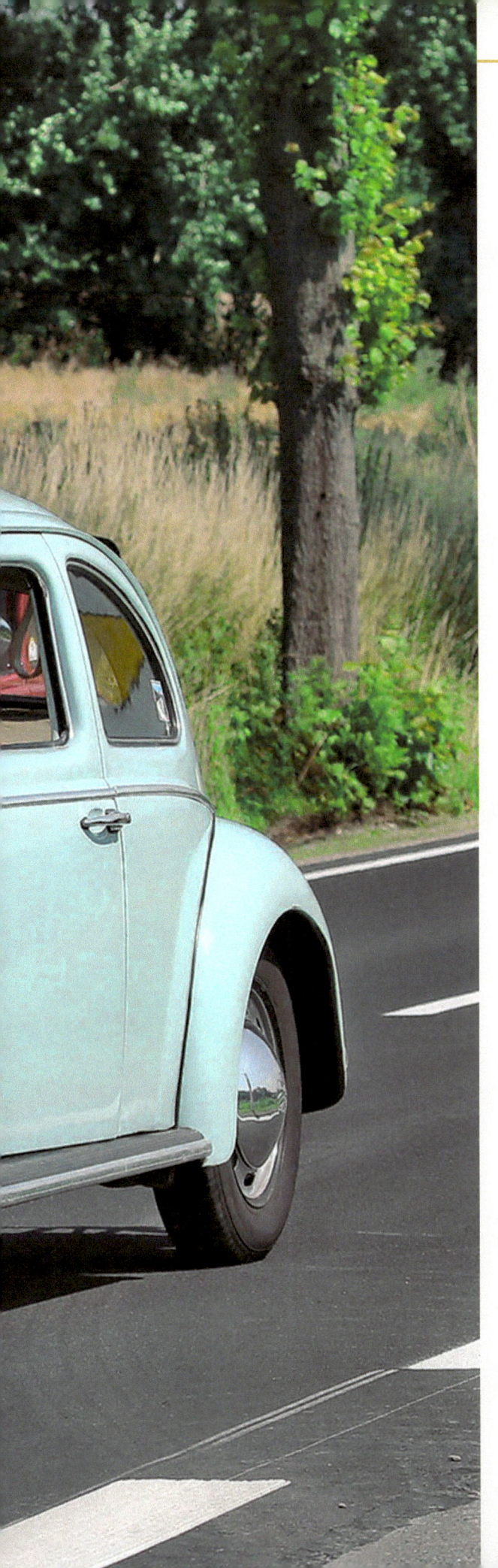

Ceir clasurol

Diolch i Model T cwmni Ford, roedd bod yn berchen ar gar o fewn cyrraedd pobl gyffredin dros ganrif yn ôl. Ers hynny, mae dyluniad ambell gar wedi mynd â bryd pobl sy'n ymddiddori mewn ceir ac wedi troi'n glasuron. Roedd ceir gan gwmnïau fel Rolls-Royce a Porsche yn arwydd o gyfoeth, ond daeth eraill yn glasuron yn sgil eu hirhoedledd. Y Volkswagen Beetle, a gafodd ei gynhyrchu'n hwy nag unrhyw gar arall, yw'r car sydd wedi gwerthu orau erioed.

◀ Er bod gwahanol fersiynau o'r Volkswagen Beetle wedi cael eu cynhyrchu yn ystod ei hanes 65 mlynedd, cadwodd ei siâp unigryw ar hyd y blynyddoedd.

Beth oedd y car cyntaf i chi ei yrru erioed?

Beth yw eich hoff gar o ffilm neu raglen deledu?

Pe bai arian ddim yn broblem, pa gar fyddech chi'n ei brynu?

SIARADWCH AM...

Dod â'r tu allan i'r tu mewn

Hyd yn oed os ydych chi'n treulio'r rhan fwyaf o'ch amser dan do, gallwch gysylltu â'r byd naturiol trwy wella'ch amgylchedd gyda phethau o fyd natur.

Sut mae mynd ati

Dewch â lliwiau byd natur i'ch cartref trwy beintio'r waliau mewn arlliwiau realistig o wyrdd a glas.

■ Beth am arddangos paentiad neu lun o'ch hoff amgylchedd ar y wal, fel traeth, mynydd neu goedwig efallai?

■ Llenwch fasau gyda threfniadau o flodau ffres, sych, neu sidan, gweiriau a deiliach.

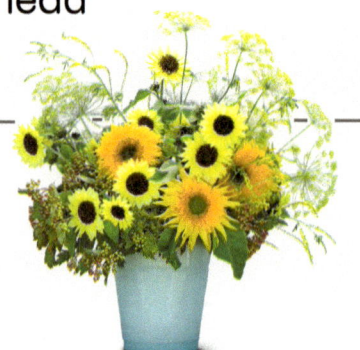

▲ Bydd defnyddio blodau ffres a thymhorol yn eich helpu i sylwi ar y tymhorau'n newid.

GOLWG GRYNO

✓ Gweithgaredd ysgafn
✓ 1 person neu fwy
✓ Cynhyrchiol
✓ Hyd amrywiol
✓ Hawdd

SUT MAE'N HELPU

Mae dod ag elfennau naturiol i'r cartref yn bwysig i iechyd meddwl a gall helpu gydag ymlacio, gostwng pwysedd gwaed, gwella hwyliau, a meithrin creadigrwydd.

• Mae lliwiau natur yn llonyddu rhywun: mae lliwiau glas meddal yn tawelu'r meddwl ac yn helpu gyda chanolbwyntio; mae lliwiau gwyrdd yn ein helpu i orffwys oherwydd does dim angen i'n llygaid addasu iddyn nhw.

• Mae byseddu a gweld pethau naturiol yn ysgogi'r synhwyrau ac yn ennyn atgofion emosiynol o brofiadau bywyd.

• Mae manteisio i'r eithaf ar olau naturiol yn y cartref yn ystod y dydd yn helpu i leddfu unrhyw gynnwrf wrth iddi nosi (sy'n digwydd weithiau i bobl sy'n byw gyda dementia).

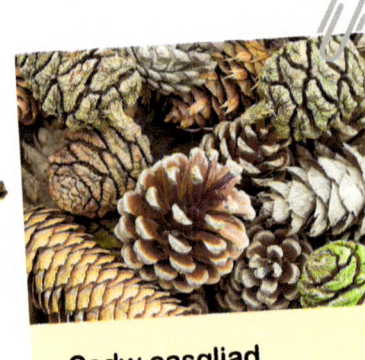

Potpourri
Gwnewch botpourri o bennau hadau sych ac ychydig ddiferion o olew naws.

Cadw casgliad
Casglwch bethau fel y moch coed yma, ac arddangoswch eich casgliad i bawb gael ei weld.

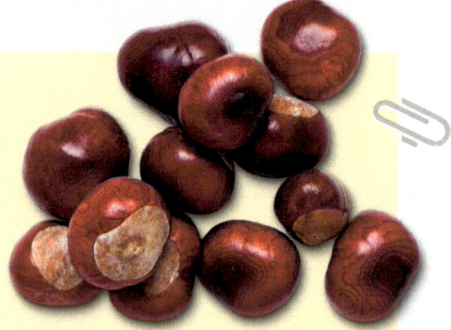

Tlysau i'w teimlo
Mae eitemau o weadau gwahanol yn ysgogi'r synhwyrau a gall eu dal gyda'ch dwylo eich llonyddu.

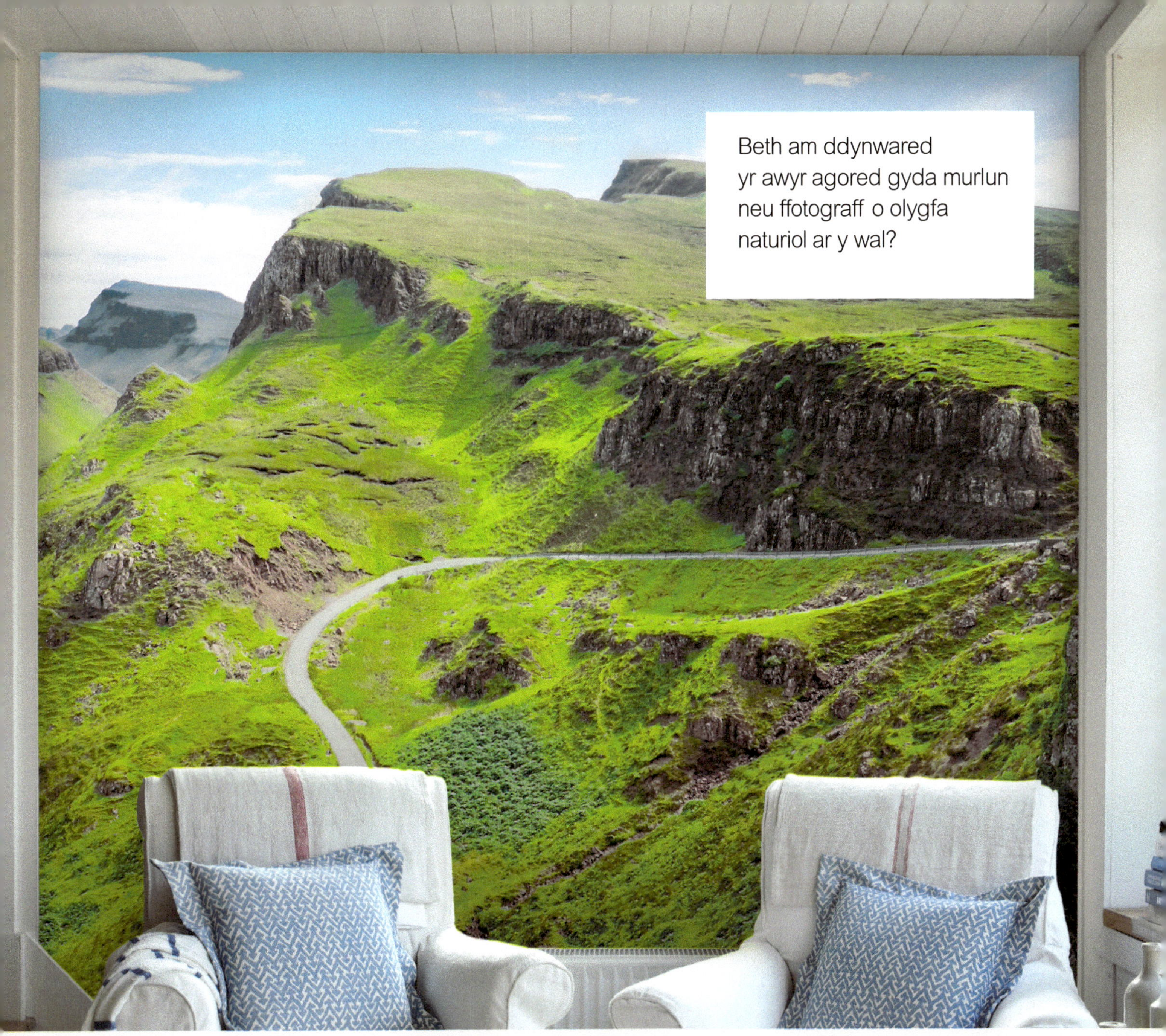

Beth am ddynwared yr awyr agored gyda murlun neu ffotograff o olygfa naturiol ar y wal?

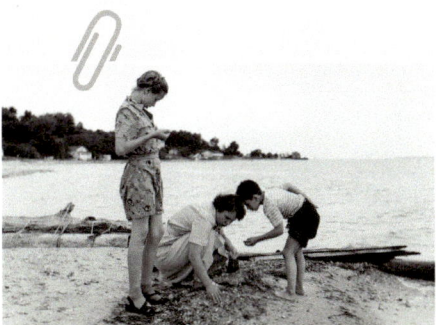

Trysorau'r traeth

Casglwch eitemau sy'n eich atgoffa o'ch hoff brofiad o fyd natur, efallai ar wyliau.

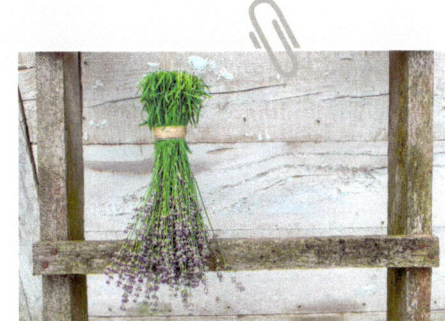

Sychu blodau

Tociwch y coesau yr un hyd, clymwch nhw â llinyn, a'u hongian allan o lygad yr haul.

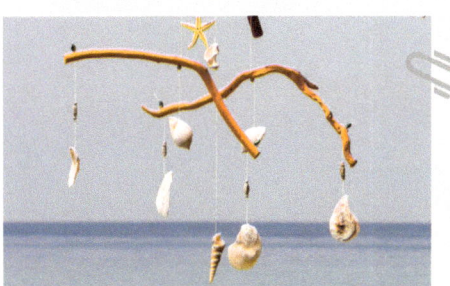

Creu rhywbeth

Defnyddiwch bethau naturiol rydych chi wedi dod o hyd iddyn nhw i greu rhywbeth ar gyfer y cartref, fel y mobeil hwn.

Gwneud pethau gyda dail

Mae dail yn ddefnyddiau naturiol sydd ar gael yn hawdd: defnyddiwch nhw i wneud eitemau syml fel atgof dymunol o fynd am dro yng nghefn gwlad neu ddathliad o'ch ymdrechion yn yr ardd.

Sut mae mynd ati

Ewch â bag mawr neu fwced a menig gyda chi pan fyddwch chi'n casglu dail; efallai y bydd angen siswrn neu siswrn tocio arnoch chi hefyd.

■ Os ydych chi'n defnyddio dail wedi'u gwasgu, casglwch nhw bedair wythnos ymlaen llaw (gweler tudalennau 158–159 i ddysgu sut i wneud hyn).

■ Os gwell gennych chi ddefnyddio dail ffres, gwasgwch nhw'n fflat o dan lyfr dros nos.

▶ Mae sawl ffordd o ddefnyddio dail. Efallai yr hoffech gydweithio ar brosiect os oes angen cymorth arnoch chi wneud y rhannau anodd.

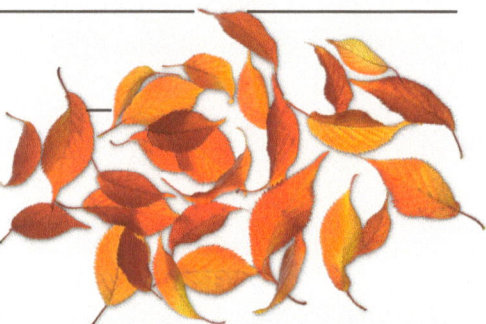

▲ Mae lliwiau dail yr hydref yn wych, ond maen nhw'n fwy crin, felly bydd angen eu trin gyda gofal.

GOLWG GRYNO

✓ Gweithgaredd ysgafn

✓ 1 person

✓ Cynhyrchiol / hamdden

✓ Hyd amrywiol

✓ Anhawster cymedrol

! Gall gynnwys defnyddio offer torri neu ganhwyllau

! Gwyliwch am blanhigion pigog wrth gasglu dail

SUT MAE'N HELPU

Gall prosiect sy'n defnyddio dail roi'r ysgogiad i chi fynd ar daith natur neu wneud rhywfaint o arddio, sy'n llesol ynddo'i hun.

• Mae dod o hyd i ddail a dewis rhai addas i'w defnyddio mewn prosiect dail yn golygu cynllunio, trefnu a gwneud penderfyniadau.

• Mae cwblhau prosiectau crefft yn gofyn am ganolbwyntio, cydsymud llaw-llygad da, a sgiliau echddygol manwl.

• Gall defnyddio deunydd tymhorol fel dail helpu eich ymdeimlad o le ac amser ac o'r tymhorau.

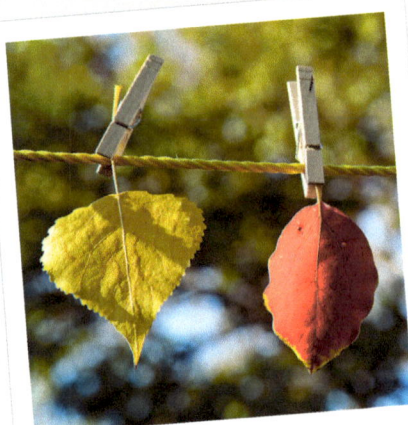

Creu byntin

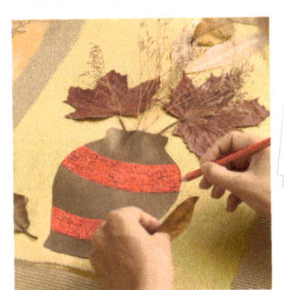

Gwneud cerdyn

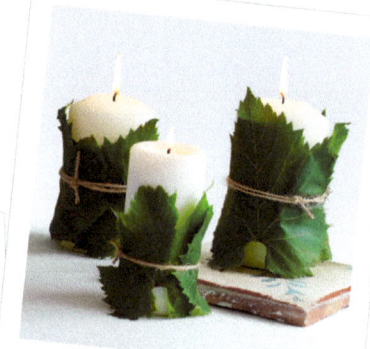

Lapio canhwyllau

SIARADWCH AM...

Ydych chi erioed wedi plannu coeden eich hun?

•

Ym mha wlad mae coed bonsai yn cael eu tyfu?

•

Beth arall gallech chi ei wneud gyda dail?

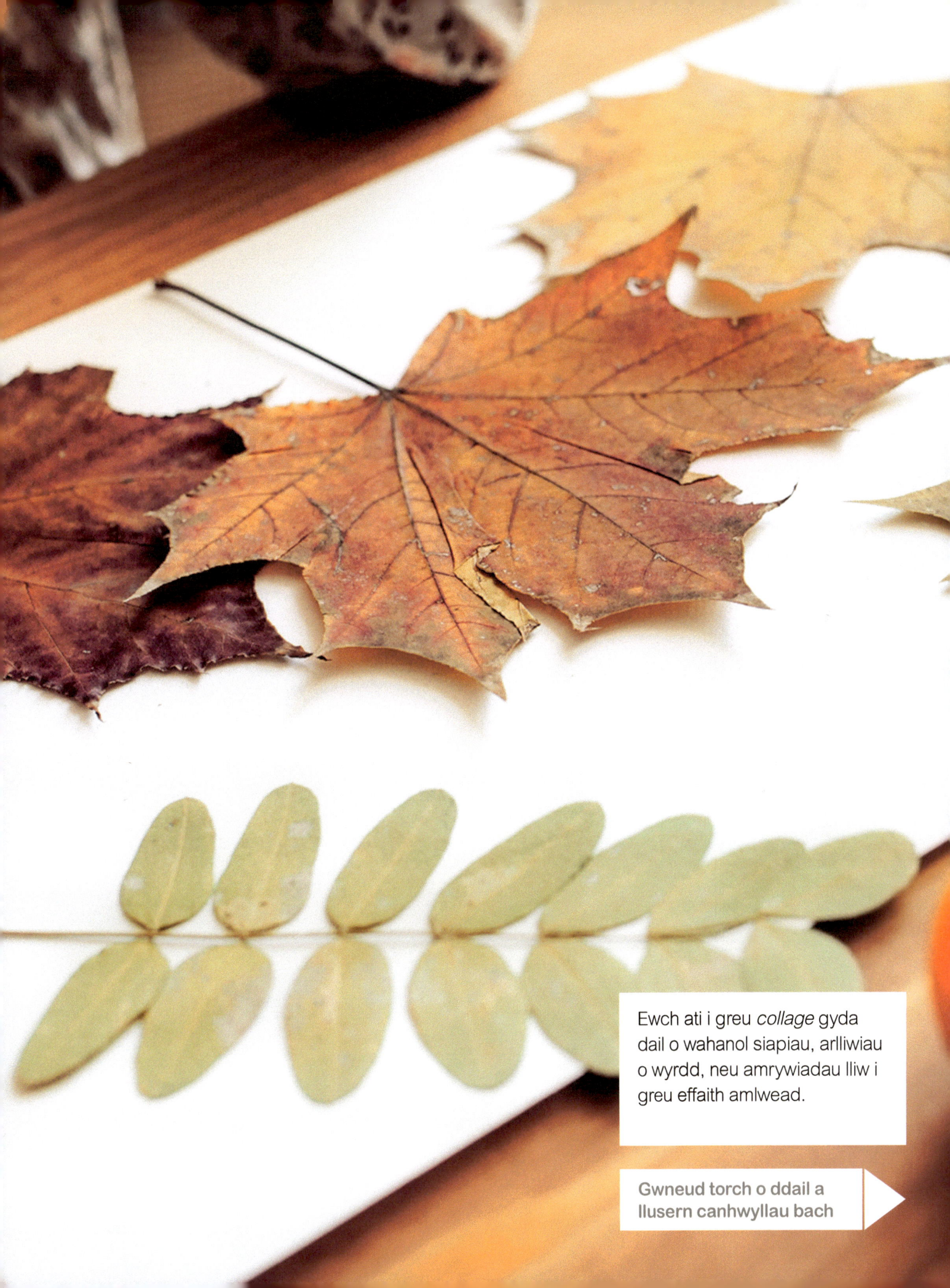

Ewch ati i greu *collage* gyda dail o wahanol siapiau, arlliwiau o wyrdd, neu amrywiadau lliw i greu effaith amlwead.

Gwneud torch o ddail a llusern canhwyllau bach ▶

Gwneud torch o ddail

Mae dail mawr, gwastad yn haws eu trafod a gallwch wneud torch fwy. Ar ôl i chi gasglu'r dail, tociwch unrhyw goesynnau gyda siswrn neu siswrn tocio. Mae angen canolbwyntio i roi'r dail ar y wifren, ond mae'n hawdd rhoi'r prosiect hwn o'r neilltu ac ailgydio ynddo eto, os ydych chi'n teimlo bod angen seibiant arnoch.

BYDD ANGEN

- 50–70 o ddail mawr, wedi'u casglu'n ffres
- Siswrn neu siswrn tocio
- Gwifren gardd, tua 45cm (18 modfedd)
- Torwyr gwifren

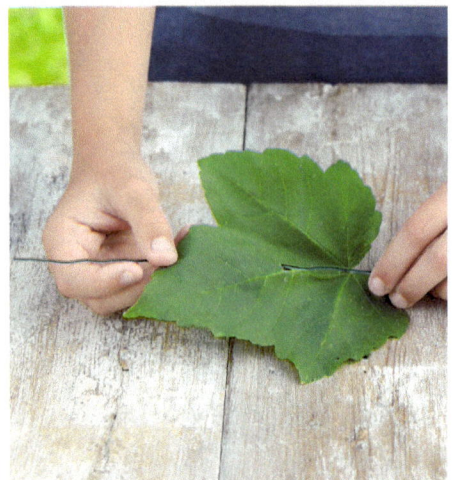

1 Plygwch y wifren ar un pen a throwch y pen yn dynn i wneud dolen. Yn ofalus, gwthiwch ben arall y wifren trwy ganol deilen.

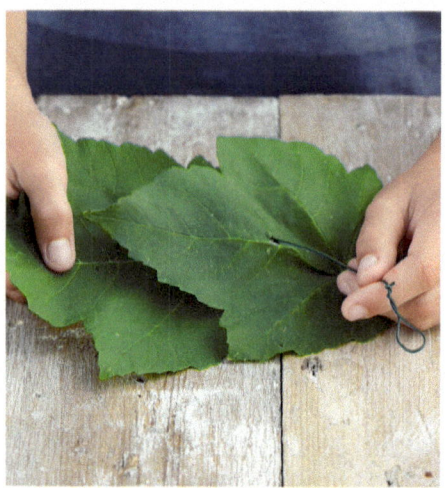

2 Daliwch ati i ychwanegu dail ar y wifren. Gwnewch yn siŵr bod y coesynnau i gyd yn wynebu tuag i mewn. Gwthiwch y dail tuag at y ddolen ar waelod y wifren nes eich bod wedi defnyddio pob un.

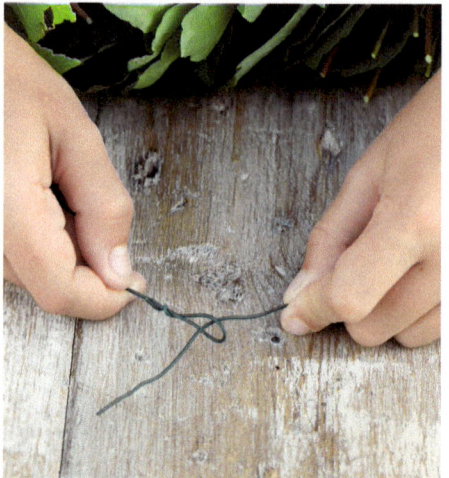

3 Gwthiwch ben miniog y wifren drwy'r ddolen. Tynnwch y dail i greu cylch. Plygwch y wifren dros y ddolen a'i throi i'w dal yn ei lle. Gallwch docio'r wifren sydd dros ben.

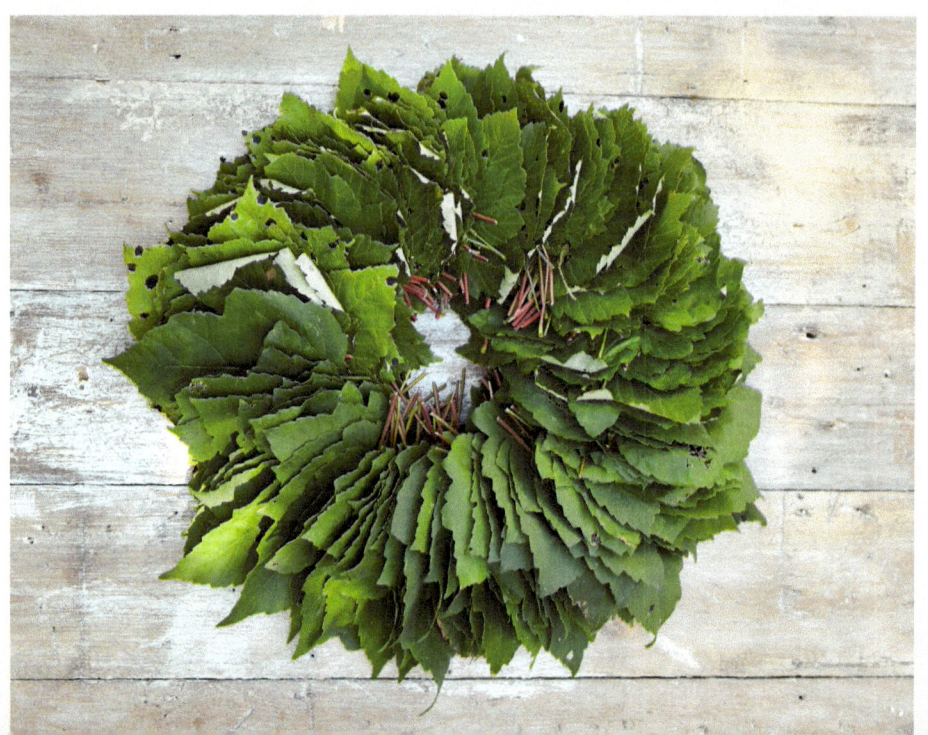

◀ Gwnewch ddolen o weddill y wifren a'i defnyddio i hongian eich torch o ddail. Bydd maint y dorch yn dibynnu ar faint y dail.

Gwneud llusern canhwyllau bach

Addurnwch botiau gyda dail a rhubanau lliwgar i wneud y llusernau hyn. Gallech eu defnyddio fel addurniadau bwrdd hyfryd neu eu rhoi'n anrhegion. Os ydych chi'n defnyddio canhwyllau bach persawrus, efallai y byddan nhw'n ennyn atgofion pwerus. Gallwch gasglu dail bytholwyrdd, fel eiddew, ar unrhyw adeg o'r flwyddyn neu gallech ddefnyddio dail gwahanol i adlewyrchu tro'r tymhorau. Cofiwch gadw llygad ar unrhyw lusernau sydd wedi'u cynnau.

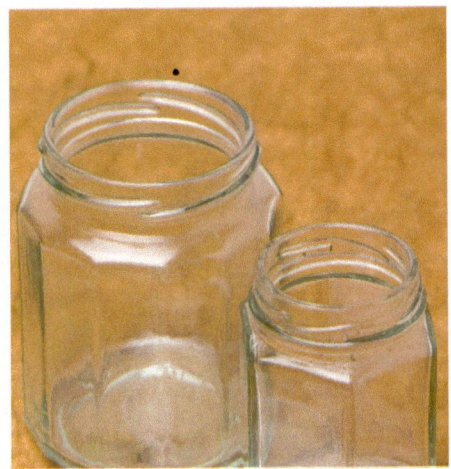

1 Ar gyfer pob potyn, torrwch ddarn o wifren sydd ychydig yn hwy na diamedr gwddf y potyn.

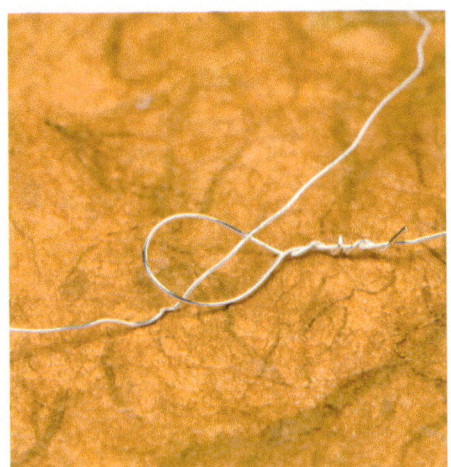

2 Torrwch ddarn arall o wifren tua 30cm (12 modfedd) o hyd. Gwnewch ddolen ar y naill ben a'r llall. Rhowch y darn cyntaf o wifren drwy'r ddwy ddolen.

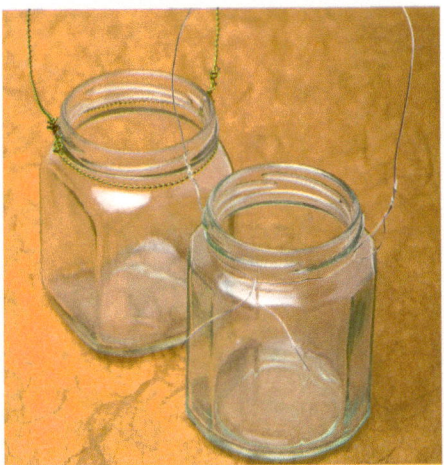

3 Lapiwch y darn byr o wifren o amgylch gwddf y potyn. Trowch bennau'r wifren o amgylch ei gilydd. Gosodwch y dolenni fel bod yr handlen o wifren yn wynebu i fyny.

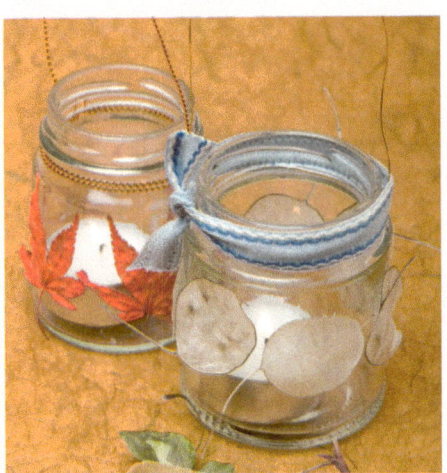

4 Gludwch ddail neu bennau hadau ar ochrau'r potyn. Clymwch ruban o amgylch y gwddf. Rhowch gannwyll fach yn y potyn.

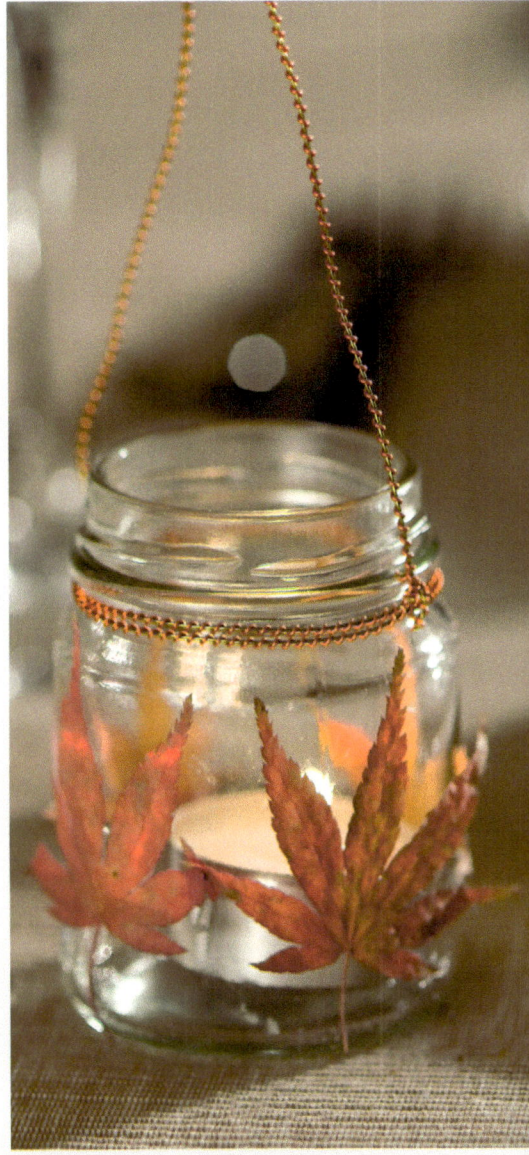

▲ Defnyddiwch ddail gyda siapiau graffig, trawiadol a lliwiau llachar i greu'r effaith orau.

Gwnïo rhywbeth defnyddiol

Gall gwnïo eich ymlacio a bod yn gynhyrchiol, ac os ydych chi wedi'i wneud o'r blaen efallai y byddwch chi'n cofio'n hawdd sut i fynd ati. Dewiswch brosiect neu dasg nad yw'n rhy heriol fel y gallwch ei mwynhau.

Os oes gennych chi brofiad, daliwch ati i ddefnyddio'ch sgiliau gwnïo trwy wneud popeth o eitemau addurniadol i ddillad, ond efallai y byddwch chi am ddewis dilyn patrymau neu ddyluniadau symlach.

■ Defnyddiwch decstiliau hawdd eu trin a cheisiwch osgoi unrhyw beth heb fawr o afael neu sy'n sgleiniog neu'n anodd ei wnïo.

▲ Mae ffelt yn ddefnydd hwylus ar gyfer prosiectau crefft bach.

■ Rhowch gynnig ar frodwaith yn defnyddio grid plastig: mae'n solet, yn hawdd ei ddal a'i dorri i siâp, gyda thyllau digon mawr ar gyfer nodwydd drwchus (haws gwthio'r edau drwyddo).

GOLWG GRYNO

✓ Ar eich eistedd

✓ 1 person neu fwy

✓ Cynhyrchiol/hamdden

✓ Hyd amrywiol

✓ Anhawster amrywiol, yn dibynnu ar brofiad

! Mae'n cynnwys defnyddio eitemau miniog fel siswrn, nodwyddau, a pheiriant gwnïo

SUT MAE'N HELPU

Gall gwnïo dawelu meddyliau pryderus a lleihau gorbryder. Bydd cwblhau prosiect gwnïo yn hybu hyder a hunan-barch, ac yn rhoi ymdeimlad o gyflawniad.

• Mae gwnïo yn defnyddio amrywiaeth o sgiliau corfforol, fel symudiadau bysedd manwl a sgiliau cydsymud llaw-llygad da.

• Mae'r sgil hon yn arfer canolbwyntio, talu sylw, gwneud penderfyniadau, datrys problemau, cychwyn prosiect a'r gallu i ddilyn camau mewn trefn.

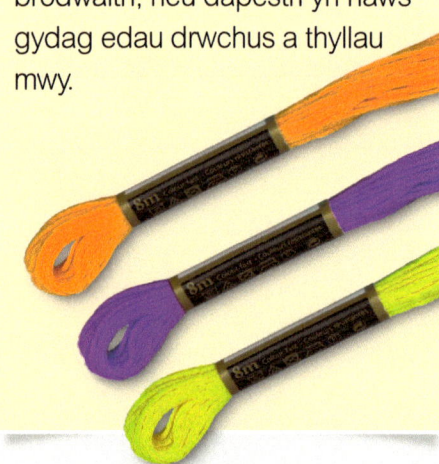

Brodwaith
Efallai y bydd croesbwytho, brodwaith, neu dapestri yn haws gydag edau drwchus a thyllau mwy.

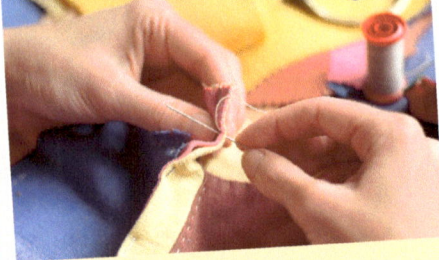

Pwytho â llaw
Os ydych chi'n nerfus am ddefnyddio peiriant gwnïo, efallai y byddai'n well gennych chi bwytho eitemau â llaw.

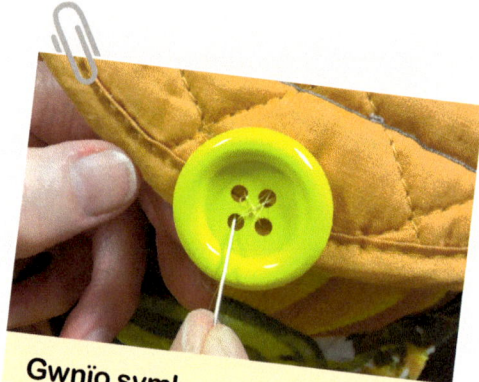

Gwnïo syml
Gallwch fwynhau tasgau gwnïo llai, fel gwnïo botymau, trwsio tyllau, a hemio.

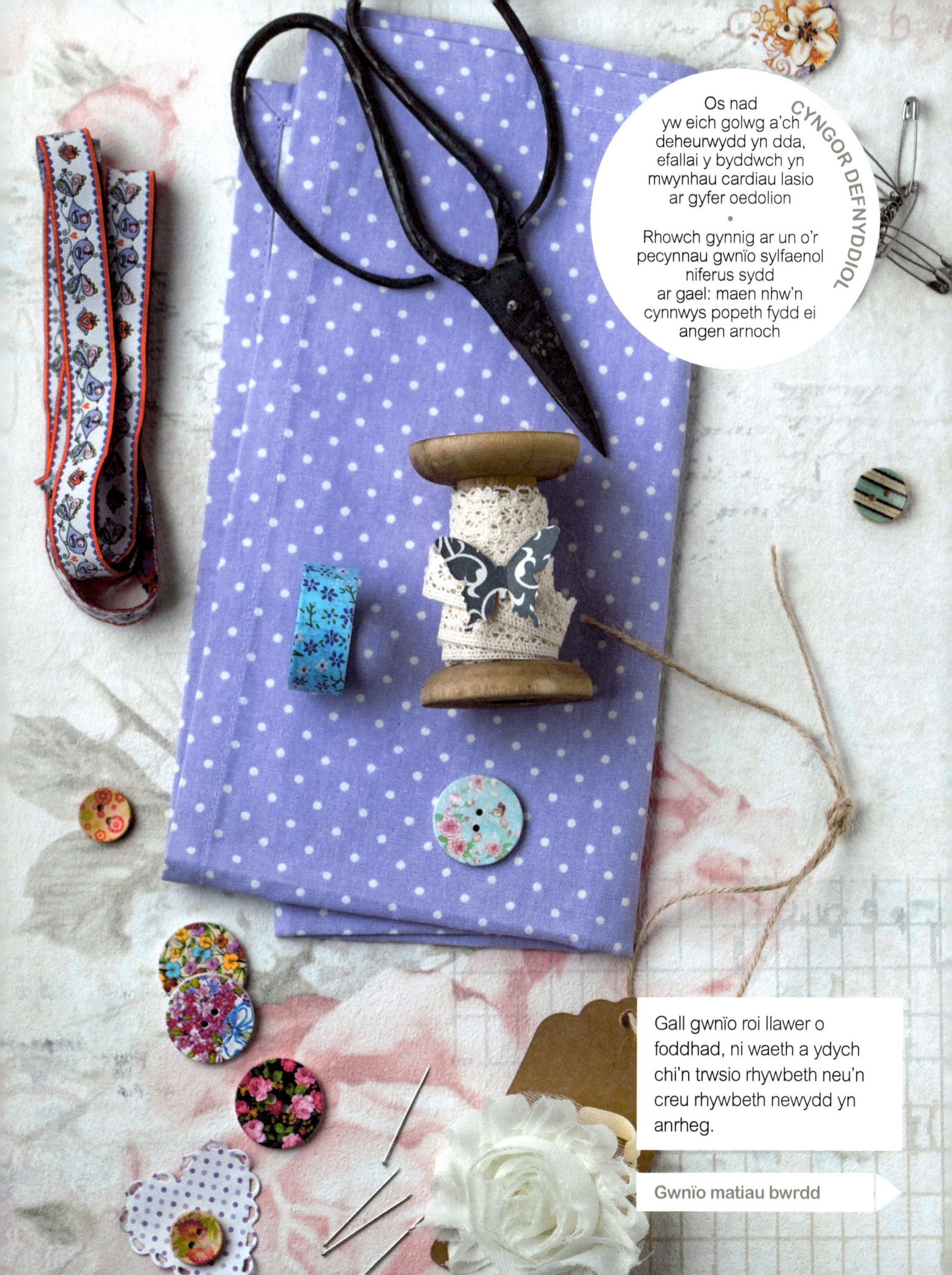

CYNGOR DEFNYDDIOL

Os nad yw eich golwg a'ch deheurwydd yn dda, efallai y byddwch yn mwynhau cardiau lasio ar gyfer oedolion

•

Rhowch gynnig ar un o'r pecynnau gwnïo sylfaenol niferus sydd ar gael: maen nhw'n cynnwys popeth fydd ei angen arnoch

Gall gwnïo roi llawer o foddhad, ni waeth a ydych chi'n trwsio rhywbeth neu'n creu rhywbeth newydd yn anrheg.

Gwnïo matiau bwrdd

Dewis lliwiau a defnyddiau ar gyfer mat bwrdd

Os nad yw'ch canfyddiad gweledol cystal bellach, gall matiau bwrdd eich helpu i weld ymylon eich plât yn glir, yn enwedig os yw lliw'r bwrdd neu'r lliain bwrdd yn debyg i liw'r platiau. Chwiliwch am ddefnyddiau plaen, tywyll mewn lliwiau sy'n cyferbynnu â'ch llestri.

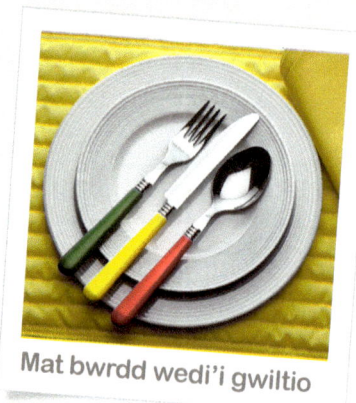

Mat bwrdd wedi'i gwiltio

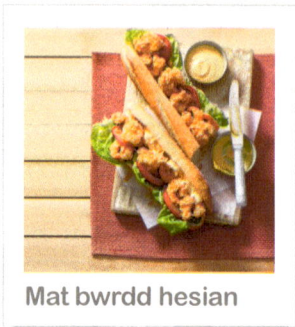

Mat bwrdd hesian

Gwnïo matiau bwrdd

Mae gwneud matiau bwrdd yn ffordd wych o ailgylchu hen ddefnydd neu hyd yn oed lieiniau sychu llestri a llieiniau bwrdd. Gingham coch a lliain plaen yw'r defnyddiau sydd wedi'u defnyddio yma, ond gallech ddefnyddio defnydd o unrhyw ddau liw. Cotwm neu liain sydd hawsaf i'w gwnïo a'u golchi.

BYDD ANGEN
- Wynebyn cudd
- 4 lliain sychu llestri, neu ddarn mawr o ddefnydd, o leiaf 153 x 102cm (60 x 40 modfedd)
- Hen liain bwrdd gingham, neu ddarn mawr o ddefnydd, o leiaf 153 x 102cm (60 x 40 modfedd)
- Tâp mesur
- Sialc teiliwr neu bensil
- Siswrn
- Pinnau
- Nodwydd
- Edau gotwm
- Peiriant gwnïo â sbwliau o edau gotwm [dewisol]

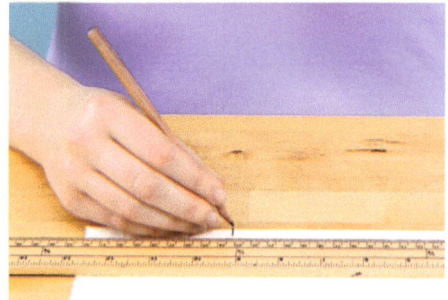

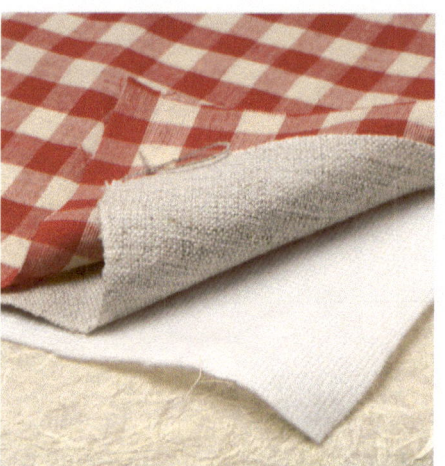

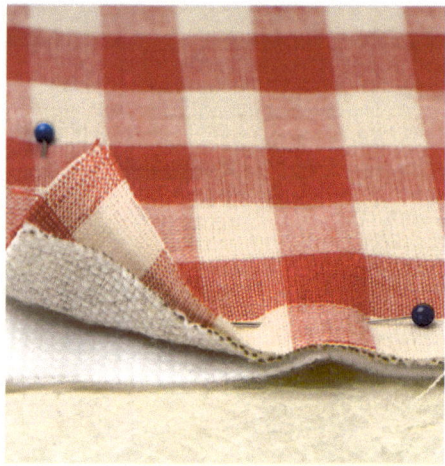

1 Mesurwch a thorrwch 4 darn o wynebyn cudd, 4 darn o liain, a 4 darn o gingham. Dylai pob darn fod yr un maint: 33 x 23cm (13 x 9 modfedd).

2 I wneud y mat cyntaf, cymerwch ddarn o'r gingham a darn o'r lliain, gyda'r ochrau cywir yn wynebu ei gilydd. Rhowch nhw ar ddarn o wynebyn cudd.

3 Gwnewch yn siŵr bod holl ymylon y 3 darn yn dwt a'u pinio gyda'i gilydd. Gallech dacio'r ymylon i fod yn fwy cywir os hoffech chi.

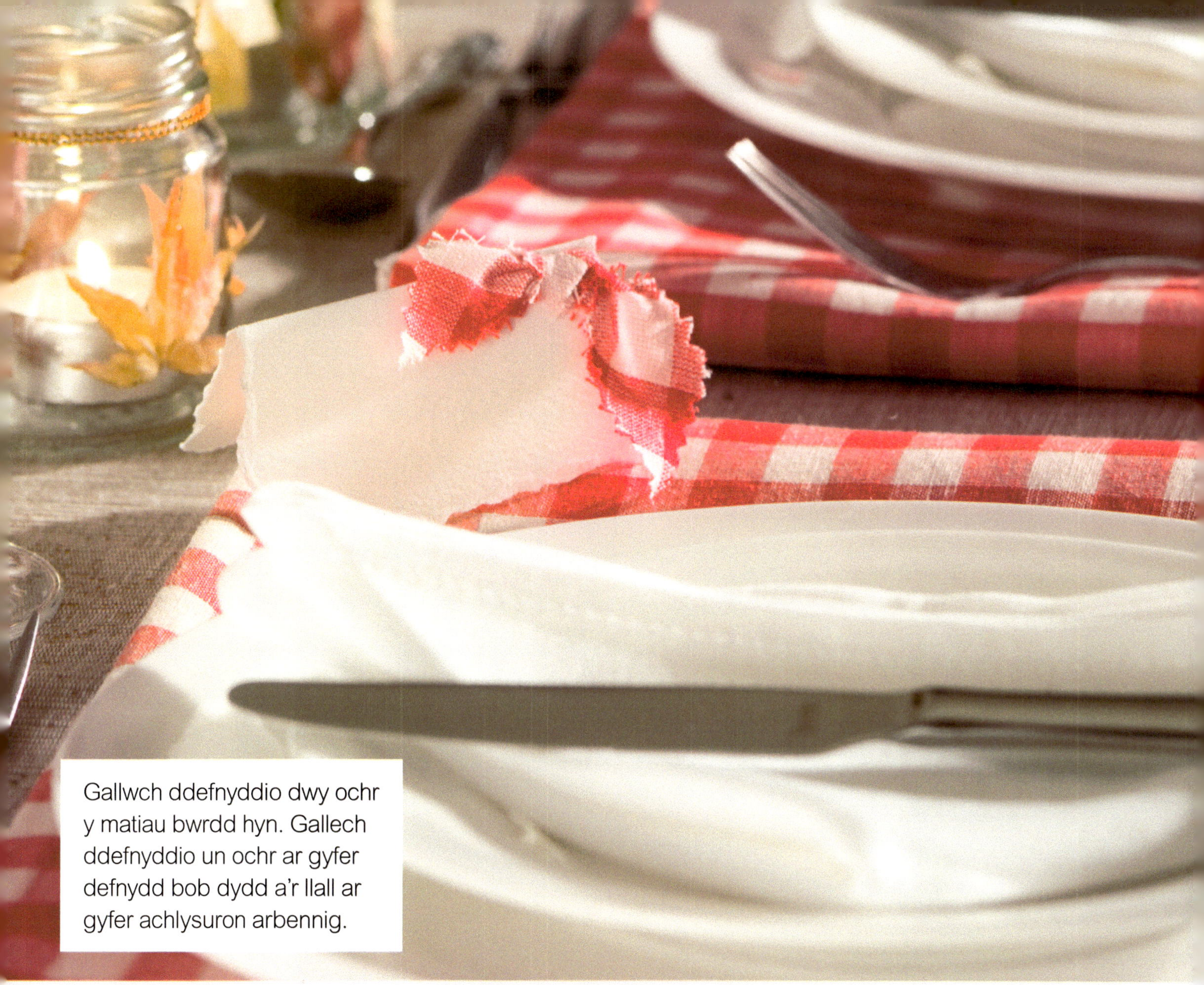

Gallwch ddefnyddio dwy ochr y matiau bwrdd hyn. Gallech ddefnyddio un ochr ar gyfer defnydd bob dydd a'r llall ar gyfer achlysuron arbennig.

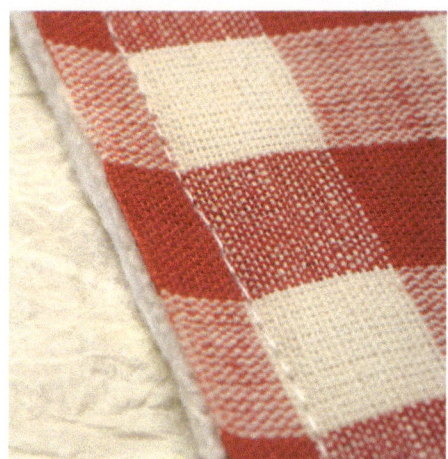

4 Ewch ati i wnïo 1cm (½ modfedd) o'r ymyl ar hyd yr ochrau i uno'r defnyddiau gyda'i gilydd. Gwnïwch ar hyd 3 ochr a hanner y bedwaredd ochr i adael bwlch.

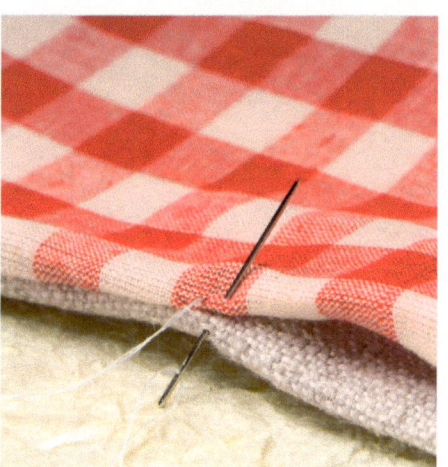

5 Trowch y mat bwrdd y tu chwith allan trwy'r bwlch, fel bod y wynebyn cudd wedi'i guddio y tu mewn. Gwnïwch yr ymylon agored gyda'i gilydd i gau'r bwlch.

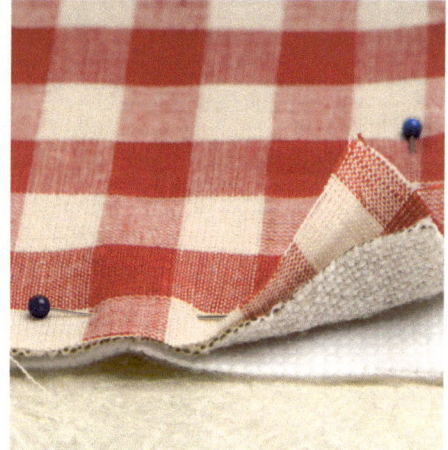

6 Defnyddiwch y darnau o ddefnydd sy'n weddill ac ailadroddwch gamau 2 i 5 er mwyn gwneud 3 mat bwrdd arall. Yna byddwch wedi gwneud set o 4 mat bwrdd.

Gafael yn y gweill

Os ydych chi'n mwynhau gwau neu wedi gwau o'r blaen, efallai y byddwch chi eisoes yn ymwybodol o'i fuddion. Gallwch barhau i fwynhau'r gweithgaredd hwn gydag ambell addasiad syml.

Sut mae mynd ati

Peidiwch â chael eich llethu gan batrymau cymhleth. Os yw patrwm yn rhy anodd, dewiswch un symlach. Efallai y bydd angen i rywun eich rhoi ar ben ffordd trwy godi'r pwythau cyntaf i chi.

■ Gallech greu fersiynau mwy o'r patrwm ar lungopïwr fel ei fod yn haws ei ddarllen. Gallai fod yn syniad marcio pob cam wrth i chi ei gwblhau.

■ Mae gweill mwy yn haws i'w dal ac yn gallu bod yn fwy cyfforddus i'w defnyddio.

▶ Edrychwch drwy hen batrymau a llyfrau crefft am ysbrydoliaeth. Gallech wneud sgwariau syml i greu blanced clytwaith neu ddillad babi.

GOLWG GRYNO

✓ Ar eich eistedd

✓ 1 person

✓ Cynhyrchiol/hamdden

✓ Hyd amrywiol

✓ Anhawster amrywiol, yn dibynnu ar brofiad

SUT MAE'N HELPU

Mae'r grefft hon yn defnyddio amrywiaeth o sgiliau gwybyddol, gan gynnwys canolbwyntio, deall a dilyn cyfarwyddiadau, cychwyn prosiect a dilyn camau mewn trefn a datrys problemau.

• Mae gwau yn defnyddio'r cof trefniadol os ydych chi wedi gwau o'r blaen.

• Mae'n rhythmig ac yn ailadroddus, ac felly gall eich ymlacio.

• Rhaid wrth sgiliau cydsymud llaw-llygad da a deheurwydd.

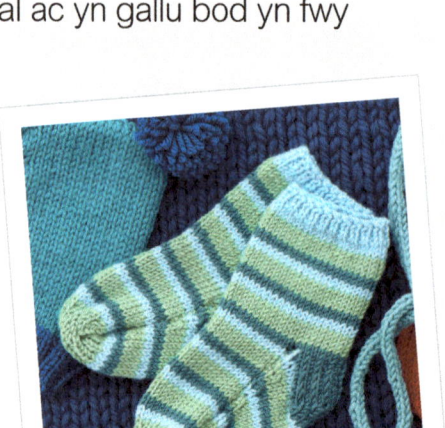

Dillad babi

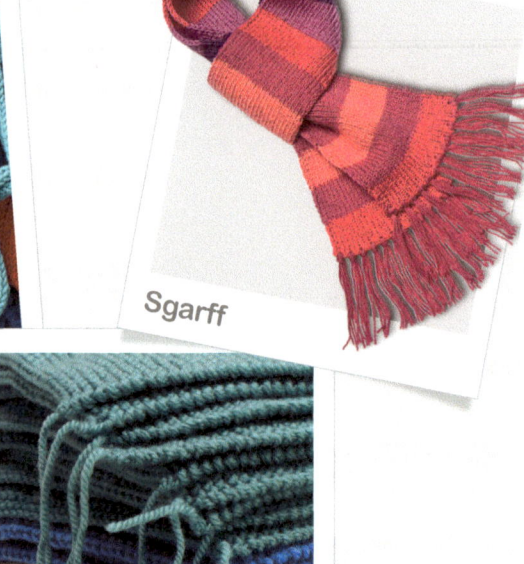

Sgarff

Sgwariau wedi'u gwau

SIARADWCH AM...

Wnaethoch chi helpu i ddirwyn peli o wlân o genglau?

•

Beth oedd y peth cyntaf i chi ei wau neu ei grosio?

•

Meddyliwch am bwythau a thechnegau gwau

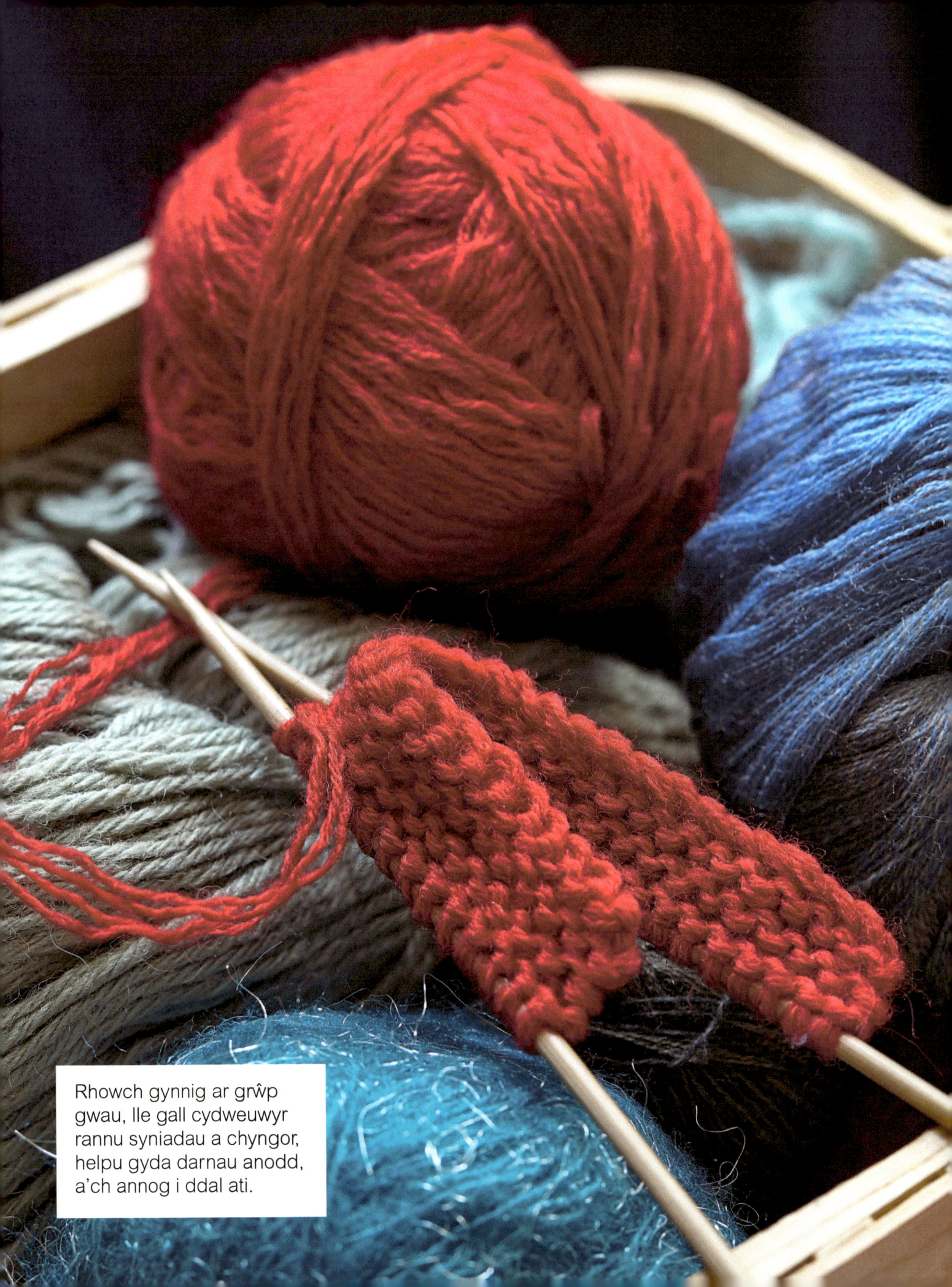

Rhowch gynnig ar grŵp gwau, lle gall cydweuwyr rannu syniadau a chyngor, helpu gyda darnau anodd, a'ch annog i ddal ati.

Gwneud llawes ffidlan

Mae llawes ffidlan yn eitem werth chweil - gallwch ei defnyddio eich hun neu wneud rhai i'w rhoi i ysbyty neu i elusen dementia. Maen nhw'n gymharol syml i'w creu.

Sut mae mynd ati

Gwnewch yn siŵr fod popeth gennych chi wrth law cyn dechrau, gan gynnwys unrhyw beli bach o wlân o wahanol liwiau a manion gwnïo.

■ Efallai y byddai'n well gennych chi rannu'r tasgau gyda rhywun arall. Gallwch hefyd wneud ychydig bach ar y tro.

■ Addaswch ddyluniad y llawes ffidlan i weddu i'ch cryfderau a'ch gallu, er enghraifft, gallech guddio unrhyw bwythau a gafodd eu gollwng gydag addurniadau.

▶ Chwiliwch drwy eich basged wnïo a'ch bocs botymau am unrhyw eitemau sydd â gweadau, lliwiau a siapiau diddorol.

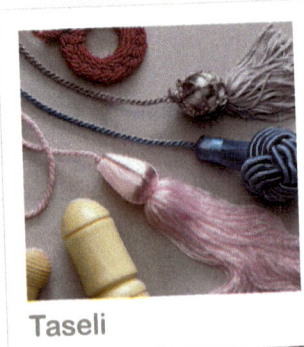
Taseli

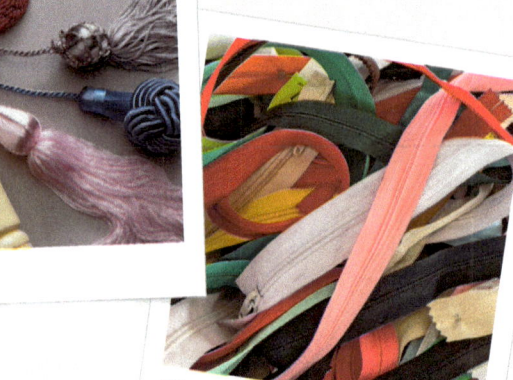
Sipiau

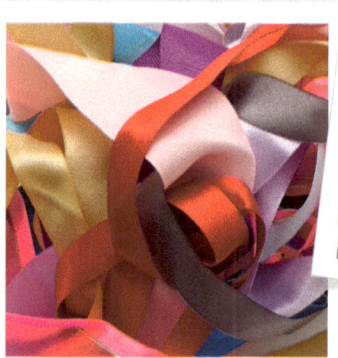
Rhubanau

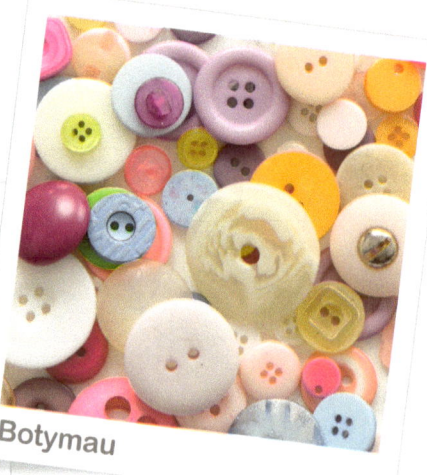
Botymau

SIARADWCH AM...

Pa eitemau eraill allech chi eu defnyddio i addurno llawes ffidlan?

Meddyliwch am eitemau persawrus y gallech eu rhoi mewn poced ar y llawes ffidlan

Pa eitem sy'n clecian allech chi ei hychwanegu at y llawes i ysgogi'r clyw?

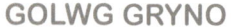

GOLWG GRYNO

✓ Gweithgaredd ysgafn
✓ 1 person neu fwy
✓ Cynhyrchiol
✓ 3-4 awr
✓ Anhawster cymedrol

SUT MAE'N HELPU

Gall gwneud rhywbeth ymarferol a defnyddiol i gefnogi eraill roi ymdeimlad gwych o gyflawniad a balchder i chi.

• Os ydych chi wedi gwau erioed, rydych chi'n defnyddio'r cof trefniadol i gwblhau'r gweithgaredd hwn.

• Gallwch greu eich dyluniad eich hun, felly gallwch fwynhau'r broses heb boeni am wneud rhywbeth o'i le.

• Mae creu'r llawes yn arfer sgiliau gwybyddol fel dilyn camau mewn trefn, canolbwyntio, dewis a gwneud penderfyniadau.

• Mae llewys ffidlan lliwgar yn ysgogi'r golwg ac mae'r addurniadau cyffyrddol yn ysgogi'r synnwyr teimlo. Gallan nhw hefyd dawelu cynnwrf.

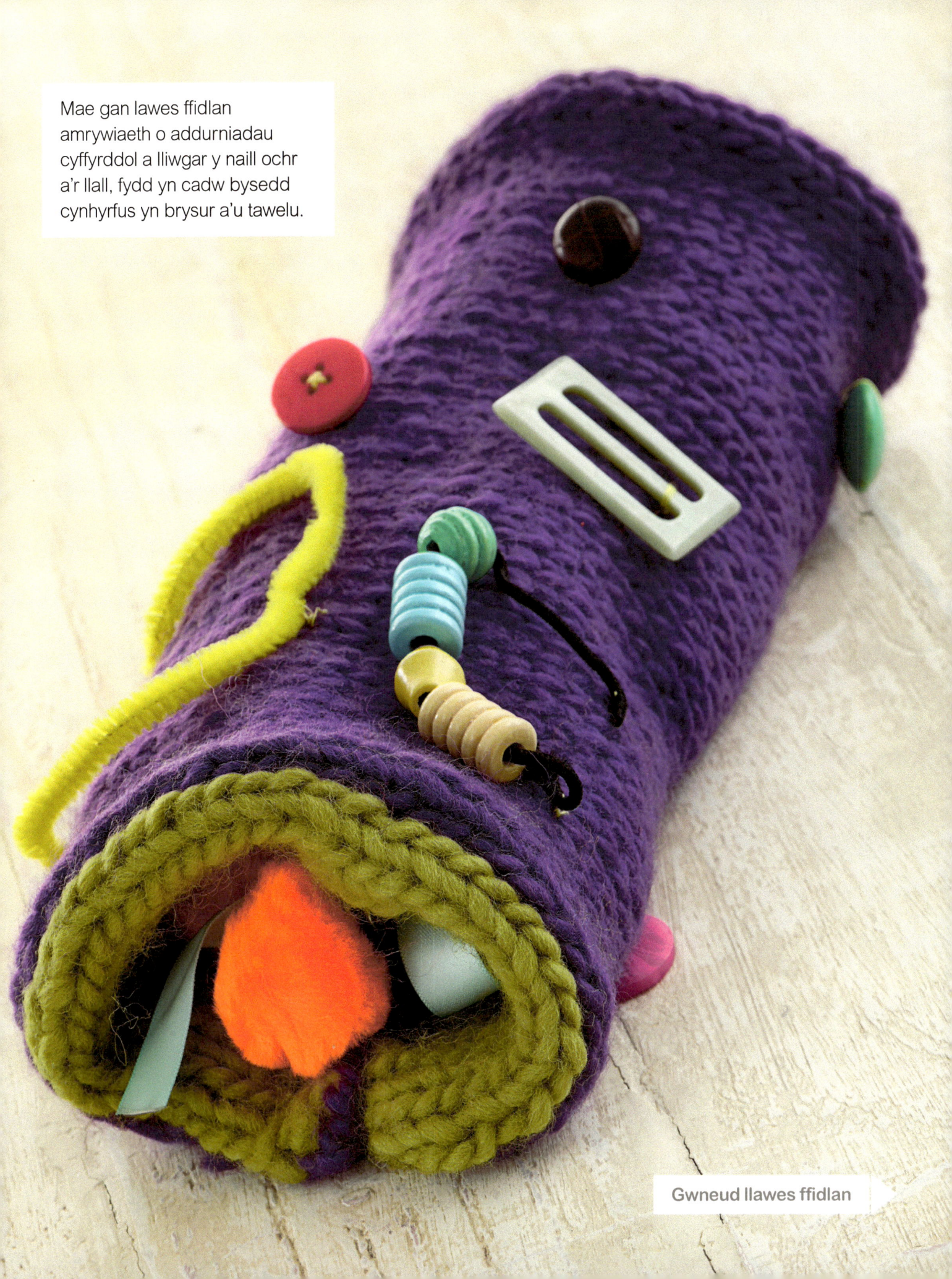

Mae gan lawes ffidlan amrywiaeth o addurniadau cyffyrddol a lliwgar y naill ochr a'r llall, fydd yn cadw bysedd cynhyrfus yn brysur a'u tawelu.

Gwneud llawes ffidlan

Casglu'ch addurniadau

Bydd angen 14 i 18 o eitemau cyffyrddol arnoch i addurno'r llawes. Gallent gynnwys: eitemau ffelt, botymau, dolenni ffabrig, clymau gwallt, pompoms, rhubanau, taseli, a modrwyau llenni plastig wedi'u rhoi ar raff. Peidiwch â defnyddio unrhyw beth gyda phwyntiau neu bennau miniog neu sy'n rhy fach i gydio ynddo'n hawdd. Mae pethau sy'n agor ac yn cau, fel sipiau neu felcro, yn ychwanegu elfen gyffyrddol arall.

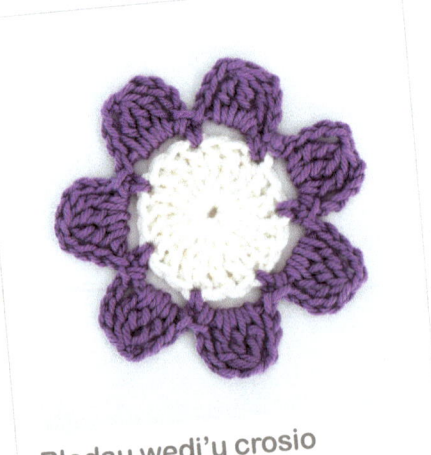

Blodau wedi'u crosio

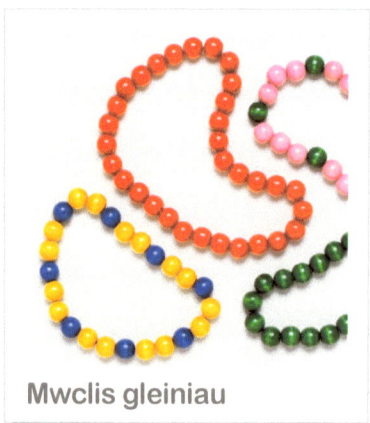

Mwclis gleiniau

Gwneud llawes ffidlan

Mae'r llawes hon wedi'i gwneud o haen ddwbl o wau – defnyddir dau liw o wlân fel bod y tu mewn a'r tu allan yn wahanol. Ond gallech benderfynu defnyddio un lliw yn unig. Dyma'r un lleiaf y gallech ei gwneud, ond gallech wneud un mwy drwy ychwanegu rhesi yn y ddau liw.

BYDD ANGEN

- 2 x belen 150g o wlân trwchus
- 1 pâr o weill gwau mawr, maint 7–9
- Nodwydd tapestri
- Siswrn
- Nodwydd gwnïo
- Edau ar gyfer botymau
- 14–18 o eitemau cyffyrddol

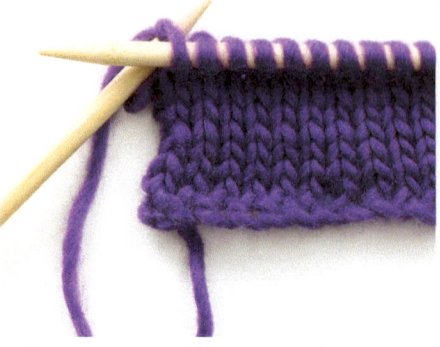

1 Gweithiwch 48 o bwythau - pwyth gardas neu bwyth hosan sydd hawsaf - neu ddigon i ddechrau gwau darn tua 30cm (12 modfedd) o led.

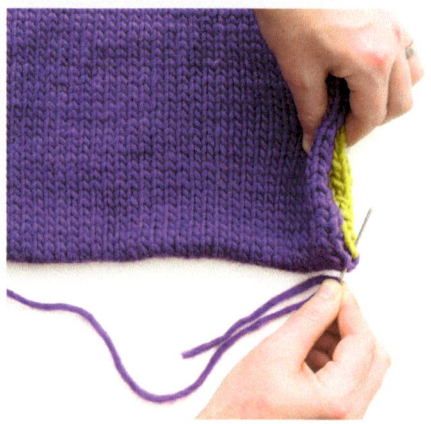

5 Defnyddiwch y nodwydd tapestri a'r gwlân i wnïo ymylon un ochr o'r sgwâr plyg gyda'i gilydd.

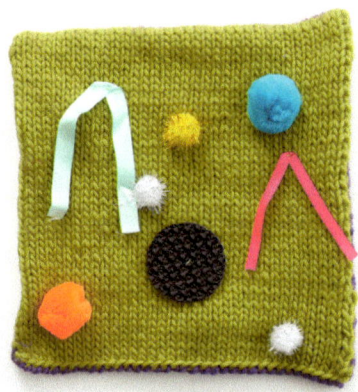

9 Gwnïwch yr eitemau meddalach sy'n weddill ar ochr arall y sgwâr gwau (hwn fydd y tu mewn).

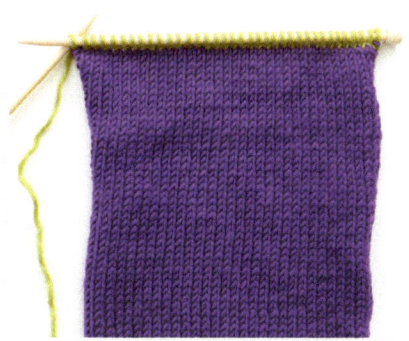

2 Pan fydd y darn yn 30cm (12 modfedd) o hyd, newidiwch i'r ail liw o wlân, trwy glymu'r gwlân newydd i'r hen un.

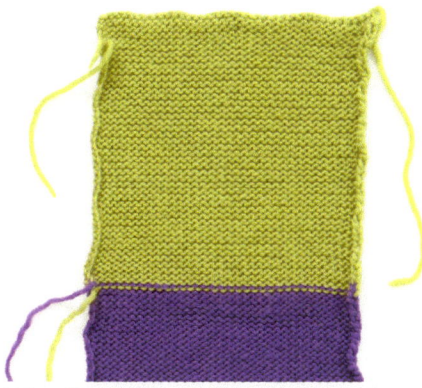

3 Daliwch ati i wau nes bod y darn yn 60cm (24 modfedd) o hyd. Yna caewch y pwythau, neu gofynnwch i rywun eich helpu gyda hyn.

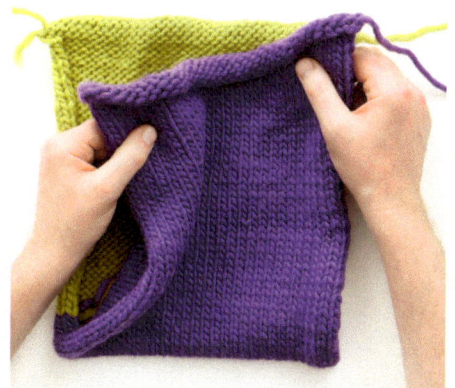

4 Plygwch y darn o wau yn ei hanner ar ei hyd gyda'r ochr pwythau chwith yn wynebu tuag i mewn i wneud sgwâr trwch dwbl.

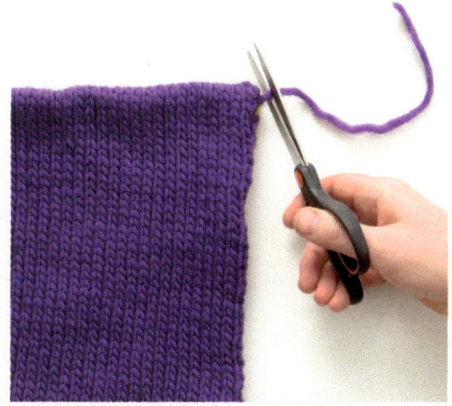

6 Gwnïwch y ddwy ochr agored arall o'r sgwâr at ei gilydd. Ar ôl cyrraedd y pen, clymwch y gwlân a'i dorri'n daclus.

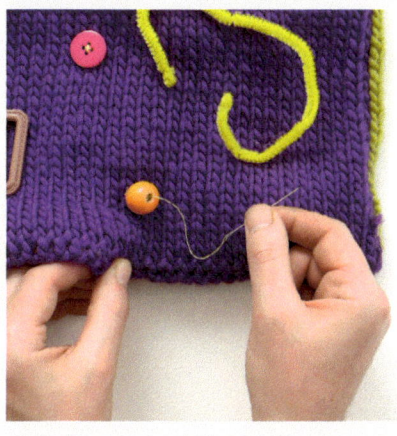

7 Cymerwch bob eitem gyffyrddol a'i gwnïo'n ddiogel i un ochr o'r sgwâr gwau. Torrwch unrhyw ddarnau rhydd o edau.

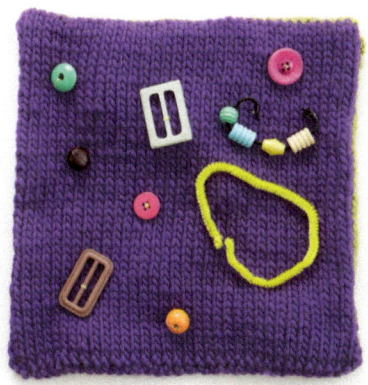

8 Gwnïwch 7–9 o'r eitemau cyffyrddol mwyaf swmpus ar un ochr o'r sgwâr gwau (hwn fydd y tu allan).

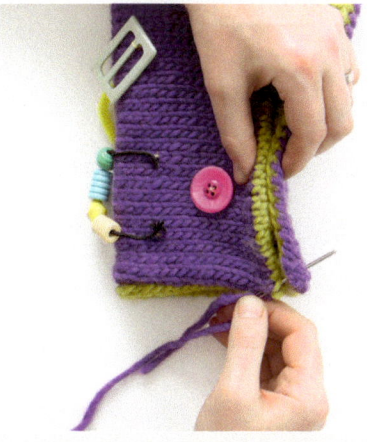

10 Gwnïwch ddwy ochr arall y sgwâr, gyda nodwydd dapestri, i greu tiwb.

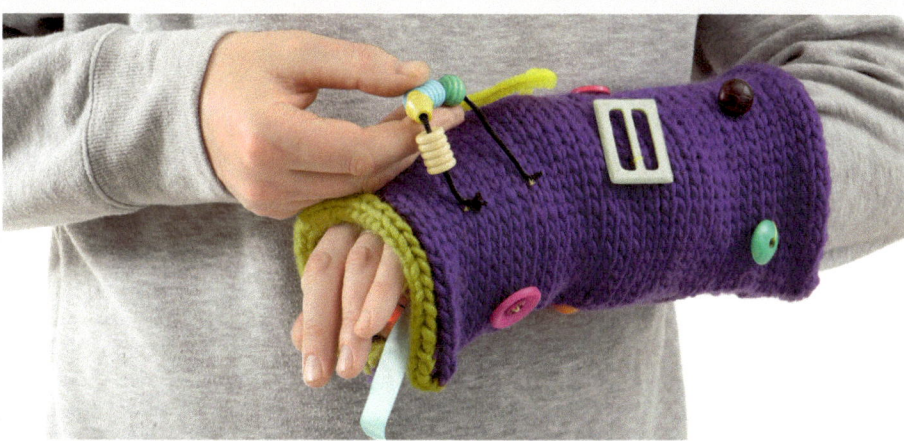

11 Mae gan y llawes ffidlan orffenedig addurniadau cyffyrddol ar y tu allan ac ar y tu mewn.

Gwneud blanced synhwyraidd

Mae blancedi synhwyraidd wedi'u haddurno ag amrywiaeth o bethau i ysgogi'r synhwyrau gweld, teimlo a hyd yn oed arogli. Gwnewch un i ffrind neu i chi eich hun.

Sut mae mynd ati

Does dim ffordd "gywir" o wneud blanced synhwyraidd - mae pob un yn unigryw. Bydd yr eitemau rydych chi'n eu defnyddio fel addurniadau yn dibynnu ar eich chwaeth a'r hyn sydd ar gael.

■ Bydd y flanced orau yn un liwgar o gnu sydd o leiaf 100 x 80cm (40 x 32 modfedd) neu'n ddigon mawr i orchuddio'ch col.

■ Unwaith y byddwch wedi dewis eitemau addas, trefnwch nhw ar y flanced, yn y darn a fyddai dros eich col.

■ Ewch ati i wnïo pob eitem yn ei lle. Mae fflos dannedd yn wych ar gyfer gwnïo botymau.

▲ Gallech addasu'r syniad hwn i greu clustog neu ffedog synhwyraidd.

SUT MAE'N HELPU

Gall y flanced ddarparu cysur synhwyraidd, a fydd yn arwain at gysur emosiynol.

• Mae casglu eitemau, dylunio, a gwneud blanced synhwyraidd yn defnyddio sgiliau gwybyddol fel gwneud dewisiadau, cynllunio, trefnu a chanolbwyntio.

• Bydd gwnïo'r eitemau i'r flanced yn ymarfer deheurwydd eich dwylo, eich sgiliau echddygol manwl, a chydsymud llaw-llygad.

• Mae gwneud a chwblhau'r gweithgaredd creadigol hwn yn rhoi ymdeimlad o gyflawniad.

• Mae mwytho a byseddu'r eitemau ar y flanced yn cadw dwylo aflonydd yn brysur, yn eu llonyddu ac yn lleihau cynnwrf.

▶ Dewiswch flanced y gellir ei golchi mewn lliw llachar, ond mae'n well osgoi patrwm prysur. Defnyddiwch flanced o wead clos a phwysau canolig fel cnu.

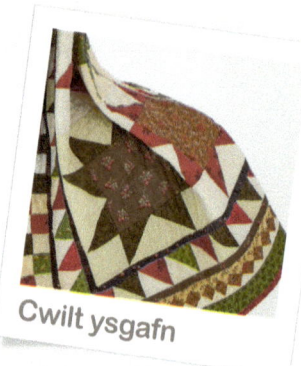
Cwilt ysgafn

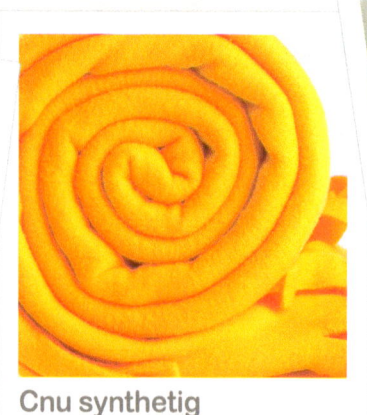
Cnu synthetig

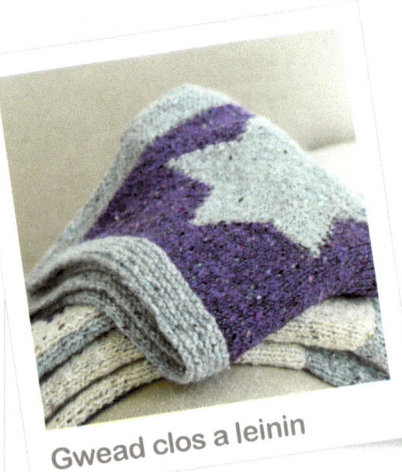
Gwead clos a leinin

Dewiswch eitemau synhwyraidd

Addurnwch y flanced gyda "pethau i'w gwneud" fel fflap botwm, sipiau, a felcro i'w hagor a'u cau. Ychwanegwch bethau i'w mwytho, troelli, tynnu, neu i roi pethau ynddyn nhw. Ceisiwch gynnwys gweadau gwahanol, fel fflwfflyd, caled, neu felfedaidd, yn ogystal ag eitemau ag arogl, er enghraifft cwdyn *bouquet garni*.

SIARADWCH AM...

Beth arall allech chi ei ddefnyddio i bersonoli blanced?

•

Oes gennych chi hoff wead?

•

Beth allwch chi ei ychwanegu at y flanced a fyddai'n ysgogi'ch clyw?

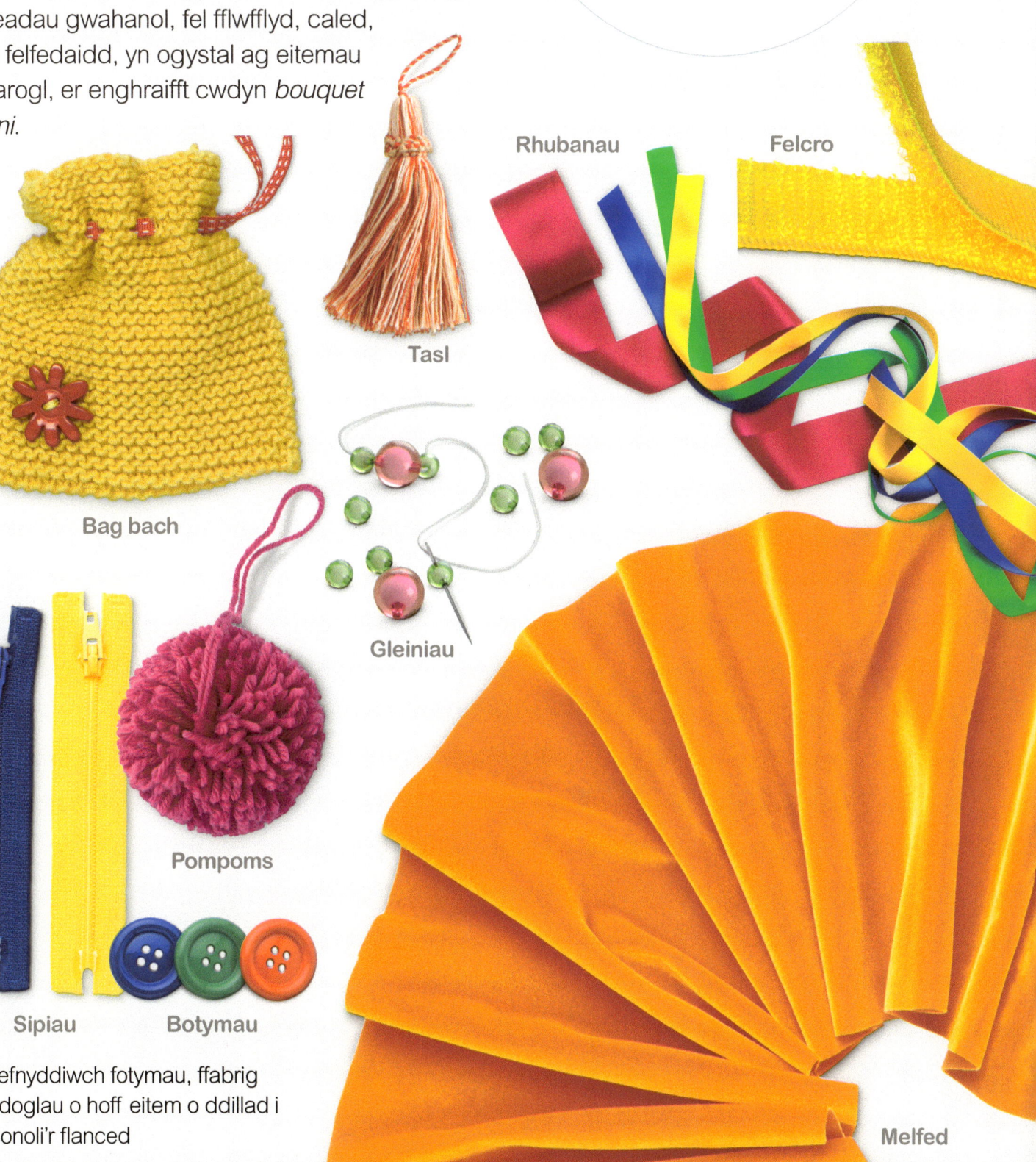

Bag bach

Tasl

Rhubanau

Felcro

Gleiniau

Pompoms

Sipiau

Botymau

Melfed

▲ Defnyddiwch fotymau, ffabrig neu doglau o hoff eitem o ddillad i bersonoli'r flanced

Gwneud addurniadau dathlu

Gallwch wneud eich addurniadau eich hun i ddathlu achlysur arbennig fel pen-blwydd, garddwest, gŵyl flynyddol, pen-blwydd priodas neu i groesawu rhywun adref.

Sut mae mynd ati

Meddyliwch am eich thema a'ch cynllun lliw; er enghraifft, coch, aur, a gwyrdd a gyfer y Nadolig; gwyrdd golau a melyn ar gyfer y gwanwyn; neu arian ar gyfer priodas.

■ Mae byntin yn hawdd i'w wneud ac mae'n wych ar gyfer dathliadau awyr agored. Gallwch greu llusernau canhwyllau bach (gweler tudalen 187) i'w defnyddio gyda'r hwyr.

■ Efallai y byddwch am rannu'r prosiect hwn. Gall pob unigolyn fod yn gyfrifol am elfen benodol.

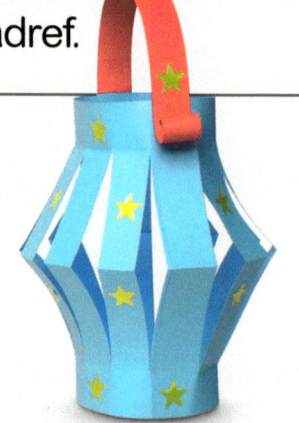

▲ Mae llusernau papur yn hawdd i'w gwneud. Gallwch eu haddurno i'w gwneud yn fwy lliwgar.

GOLWG GRYNO

✓ Ar eich eistedd
✓ 1 person neu fwy
✓ Cynhyrchiol/hamdden
✓ Hyd amrywiol
✓ Anhawster amrywiol
! Gall gynnwys defnyddio siswrn neu styffylwr

SUT MAE'N HELPU

Gall gwneud addurniadau fod yn hawdd, ac mae'n gyfle i chi fod yn greadigol heb y pwysau o wneud rhywbeth sy'n cymryd yn hir.

• Gallwch ddefnyddio amrywiaeth o sgiliau corfforol a meddyliol i gwblhau'r math yma o brosiect, gan gynnwys sgiliau gwneud penderfyniadau, cynllunio, trefnu, dilyn camau mewn trefn, canolbwyntio a thalu sylw.

• Bydd cwblhau'r addurniadau yn rhoi ymdeimlad o gyflawniad i chi ac yn hwb i'ch hunan-barch.

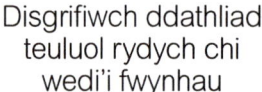

Disgrifiwch ddathliad teuluol rydych chi wedi'i fwynhau

•

Oes gan eich teulu hoff addurniadau sy'n dod allan flwyddyn ar ôl blwyddyn?

•

Ystyriwch fanteision ac anfanteision defnyddio dail ffres neu artiffisial mewn addurniadau

SIARADWCH AM...

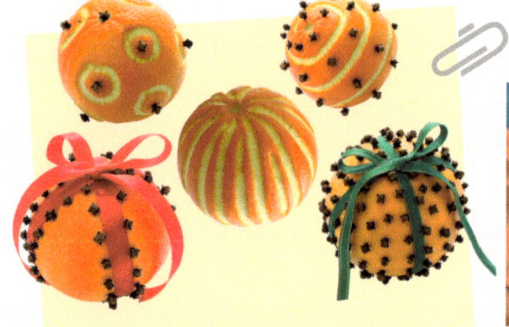

Perbelen oren
Gwnewch berbelenni persawrus gan ddefnyddio orennau sych a gwthio clofs i mewn iddyn nhw.

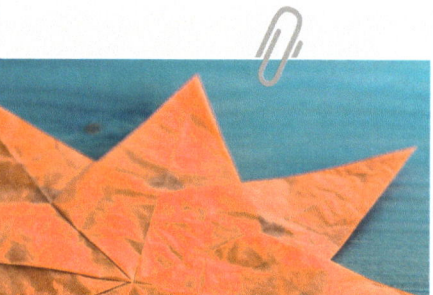

Sêr papur
Chwiliwch drwy lyfrau neu ar-lein i ddod o hyd i gyfarwyddiadau manwl ar sut i wneud addurniadau papur hwyliog eraill, fel y sêr hyn.

Rhowch addurniadau papur i hongian ar goed yn ystod yr hydref a'r gaeaf, pan fydd y coed wedi colli eu dail.

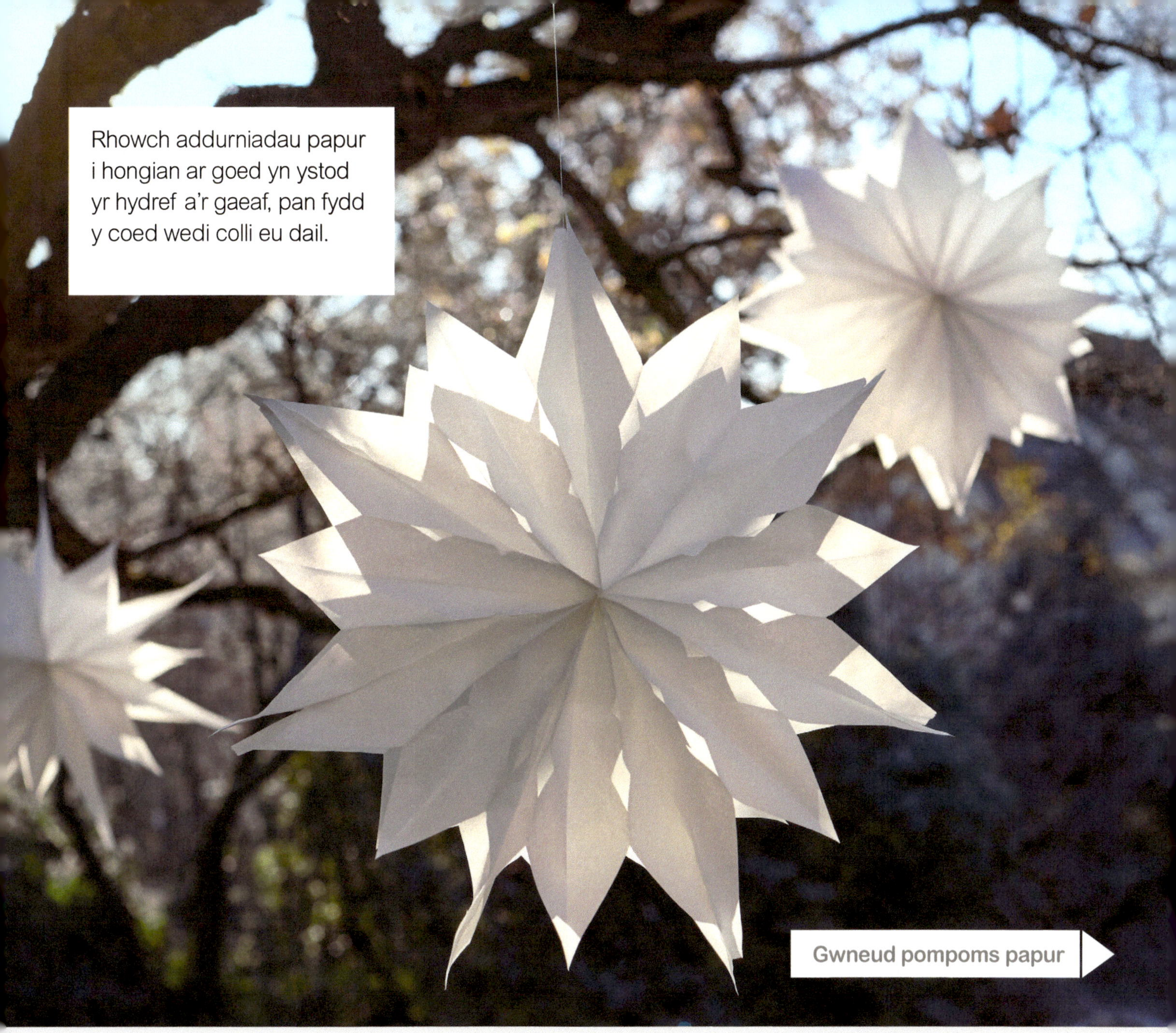

Gwneud pompoms papur ▷

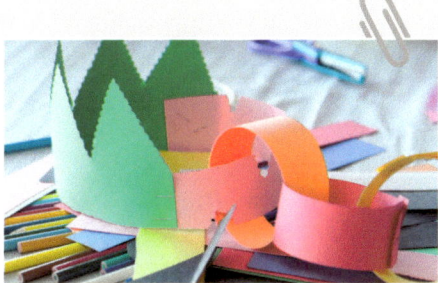

Cadwyni papur
Cymerwch stribedi papur, tua 20cm x 1.2cm (8 x ½ modfedd) o led. Defnyddiwch lud neu styffylwr i gysylltu'r dolenni.

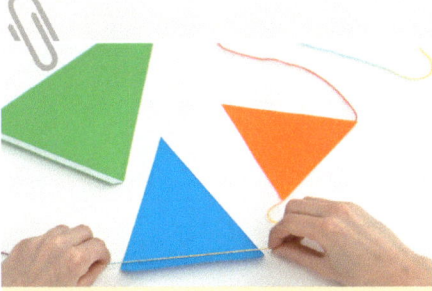

Byntin
Torrwch drionglau o bapur neu ddefnydd lliw, a'u gludo neu eu gwnïo i ddarn o dâp.

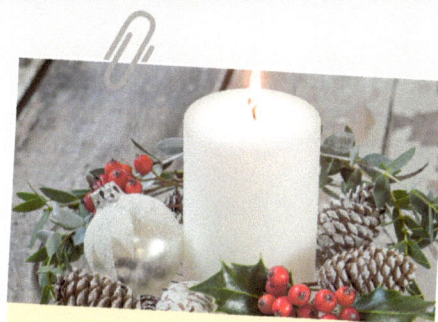

Canolbwynt bytholwyrdd
I addurno bwrdd, rhowch gannwyll mewn dysgl wydr gron ac ychwanegwch frigau bytholrwydd, *baubles* crwn a moch coed.

Gwneud pompoms papur

Mae pob dalen yn gwneud un pompom maint llaw. Gwnewch y pompoms yn eich lliw thema neu mewn lliwiau gwahanol, a'u hongian fel byntin neu ar goed. Gallech hefyd hongian clwstwr ohonyn nhw uwchben canol bwrdd.

BYDD ANGEN

- Dalenni o bapur sidan lliw, pob un yn 75 x 50cm (30 x 20 modfedd)
- Siswrn
- Llwy fetel
- 50cm (20 modfedd) o wifren blodau
- Edau gudd

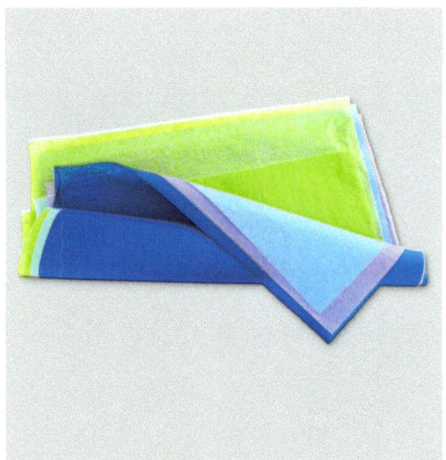

1 Cymerwch 1 ddalen neu fwy a'u plygu yn eu hanner yn daclus. Yna plygwch nhw yn eu hanner ar eu traws ddwywaith yn rhagor. Agorwch y dalenni.

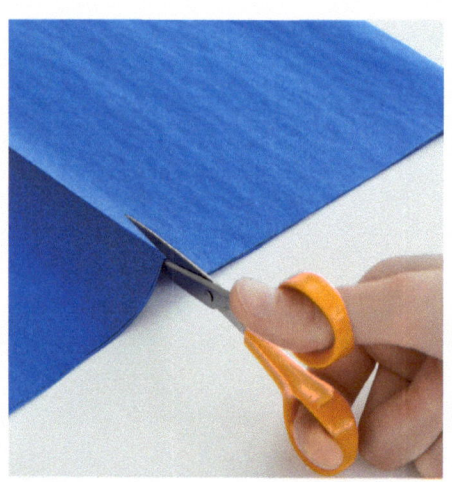

2 Torrwch bob dalen ar hyd y marciau plygu i rannu'r ddalen yn 8 dalen lai. Rhowch yr 8 dalen yn bentwr ar ben ei gilydd.

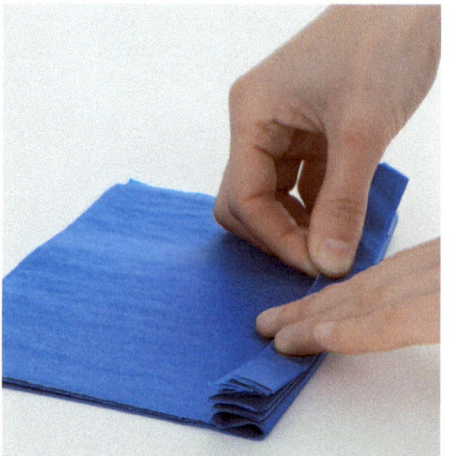

3 Dechreuwch ar y pen byr. Plygwch y pentwr o bapur sidan bob 1.2cm (½ modfedd) i greu consertina. Gwasgwch y plygiadau gyda llwy i gadw eu siâp.

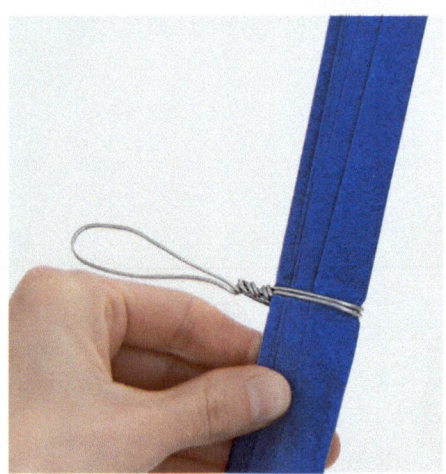

5 Agorwch y pen o'r wifren sydd â dolen. Plygwch y pennau gwifren i'w cuddio.

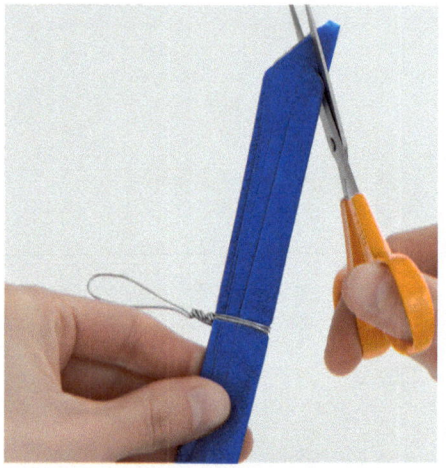

6 Torrwch 2 gornel o un pen o'r stribed papur i wneud pwynt. Torrwch y pen arall yn yr un modd.

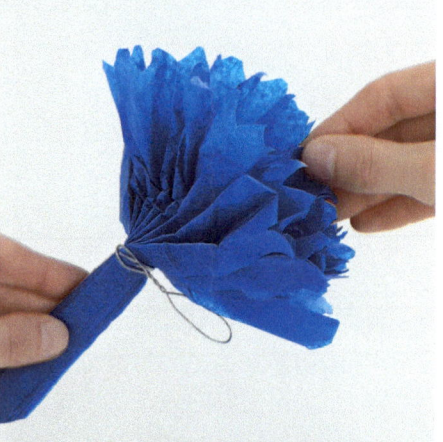

7 Yn araf, agorwch rywfaint ar y papur sidan o un pen o'r stribed. Tynnwch bob haen o bapur allan nes i chi gyrraedd y canol.

Gwneud pompoms enfawr

I wneud addurniadau hynod drawiadol, defnyddiwch wyth dalen gyfan o bapur sidan ar gyfer pob pompom. Rhowch yr 8 dalen yn bentwr ar ben ei gilydd. Yna dilynwch gamau 1 i 8, ond pan gyrhaeddwch chi gam 3, gwnewch y plygiadau'n fwy – tua 2.5cm (1 fodfedd) o led.

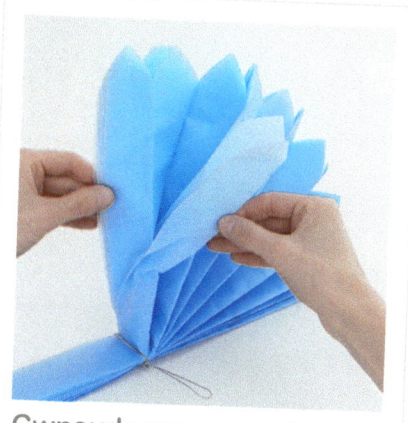

Gwneud pompom enfawr

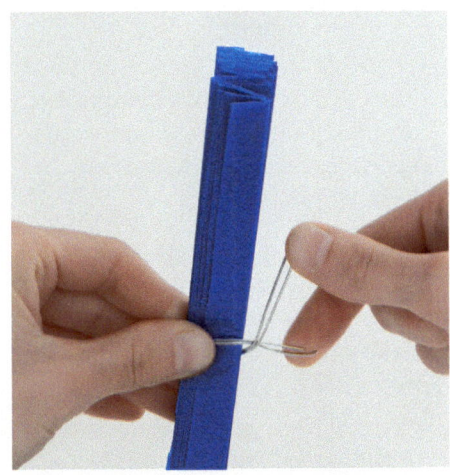

4 Plygwch ddarn o wifren blodau yn ei hanner. Plygwch hi eto a'i throelli'n gadarn o gwmpas canol y papur wedi'i blygu.

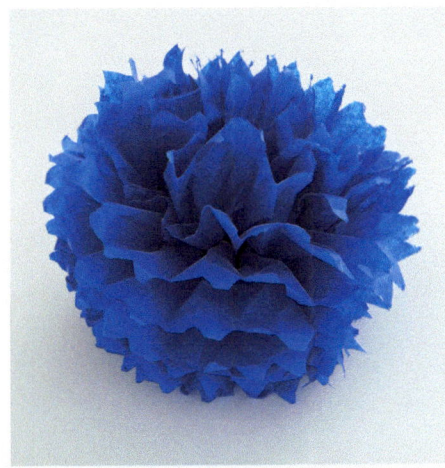

8 Tynnwch allan yr holl haenau o bapur ar ben arall y stribed nes bod gennych chi siâp pompom.

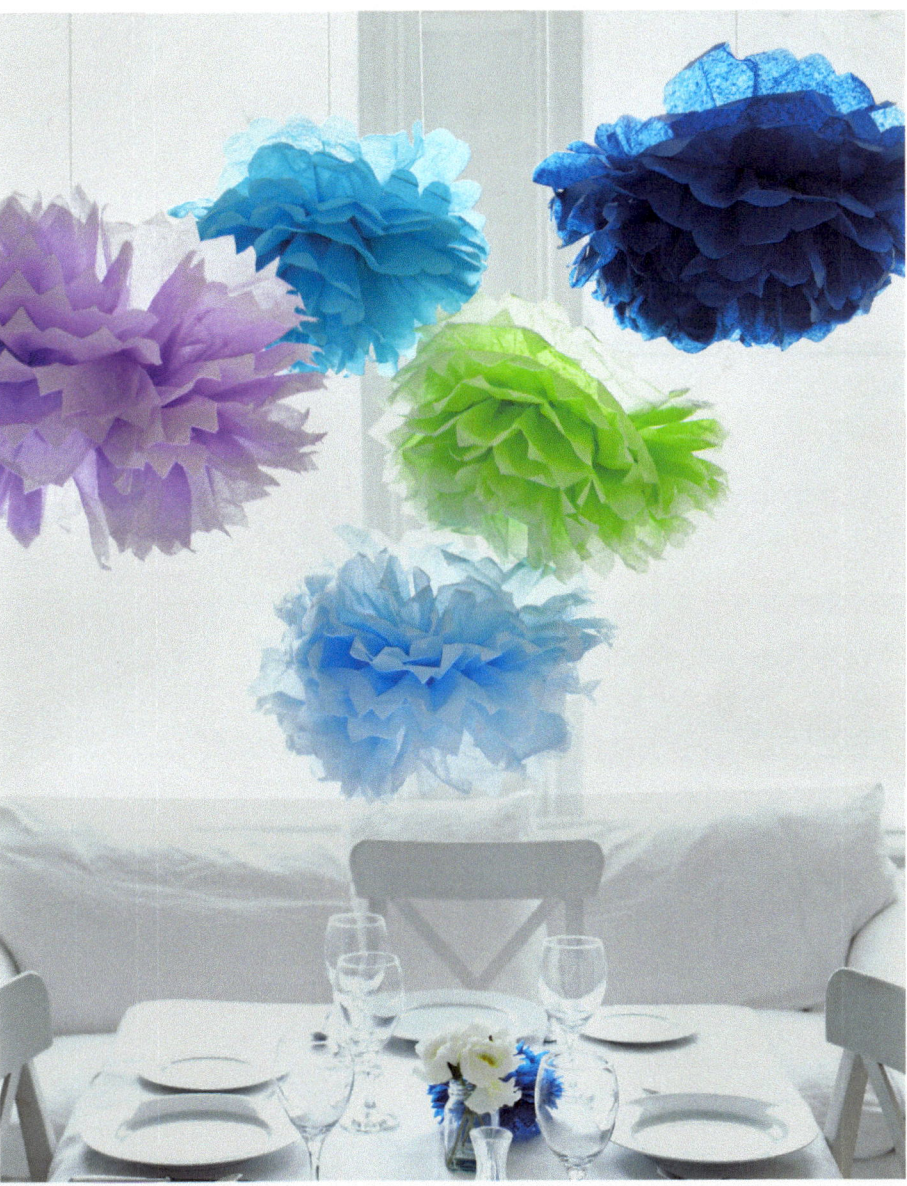

▲ Clymwch ddarn o edau gudd i bob dolen wifrog ac ewch ati i hongian y pompoms. Gosodwch y pompoms ar uchder gwahanol – byddan nhw'n edrych yn fwy trawiadol.

Gwneud labeli ac arwyddion procio'r cof

Gall creu eich labeli a'ch arwyddion unigryw eich hun brocio'r cof a'ch helpu i aros yn annibynnol cyhyd â phosib.

Sut mae mynd ati

Yn gyntaf, nodwch y pethau neu'r rwtîns sylfaenol sy'n achosi rhwystredigaeth i chi wrth i chi geisio dod o hyd iddyn nhw neu eu cofio. Mae'n bosib y bydd trafod hyn gydag aelod o'r teulu o help.

■ Ystyriwch lle gellir gosod pob label neu arwydd fel eu bod yn weladwy ond ddim yn amharu ar agor a chau drysau neu ddroriau.

■ Bydd labeli gyda chyfarwyddiadau syml ar sut i ddefnyddio offer, fel y peiriant golchi, yn eich helpu i'w defnyddio'n ddiogel am fwy o amser.

■ Peidiwch â chreu gormod o labeli neu byddwch yn dechrau eu hanwybyddu.

Pa arwyddion hoffech chi eu gwneud?

SIARADWCH AM...

•

Ystyriwch a allai cerdyn atgoffa maint poced fod yn ddefnyddiol, er enghraifft un gyda'ch cyfeiriad neu rif ffôn cyswllt i'w gadw arnoch chi pan fyddwch chi allan o'r tŷ.

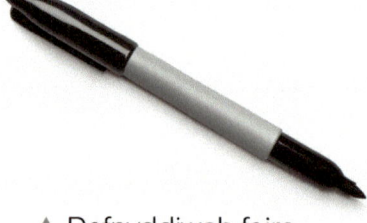

▲ Defnyddiwch feiro ysgrifennu du, trwchus i greu saeth neu i ysgrifennu geiriau allweddol neu gamau sylfaenol rwtîn bob dydd mewn print du, tywyll.

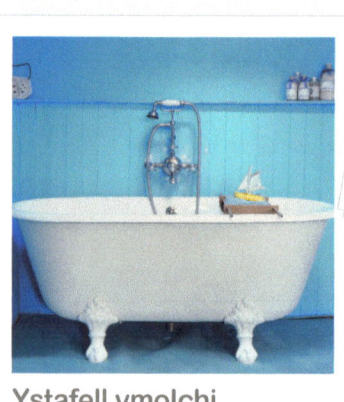

Ystafell ymolchi

▲ Gallech ddefnyddio labeli ac arwyddion i brocio'r cof o amgylch y cartref i'ch atgoffa ble mae ystafelloedd neu bethau penodol, neu i'ch atgoffa o gyfarwyddiadau sylfaenol.

GOLWG GRYNO

✓ Gweithgaredd ysgafn

✓ 1 person

✓ Hunanofal / cynhyrchiol

✓ Hyd amrywiol

✓ Hawdd

! Gall gynnwys defnyddio siswrn

SUT MAE'N HELPU

Gall creu labeli a chardiau procio'r cof wneud i chi deimlo'n rymus, oherwydd byddan nhw'n eich helpu i aros yn annibynnol.

• Bydd arwyddion yn eich helpu i ddod o hyd i'ch ffordd o fewn ac o amgylch y cartref, gyda nodiadau atgoffa gweledol o'r hyn sydd y tu ôl i bob drws caeedig.

• Bydd rhai rhwystredigaethau sy'n cael eu hachosi gan broblemau'r cof yn cael eu lleddfu, a bydd hyn yn hwb i hyder a lles.

• Gall nodiadau atgoffa gweledol ysgogi'r cof trefniadol tymor hir a helpu wrth gychwyn tasgau.

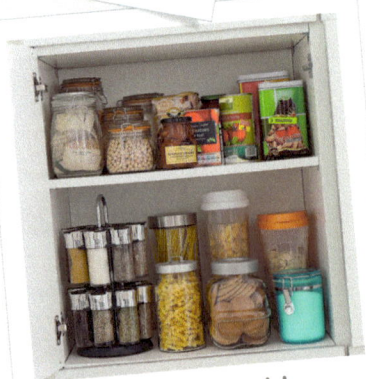

Y gegin

Cynnwys cwpwrdd

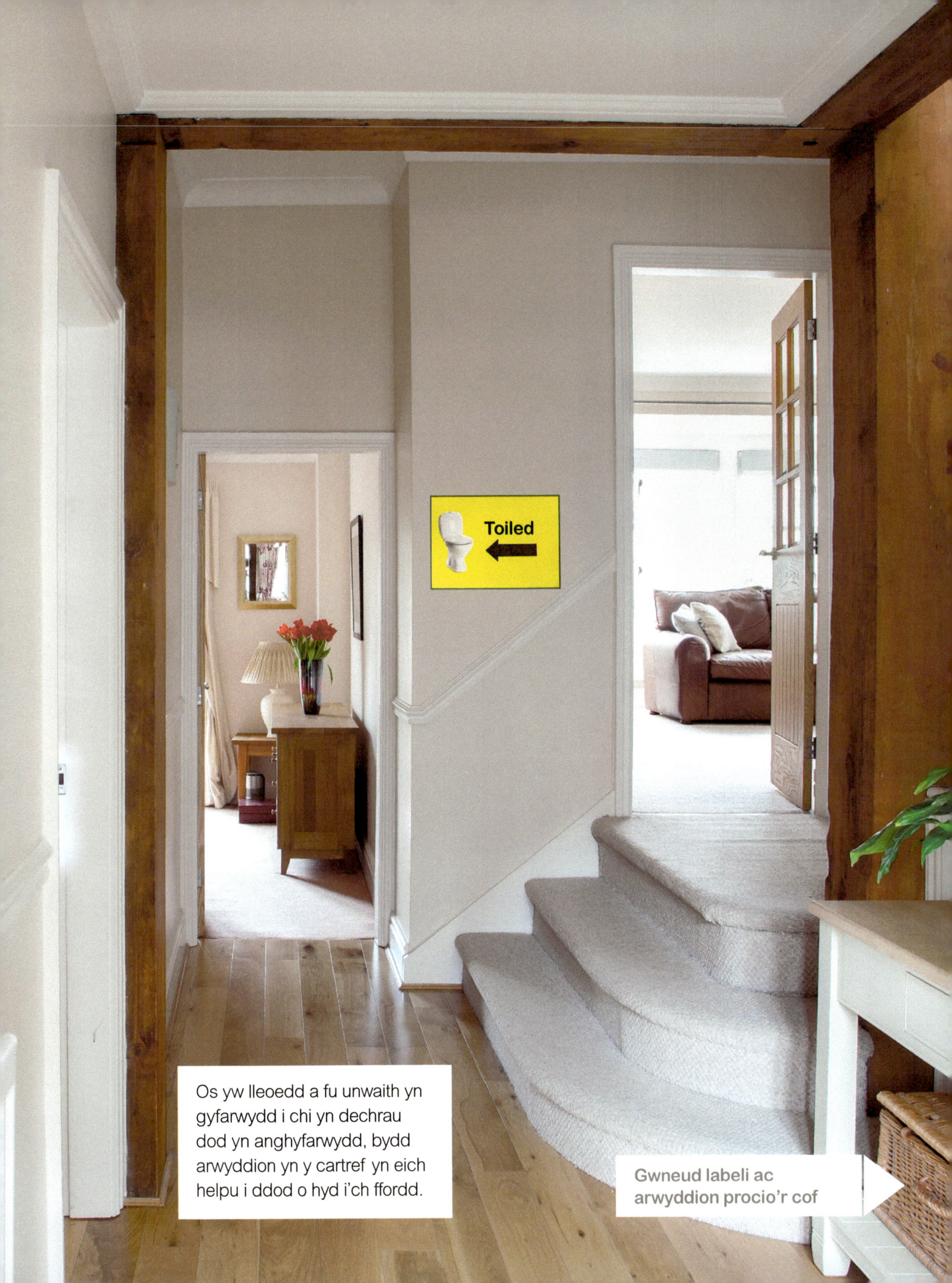

Toiled

Os yw lleoedd a fu unwaith yn gyfarwydd i chi yn dechrau dod yn anghyfarwydd, bydd arwyddion yn y cartref yn eich helpu i ddod o hyd i'ch ffordd.

Gwneud labeli ac arwyddion procio'r cof

Creu rhestr

Cyn i chi greu unrhyw labeli neu arwyddion, rhestrwch yr holl bethau neu gyfarwyddiadau y credwch sy'n rhaid eich atgoffa chi ohonyn nhw. Beth am labelu drysau cypyrddau a droriau i'ch atgoffa beth sydd y tu mewn iddyn nhw? Hefyd, gwnewch labeli i'ch atgoffa o'r hanfodion sydd eu hangen arnoch bob tro y byddwch chi'n gadael y tŷ.

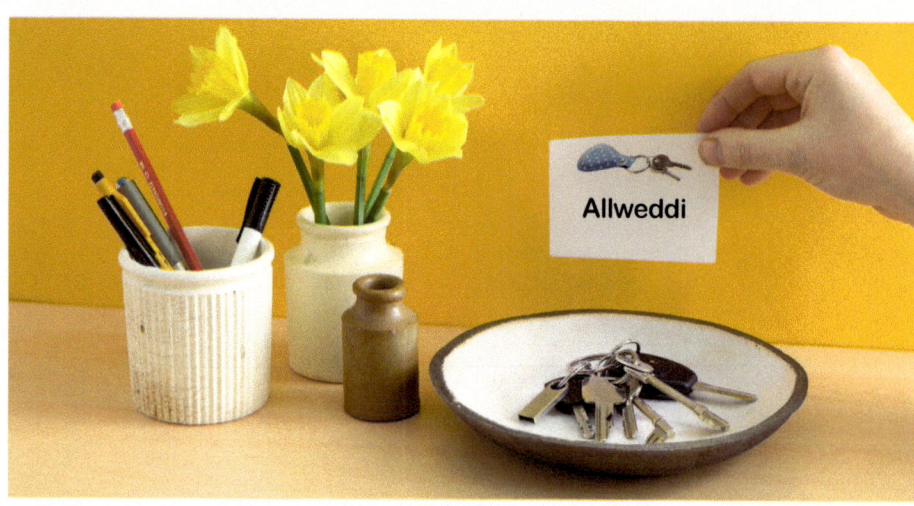

▲ Os ydych chi'n colli eich allweddi yn aml, gwnewch arwydd i'ch atgoffa i'w cadw yn yr un man bob amser.

Gwneud labeli procio'r cof

Mae'n rhaid i bob label procio'r cof sefyll allan ar yr arwyneb y byddwch yn ei lynu arno. Defnyddiwch gardiau neu labeli lliwgar ar gyfer arwynebau golau a rhai gwyn ar gyfer arwynebau tywyll. Os ydych chi'n creu cyfarwyddiadau, meddyliwch lle fydd y cardiau'n cael eu rhoi ar ôl i chi eu creu.

BYDD ANGEN

• Delweddau wedi'u hargraffu neu gylchgronau
• Siswrn
• Cardiau gwyn neu liw neu labeli gludiog mawr
• Glud PVA
• Pen ffelt du, trwchus
• Lamineiddiwr (dewisol)
• Pwti gludo

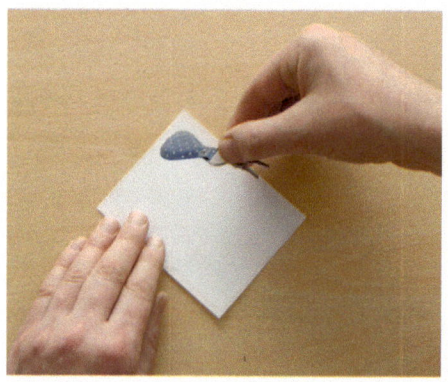

1 Dewch o hyd i ddelwedd i gynrychioli'r peth rydych chi am ei labelu. Torrwch y ddelwedd a'i gludo i'r cerdyn neu'r label gludiog.

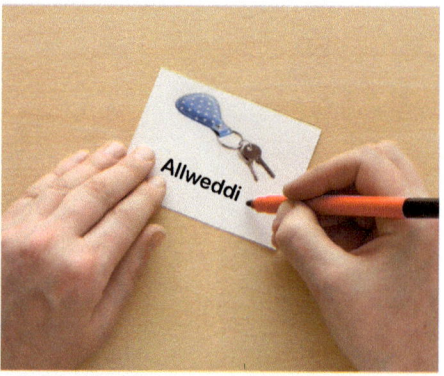

2 Defnyddiwch ben ffelt du, trwchus i ysgrifennu enw'r pethau rydych chi am eu cofio ar y label.

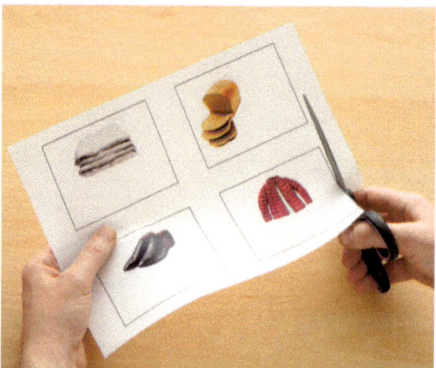

3 Efallai yr hoffech chi ddylunio'ch labeli ar gyfrifiadur a'u hargraffu. Torrwch bob label a'i ludo ar gerdyn.

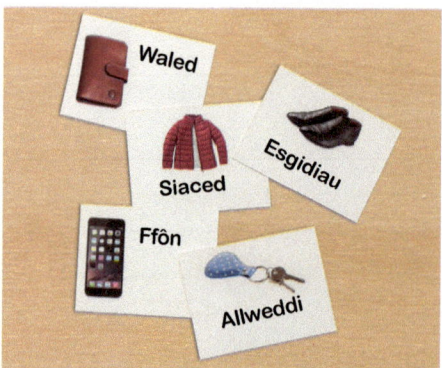

4 Pan fyddwch chi wedi gorffen y labeli, gallwch eu lamineiddio i'w cadw'n lân neu eu gludo yn y mannau priodol fel ag y maen nhw.

Gwneud arwyddion procio'r cof

Gwnewch arwyddion gyda saeth i fynd ar y wal neu rai heb saethau ar gyfer drysau. Gallech hefyd dynnu ffotograffau o eitemau cyfarwydd o bob ystafell i'w hargraffu ar bapur maint A5. Efallai y bydd angen help arnoch i wneud hyn. Lamineiddiwch yr arwyddion i'w cadw'n lân.

BYDD ANGEN

- Cylchgronau
- Camera neu ffôn clyfar
- Cyfrifiadur gydag argraffydd
- Siswrn
- Darnau A4 o gerdyn lliw (mae melyn yn dda)
- Pen du, trwchus
- Glud PVA
- Lamineiddiwr (dewisol)
- Pwti gludo

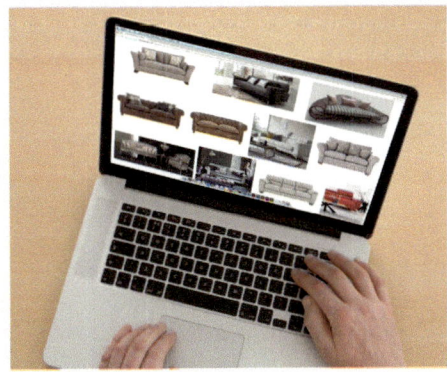

1 Edrychwch mewn cylchgronau neu ar-lein am ddelweddau i gynrychioli un o brif nodweddion cyfarwydd pob ystafell yn eich cartref.

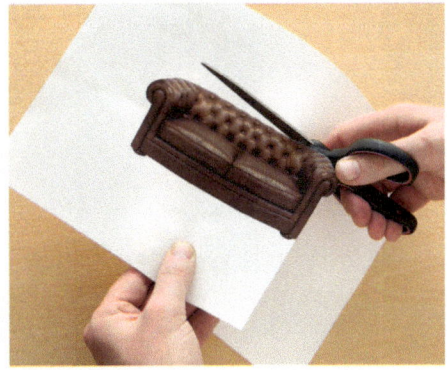

2 Er enghraifft, gallai soffa gynrychioli'ch ystafell fyw neu gallai popty gynrychioli'ch cegin. Torrwch o amgylch y lluniau.

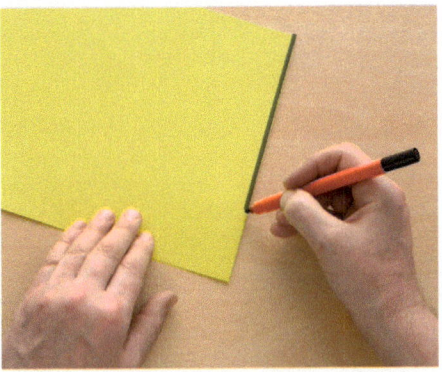

3 Defnyddiwch y pen du i greu amlinelliad trwchus o amgylch ymylon pob cerdyn A4. Trowch y papur ar ei ochr.

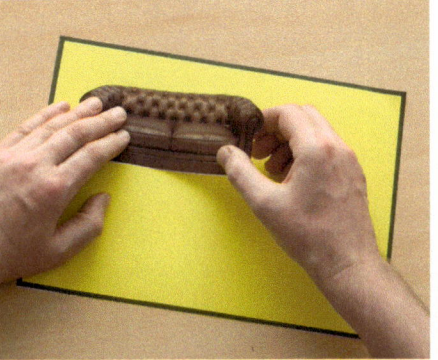

4 Gludwch bob delwedd i un o'r cardiau A4, gan adael lle o dan bob delwedd ar gyfer testun a saeth (os oes angen).

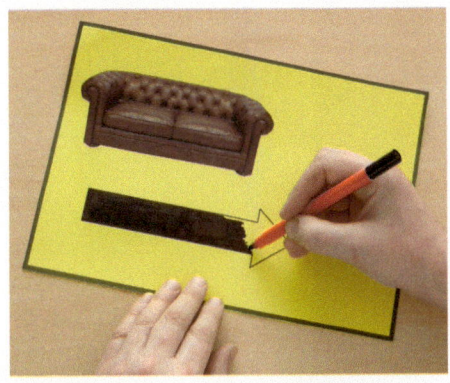

5 Ychwanegwch saeth yn pwyntio i'r cyfeiriad iawn, ac yna ysgrifennwch enw'r ystafell y bydd yr arwydd yn pwyntio ati.

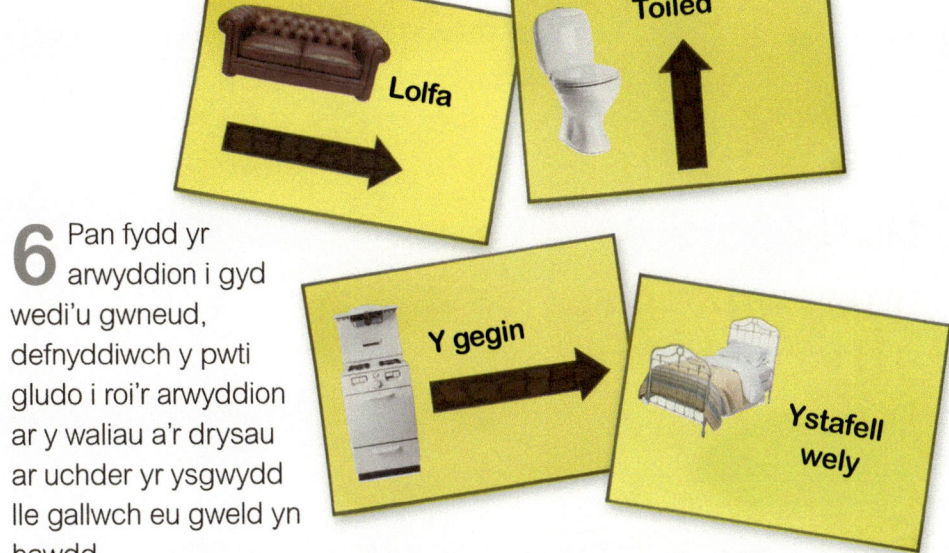

6 Pan fydd yr arwyddion i gyd wedi'u gwneud, defnyddiwch y pwti gludo i roi'r arwyddion ar y waliau a'r drysau ar uchder yr ysgwydd lle gallwch eu gweld yn hawdd.

Dal ati i goginio

Ni waeth a ydych chi'n hoffi paratoi, coginio a gweini bwyd neu'n gweld y cyfan fel tipyn o faich, mae dal ati i ddefnyddio'ch sgiliau yn beth da. Bydd hyn yn eich helpu i deimlo'n ddefnyddiol yn eich bywyd bob dydd.

Sut mae mynd ati

Efallai y gwelwch chi fod eich chwaeth yn newid, felly dyma'r amser i roi cynnig ar flasau newydd. Os yw pethau'n mynd yn fwy anodd i chi, mae yna sawl ffordd o symleiddio coginio.

■ Ysgrifennwch sut i goginio ffefrynnau'r teulu neu dewch o hyd i ryseitiau syml o lyfrau coginio neu ar-lein.

■ Prynwch gynhwysion wedi'u rhewi, mewn tun neu wedi'u paratoi ymlaen llaw. Neu gallwch brynu prydau parod yn hytrach na pharatoi cynhwysion ffres.

■ Canolbwyntiwch ar un peth ar y tro fel nad yw'r dasg yn eich llethu.

■ Efallai y byddwch am ail-greu prydau sy'n eich atgoffa o wyliau neu achlysuron arbennig o'ch gorffennol.

SUT MAE'N HELPU

Bydd paratoi bwyd yn ysgogi'ch synhwyrau i gyd. Gall gweld, teimlo, arogli, a blasu bwyd – hyd yn oed clywed bwyd yn ffrwtian mewn sosban – godi archwaeth.

• Byddwch yn defnyddio sgiliau gwybyddol fel canolbwyntio, dilyn camau mewn trefn, a datrys problemau i ddewis beth i'w wneud, ac wrth gynllunio a pharatoi prydau.

• Mae ail-greu hoff ryseitiau yn defnyddio'r cof trefniadol.

• Gall dathlu achlysuron arbennig gyda bwyd sbarduno'ch cof emosiynol.

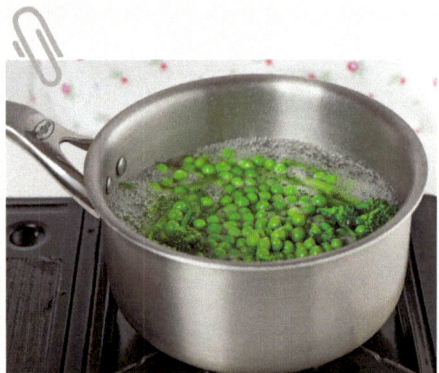

Bwyd poeth
Cofiwch fod yn ddiogel: byddwch yn ofalus wrth drafod bwyd poeth os ydych chi'n cael trafferth gyda'ch golwg neu wrth gydsymud llaw-llygad.

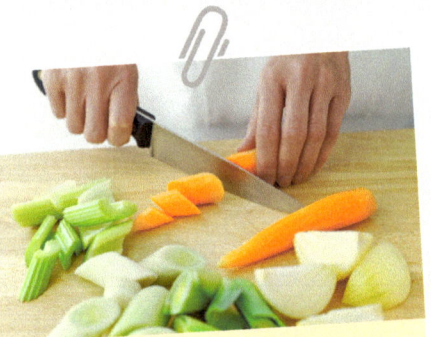

Rhannu'r llwyth gwaith
Os nad ydych chi eisiau coginio ar eich pen eich hun, gallwch helpu gyda thasgau fel plicio tatws, curo wyau, neu dorri llysiau.

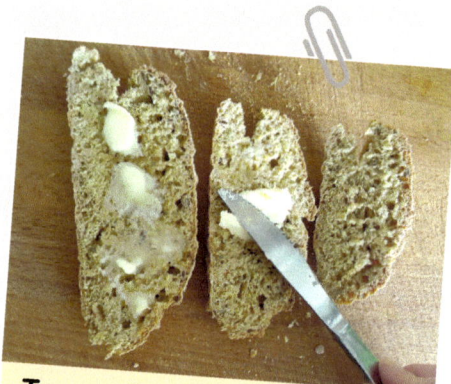

Tasgau hawdd
Daliwch ati i baratoi byrbrydau syml a diodydd, fel gwneud brechdanau a bara menyn, cyhyd ag y gallwch chi.

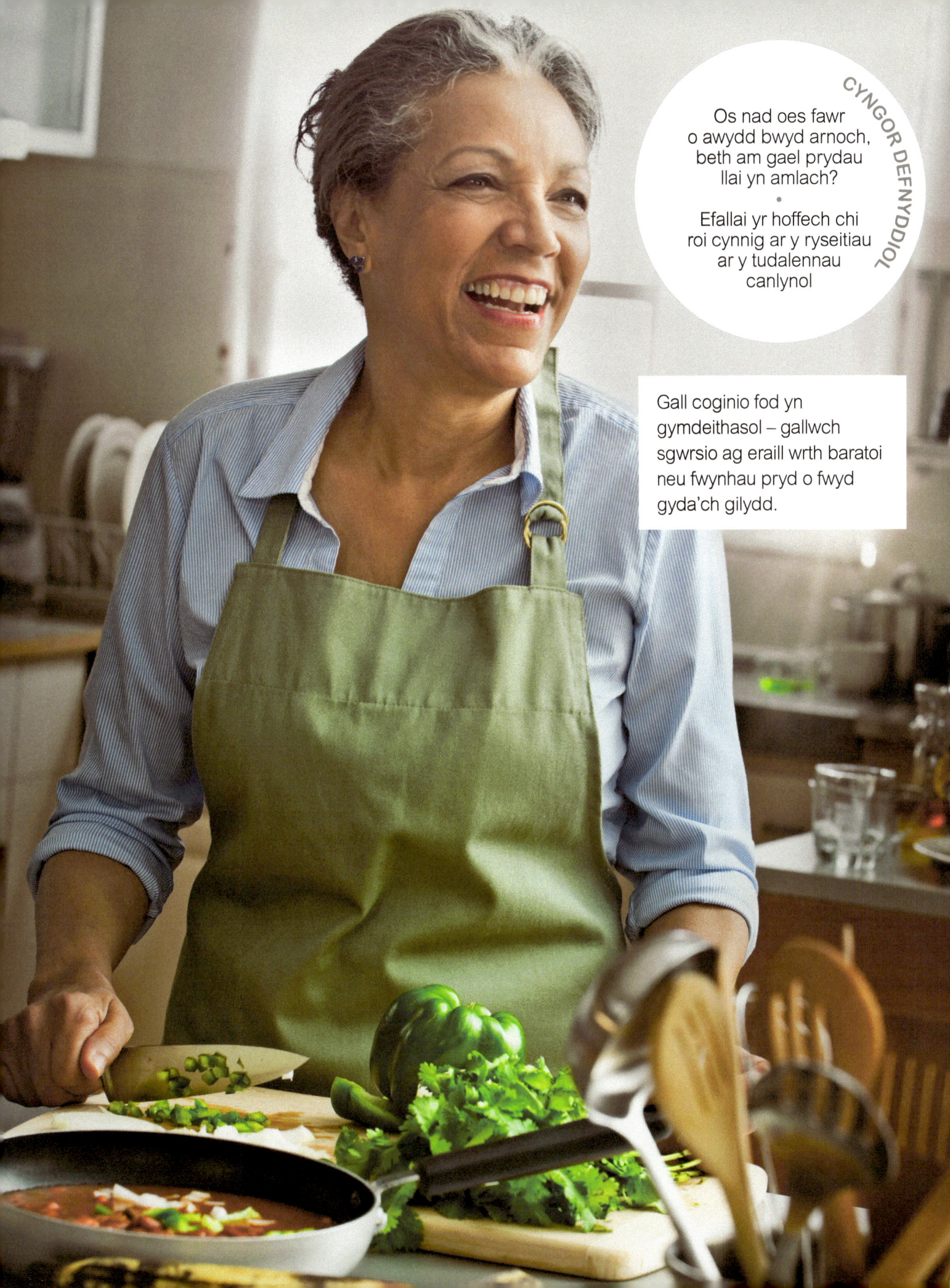

CYNGOR DEFNYDDIOL

Os nad oes fawr o awydd bwyd arnoch, beth am gael prydau llai yn amlach?

•

Efallai yr hoffech chi roi cynnig ar y ryseitiau ar y tudalennau canlynol

Gall coginio fod yn gymdeithasol – gallwch sgwrsio ag eraill wrth baratoi neu fwynhau pryd o fwyd gyda'ch gilydd.

Saladau iach

Mae paratoi byrbrydau ysgafn a phrydau bwyd yn helpu i gynnal eich annibyniaeth. Gall saladau iach fod yn gyflym ac yn hawdd i'w gwneud.

Sut mae mynd ati

Gallwch benderfynu pa mor syml neu gymhleth fydd eich salad a dewis rysáit sy'n addas i'ch gallu.

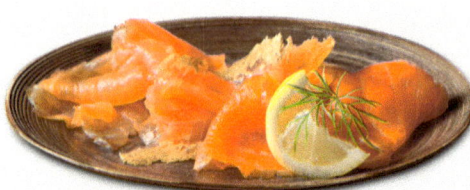

▲ Gallech ychwanegu rhai cigoedd oer, neu bysgod mwg neu o dun, at eich salad i greu pryd o fwyd iach.

■ Gwnewch salad syml gan ddefnyddio llond llaw o ddail salad; ychwanegwch domatos, ciwcymbr, a'ch hoff ddresin.

■ Ceisiwch ychwanegu llysiau amrwd wedi'u gratio, fel moron, a sleisys o buprynnau a winwns.

■ Mae ychwanegu cynhwysion at salad parod hyd yn oed yn haws.

GOLWG GRYNO

✓ Gweithgaredd ysgafn

✓ 1 person

✓ Hunanofal / cynhyrchiol

✓ 20–30 munud

✓ Hawdd

! Mae angen defnyddio cyllell finiog ac offer coginio eraill

SUT MAE'N HELPU

Mae gwneud salad yn eich galluogi i gynnal deiet cytbwys, sy'n llesol i'ch iechyd cyffredinol.

• Mae gwneud hyd yn oed salad syml yn ymarfer sgiliau gwybyddol cynllunio, trefnu, dilyn camau mewn trefn, canolbwyntio, cychwyn a chwblhau tasgau.

• Mae dewis hoff gynhwysion neu arbrofi gyda blasau newydd yn helpu gyda gwneud penderfyniadau a dewis.

• Mae symud o gwmpas yn y gegin yn eich cadw i symud ac yn eich cadw'n ystwyth. Rydych chi'n defnyddio sgiliau echddygol manwl i blicio, torri a pharatoi salad.

▶ Mae yna gant a mil o ryseitiau salad y gallwch chi roi cynnig arnyn nhw. Beth am greu eich salad eich hun gan ddefnyddio'ch hoff lysiau?

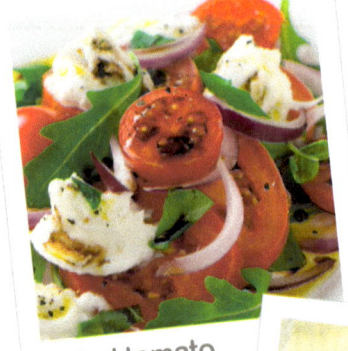

Salad tomato

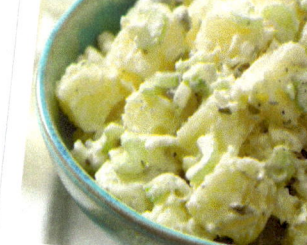

Salad tatws

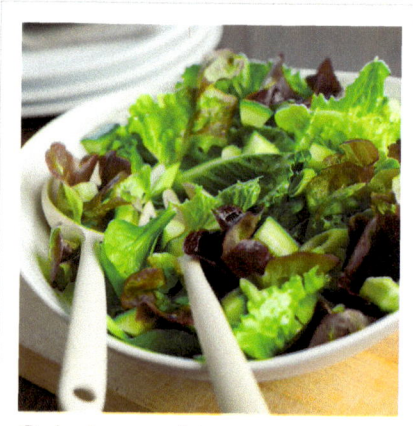

Salad gwyrdd

SIARADWCH AM…

P'un sydd orau: salad crîm, mayonnaise, neu ddresin Ffrengig?

•

Ydych chi'n caru neu'n casáu salad?

•

Ydych chi erioed wedi tyfu'ch llysiau salad eich hun?

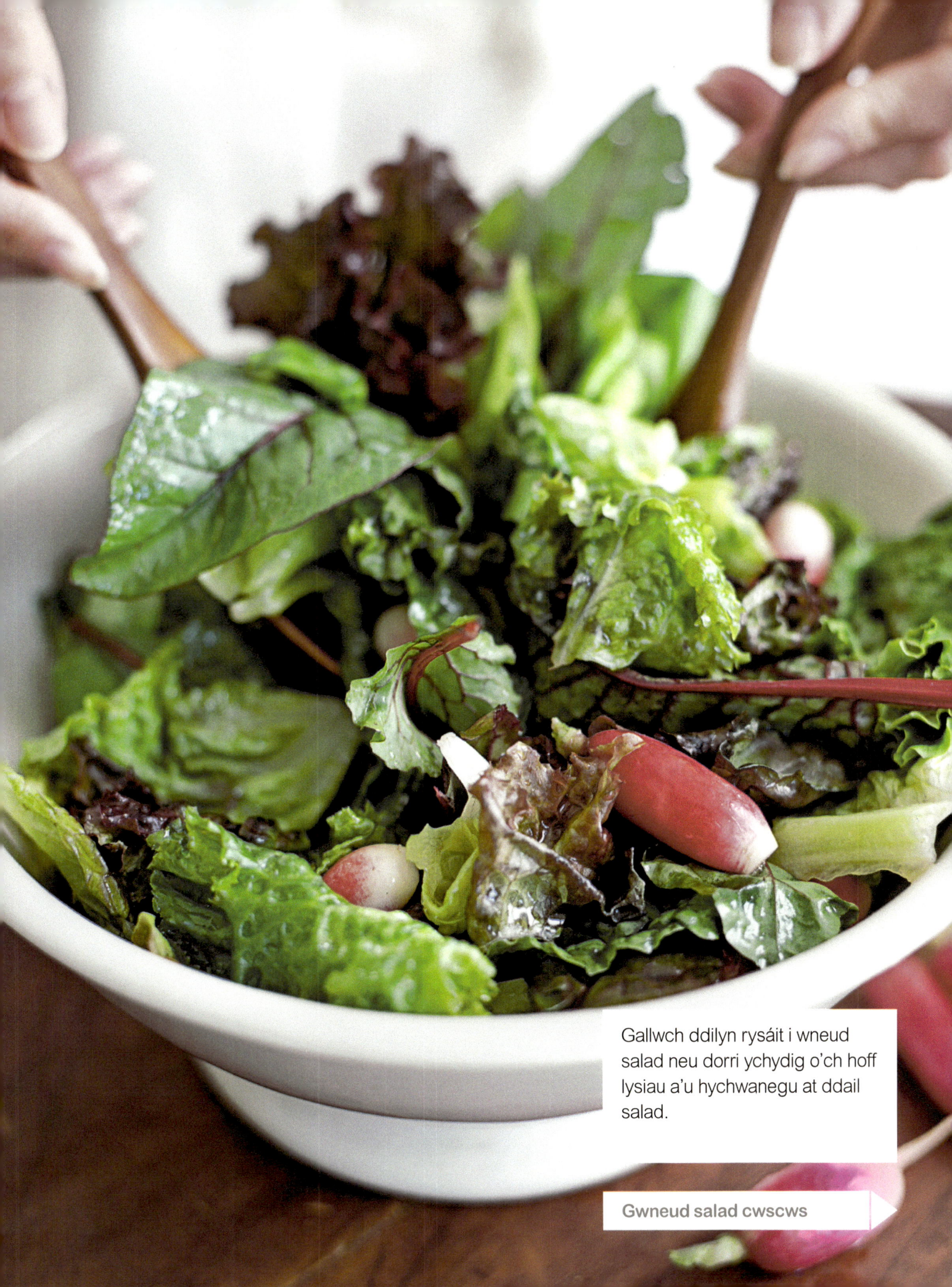

Gallwch ddilyn rysáit i wneud salad neu dorri ychydig o'ch hoff lysiau a'u hychwanegu at ddail salad.

Gwneud salad cwscws

Gwneud salad cwscws

Mae saladau fel yr un yma, gyda phasta, reis, cwscws, neu rawn arall, yn gwneud pryd sylweddol. Os nad ydych chi'n hoffi feta, rhowch gynnig ar gaws arall. Beth am roi cynnig ar flasau gwahanol trwy ychwanegu'ch hoff gynhwysion salad at y cwscws plaen? Y ffordd hawsaf o baratoi stoc llysiau yw defnyddio ciwbiau stoc llysiau ac ychwanegu dŵr poeth: dilynwch y cyfarwyddiadau ar y pecyn. Mae'r rysáit yma'n bwydo 4 o bobl ac yn cymryd 20 munud i'w pharatoi.

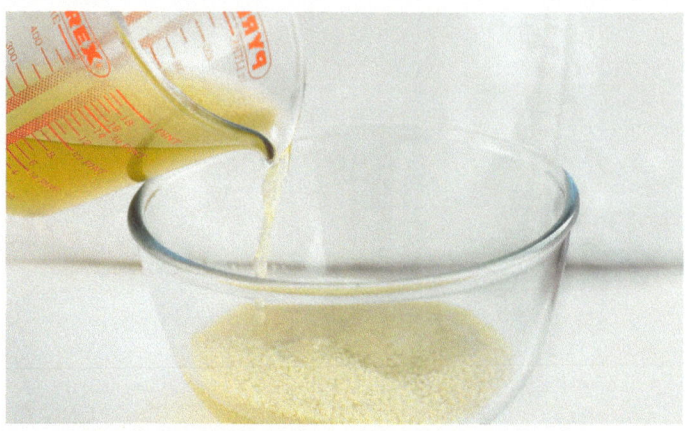

1 Paratowch 300ml (½ peint) o stoc llysiau poeth. Rhowch y cwscws mewn powlen fawr a thywallt y stoc poeth drosto.

BYDD ANGEN

- 3 powlen
- Jwg fesur
- Fforc
- Bwrdd torri
- Cyllell
- Llwy de
- Llwy bren
- Gratiwr mân neu grafwr croen lemwn
- Gwasgwr lemwn

CYNHWYSION Y RYSÁIT

- 300ml (½ peint) o stoc llysiau poeth
- 200g (7 owns) o gwscws
- 250g (9 owns) o domatos bach
- Winwnsyn coch bach
- Hanner ciwcymbr
- Pomgranad maint canolig (neu 2 becyn o hadau pomgranad parod)
- 1 lemwn
- 2 lwy fwrdd o olew olewydd
- 200g (7 owns) o gaws feta, wedi'i falu'n friwsion
- Swp mawr o fintys ffres, wedi'i dorri

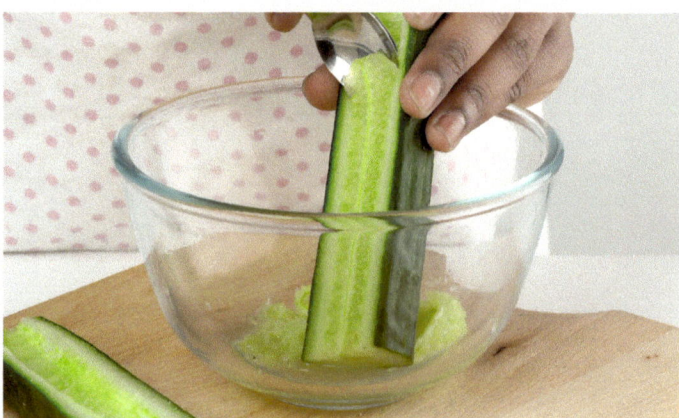

4 Torrwch y ciwcymbr yn ei hanner ar ei hyd. Gyda llwy de, crafwch yr hadau o'r ciwcymbr a'u gwaredu. Defnyddiwch gyllell i dorri'r ciwcymbr yn giwbiau bach.

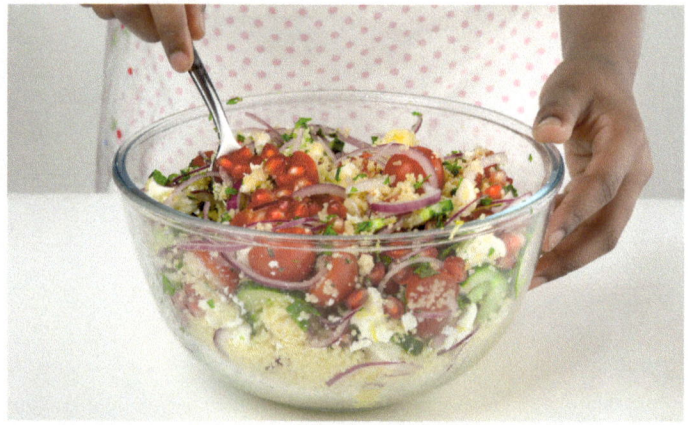

7 Ychwanegwch y sudd lemwn, y croen lemwn, a'r olew olewydd at y cwscws a'i droi. Yna ychwanegwch yr holl gynhwysion eraill.

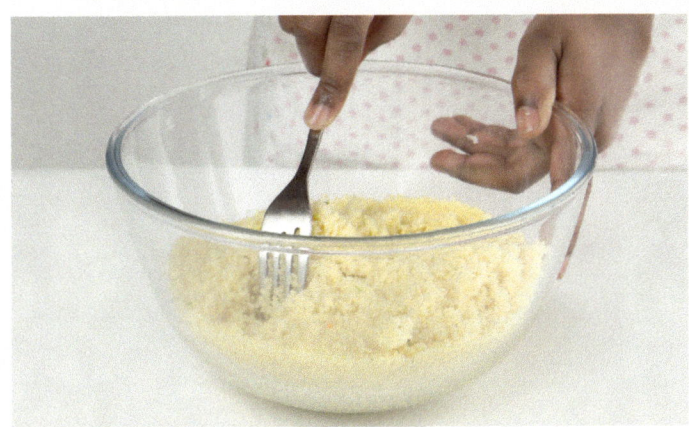

2 Trowch y cwscws yn dda gyda'r fforc a'i adael i amsugno'r holl stoc (tua 5 munud). Rhowch y cwscws o'r neilltu i oeri.

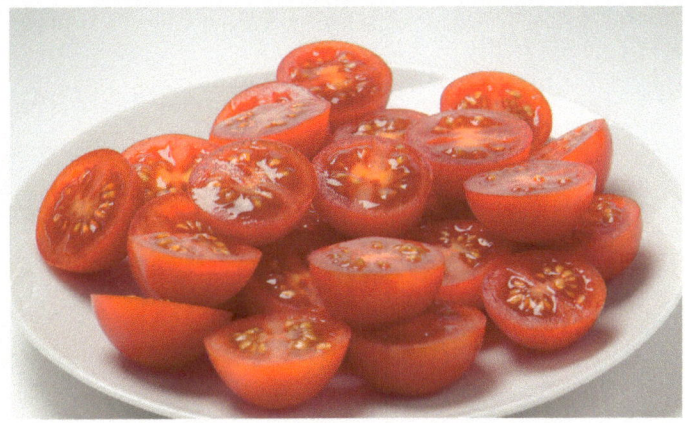

3 Golchwch a sychwch y tomatos bach a'u torri yn eu hanner. Pliciwch y winwnsyn, ei dorri yn ei hanner, ac yna sleisio dau hanner y winwnsyn yn denau.

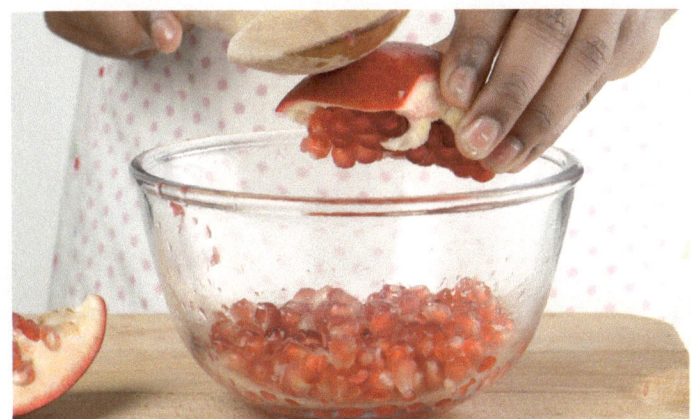

5 Torrwch y pomgranad yn ei hanner. Daliwch bob hanner dros bowlen a'i daro gyda'r llwy bren fel bod yr hadau yn disgyn i'r bowlen.

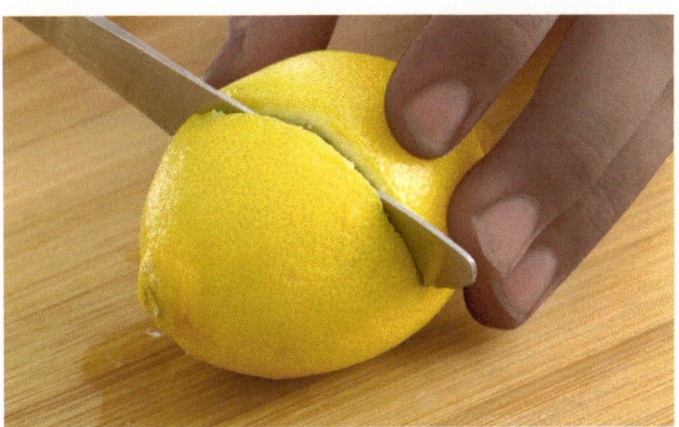

6 Gratiwch y lemwn neu crafwch ei groen. Torrwch y lemwn yn ei hanner a gwasgwch bob hanner i dynnu'r sudd.

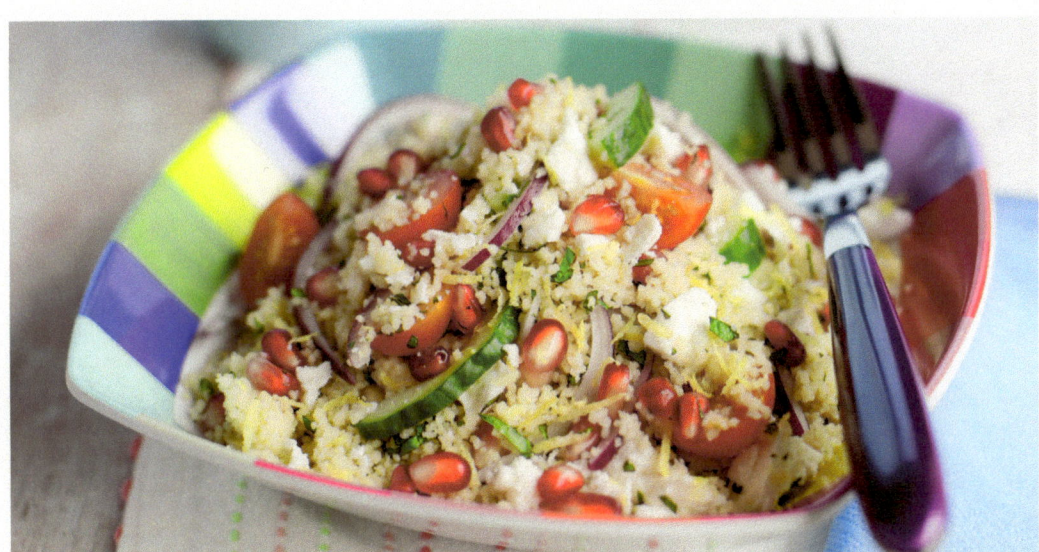

◀ Gweinwch y salad ar unwaith. Fel arall, rhowch y salad yn yr oergell: nodwch y dyddiad arno a'i fwyta o fewn deuddydd.

Gwneud danteithion melys

Mae gwneud danteithion melys yn ffordd hwyliog o goginio. Mae yna ddewis eang o ryseitiau cyflym a hawdd. Gallwch eu gwneud i chi'ch hun neu ar gyfer digwyddiad codi arian, neu eu rhoi fel anrhegion.

Sut mae mynd ati

Casglwch y cynhwysion a'r offer ynghyd cyn dechrau.

■ Paratowch eich arwyneb gwaith. Efallai yr hoffech chi eistedd wrth y bwrdd i wneud y camau cymysgu, yn hytrach na sefyll wrth arwyneb gwaith.

■ Pwyswch yr holl gynhwysion a'u rhoi mewn powlenni ar wahân.

■ Gallech wneud y danteithion gydag aelodau iau o'ch teulu a rhannu'r hyn rydych chi wedi'i ddysgu am goginio dros y blynyddoedd gyda nhw.

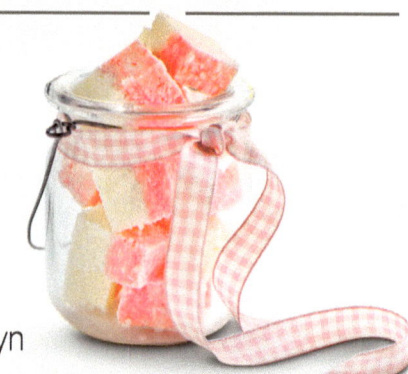
▲ Rhowch rai o'ch danteithion cartref mewn potyn, a'i glymu â rhuban i greu anrheg hyfryd.

GOLWG GRYNO

✓ Gweithgaredd ysgafn

✓ 1 neu 2 o bobl

✓ Cynhyrchiol

✓ Hyd amrywiol

✓ Anhawster amrywiol

! Mae'n bosib y bydd angen defnyddio cyllyll, siswrn, popty, a bwydydd poeth fel siocled wedi'i doddi

SUT MAE'N HELPU

Bydd y prosiect hwn yn helpu gyda deheurwydd ac yn rhoi ymdeimlad o gyflawniad i chi ac yn hwb i'ch hyder a'ch hunan-barch.

• Mae dilyn rysáit yn defnyddio sgiliau gwybyddol, fel cynllunio, cyfrifo pwysau, a dilyn camau yn eu trefn.

• Os yw'n weithgaredd cyfarwydd, mae hefyd yn defnyddio'r cof trefniadol.

• Mae coginio yn ysgogi teimlo ac arogli – y synnwyr mwyaf pwerus ar gyfer creu ymatebion emosiynol a sbarduno atgofion.

◄ Yn rhoi cynnig am y tro cyntaf neu'n bobydd profiadol, rhan orau creu melysion a chacennau yw'r blasu.

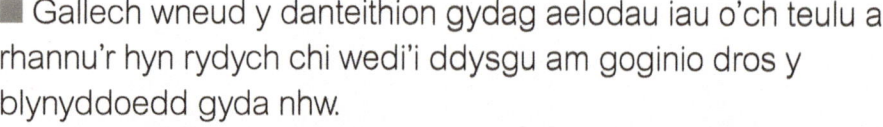

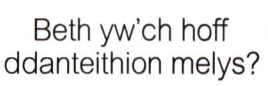
Cyffug

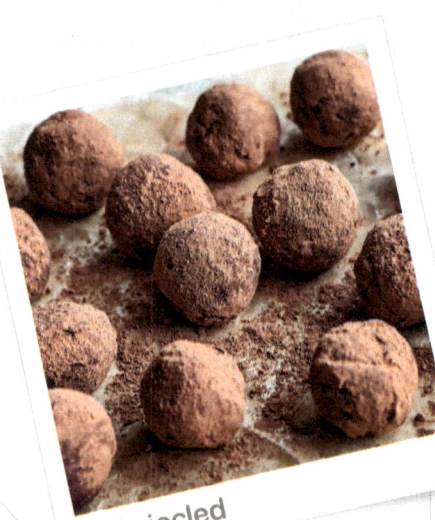
Peli siocled

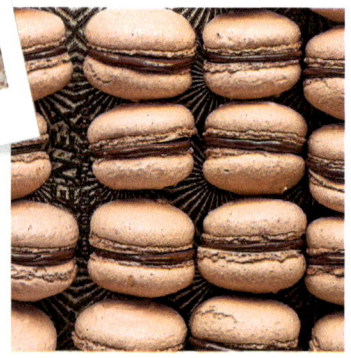
Macarons

SIARADWCH AM...

Beth yw'ch hoff ddanteithion melys?

•

Pa ddanteithion melys ydych chi wedi'u gwneud o'r blaen?

•

Melys neu sawrus – p'un sy'n well gennych chi?

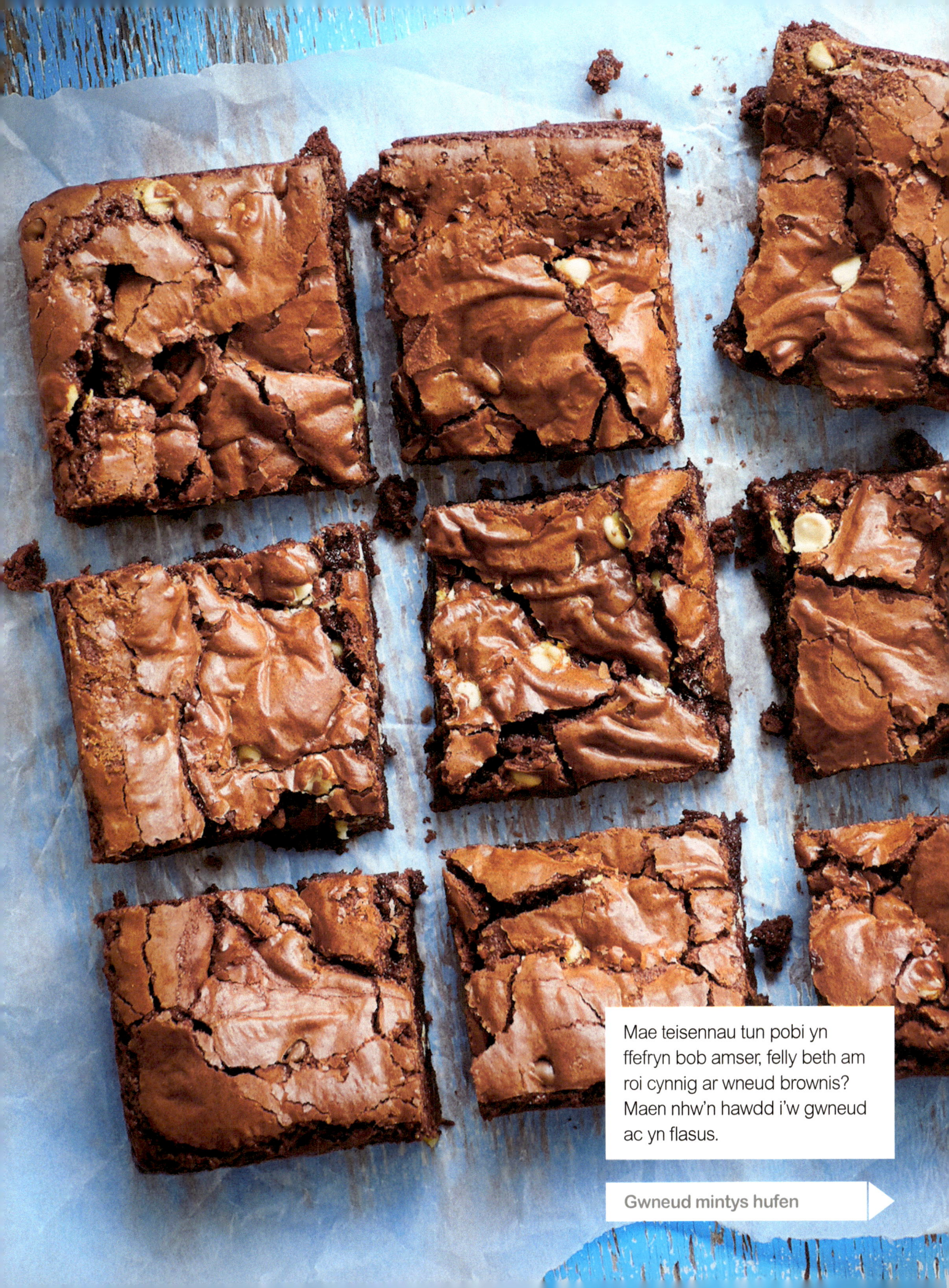

Mae teisennau tun pobi yn ffefryn bob amser, felly beth am roi cynnig ar wneud brownis? Maen nhw'n hawdd i'w gwneud ac yn flasus.

Gwneud mintys hufen ▶

Mintys hufen plaen

Os hoffech chi am osgoi gweithio gyda siocled poeth, fel sydd yn y rysáit hon, gallwch wneud y melysion hyn fel mintys plaen. Gallech hefyd wneud mintys o wahanol liwiau trwy ddefnyddio detholiad o liwiau bwyd.

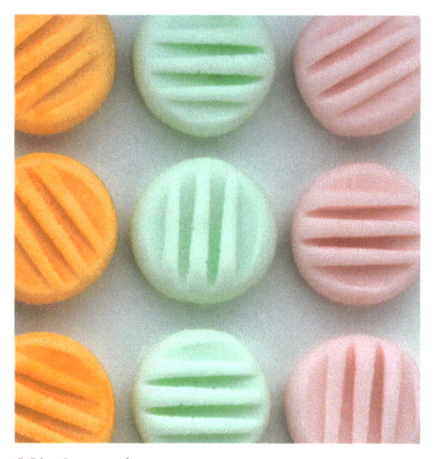

Mintys plaen

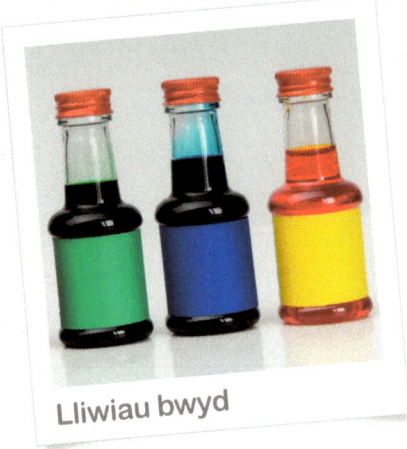

Lliwiau bwyd

Gwneud melysion mintys

Mae'r rysáit hon yn hawdd i'w dilyn ac yn gwneud melysion blasus. Mae'n cymryd 20–30 munud i wneud 60 o felysion mintys, felly bydd digon i griw mawr. Dilynwch y cyfarwyddiadau'n ofalus.

BYDD ANGEN
- Gogr
- Powlen gymysgu fawr
- Llwy fwrdd fetel
- Tun pobi fflat
- Papur pobi
- Pin rholio
- Torrwr siapau crwn 5cm (2 fodfedd)
- Powlen sy'n gallu gwrthsefyll gwres
- Sbatwla sy'n gallu gwrthsefyll gwres
- Sosban

CYNHWYSION Y RYSÁIT
- 450g (1 pwys) o siwgr eisin
- 120ml (8 llwy fwrdd) o laeth cyddwysedig wedi'i felysu
- 3 diferyn o rinflas mintys poeth
- 3 diferyn o liw bwyd gwyrdd
- 150g (5½ owns) o siocled plaen

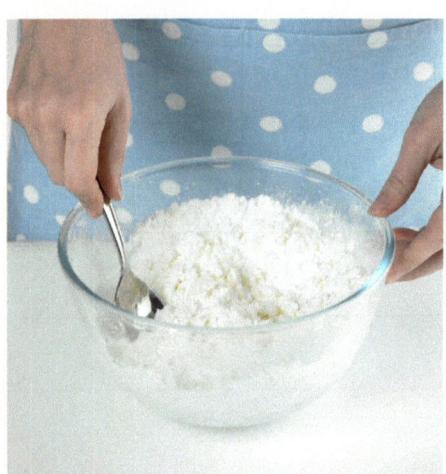

1 Ewch ati i ogro'r 450g (1 pwys) o siwgr eisin i'r bowlen. Ychwanegwch y llaeth cyddwysedig. Trowch gyda llwy fetel nes bod y cymysgedd yn friwsionllyd.

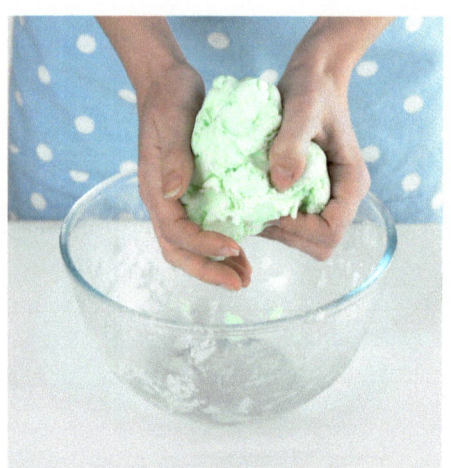

2 Ychwanegwch 3 diferyn o rinflas mintys poeth a 3 diferyn o liw bwyd – gofalwch beidio ag ychwanegu gormod. Tylinwch y cymysgedd nes ei fod yn llyfn a chadarn.

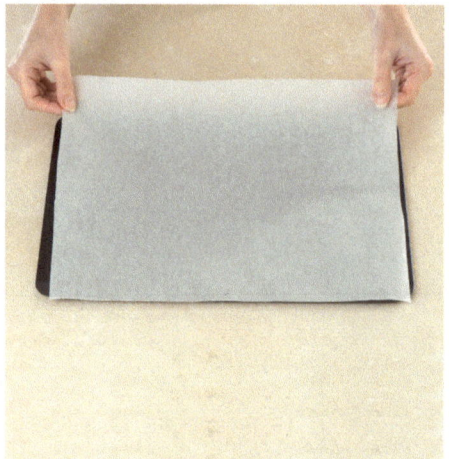

3 Defnyddiwch bapur pobi i leinio'r tun pobi bas. Ysgeintiwch ychydig o eisin siwgr ar eich arwyneb gwaith gyda'r gogr.

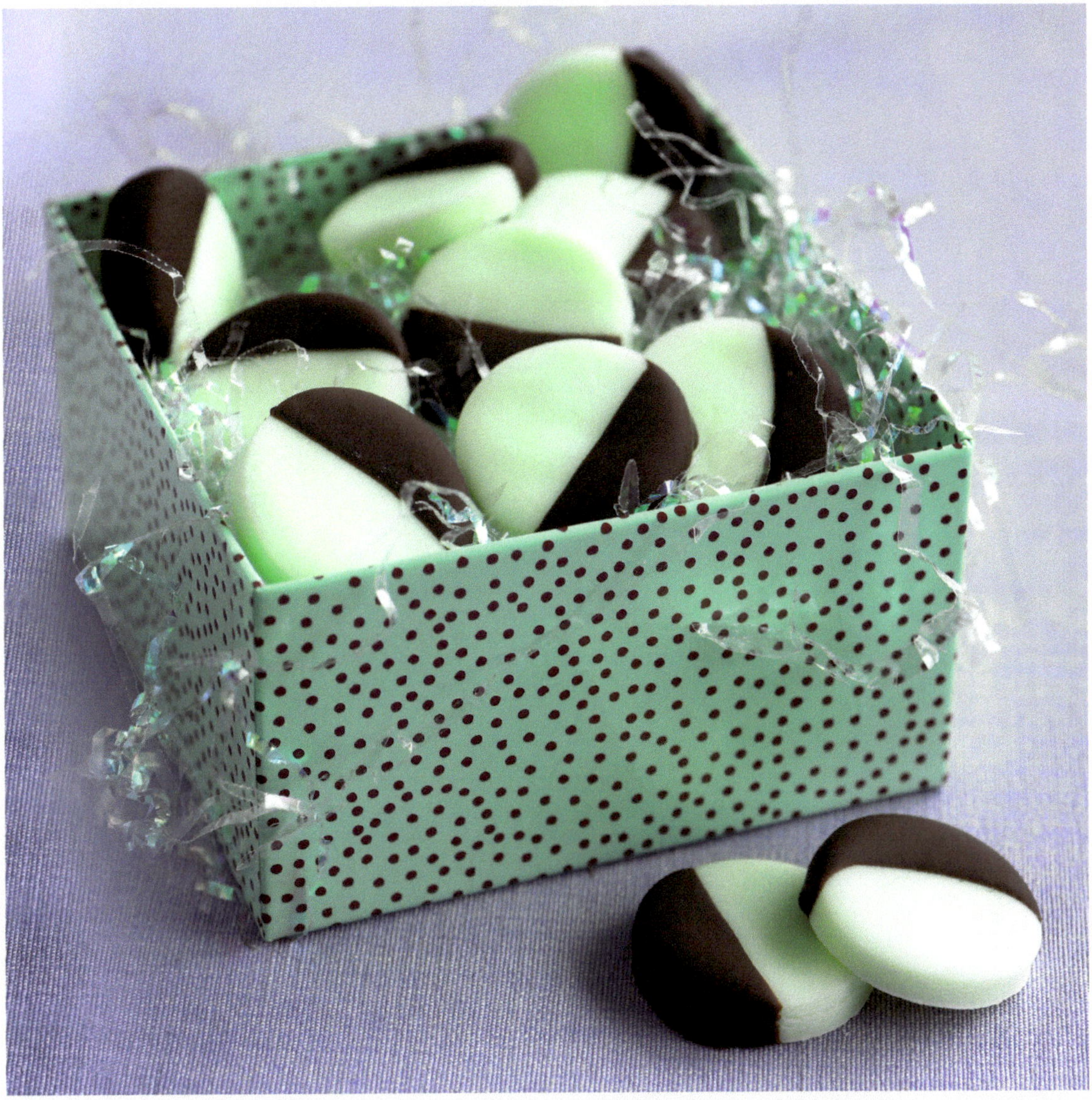

◀ Os ydych chi'n rhoi'r melysion mintys poeth yn anrheg, defnyddiwch ychydig o seloffen lapio glân y tu mewn i focs i'w cadw rhag malu.

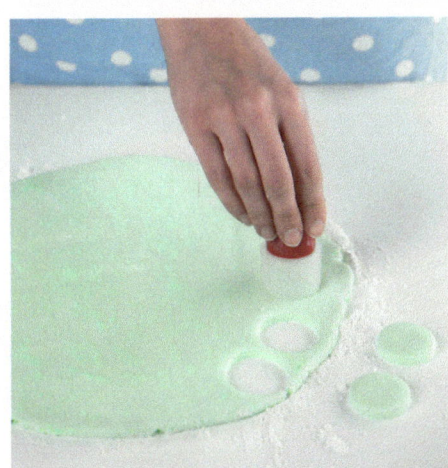

4 Rholiwch y cymysgedd nes ei fod tua 5mm (½ modfedd) o drwch. Defnyddiwch y torrwr siapau i dorri cylchoedd o'r cymysgedd a'u rhoi ar y papur pobi i sychu.

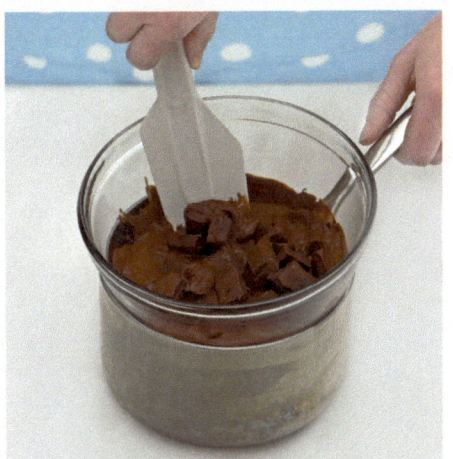

5 Torrwch y siocled i mewn i'r bowlen sy'n gallu gwrthsefyll gwres. Mudferwch sosban o ddŵr, rhowch y bowlen drosto, a gadewch i'r siocled doddi.

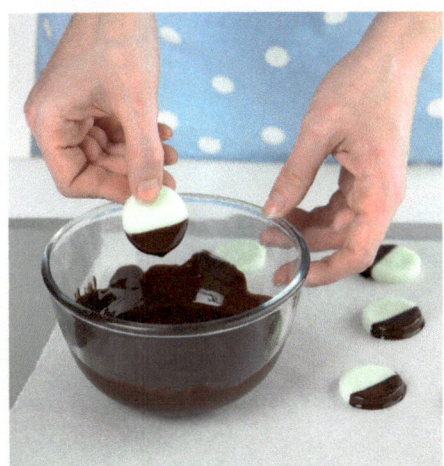

6 Tynnwch y bowlen oddi ar y gwres. Rhowch bob cylch siwgr yn y siocled nes bod ei hanner wedi'i orchuddio â siocled a'i adael i galedu ar y papur pobi.

Adnoddau defnyddiol

Age UK
Cymru: Age Cymru, Llawr gwaelod, Tŷ Mariners, Llys Trident, Ffordd East Moors, Caerdydd CF24 5TD (Ffôn: 029 2043 1555).
Lloegr: 7th Floor, One America Square, 17 Crosswall, London EC3N 2LB (Ffôn: 0800 169 80 80).
Yr Alban: Causewayside House, 160 Causewayside, Edinburgh EH9 1PR (Ffôn: 0845 125 9732).
Gogledd Iwerddon: 3 Lower Crescent, Belfast BT7 1NR (Ffôn: 028 9024 5729).
www.ageuk.org.uk

Alzheimer's Association
225 N. Michigan Ave., Fl. 17, Chicago, IL 60601-7633, UDA
www.alz.org

Alzheimer's Disease International
15 Blue Lion Place, London SE1 4PU, UK
(Ffôn: 020 7981 0880)
www.alz.co.uk

Alzheimer's Foundation of America
Alzheimer's Foundation of America, 322 Eighth Avenue, 16th Floor, New York, NY 10001, USA
https://alzfnd.org

Alzheimer's Research UK (ARUK)
3 Riverside, Granta Park, Cambridge CB21 6AD, UK
(Ffôn: 0300 111 5555)
www.alzheimersresearchuk.org

Alzheimer's Society
43-44 Crutched Friars, London, EC3N 2AE, UK
(Llinell Gymorth Dementia Genedlaethol:
Cymraeg 03300 947 400, Saesneg 0300 150 3456)
www.alzheimers.org.uk

AlzProducts
Siop ar-lein ar gyfer cymhorthion ac offer gan
www.alzproducts.co.uk

Canolfannau dementia gogledd Cymru
Ymdiriedolaeth Gofalwyr Gogledd Cymru
https://cymraeg.nwcrossroads.org.uk/ein-gwasanaethau/canolfannau-dementia

Comisiwn Bevan
Melin drafod iechyd a gofal Cymru.
https://bevancommission.org/cy

Dementia Adventure
Elusen sy'n cynnig cyngor, hyfforddiant, gwyliau a phrofiadau. Unit 11 Old Park Farm, Main Road, Ford End, Essex, CM3 1LN, UK
(Ffôn: 01245 237548)
www.dementiaadventure.co.uk

Dementia Circle
Canfod, profi, ac adolygu cynhyrchion defnyddiol; gwasanaeth a ddarperir gan Alzheimer Scotland, 160 Dundee Street, Edinburgh, EH11 1DQ, UK
(Ffôn: 0131 243 1453)
www.dementiacircle.co.uk

Dementia Hwb
Gwybodaeth, Cyngor a Chefnogaeth.
(Ffôn: 01792 304 519)
www.dementiafriendlyswansea.org

Dementia Mentors
17244 HWY US, 41 Spring Hill, FL 34610, USA
www.dementiamentors.org

Dementia Positive
Gweithgareddau creadigol gan bobl sy'n byw gyda dementia ac am bobl sy'n byw gyda dementia.
www.dementiapositive.co.uk

Dementia UK
7th Floor, One Aldgate, London EC3N 1RE
(Llinell gymorth: 0800 888 6678)

Effro
Tŷ Beaufort, Heol Beaufort, Abertawe, SA6 8JG.
01656 647722, connect@platfform.org
Dull sy'n canolbwyntio ar yr unigolyn wrth roi cefnogaeth dementia.
https://platfform.org/project/dementia-support

FamilyHistory.co.uk
Templed coed teulu ar-lein rhad ac am ddim o
www.familyhistory.co.uk/family-tree-template/

Gofalwn Cymru

Pecyn cymorth ar gyfer dementia
https:// gofalwn.cymru/newyddion/pecyn-cymorth-ar-gyfer-dementia

Innovations in Dementia CIC

PO Box 616, Exeter, EX1 9JB, UK
(Ffôn: 01392 420076)
www.innovationsindementia.org.uk

Lewy Body Dementia Association (LBDA)

912 Killian Hill Road S.W., Lilburn, GA 30047, USA
www.lbda.org

Lleisiau Dementia – Voices from Wales

X @LleisiauW

Llwybr Safonau Gofal Dementia Cymru

https://icc.gig.cymru/gwasanaethau-a-thimau/gwelliant-cymru/newyddion/cyhoeddiadau/safonau-dementia

NHS Choices

Ymarferion eistedd.
www.nhs.uk/Live-well/sitting-exercises

Patient

Gwybodaeth am ymarferion ymlacio.
https://patient.info/health/anxiety/features/relaxation-exercises

Playlist for Life

Cyngor ar ddefnyddio a chreu rhestrau caneuon.
Suite 419, The Pentagon Centre, 36 Washington Street, Glasgow, G3 8AZ, UK
(Ffôn: 0141 404 0683)
www.playlistforlife.org.uk

Teepa Snow

Gwefan addysgwr blaenllaw yn yr Unol Daleithiau ar ddementia.
PO Box 430 Efland, NC 27243, USA
www.teepasnow.com

The Dementia Engagement and Empowerment Project (DEEP)

Helpu pobl sy'n byw gyda dementia i sefydlu neu ddod o hyd i brosiectau a grwpiau.
www.dementiavoices.org.uk

TIDE – Together in dementia everyday

Cymorth i ofalwyr.
www.tide.uk.net

Y Gymdeithas Frenhinol er Gwarchod Adar (RSPB)

Cyngor ar adar, adnabod adar, ac arolygon adar
(Ymholiadau bywyd gwyllt, ffôn: 01767 693690)
www.rspb.org.uk

Sefydliad Iechyd y Byd (WHO)

www.who.int/health-topics/dementia

Deunyddiau darllen dethol

Taflen ffeithiau *Dementia*, Sefydliad Iechyd y Byd (WHO), 2017. "Exercise interventions for cognitive function in adults older than 50: A systematic review with metaanalysis", JM Northey, N Cherbuin, KL Pumpa, DJ Smee, B Rattray, *British Journal of Sports Medicine*, 2018, 52:154–160. "The global impact of dementia: An analysis of prevalence, incidence, cost and trends", Yr Athro M Prince, Yr Athro A Wimo, Dr M Guerchet, G-C Ali, Dr Yu-Tzu Wu, Dr M Prina, *World Alzheimer Report 2015*, Alzheimer's Disease International, 2015. "Is your housing dementia friendly? EHE Environmental Assessment Tool", The King's Fund, UK, 2014. "Living with dementia and connecting with nature – looking back and stepping forwards", Neil Mapes, Dementia Adventure, 2011. "Sound-making actions lead to immediate plastic changes of neuromagnetic evoked responses and induced ß-Band oscillations during perception", B Ross, M Barat, T Fujioka, *Journal of Neuroscience*, 2017, 37 (24) 5948-5959. Canlyniadau arolwg siopa, Alzheimer's Society, UK, alz-dev-alzheimers.org.uk/get-involved/dementia-friendly-communities/retailers.

Mynegai

A

adar
  bwydo'r adar 71, 72–75
  cadwyn bwydo adar 74–75
  canu adar 71
  gwylio adar 70–71
addurniadau
  collage 163
  Nadolig 200–203
addurniadau canol bwrdd,
  bytholwyrdd 201
addurniadau Nadolig 200
addurniadau papur 200–203
addurniadau priodas 200
aerobeg dŵr 30
Aldrin, Buzz 132
Alzheimer, clefyd 12
anagramau 128
anifeiliaid
  darlunio cath 154–55
  gemau cardiau 146, 147–49
anymwybod, yr 10
apiau arwain y ffordd 28, 42, 48
archwaeth 209
arferion 14
argraffu 166–69
  bloc-argraffu ffedog 168–69
argraffu leino 166
arian, rheoli 50, 51
Armstrong, Neil 132
arwyddion, cof 14, 204–207
arwyr, chwaraeon y campau 32–33
athletau 33
awyr agored, dod ag ef tu mewn
  182–83

B

bagiau
  bagiau siopa 51
  bagiau thema 96–97
bagiau llaw 96
bagiau thema 96–97
Ballesteros, Severiano "Seve" 33
basgedi crog 66
beics, reidio 16, 26, 28–29
Bell, Alexander Graham 92

bingo 136–37
bingo siapiau 137
blaenarleisiol, dementia 13
blancedi, synhwyraidd 198–99
blasu
  gêm flasu 124
  gerddi synhwyraidd 64, 65
bloc-argraffu ffedog 168-69
blodau 182
  argraffu gyda 166
  blodau gwyllt 46, 47
  gwasgu 46, 156–59
  hau planhigion blynyddol 58, 60–61
  sychu 183
blodau gwyllt 46, 47
bocsys ffenestr 66, 68–69, 76
  gwneud 176–79
bocsys nythu 71
Bollywood 98
bowlio dan do 34
brodwaith 188
byntin 184, 200, 201
byrbrydau 26, 28
byrfraich ar y wal 38
bytholrwydd, addurniadau canol
  bwrdd 201

C

cacennau 214, 215
caneuon 106
  gêm taith gerddorol 114–15
canfyddiad 17
canhwyllau
  canhwyllau bach 187, 200
  lapio canhwyllau 184
canolfannau garddio 58
canu 103, 112–13
canu gwlad 106
cardiau 184
  cardiau blodau wedi'u gwasgu
  156–59
cardiau atgoffa 204
carioci 112
casgliadau 90, 182
cathod, darlunio 154–55
ceir clasurol 180–81
celf
  celf a chrefft 150–217
  gweithiau celf enwog 164-165
celfi, adnewyddu 174

cerdded 36, 39
  mynd â'r ci am dro 26, 48–49
  teithiau cerdded natur 42–43, 184
cerddoriaeth 19, 103, 106–17
  canu 112–13
  creu rhestrau caneuon 110–11
  chwarae offeryn 116–17
  gêm taith gerddorol 114–15
  gwrando ar 106–107
  llyfrau lloffion 90
  sioeau cerdd 98, 104, 108–109
cerddoriaeth glasurol 106
cerddoriaeth roc 104, 106
Chichén Itzá 141
ci, mynd am dro 26, 48–49
clociau 14
cludiant 50, 56
clustffonau 110
cof
  bocsys atgofion 88-89
  cardiau atgoffa 72, 142
  labeli ac arwyddion procio'r cof 14,
  204–207
  sut mae cofion yn gweithio 10
cof cyfnodol 11
  gwibdeithiau 54
  yn ôl i'r gorffennol 86, 90, 95
cof disymwth 10
cof emosiynol 11
  arogl 44
  coginio 208
  posau a gemau 124, 126
  yn ôl i'r gorffennol 83, 90, 96
cof semantig 11, 129
cof trefniadol 11
  celf a chrefft 176, 192, 194, 204, 214
  posau 142
  seiclo 28
cof tymor byr 10, 12, 13
  posau a gemau 120, 142
  yn ôl i'r gorffennol 96
cof tymor hir 10, 11, 13, 96
coginio 19, 21, 208–217
  danteithion melys 214–17
  saladau iach 210-13
Colisëwm 141
collages, creu 160–63
  collages dail 185
  collages haniaethol 162–63
  collages lluniau 85

Cydnabyddiaeth

Hoffai'r cyhoeddwr ddiolch i Mary Slater am ei help a'i harbenigedd gyda'r prosiect gwau, a Dave King am ffotograffau ychwanegol.

Diolchiadau'r awdur
Diolch o galon i bawb sydd wedi fy helpu ar hyd y ffordd wrth ysgrifennu'r llyfr hwn. I'm gŵr Dan a'm merched hyfryd, Amélie ac Esmé, am eu holl gefnogaeth a'u hamynedd. I Dad, a Mam, a oedd gyda fi bob cam o'r ffordd, a'm ffrindiau Hazel, Karyn, Karen, a Gwen, am fy nghadw i fynd yn ystod yr amseroedd anodd. I'm golygydd, Annelise, am ddal fy llaw, a'r holl dîm yn fy nghyhoeddwr Dorling Kindersley. Diolch am gredu ynof. Diolch i'r holl bobl sy'n byw gyda dementia a'u gofalwyr, gan gynnwys aelodau o rwydwaith DEEP a'r gweithwyr iechyd a gofal cymdeithasol proffesiynol a roddodd adborth mor werthfawr. Allwn ni ddim fod wedi ysgrifennu'r llyfr hwn heboch chi.

Hoffai'r cyhoeddwr ddiolch i'r canlynol am eu caniatâd caredig i atgynhyrchu eu ffotograffau:

(Allwedd: u-uchod; g-isod/gwaelod; c-canol; p-pell; ch-chwith; dd-dde; b-brig)

5 Getty Images: Frank Gaglione (bc). 6 Getty Images: Amit Somvanshi (gch). iStockphoto.com: Kali9 (ddg). 7 Getty Images: Don Mason (ddg); Klaus Tiedge (gch); Ariel Skelley (cb). 10 123RF.com: 3ddock (gchc); Pixelrobot (chcgp); Maxim Kazmin (ddgc, ddgcp). 11 Dorling Kindersley: NASA (chcu). Getty Images: Popperfoto (bc); Voisin (ddc); Tetra Images (gc, chcg). 13 Science Photo Library: Alfred Pasieka (chcg). 14 Dreamstime.com: Aleksey Boldin (ddc). 15 Getty Images: Ariel Skelley (g). 16 Dreamstime.com: Ljupco (chc). iStockphoto.com: Kali9 (dgd). 17 Getty Images: Rana Faure / Corbis / VCG (b). 18 Alamy Stock Photo: Sean Prior (chcg). Dreamstime.com: Denis Fefflov (ddcg). Getty Images: Media for Medical (ddcg). 19 123RF.com: Voravant Phalasin (dd). Alamy Stock Photo: Image Source Plus (chg). 20 iStockphoto.com: FredFroese (chg). 21 Alamy Stock Photo: Image Source (ddc). 22 Getty Images: Image Source (ddg). 23 Getty Images: Cultura RM Exclusive / yellowdog (ddg); Steve Mason (bdd). 26 123RF.com: Wavebreak Media Ltd (cg). Depositphotos Inc: Gvictoria (cu). Getty Images: Hero Images (ddcg); David Sacks (gc). 27 iStockphoto.com: Ferrantraite. 28 Depositphotos Inc: Monkeybusiness (gch). Dreamstime.com: Dennis Van De Water / Dennisvdwater (cg). iStockphoto.com: MarioGuti (ddg). 29 Depositphotos Inc: Nullplus. 30 Alamy Stock Photo: Doc-Stock (cb). Dreamstime.com: Tombaky (gch). Getty Images: Jupiterimages (ddg); Tetra Images (cu). 31 Getty Images: Steve Mason. 32 Getty Images: Lisa Blumenfeld / Staff (bdd); George Tiedemann (gch); Marcus Brandt / Staff (ddg). 33 Getty Images: David Cannon (ddg); Universal (ch); Rolls Press / Popperfoto (bdd); Bob Martin / Staff (gch). 34 Dreamstime.com: Julián Rovagnati / Erdosain (cu). Getty Images: Peter Muller (gch). iStockphoto.com: Csondy (ddg); Photoevent (gc). 35 Getty Images: Jetta Productions (gc); SelectStock (t); Rolfo (gch). 36 Depositphotos Inc: Goodluz (ddg). Dreamstime.com: Kanjanee Chaisin (cg). iStockphoto.com: Gilaxia (chcg). 37 Getty Images: Jose Luis Pelaez Inc. 40 Alamy Stock Photo: Jozef Polc (cg). Getty Images: Rosmarie Wirz (cddg). iStockphoto.com: Adamkaz (ddg). 41 Dreamstime.com: Bennymarty. 42 Getty Images: Thinkstock (gc). 43 Getty Images: Echo. 44 Getty Images: Aluma Images (gc); Michael Kirby / EyeEm (cddg); Kathy Collins (cg). 45 Getty Images: Guido Cozzi / Atlantide Phototravel. 46 Getty Images: Marc Romanelli (ddg). 47 Getty Images: Andrew Peacock (cu). 48 Getty Images: Cultura RM Exclusive / Yellowdog (cddg). iStockphoto.com: Azmanjaka (CB). 49 Getty Images: ML Harris. 50 123RF.com: Dmitriy Shironosov (ddg). Getty Images: Klaus Vedfelt (c). 51 123RF.com: Auremar (ddg). Alamy Stock Photo: LJSphotography (gch). Getty Images: Image Source (b); Betsie Van Der Meer (gc). 52 Getty Images: Horst P. Horst (dd). 53 Getty Images: Nick Dolding (gch); Popperfoto (bch); Gems (bdd); Paul Harris (ddg). 54 Dreamstime.com: Giamocs Images (chcg). Getty Images: Daqiao Photography (cddg); Richard Maschmeyer (cg); David Sacks (ddg). 55 Getty Images: Billy Stock / Robertharding. 56 iStockphoto.com: Malerapaso (ddg); Mladn61 (gch). 57 Getty Images: 709122029 (gch). iStockphoto.Com: Venakr (b); skodonnell (gc). 59 iStockphoto. Com: AleksandarNakic. 61 Dorling Kindersley: Matthew Ward (g). 62 123RF.com: Weerapat Wattanapichayakul (chcg). Getty Images: Kim Sayer (ddg). 63 Getty Images: Ron Sutherland. 64 Getty Images: Mark Turner (gc). 65 Alamy Stock Photo: Clare Gainey (gc); Dave Zubraski (b). Dorling Kindersley: Mark Winwood / RHS Wisley (gch). 66 Dreamstime.com: Tracy Decourcy (cu). 67 Dreamstime.com: Aliaksandr Mazurkevich. 70 iStockphoto.com: KenCanning. 71 Dreamstime.com: Romano Petešic / Shandor (cu). Getty Images: Brigitte Sporrer (gc). iStockphoto.com: Buburuzaproductions (cddg). 72 Alamy Stock Photo: Deborah Vernon (gc). Dorling Kindersley: Fotolia: Thomas Dobner / Dual Aspect (cu). Getty Images: Andrew Howe (chcg). iStockphoto.com: Cisilya (cddg). 74 Getty Images: Itsabreeze Photography (tc). 82 iStockphoto.com: Eclipse_Images. 83 iStockphoto.com: Catscandotcom (chcg). 84 Getty Images: Daniel Ingold (gc). iStockphoto.com: Catscandotcom (gch); Ugurhan (ddg). 85 Depositphotos Inc: Syda_Productions (ddg). Getty Images: Hill Street Studios (b). iStockphoto.com: Shironosov (gc). 86 Alamy Stock Photo: Juice Images (cg). Dreamstime.com: Ovydyborets (cddg/Cefndir). iStockphoto.com: Leremy (cddg). 88 iStockphoto.com: Whitemay (ddg). 89 Getty Images: Laurie Rubin (gc). iStockphoto.com: JohnGollop (gch); Wragg (b). 90 Getty Images: H. Armstrong Roberts / ClassicStock (chcg); Jeff Greenberg (chcgp); Education Images (ddcgp); David Redfern / Staff (cddg). 91 iStockphoto.com: Fstop123. 92 Getty Images: Ian Poole / Ianpoole (c). 93 Dreamstime.com: Manaemedia / Mae iPhone® yn nod masnach Apple Inc., wedi'i gofrestru yn UDA ac mewn gwledydd eraill. (ddg). 94 Getty Images: Ryan Etter (gc); Chris Tobin (ddg). iStockphoto.com: Antonio D'Albore (cu). 95 Dorling Kindersley: Ruth Jenkinson / Ruth Jenkinson Photography (b). Getty Images: Images by Fabio (gch). iStockphoto.com: Leezsnow (gc). 96 Depositphotos Inc: Isantilli (gch). Dreamstime.com: Goir (gc). iStockphoto.com: Didecs (ddg). 98 Alamy Stock Photo: Granger Historical Picture Archive (ddg); Robertharding (chcg). Getty Images: Bettmann (cg). 99 Getty Images: Movie Poster Image Art. 101 Getty Images: ATU Images (ddg). 104 Getty Images: Merten Snijders (gc); Terry Vine (chcg). Rex by Shutterstock: Hans Von Nolde / AP (ddg). 105 Alamy Stock Photo: Everett Collection Inc. 106 Getty Images: Richard E. Aaron (chcg); Digital Vision (cg); Jack Vartoogian (gc); Paul Popper / Popperfoto (ddg). 107 Dreamstime.com: Volodymyr Shevchuk. 108-109 Alamy Stock Photo: World History Archive. 110-111 iStockphoto.com: RG-vc (g). 111 Getty Images: Nick Dolding (bdd). iStockphoto.com: FangXiaNuo (b). 112 Getty Images: BJI / Blue Jean Images (ddg); Blend Images - KidStock (chcg); Jose Luis Pelaez Inc (cb). 113 Getty Images: Sunset Boulevard. 114 Alamy Stock Photo: Pictorial Press Ltd (cddg). Getty Images: Constance Bannister Corp (gc); Lambert (chcg). iStockphoto.com: Cclickclick (chcg). 115 Dreamstime.com: Alextan8 (l). Getty Images: Peter Dazeley (gch). iStockphoto.com: Allanswart (cb); FireAtDusk (cddu). 116 Getty Images: Imagenavi (cu); Mary Smyth (ddg). iStockphoto.com: J-Elgaard (cb); Sutteerug (gc). 117 Getty Images: Sappington Todd. 120 Alamy Stock Photo: Zoonar GmbH (c). iStockphoto.com: Ermingut (cu). 122 Dreamstime.com: Epicstock (gch); Melinda Nagy / Melis (ddg). Getty Images: Thomas Imo (chcg). iStockphoto.com: PamelaJoeMcFarlane (gc). 124 Getty Images: Michelle Arnold / EyeEm (chcgp); Dimitri Otis (cddg). 125 Getty Images: Frank Gaglione. 126 123RF.com: Siraphol (gc). 127 Depositphotos Inc: Ssuaphoto. 128 Alamy Stock Photo: Juice Images (cddg). Getty Images: Stockbyte (cu). iStockphoto.com: Joas (cg). 129 iStockphoto.com: Nano. 130 Dreamstime.com: Yuliya Ermakova / Julialine (chcgp). Getty Images: Michael Dunning (ddg). iStockphoto.com: AMR Image (cb); Bhofack2 (gc). 131 Dorling Kindersley: Dave King / The Science Museum, Llundain (chcg). Dreamstime.com: Assoonas (c). 132-133 Dorling Kindersley: NASA. 134 Depositphotos Inc: Ajafoto (cu). Getty Images: Peter Dazeley (gc). iStockphoto.com: Franckreporter (cddg); Sorastock (cb). 135 iStockphoto.com: Bauhaus1000. 136 123RF.com: Stylephotographs (ddg). Dreamstime.com: Valeriia Samarkina (ddg). Getty Images: Lee Dawkins / EyeEm (gc). 137 Alamy Stock Photo: Nutmeg Photos, LLC (b). Dorling Kindersley: E.J. Peiker (cb). Dreamstime.com: Nomadimages (gc/ Multiple Images); Rhallam (gc). Getty Images: Vince Talotta (ddg). iStockphoto.com: Hillwoman2 (gc). 138 Alamy Stock Photo: PhotoStock-Israel (cu). Dreamstime.com: Adam88x (ddg). 139 iStockphoto.com: Lisegagne (ddg). 140 Dorling Kindersley: Barnabas Kindersley (cddu). Dreamstime.com: Yuri Yavnik / Yoriy (cddg). 140-141 Dreamstime.com: Pixattitude. 141 Dreamstime.com: Sorin Colac (chcg); Jarnogz (cddu). 142 Getty Images: Dimitri Otis (cddg); Tooga (cu). 143 123RF.com: Andriy Popov (gc). iStockphoto.com: Diego_cervo (b); Submethod (gch); Lebazele (ddg). 144 123RF.com: Robinspoto (gch). Alamy Stock Photo: Wavebreak Media (ddg). 145 Alamy Stock Photo: Asia Images Group Pte Ltd. 146 Dorling Kindersley: Matthew Ward / Eiddo i Ian Shanks o Northamptonshire (cb). Dreamstime.com: Neophuket (ddg). 152 Alamy Stock Photo: Wavebreakmedia ltd (gc); Edward Westmacott / Stockimo (ddg). 153 Alamy Stock Photo: Lev Dolgachov (ddg); Zoonar GmbH (gch). iStockphoto.com: ChristiLaLiberte (b). 158 Dreamstime.com: Hywit Dimyadi / Photosoup (bdd). 159 Dreamstime.com: Hywit Dimyadi / Photosoup (tl, tc, tr); Torsakarin (bdd/Cefndir). 161 iStockphoto.com: Davincidig (ddg); Petekarici (gch); Wavebreakmedia (gc). 164-165 Bridgeman Images: A Sunday on La Grande Jatte, 1884-86 (olew ar gynfas) , Seurat, Georges Pierre (1859-91) / The Art Institute of Chicago, IL, USA / Helen Birch Bartlett Memorial Collection. 167 iStockphoto.com: Bloodlinewolf. 174 Dorling Kindersley: Gary Ombler / J J Guitars (gch). Getty Images: Enrique Ramos López / EyeEm (cddg). 175 iStockphoto.com: Zoran Zeremski. 176 Getty Images: MOAimage (ddg). 180-181 Getty Images: Ullstein bild. 183 Dreamstime.com: 7191052k (gc). Getty Images: Ashley Cooper (ddg); Rae Russel (gch). 184 Getty Images: Rosemary Calvert (cu); (C) Maite Pons (gc). iStockphoto.com: DragonImages (gc). 185 iStockphoto.com: Mkovalevskaya. 188 Getty Images: Diane Macdonald (ddg). 189 Getty Images: Westend61 (ddg). 192 Alamy Stock Photo: Studiomode (ddg). 193 iStockphoto.com: Clark_Fang. 194 iStockphoto. com: Ramajoo (gch). 199 Dreamstime.com: Fuzzbass (cddu). 200 Getty Images: Eddy Zecchinon / EyeEm (ddg). iStockphoto.com: Bonchan (gc). 201 Getty Images: Cultura RM Exclusive / Flynn Larsen (gch); Maria Fuchs (b); Juliette Wade (ddg). 204 iStockphoto.com: DNY59 (cu). 205 Getty Images: Roy Mehta. 208 Getty Images: Doerte Siebke / EyeEm (ddg). 209 Getty Images: Jose Luis Pelaez Inc. 210 Getty Images: Diana Miller (cu). 211 Getty Images: James Baigrie.